Burgerstein
Handbuch Nährstoffe

Burgersteins
Handbuch Nährstoffe

Vorbeugen und heilen durch ausgewogene Ernährung

Dr. Lothar Burgerstein †

Für die 9. Auflage vollständig neu bearbeitet und erweitert von

Dr. med. Michael Zimmermann
Hugo Schurgast (Apotheker)
Uli P. Burgerstein

Mit 48 Abbildungen und 181 Tabellen

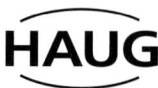

HAUG

Karl F. Haug Verlag · Heidelberg

Die Deutsche Bibliothek – CIP-Einheitsaufnahme
Ein Titeldatensatz für diese Publikation ist bei Der Deutschen Bibliothek erhältlich.

Produkthaftungsausschluß:

Alle in diesem Buch enthaltenen Angaben, Daten usw. wurden von den Autoren nach bestem Wissen erstellt und von ihnen und dem Verlag mit größtmöglicher Sorgfalt überprüft. Gleichwohl sind inhaltliche Fehler nicht vollständig auszuschließen. Daher erfolgen die Angaben usw. ohne jegliche Verpflichtung oder Garantie des Verlages oder der Autoren. Beide üben deshalb keinerlei Verantwortung oder Haftung für etwaige inhaltliche Unrichtigkeiten.

ISBN 3-8304-2017-X

Umschlaggestaltung: WSP Design, 69120 Heidelberg
Satz: IPa, 71665 Vaihingen/Enz
Druck: Druckhaus Darmstadt, 64295 Darmstadt
Buchbinderische Verarbeitung: Fikentscher, 64295 Darmstadt

Inhalt

Die Nährstoffsupplemente

Ernährung durch die verschiedenen Lebensabschnitte

Orthomolekulare Prävention und Therapie

Anhang

Vorwort zur 9. Auflage

Essen ist ein Verhalten, das alle beschäftigt und viele interessiert. Wir alle essen, viele von uns mit grossem Vergnügen. Doch in entwickelten Ländern kann für einige Menschen das Essen zu einem grossen persönlichen Problem werden. Der Anteil der Bevölkerung mit zu hohem Körpergewicht (BMI >25) liegt in vielen westlichen Ländern bei mehr als 50 %. Laut neuesten Untersuchungen in der Schweiz, England, Holland und den USA sind auch bereits 10 bis 15 Prozent der Kinder zwischen 6 und 12 Jahren klar übergewichtig.

Adäquate Ernährung ist nicht nur unentbehrlich für eine normale Entwicklung der Organe und ein einwandfreies Funktionieren eben dieser, sie erhöht auch unsere Aktivität, unterstützt unsere Widerstandskräfte gegen Infektionen und Krankheiten und befähigt unseren Körper, sich nach Verletzungen jeder Art wieder zu erholen. Unterernährung auf der anderen Seite bedeutet nicht nur „zu wenig zu essen", sondern schliesst die ganze Palette von ernährungsbedingten Defiziten oder Essstörungen mit ein; vom nicht-essen bis zu den sogenannten Heisshungerattacken! So spricht man generell von Unterernährung, wenn das Gewebe und die Organe mit zu wenig Mikronährstoffen versorgt werden.

Auf der Suche nach einer gesunden Ernährungsform lernte Lothar Burgerstein Anfang der 70er Jahre in den USA die orthomolekulare Medizin (OM) kennen. Er gründete die Firma „Antistress" in der Schweiz, seit über 25 Jahren auf die Herstellung von qualitativ hochstehenden Nährstoff-Supplementen spezialisiert, und rief die „Stiftung zur internationalen Förderung der orthomolekularen Medizin" ins Leben. Maßgeblich zum Bekanntwerden der OM beigetragen hat Lothar Burgersteins Buch „Heilwirkung von Nährstoffen", die erste Veröffentlichung zu OM im deutschen Sprachraum überhaupt.

Nachdem das Buch seit 1982 sieben Neuauflagen erfahren hat, wurde die 8. Auflage vollständig neu überarbeitet, wobei die wichtigsten Grundgedanken vom ursprünglichen Werk übernommen wurden. Gleichzeitig wurden die neuesten Erkenntnisse der Wissenschaft, die die Nahrung als Prävention und Therapie bei Krankheiten erkannt hat, miteinbezogen. Dieses Buch wird heute von interessierten Kreisen als Standardwerk betrachtet.

In der vor Ihnen liegenden 9. Auflage können wir Sie wiederum mit den neuesten wissenschaftlichen Erkenntnissen vertraut machen. Zusätzlich finden Sie neue Tafeln und Abbildungen und weitere interessante Hinweise für Nährstoffempfehlungen.

Neben Hugo Schurgast (Apotheker), der sich seit mehr als 15 Jahren mit der OM beschäftigt, zeichnet vor allem Michael Zimmermann, ein amerikanischer Mediziner, für die Neuauflage verantwortlich. Er beschäftigte sich seit vielen Jahren mit den Nährstoffwissenschaften in Berkeley, Kalifornien, ist heute am Labor für Humanernährung an der ETH in Zürich tätig und betreibt daneben eine Privatpraxis in Ernährungsmedizin in Rapperswil in der Schweiz.

Es ist uns gelungen, eine praxisorientierte Themenauswahl zu treffen, die auf dem neuesten Stand der Erkenntnisse aus den USA — die auf diesem Gebiet nach wie vor führend sind — ergänzt werden konnte.

Ich möchte an dieser Stelle den beiden Autoren ganz herzlich für ihren unermüdlichen Einsatz danken — dank ihnen wird die Pionierarbeit von Lothar Burgerstein in seinem Sinne weitergeführt und die OM einem ständig wachsenden Interessenkreis weitergegeben.

Rapperswil

Uli P. Burgerstein

Wichtige Hinweise

Wie jede Wissenschaft ist die Medizin ständigen Entwicklungen unterworfen. Forschung und klinische Erfahrung erweitern unsere Kenntnisse, insbesondere was Prävention und Therapie anbelangt. Soweit in diesem Buch Dosierungen oder Anwendungsempfehlungen erwähnt werden, darf der Leser darauf vertrauen, daß diese mit großer Sorgfalt und entsprechend dem Wissensstand bei der Entstehung des Werkes erstellt worden sind.

Für Angaben über Dosierungsanweisungen und Applikationsformen kann vom Verlag und den Autoren jedoch keine Gewähr übernommen werden. Jeder Benutzer ist aufgefordert, durch sorgfältige Prüfung evtl. der Beipackzettel der verwendeten Nährstoffe, durch das Studium weiterer Fachliteratur und gegebenenfalls nach Konsultation eines Spezialisten festzustellen, ob die dort gegebenen Dosierungs- und Anwendungsempfehlungen oder Anwendungseinschränkungen gegenüber den Angaben in diesem Buch abweichen.

Dieses Buch will und kann keine ärztliche Behandlung und keine medizinische Betreuung, die durch einen Arzt oder durch einen anderen Therapeuten erfolgt, ersetzen.

Sinn und Zweck dieses Buches ist es, die biochemischen Einflüsse unserer täglichen Ernährung und der darin enthaltenen Nährstoffe (Mineralstoffe, Spurenelemente, Vitamine, Amino- und Fettsäuren, Enzyme) auf unsere Gesundheit aufzuzeigen. Dieses Wissen soll bei der Prävention und Therapie eines Menschen wann immer möglich eingesetzt werden.

Orthomolekulare Medizin

Was ist orthomolekulare Medizin?

Heute sind wir Zeugen einer „Revolution" im Gesundheitswesen. Immer mehr Menschen wollen die Verantwortung für die eigene Gesundheit selbst übernehmen. Im Mittelpunkt dieses neuen Gesundheitsverständnisses stehen gesunde Lebensweise und optimale Ernährung. Immer klarer tritt uns die Bedeutung der Ernährung ins Bewußtsein, und viele Menschen beginnen, die gesundheitsfördernden Eigenschaften der Mikronährstoffe – der Vitamine, der Mineralien und der anderen lebensverlängernden Substanzen in unserer Nahrung – für sich zu entdecken. Durch optimale „Mikro-Ernährung" können wir nicht nur Krankheiten vorbeugen, sondern in vielen Fällen sogar bereits bestehende Erkrankungen behandeln. Und wir können dieses Ziel erreichen, ohne auf teure Medikamente und Operationen zurückgreifen zu müssen. Optimale Ernährung kann uns Elan und Energie liefern, unser

körperliches und geistiges Wohlbefinden steigern und uns ganz allgemein helfen, ein langes, gesundes und produktives Leben zu führen (→ Abb. 1).

Schon der berühmte griechische Arzt Hippokrates sagte: *„Deine Nahrung soll deine Medizin sein"*. Erst jetzt beginnt die moderne Wissenschaft, den Wert dieses einfachen Grundsatzes zu erkennen. Dieses neue Ernährungsbewußtsein wurde zu einem großen Teil durch die Arbeit von Pionieren der Biochemie in den sechziger Jahren geprägt, allen voran von Professor Linus Pauling, zweifacher Gewinner des Nobelpreises und einer der größten Wissenschaftler dieses Jahrhunderts. Professor Pauling entwickelte ein neues, auf optimaler Ernährung aufbauendes Verfahren zur Vorbeugung und Behandlung von Krankheiten. Er erkannte, daß viele chronische Krankheiten dann auftreten,

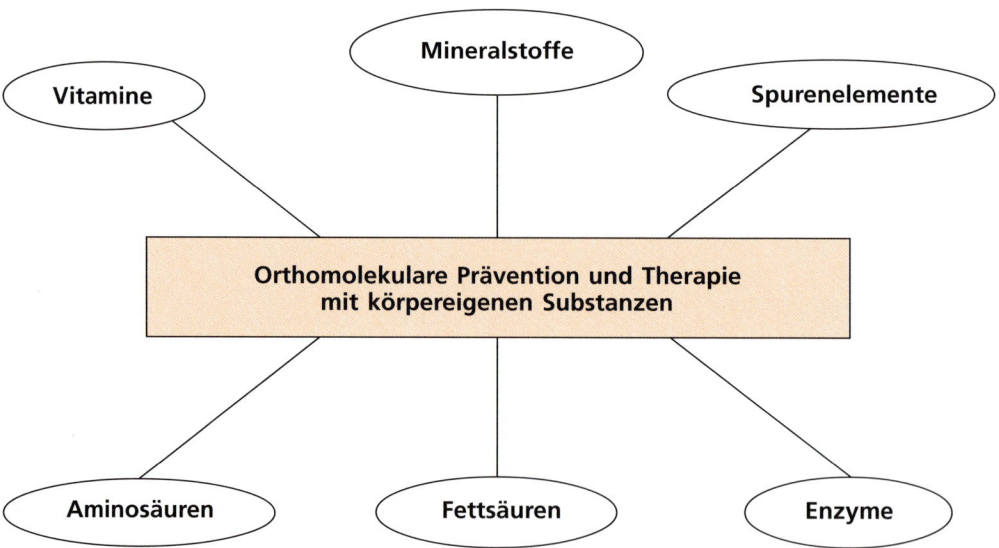

Abb. 1: Orthomolekulare Prävention und Therapie.

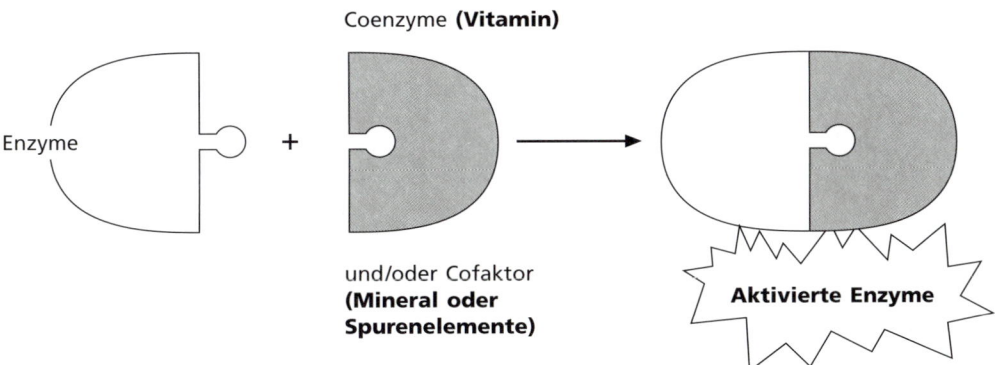

Coenzyme (**Vitamin**)

Enzyme

+

und/oder Cofaktor
(**Mineral oder
Spurenelemente**)

Aktivierte Enzyme

Abb. 2: Enzyme katalysieren chemische Reaktionen innerhalb der Zellen. Viele benötigen ein Coenzym oder einen Cofaktor für eine optimale Funktion.

wenn die Biochemie des Körpers durch Mängel oder durch ein Ungleichgewicht im Nährstoffhaushalt gelähmt wird. Es stellte sich heraus, daß die Beseitigung dieser Mängel und Unausgewogenheiten durch Versorgung mit den jeweils fehlenden Nährstoffen ein wirksames neues Behandlungsverfahren darstellt. Er gab dieser neuen Therapieform den Namen *orthomolekulare Medizin* und definierte sie sehr elegant auf folgende Art und Weise:

„Orthomolekulare Medizin ist die Erhaltung der Gesundheit und die Behandlung von Krankheiten durch Veränderung der Konzentration von Substanzen im menschlichen Körper, die normalerweise im Körper vorhanden und für die Gesundheit erforderlich sind."

Zu diesen körpereigenen Substanzen gehören die essentiellen *Nährstoffe:* Vitamine, Mineralien, Spurenelemente, Aminosäuren und essentielle Fettsäuren, die zur Erhaltung des Lebens unbedingt notwendig sind. Sie müssen dem Körper über Nahrung oder Supplemente zugeführt werden, weil er sie nicht selbst herstellen kann. Es gibt etwa 45 essentielle Nährstoffe. Einige dieser Nährstoffe, darunter die Vitamine und Mineralien, wer-

den nur in winzigen Mengen benötigt und werden daher als *Mikronährstoffe* bezeichnet.

Warum sind diese Substanzen so überaus wichtig für unsere Gesundheit? Diese Mikronährstoffe übernehmen in jeder einzelnen der Millionen von Zellen im Körper außerordentlich wichtige Aufgaben. Die Kontraktion von Muskelfasern, die Impulsübertragung in Nervenzellen, die Ausscheidung in Drüsenzellen und unzählige weitere Funktionen hängen von einer stetigen und ausgewogenen Versorgung mit diesen Nährstoffen ab. Mikronährstoffe fungieren als Botenstoffe, Bausteine und Enzyme (biologische Beschleuniger) bei einer Unzahl von komplizierten chemischen Reaktionen in den Zellen. Damit Zellen und Gewebe effizient für eine optimale Gesundheit zusammenspielen können, müssen alle Mikronährstoffe in den genau richtigen Mengen vorhanden sein, und das zur richtigen Zeit und am richtigen Ort (→ Abb. 2).

Mikronährstoffe werden laufend „verbraucht" – sie werden zerlegt und aus dem Körper ausgeschieden und müssen rasch ersetzt werden. Weil die meisten von ihnen nicht in großen Mengen gelagert werden, setzt ein reibungsloser Betrieb im Gewebe eine stetige, tägliche Nährstoffversorgung voraus. Eine unregelmäßige Zufuhr schwächt die Zellen, wodurch sie weniger effizient und kaum optimal funktionieren, was unsere Widerstandsfähigkeit beeinträchtigt.

Wenn wir über unsere Nahrung ungenügend mit einem bestimmten Nährstoff versorgt sind, treten *Mangelerscheinungen* auf. Bei schwerwiegenden Mängeln entwickeln sich während der Wochen und Monate, in denen die Reserven des Körpers aufgezehrt werden, bald klare, eindeutige Symptome. Wenn beispielsweise unser Vitamin-C-Spiegel während längerer Zeit zu tief ist, bekommen wir Zahnfleischbluten und Haarausfall, und unsere Haut wird rauh und rissig. Dagegen lassen leichte, geringfügige Mängel unsere Zellen schwächen, und die negativen Auswirkungen können je nachdem – allmählich, fast unmerklich oder vorerst überhaupt nicht – in Erscheinung treten, bis sie nach Jahren oder Jahrzehnten offensichtlich werden. Eine längerfristig knappe Vitamin-C-Versorgung im Erwachsenenalter erhöht stetig das Krebsrisiko, obwohl sie im Alltag keine klar erkennbaren Symptome bewirkt. Eine für das tägliche Überleben ausreichende Nährstoffversorgung genügt also nicht zwangsläufig für die lebenslange Erhaltung der gesundheitlichen Hochform.

Stellen Sie sich vor, daß Ihr Körper über ein Reservoir für jeden Nährstoff verfügt. Unter bestimmten Voraussetzungen, z.B. bei Krankheit, Streß, Rauchen oder während des Alterungsprozesses, werden die Reservoirs viel schneller aufgezehrt als üblich. Optimale Mikroernährung sorgt dafür, daß jedes Nährstoffreservoir selbst bei erhöhtem Bedarf aufgefüllt wird, so daß der Körper alle Nährstoffe zur Verfügung hat, die er braucht, um reibungslos funktionieren zu können.

Die Erhaltung der Gesundheit – erstes Gebot der orthomolekularen Medizin – ist nicht gleichbedeutend mit Prävention im Sinne der Schulmedizin. Der Hauptunterschied besteht darin, daß die orthomolekulare Medizin zur Erhaltung der Gesundheit Nährstoffe einsetzt, während die Schulmedizin unter Prävention vor allem Maßnahmen wie Impfungen und Unfallverhütung versteht. Der Erhaltung der Gesundheit wird in der orthomolekularen Medizin gleiche Bedeutung beigemessen wie der Behandlung von Krankheiten.

Die orthomolekulare Medizin beginnt bei der Erforschung der Krankheitsursachen. Ohne Erkenntnisse oder doch wenigstens Vermutungen über individuelle Nährstoffmängel kann keine Behandlung beginnen. Es können Blut, Urin, Stuhl, aber auch Speichel, Schweiß und Haare untersucht werden. Die Auswertung dieser neuartigen Untersuchungen, zum Beispiel die Auswertung des Haartests auf Mineralstoffmangel, erfordert Erfahrung. Viele äußerliche Zeichen, wie zum Beispiel auch das Erscheinungsbild der Haut, der Zunge und der Nägel, sind Hinweise auf die Krankheitsursache. All diese Untersuchungsmethoden werden, im Gleichschritt mit der Weiterentwicklung der Nährstoffwissenschaft, laufend angepaßt. Für die Suche nach den Ursachen einer Krankheit werden die hochentwickelten Apparaturen und Methoden der konventionellen Medizin von der orthomolekularen Medizin ebenfalls eingesetzt.

Die orthomolekulare Medizin umfaßt ein sehr weites Gebiet. Hier nur einige Hinweise:

▶ Beeinflussung der Enzyme durch Nährstoffe
▶ Beratung für gesunde Ernährung, im speziellen Krankenkost
▶ Chemie und Pharmakologie der Nährstoffe,

d.h. die Lehre von der Resorption, der Synergismus (gegenseitige positive Beeinflussung) und der Antagonismus (gegenseitige negative Beeinflussung)

▶ Die Pharmakotherapie der Nährstoffe, d.h. welche Nährstoffe gegeben werden müssen, um bei den verschiedenen Krankheitszuständen oder Unfallfolgen eine Heilung herbeizuführen oder zu beschleunigen oder um Krankheiten zu verhindern

▶ Entgiftung des Körpers mittels Nährstoffen (z.B. von schädlichen Schwermetallen wie Quecksilber, Blei)

▶ Folgen von Überschuß oder Mangel an Nährstoffen

▶ Nebenwirkungen von Nährstoffen sowie eventuelle Gegenanzeigen

▶ Verringerung von Schäden, welche durch körperfremde Arzneimittel oder andere therapeutische Maßnahmen verursacht werden, mittels Nährstoffen

Die orthomolekulare Therapie berücksichtigt immer den Synergismus, d.h. die positive Wechselwirkung zwischen den einzelnen Nährstoffen. Zum Beispiel sind die Vitamine des B-Komplexes in ihrer Wirkung voneinander abhängig. Der Antagonismus, d.h. die negative Wechselwirkung, muß jedoch auch berücksichtigt werden. Zum Beispiel stört Zink die Resorption (Aufnahme) von Kupfer, Kalzium die Resorption von Eisen. Ein weiteres Beispiel für Antagonismus oder positive Wechselwirkung sind ungesättigte Öle, etwa Sonnenblumenöl oder Leinöl, die zum Schutz vor Oxidation größere Mengen Vitamin E benötigen.

Diese grundlegenden Prinzipien der orthomolekularen Medizin, die von Professor Pauling und anderen Mitte der sechziger Jahre entwickelt wurden, haben zu einer regelrechten Explosion des Interesses an der Erforschung der Ernährung beigetragen. In diesem Forschungszweig werden jedes Jahr über 10.000 wissenschaftliche Arbeiten veröffentlicht, von denen viele mit hochinteressanten, neuen Erkenntnissen über die gesundheitsfördernden Eigenschaften der Mikronährstoff-Bestandteile aufwarten können. Selbst die konservativsten Ärzte und Fachzeitschriften beginnen endlich, grundlegende Erkenntnisse aus der orthomolekularen Medizin anzuerkennen. Die orthomolekulare Medizin ist über den Stellenwert einer „alternativen" Heilmethode hinausgewachsen. Sie ist dabei, ihren rechtmäßigen Platz neben der Schulmedizin einzunehmen, und sie ist zu einem Grundpfeiler der Vorbeugung und Behandlung von Krankheiten geworden. Dafür gibt es viele Beispiele: Niacin ist heute das meistverwendete Medikament zur Senkung hoher Blutfettwerte, Magnesium wird häufig zur Behandlung verfrühter Wehen eingesetzt, und Vitamin D und Kalzium sind als wirksame Mittel gegen Osteoporose anerkannt. Nährstoffsupplemente bahnen sich den Weg an die vorderste Front des „high-tech"-Gesundheitswesens.

Wie wirken Nährstoffe bei der Vorbeugung und Behandlung von Krankheiten?

Der häufigste Grund, ein Supplement einzusetzen, ist die Beseitigung eines chronischen, geringfügigen Mangels an einem bestimmten Nährstoff. Eine Ernährung beispielsweise, die nicht reichlich Vollkornprodukte, Nüsse und frisches Gemüse liefert, führt bei vielen Menschen mit der Zeit zu einem Magnesiummangel, der sich in subtilen Anzeichen wie Muskelspannung, Erschöpfung und Reizbarkeit äußert. Selbst wenn ein geringfügiger Mangel gegenwärtig keine Symptome hervorruft, kann er, wenn er jahrelang bestehen bleibt, ernsthafte Gesundheitsprobleme nach sich ziehen. Ein Beispiel hierfür ist Selenmangel, der, obwohl er „schweigend" ist, langfristig das Risiko bestimmter Krebsformen bedeutend erhöht.

Zweitens kann ein Nährstoff eine bestehende Krankheit behandeln oder gegen eine zukünftige vorbeugen, indem er den gesunden Zellstoffwechsel anregt, was den Geweben die lebenslange Erhaltung ihrer Gesundheit ermöglicht. Wer zum Beispiel seine Kalzium-Versorgung im Erwachsenenalter ankurbelt, indem er (als Ergänzung zu einer gesunden, ausgewogenen Ernährung) ein Kalzium-Supplement einnimmt, fördert dadurch einen optimalen Mineralstoffwechsel in den Knochen. Dies hilft, das Knochengerüst dicht und widerstandsfähig zu halten, was das Risiko von Osteoporose und Knochenbrüchen im Alter bedeutend senkt. Ähnlich ist es bei Vitamin B_6: Supplemente verbessern die Funktion von Immunzellen, was wiederum die Widerstandskraft gegen Infektionen anregt.

Drittens haben neue Forschungsarbeiten bewiesen, daß bestimmte Nährstoffe in hohen Dosen (mehr, als aus normaler Ernährung

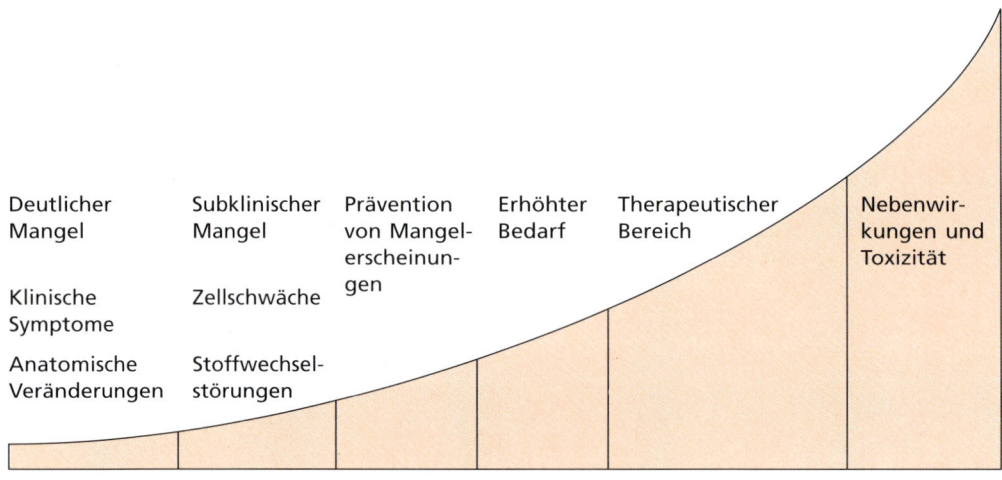

Deutlicher Mangel	Subklinischer Mangel	Prävention von Mangelerscheinungen	Erhöhter Bedarf	Therapeutischer Bereich	Nebenwirkungen und Toxizität
Klinische Symptome	Zellschwäche				
Anatomische Veränderungen	Stoffwechselstörungen				

Abb. 3: Die Wirkungen verschiedener Nährstoff-Dosierungen auf die Gesundheit des Menschen.

bezogen werden kann) neue heilsame Wirkungen entfalten können – Wirkungen, die bei kleineren Dosen nicht in Erscheinung treten. Ein gutes Beispiel hierfür ist Niacin (Vitamin B₃). Niedrig dosiertes Niacin spielt eine wichtige Rolle bei der Energiegewinnung in Zellen. In zehn- bis hundertfach höheren Dosen wird Niacin sehr wirksam zur Senkung der Cholesterinwerte eingesetzt, wodurch das Herzinfarktrisiko gesenkt wird. Niedrig dosierte Folsäure erhält die roten Blutkörperchen gesund und verhindert so Anämie (Blutarmut), höhere Dosen bieten wirksamen Schutz vor Geburtsfehlern.

Diese Erscheinung kommt bei Vitamin E besonders deutlich zum Tragen. Klare Mangelerscheinungen werden bei gesunden Erwachsenen bei Dosen von etwa 10 mg pro Tag verhindert. Eine Erhöhung der Zufuhr auf etwa 200 mg pro Tag kann das Herzinfarktrisiko halbieren. Eine Steigerung der täglichen Vitamin E-Dosierung auf 300 mg kann die Muskulatur der Sportler vor oxidativen Schäden schützen. Ein Steigern der Zufuhr auf noch größere Mengen – um die 800 mg pro Tag – kann die Immunabwehr verbessern und die Widerstandskraft des Körpers gegen Infektionen erhöhen (→ Abb. 4).

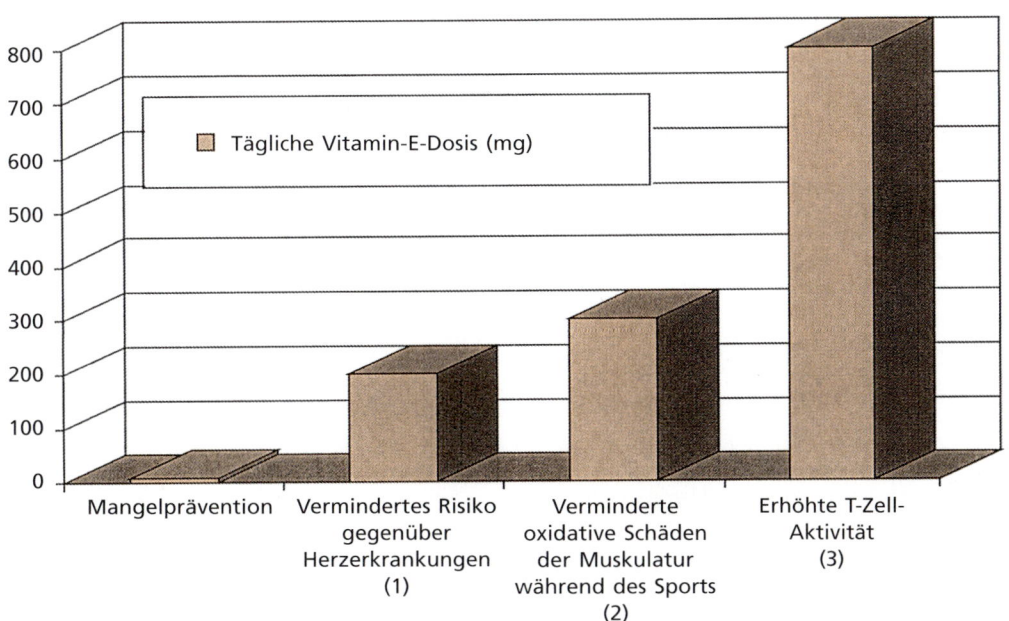

Abb. 4: Die biochemischen Funktionen von Vitamin E bei steigenden Dosierungen

1. Stampfer MJ et al. N Engl Med 328 (1923) 1444.
2. Rokitzki L et al. Int J Sports Nutr 4 (1994) 253.
3. Meydany SN et al. Am J Clin Nutr 52 (1990) 557.

Der Unterschied zwischen Nährstoffen und herkömmlichen Medikamenten

Professor R. J. Williams, ein brillanter Chemiker, der zwei der B-Vitamine (Pantothensäure und Folsäure) entdeckte, war einer der „Gründerväter" der orthomolekularen Medizin. Er verlangte eine strenge Unterscheidung der Arzneimittel in zwei Typen: zum ersten Typ gehören Arznei-mittel, die unserem Körper fremd sind und auch in der natürlichen Nahrung nicht vorkommen, die sich aber (oft durch Versuche nach dem Zufallsprinzip, also durch einfaches Ausprobieren) bei der Behandlung von Krankheiten als mehr oder weniger wertvoll erwiesen haben. Sie werden „körperfremde"

Medikamente versus Nährstoffe

„körperfremde" Arzneimittel (Medikamente)	„körpereigene" Arzneimittel (Nährstoffe)
▶ Chemikalien, die in einem Labor künstlich hergestellt werden, und die der Biochemie unseres Körpers oft völlig fremd sind	▶ Natürliche Substanzen, die in unterschiedlichen Mengen in der Nahrung vorkommen und die für Lebensvorgänge unerläßlich sind
▶ Viele bekämpfen die Symptome, nicht aber die Ursache einer Erkrankung	▶ Behandeln die Ursache einer Erkrankung
▶ Wirken schnell und heftig, oft, indem sie chemische Pfade blockieren oder in den Zellstoffwechsel eingreifen	▶ Neigen zu einer langsamen und schrittweisen Wirkungsweise, sind jedoch langfristig wirksamer, weil sie natürliche chemische Pfade zum Gleichgewicht in der Zellfunktion fördern oder verbessern
▶ Können unter Umständen abhängig machen und müssen oft in immer größeren Dosen verabreicht werden, weil sich der Körper an sie gewöhnt	▶ Die Dosis muß zur Erhaltung der Wirkung nicht vergrößert werden
▶ Können gefährliche Nebenwirkungen haben (siehe die Ausführungen darüber weiter unten)	▶ Sind in der Regel frei von Nebenwirkungen, obwohl manche davon Probleme verursachen können, wenn sie unvorsichtig und in ungeheuren Mengen verabreicht werden
▶ Im allgemeinen ist der Unterschied zwischen einer sinnvollen und einer potentiell toxischen Dosis sehr gering: eine Verzehnfachung der Dosis führt bei den meisten Medikamenten zu einer Vergiftung	▶ Haben eine weit ungefährlichere Wirkung: eine Verzehnfachung der Nährstoffdosis wird, von einigen wenigen Ausnahmen abgesehen, gut vertragen und kann in bestimmten Situationen sogar von Vorteil sein
▶ Sind oft patentiert und exklusives Eigentum eines einzigen Herstellers, und daher vielfach sehr teuer	▶ Können nicht wie Medikamente patentiert werden, was die möglichen Profite stark vermindert, was einerseits den Anreiz für Pharmafirmen verkleinert, Nährstoffe zu produzieren und dafür zu werben; andererseits bleiben die Preise dadurch angemessen

Arzneimittel genannt. Aspirin, Penicillin und Tranquilizer gehören beispielweise zu dieser Gruppe von Medikamenten. Zum zweiten Typ gehören Nährstoffe, die in unserem Körper und in unserer natürlichen Nahrung vorkommen. Sie werden als *„körpereigene"* *Arzneimittel* bezeichnet. Nährstoffe, z.B. Vitamin C und Kalzium, gehören zu dieser Gruppe.

Dr. O. Wolff, ein bekannter deutscher Arzt, hat es auf den Punkt gebracht: *„Obwohl die vornehmste ärztliche Aufgabe die Heilung ist, spricht man heutzutage kaum von Heilmitteln – leider mit Recht, denn die wenigsten der gebräuchlichen Medikamente sind wirkliche Heilmittel."* Es kann gar nicht deutlich genug darauf hingewiesen werden, daß zwischen Heilbehandlung und Symptombekämpfung ein Unterschied besteht: letztere bringt keine Heilung! In der orthomolekularen Medizin wird bei der Behandlung von Krankheiten nicht nach körperfremden Arzneimitteln gesucht, welche die Symptome beseitigen, sondern nach körpereigenen Mitteln, die in der Lage sind, die *Ursachen* der Krankheit zu beheben. Wie die obenstehende Tabelle zeigt, unterscheiden sich Nährstoffe grundsätzlich von körperfremden Arzneimitteln und sind ihnen in vielem überlegen.

Sicher „wartet" die Zelle nicht auf ein körperfremdes Arzneimittel. Professor Williams hat einmal in meiner Gegenwart eine Person, die reichlich Aspirin zu sich nahm und es sehr lobte, gefragt, *„Glauben Sie wirklich, daß Sie an Arthritis leiden, weil Ihrem System Aspirin fehlt?"* – Man hätte die Symptombekämpfung mit körperfremden Arzneimitteln nicht besser umschreiben können! Man muß die Behandlung mit Nährstoffen und ihre Heilwirkung am eigenen Körper erlebt haben, um die Unterschiede zwischen den Wirkungsweisen von

körpereigenen und körperfremden Arzneimitteln zu kennen. Der Körper reagiert, als habe er auf die körpereigenen Stoffe gewartet, und die Wirkung tritt meistens schon nach kurzer Zeit ein.

Die körperfremden Arzneimittel gehen in die Zehntausende, alte verschwinden, dauernd kommen neue hinzu. Ihre Anzahl wächst ständig. Viele haben Kontraindikationen, d.h. sie können Organe schädigen. Es ist klar, daß sie sehr sorgfältig geprüft werden müssen. Trotzdem kann es immer wieder zu furchtbaren Schädigungen kommen. So zum Beispiel durch Thalidomid. Thalidomid war ein Beruhigungsmittel, das auch an Schwangere verabreicht wurde und viele schwerwiegende Geburtsfehler verursachte. Es wurde in den siebziger Jahren verboten. Ein Beispiel neueren Datums bildet die Mitte der neunziger Jahre gemachte Entdeckung, daß die sogenannten kurzwirkenden Kalziumantagonisten (Nifedipine), die als ungefährlich eingestuft und häufig zur Behandlung von Bluthochdruck eingesetzt wurden, in Wirklichkeit das Risiko eines plötzlichen Herztodes erhöhen. Regelmäßig werden Menschen ins Krankenhaus gebracht, die aufgrund von Aspirin und anderen Mitteln gegen Arthritis unter blutenden Magengeschwüren leiden oder bei denen Medikamente gegen Herzkrankheiten Herzrhythmusstörungen hervorgerufen haben. Hier handelt es sich um ein bedeutendes Gesundheitsproblem, das die ganze Bevölkerung betrifft. Zum Beispiel werden die Behandlungskosten für Personen, die an unerwünschten Nebenwirkungen von Medikamenten leiden, in den USA und Europa auf jährlich über zwei Milliarden Dollar geschätzt! Darüber hinaus soll die Betreuung solcher Patienten nicht weniger als 20% aller Klinikpflegetage beanspruchen. Im Jahre 1997 berichtete das Journal of the American Medical Association, daß in Europa und in den USA über 140.000 Menschen aufgrund von Medikamenten-Nebenwirkungen sterben.

Selbstverständlich gibt es bestimmte Notsituationen, in denen traditionelle Medikamente lebensrettend sein können, und niemand würde auf diese Medikamente verzichten wollen. Eine lebensbedrohliche bakterielle Infektion zum Beispiel kann nur mit starken Antibiotika schnell behoben werden. Bei den meisten heute verbreiteten chronischen Krankheiten, darunter Herzkranzgefäß-Erkrankungen, Krebs, Arthritis und vielen anderen, beläßt es die Schulmedizin jedoch hauptsächlich bei der Symptombekämpfung, während die Krankheit sich unterschwellig weiter ausbreitet. Orthomolekulare Therapie ist weit ungefährlicher und wirksamer.

Menschen haben unterschiedliche Nährstoffbedürfnisse

Professor R. J. Williams entwickelte das Konzept der *„biochemischen Individualität"*, ein grundlegendes Prinzip der orthomolekularen Medizin. Er umschrieb es folgendermaßen:

„Jedes Individuum verfügt über ein eigenes Nährstoff-Umfeld. Obwohl die Liste der Nährstoffe, die wir brauchen, für uns alle gleich ist, müssen die respektiven Mengen, in denen wir sie benötigen, nicht zwangsläufig für jedes Individuum dieselben sein."

Einfacher ausgedrückt bedeutet dies, daß jeder Mensch seinen eigenen, einzigartigen Nährstoffbedarf hat. Aufgrund unserer individuellen genetischen Voraussetzungen funktioniert die Biochemie des Körpers bei jedem von uns ein wenig anders. Der Nährstoffbedarf unserer Zellen ist individuell verschieden. Was für den einen ausreicht, kann für den anderen bereits zu wenig sein. In jeder Bevölkerungsgruppe gibt es eine optimale Bandbreite bei der Versorgung mit essentiellen Nährstoffen: 1–2 mg Vitamin B_6 beispielsweise mögen ausreichen, um bei einer Person gute Gesundheit zu gewährleisten, während eine andere Person unter Umständen bis zu zehnmal soviel benötigt, um optimal gesund zu bleiben. Das Spektrum des Kalziumbedarfs gesunder Menschen ist sehr groß – manche Erwachsene benötigen mehr als das Fünffache dessen, was andere brauchen, um bei bester Gesundheit zu bleiben.

Biochemische Individualität erklärt auch, weshalb verschiedene Menschen auf Ernährungfaktoren verschieden reagieren. Bei manchen Menschen löst zum Beispiel der Verzehr großer Mengen Salz Bluthochdruck aus, während er bei anderen keine Auswirkungen zeigt. Zuviel raffinierter Zucker und Fett führt bei vielen Menschen zu Altersdiabetes, jedoch nicht bei allen. Manche Menschen sind aufgrund ihrer genetischen Voraussetzungen deutlich anfälliger auf Bluthochdruck oder Diabetes.

Darüber hinaus können neben diesen genetischen Unterschieden viele andere Faktoren tiefgreifenden Einfluß auf den Nährstoffbedarf haben. Dazu gehören Alter, Umwelt und Lebensweise. Ein Raucher benötigt im Vergleich zu einem Nichtraucher das Zwei- bis Dreifache an Vitamin C. In der Schwangerschaft schnellt der Eisenbedarf in die Höhe. Menschen, die sehr aktiv sind, brauchen mehr B-Vitamine. Nachfolgend sind einige der Faktoren aufgeführt, die dazu führen, daß der Nährstoffbedarf von Mensch zu Mensch variiert. In weiteren Kapiteln dieses Buches wird auf jeden einzelnen dieser Faktoren eingegangen.

Faktoren, die dazu führen, daß der Nährstoffbedarf von Mensch zu Mensch variiert:

▶ Aktivität und sportliche Betätigung
▶ Alkoholkonsum
▶ Alterungsprozeß
▶ Berufliches und psychosoziales Umfeld
▶ Ernährungsfaktoren, z.B. Fettverzehr, Kaffee oder Teekonsum
▶ Genetische Unterschiede (Biochemische Individualität)
▶ Geschlecht (der Nährstoffbedarf einer Frau unterscheidet sich vom Nährstoffbedarf eines Mannes)
▶ Kontakt mit Umweltgiften
▶ Krankheit oder Operation
▶ Lebensstil
▶ Psychischer und emotionaler Stress
▶ Rauchen
▶ Regelmäßige Einnahme von Medikamenten oder Drogen

▶ Schwangerschaft und Stillen
▶ Wachstum während Kindheit und Jugend

Literatur

Bayer, W., Schmidt, K.: Vitamine in Prävention und Therapie. Hippokrates Verlag, Stuttgart 1991.

Classen, D.C. et al.: Adverse drug events in hospitalized patients: excess length of stay, extra costs and attributable mortality. JAMA 277 (1997) 301.

Dietl, H., Ohlenschläger, G.: Handbuch der Orthomolekularen Medizin. Karl F. Haug Verlag, Heidelberg 1994.

Pauling, L.: How to Live Longer and Feel Better. W.H. Freeman, New York 1986.

Sauberlich, H.E., Machlin, L.J. (Eds.): Beyond Deficiency: New Views on the Function and Health Effects of Vitamins. Ann. N.Y. Acad. Sci. 669 (1992) 1-404.

Swain, R., Kaplan, B.: Vitamins as therapy in the 1990s. J. Am. B. Fam. Practice 8 (1995) 206.

Werbach, M.R.: Foundations of Nutritional Medicine. Third Line Press, Tarzana/CA 1997.

Williams, R.J., Kalita, D.K. (Eds.): A Physician's Handbook of Orthomolecular Medicine. Pergamon Press, New York 1977.

Wiedemann, M.: Der Gesundheit auf der Spur. Ariston-Verlag, München 1991.

Williams, R.J.: Biochemical Individuality. University of Texas Press, Austin 1975.

Wolff, O.: Ärzteblatt Baden-Württemberg, Stuttgart 1971.

Was ist gesunde Ernährung?

Der Unterschied zwischen der Ernährung unserer Urahnen und unserer heutigen Ernährung

Unsere Ernährung hat sich im Laufe der letzten hundert Jahre erstaunlich stark verändert. In Verbindung mit unserem Bewegungsmangel ist sie für viele verbreitete *Zivilisationskrankheiten* verantwortlich: Herzkrankheiten, Osteoporose, Bluthochdruck und Diabetes traten vor dem zwanzigsten Jahrhundert selten auf. Im Laufe der ganzen Menschheitsgeschichte hat sich die mensch-

liche Spezies an eine Ernährung angepaßt und ist durch diese gediehen, eine Ernährung, die sich von unserer heutigen ungemein stark unterscheidet.

Die Betrachtung unserer ursprünglichen Nahrung gewährt uns Einblick in diejenigen Nahrungsmittel und Nährstoffe, auf die unser Körper ausgerichtet ist.

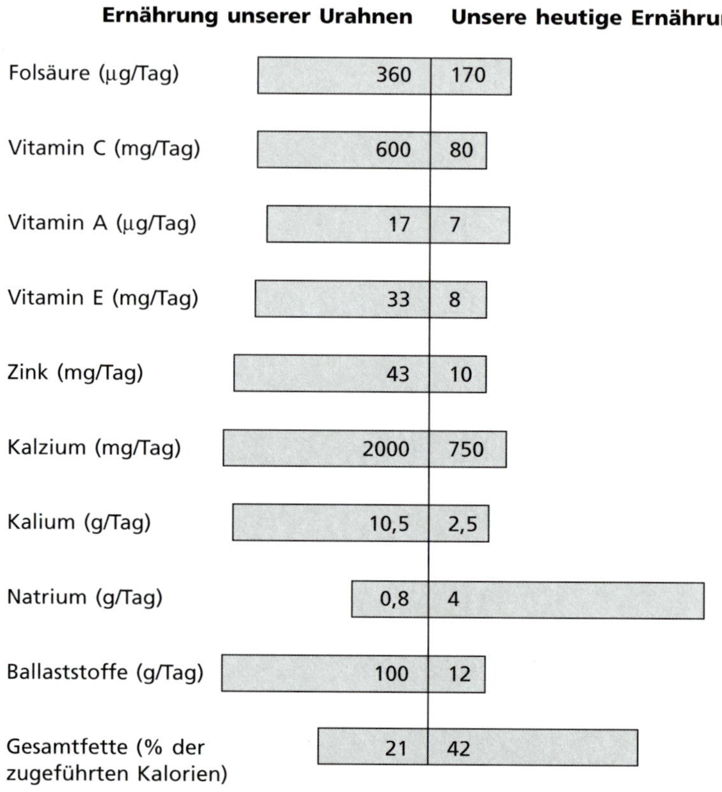

	Ernährung unserer Urahnen	Unsere heutige Ernährung
Folsäure (µg/Tag)	360	170
Vitamin C (mg/Tag)	600	80
Vitamin A (µg/Tag)	17	7
Vitamin E (mg/Tag)	33	8
Zink (mg/Tag)	43	10
Kalzium (mg/Tag)	2000	750
Kalium (g/Tag)	10,5	2,5
Natrium (g/Tag)	0,8	4
Ballaststoffe (g/Tag)	100	12
Gesamtfette (% der zugeführten Kalorien)	21	42

Abb. 5: *Eaton et al.,* Eur. J. Clin. Nutr. 51 (1997) 207.

● Unsere Vorfahren ernährten sich hauptsächlich von frischen pflanzlichen Nahrungsmitteln, dazu gehörten Nüsse, Samen, Wurzeln, wilde Getreide, Hülsenfrüchte und Obst. Kohlenhydrate wurden in Form von Vollkorn verzehrt und enthielten reichlich Nahrungsfasern, Vitamine, Mineralien und Spurenelemente. Raffinierte Kohlenhydrate und Zucker kamen in der Ernährung unserer Vorfahren kaum vor. Ganz im Gegensatz dazu stellen sie den Großteil unserer heutigen Ernährung.

● Unsere ursprüngliche Ernährung enthielt insgesamt weit weniger Fett, und der Anteil an mehrfach ungesättigten Fettsäuren (gesundes Fett aus Pflanzenölen) war drei- bis viermal so hoch wie der Anteil an gesättigtem Fett (ungesundes Fett tierischen Ursprungs). Heute konsumieren wir hingegen zwei- bis dreimal mehr gesättigtes als ungesättigtes Fett. Unsere Vorfahren aßen mageres Wild (nur etwa 4% der Kalorien waren Fett) während unsere heutigen Nutztiere weit mehr Fett haben (Rind- oder Schweinefleisch besteht zu 25–30% aus Fett). Wild lieferte gesunde essentielle Fettsäuren (EPS und DHS, → dazu Seite 175) in großen Mengen. Diese Fettsäuren fehlen Zuchttieren fast ganz.

● Die Ernährung unserer Vorfahren war wesentlich vitamin- und mineralreicher. Sie lieferte zum Beispiel, verglichen mit unserer heutigen Ernährung, das Drei- bis Vierfache an Kalzium und Magnesium, das Sechsfache an Vitamin C und weit mehr Nahrungsfasern, Vitamin E und Zink.

● Unsere ursprüngliche Ernährung enthielt über zehnmal soviel Kalium wie Natrium. Dieses Verhältnis hat sich völlig verändert: heute essen wir viermal soviel Natrium wie Kalium (→ Abb. 5).

Unsere moderne Ernährung unterscheidet sich ungeheuer stark von derjenigen Ernährung, mit der unsere Spezies „großgezogen" wurde. Wir sind nicht auf eine stark raffinierte, nährwertlose Ernährung mit viel Zucker, tierischem Fett, Salz und Lebensmittelzusätzen eingerichtet.

Literatur

Eaton, S.B.: Paleolithic nutrition - a consideration of its nature and current implications. N. Engl. J. Med. 312 (1985) 283.

Eaton, S.B.: Paleolithic nutrition revisited: a 12 year retrospective on its nature and implications. Eur. J. Clin. Nutr. 51 (1997) 207.

Mount, J.L.: The Food and Health of Western Man. Charles Knight & Co. Ltd., London & Tonbridge, 1975.

Pauling, L.: How to Live Longer and Feel Better. W.H. Freeman, New York (1986).

Unsere modernen Eßgewohnheiten: Mangelernährung mitten im Überfluß

In Europa sind wir gewohnt, daß unsere Landwirtschaft und die Lebensmittelindustrie ohne weiteres genug produzieren, um unsere Bevölkerung zu ernähren. Wir produzieren sogar Überschüsse, die wir exportieren können. Trotzdem sind viele von uns schlecht ernährt. Zwar sind wir überfüttert mit Nahrungsmitteln, die viel Fett, Protein, Zucker und Salz enthalten, aber wir versorgen uns nicht mit genügend komplexen Kohlenhydraten, Nahrungsfasern, Vitaminen und Mineralien. Wir leben in einer Überflußgesellschaft, und doch sind wir mangelernährt.

Untersuchungen haben immer wieder aufs Neue ergeben, daß die meisten Menschen nicht zur Genüge mit allen Mikronährstoffen versorgt sind, die für ihre Gesundheit lebenswichtig sind. Beispielsweise leiden in vielen Gegenden Europas mehr als die Hälfte der älteren Erwachsenen unter Mangel an Vitamin B_{12}, einem Nährstoff, der für die Gesundheit des Immunsystems lebenswichtig ist. Viele Kinder nehmen nicht genug Folsäure oder Zink auf – Nährstoffe, die für Wachstum und Entwicklung außerordentlich wichtig sind. Mehr als ein Drittel der jungen Frauen leidet unter Eisenmangel, der Erschöpfungszustände und Anämie nach sich zieht. Auch nehmen wir im Laufe unseres Lebens weit weniger Kalzium und Vitamin D auf, als empfohlen wird, was eine der Hauptursachen für die unter älteren Menschen grassierenden osteoporotischen Knochenbrüche ist. Warum sind Vitamin- bzw. Mineralmangel derart weit verbreitet? Fünf Hauptfaktoren tragen zu diesem Problem bei:

● *Raffinierung und industrielle Verarbeitung rauben unseren Nahrungsmitteln viele wertvolle Nähr- und Faserstoffe.* Moderne Nahrungsmittelverarbeitung entzieht den Nahrungsmitteln in der Regel ihren natürlichen Gehalt an Vitaminen, Mineralien und Nahrungsfasern, und ersetzt sie durch Salz, Fett und Lebensmittelzusätze. Weißmehl hat, verglichen mit Vollweizenmehl, nur etwa 15% des vollen Vitamin-E-Gehalts, 25% des Gehalts an Vitamin B_6, und weniger als 1% des Chrom-Gehalts. Kartoffelchips fehlen die Nahrungsfasern und das Vitamin C der frischen Kartoffel fast gänzlich, dafür enthalten sie Unmengen Salz und Fett.

● *Moderne, intensive Landwirtschaftsmethoden, saurer Regen und Umweltverschmutzung laugen den Boden aus und entziehen ihm viele wichtige Mineralien. Der Mineralgehalt der Nahrungsmittel, die auf überbewirtschaftetem Boden gezogen werden, ist entsprechend gering.* Der Vitamin- und Mineralgehalt vieler Feldfrüchte ist veränderlich und hängt von der Bodenqualität, dem Reifegrad bei der Ernte und den eingesetzten Transport- und Lagerungsmöglichkeiten ab. Eine große frische Karotte zum Beispiel kann zwischen 200 und 20.000 Internationale Einheiten (IE) Beta-Carotin enthalten. Pflanzen, die auf abgewirtschafteten, zink- und selenarmen Böden wachsen, sind zwar gesund, aber ihr Mineralgehalt ist stark vermindert. Bei vielen Gemüsearten geht durch das Gefrieren fast die Hälfte des Gehalts an Vitamin B_6 verloren. Der Vitamin-C-Gehalt von Orangen und anderen Früchten, die unreif gepflückt und schlecht gelagert werden, kann stark absinken oder gar ganz verloren gehen.

● *Umweltverschmutzung erhöht unseren Bedarf an Mikronährstoffen ganz erheblich.* Umweltgifte in Luft, Wasser und Nahrungsmitteln erhöhen den Bedarf des Körpers nach Antioxidantien ganz erheblich: Zum Schutz der Lungen vor Schäden, die von der Luftverschmutzung herrühren, wird mehr Vitamin E benötigt, Selen hilft, Vergiftungen durch Schwermetalle und andere gefährliche Chemikalien zu verhindern, und Vitamin C ist zum Schutz des Verdauungstraktes vor krebserzeugenden Lebensmittelzusätzen und zu stark angebranntem Fleisch erforderlich. Zink entschärft die Gefährlichkeit von Kadmium und Blei aus Trinkwasser und einigen Konserven (→ Abb. 6).

● *Obwohl uns reichlich wertvolle, gesunde Nahrung zur Verfügung steht, geben wir häufig den falschen Nahrungsmitteln den Vorzug.* Die typische moderne Ernährung ist reich an Fleisch, raffinierten Getreideerzeugnissen, Vollmilchprodukten und industriell verarbeiteten Eßwaren. Dies hat zur Folge, daß wir an Salz, Fett, Cholesterin und Zucker ein Vielfaches der Menge zu uns nehmen, die empfehlenswert wäre, während wir häufig mit wenig Nahrungsfasern, essentiellen Fettsäuren, Vitaminen und Mineralien versorgt sind.

● *Der weit verbreitete Konsum von Alkohol und Tabak, ganz zu schweigen von Drogen- und Medikamentenmißbrauch, raubt unserem Körper viele lebenswichtige Mikronährstoffe.* Viele von uns (über 90% der älteren Erwachsenen) nehmen regelmäßig Medikamente, und viele der am häufigsten verschriebenen Medikamente beeinträchtigen das Stoffwechselgleichgewicht. Viele Diure-

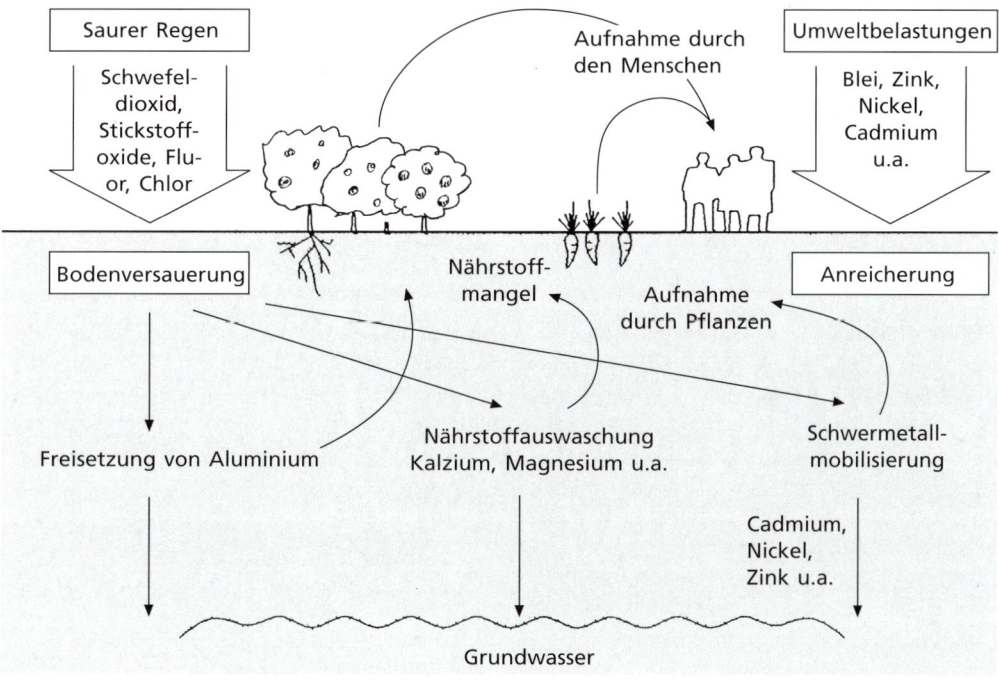

Abb. 6: Umwelteinflüsse beeinträchtigen die Wertigkeit der Nahrungsmittel (mit Genehmigung des Amtes für Umweltschutz, St. Gallen, Schweiz).

tika („Entwässerungspillen") zum Beispiel, die bei Bluthochdruck zum Einsatz kommen, rauben dem Körper Kalium und Magnesium. Die „Pille" beeinträchtigt den Stoffwechsel von Folsäure und Vitamin B_6, und erhöht den Bedarf an diesen Vitaminen. Rauchen laugt die Vitamin-C- und -B_{12}-Reserven des Körpers aus, und Alkohol verursacht weitläufige Eisen-, Zink- und Magnesiumverluste und Mängel an vielen B-Vitaminen.

Verlust von Nährstoffen bei Herstellungsverfahren, Lagerung und Vorbereitung:			
Lebensmittel	**Verarbeitung**	**Nährstoffe**	**Verlust**
Hülsenfrüchte (z.B. Bohnen, Linsen)	Gekocht	Kupfer, Eisen, Zink	15–30%
Poulet	Tiefgekühlt	Vitamin B_1, B_2 und Niacin	20–40%
Fisch	Konserven	B-Vitamine	70%
Milch	Pasteurisiert	Vitamin C und B-Vitamine	10–25%
	Ultrahomogenisiert	Vitamin C und Folsäure	15–30%
Rindfleisch	Gebraten	Vitamin B_1, B_6, Pantothensäure	35–60%
Schweinefleisch	Gebraten	Kalium, Magnesium	25–30%
Erdbeeren	Tiefgekühlt	Vitamin C	45%
Aprikosen	Tiefgekühlt	Vitamin C	25%
Gemüse	Gekocht	Vitamin B_1, B_2, Folsäure, Vitamin C	50–75%
	Dämpfen	Vitamin B_1, Folsäure, Vitamin C	30–40%
	Gekocht	Carotinoide	20–35%
Gemüse (z.B. Spinat, Blumenkohl, Lauch)	Gekocht	Magnesium, Zink, Kalzium	25–40%
Reis, poliert	Gekocht	Vitamin B_1, B_2, B_6	50%
Hülsenfrüchte	Gekocht	B-Vitamine	35–50%
Pflanzenöle (z.B. Sonnenblumenöl, Sojaöl)	Raffiniert	Vitamin E	70%
	Lichtexposition für mehrere Monate	Vitamin E	30–60%
Gemüse	Konserve	Vitamin A	20–30%
Vollkornteigwaren	Gekocht	Eisen, Magnesium, Kalium	25–40%
Brot	Gebacken und für 3 Tage gelagert	Vitamin B_1, B_6	25%
Weizenmehl, Reis	Raffiniert	Vitamin E, B-Vitamine, die meisten Mineralstoffe und Spurenelemente	50–95%

Nach: Nutritional Evaluation of Food Processing. *Karmas, E., Harris, R.S.* (Eds.) 3. Aufl. New York, AVI Publishing 1988. *Biesalski, H.K. et al.* (Eds.): Vitamine. Georg Thieme Verlag, Stuttgart 1997.

Es ist also kein Wunder, daß die ernährungsbedingte Gesundheit so vieler Menschen in Gefahr ist. Wenn wir 65 Jahre alt sind, haben wir etwa 50 Tonnen Nahrungsmittel und Getränke zu uns genommen, verdaut und metabolisiert. Lebenslange schlechte Eßgewohnheiten haben großen Einfluß auf Gesundheit und Alterungsprozess. Eine wichtige Gesundheitsstudie hat dies folgendermaßen ausgedrückt: *„Neben der Vermeidung von Zigarettenrauch und übertriebenem Alkoholkonsum scheint eine persönliche Entscheidung, die wir treffen, größeren Einfluß auf unseren langfristigen Gesundheitszustand zu haben, als alle anderen: Die Entscheidung, was wir essen."* (The U.S. Surgeon General's Report on Nutrition and Health. U.S. Governement Printing Office, Washington D.C. 1988). Eine vernünftige Ernährung, die durch sinnvolle Supplemente ergänzt wird, kann uns helfen, gegen Krankheiten vorzubeugen, und ein langes und gesundes Leben zu führen.

Literatur

Gehner, W.: Mangel im Überfluß. Naturheilpraxis 12 (1984) 1503.

Heseker, H.: Die Höhe des Zuckerverzehrs in westlichen Industrieländern unter besonderer Berücksichtigung der Bundesrepublik Deutschland. In: *Kluthe, R., Kasper, H.* (Eds.): Kohlenhydrate in der Ernährungsmedizin unter besonderer Berücksichtigung des Zuckers. Georg Thieme Verlag, Stuttgart 1996.

Koerber, K. von, et al.: Vollwert-Ernährung. Karl F. Haug Verlag, Heidelberg 1993.

Oberritter, H.: Ernährung und Umwelt. VitaMinSpur 5 (1990) 142.

Die Grundbausteine der Ernährung: Kohlenhydrate, Fette und Proteine

Kohlenhydrate, Zucker und Nahrungsfasern

Kohlenhydrate sind die grundlegendsten Energielieferanten. Sie sind einfache Verbindungen, die von Pflanzen aus Kohlendioxid, Wasserstoff und Sauerstoff aufgebaut werden. Zuckerarten sind die einfachsten Kohlenhydrate: *Fruktose* (Fruchtzucker), *Saccharose* (Kristallzucker aus Zuckerrohr und Zuckerrüben) und *Glukose* (Traubenzucker). Unser Körper wandelt alle Zuckerarten und alle Formen von Stärke in Glukose um, denn Glukose ist die Zuckerart, die in unserem Blut und unseren Zellen gebraucht wird. *Stärke* ist ein komplexes Kohlenhydrat – eine lange Kette, die aus Glukosemolekülen aufgebaut ist und die von Pflanzen eingelagert wird. Kohlenhydrate aus der Nahrung werden vom Körper als „Brennstoff" verwendet, in Glukose umgewandelt und zwecks Freisetzung gelagerter Energie verbrannt. Glukose ist der Energielieferant für alle Zellen im Körper. Hirnzellen können z.B. nur mit Glukose „betrieben" werden.

Stärkehaltige Nahrungsmittel (Reis, Weizen, Mais, Kartoffeln und andere stärkehaltige Wurzeln und Körner) bilden seit Jahrtausenden den Grundpfeiler der menschlichen Ernährung. Es ist vergleichsweise neu, daß Zucker (besonders Saccharose) leicht erhältlich sind und regelmäßig gegessen werden. Die heutige Ernährung, die *komplexe Kohlenhydrate* (wie Vollkornprodukte) durch Zucker und stark *raffinierte Kohlenhydrate* (wie Weißmehl und geschälten Reis) ersetzt, bringt unsere Gesundheit restlos durcheinander. Warum?

Es gibt bezüglich Gesundheit zwei Hauptunterschiede zwischen Zucker und raffinierten Kohlenhydraten einerseits und komplexen Kohlenhydraten andererseits:

● Erstens werden Zucker und raffinierte Stärke sehr schnell in den Körper aufgenommen – die Werte im Blut klettern schnell – und in der Regel werden sie sofort verbrannt. Vielen Menschen bekommen die Nahrungsmittel, die reich an Zucker sind, schlecht: Typisch ist, daß sich sehr schnell ein Energie-Hoch einstellt, das dann von einem Tief abgelöst wird, gekoppelt mit Lethargie, Schläfrigkeit, Kopfschmerz oder Depression. Häufig führt dieses schnelle Auf und Ab des Blutzuckerspiegels zu Stimmungsschwankungen (→ Ausführungen über Hypoglykämie auf Seite 339). Komplexe Kohlenhydrate dagegen werden langsamer und nahtloser in den Blutkreislauf aufgenommen und verursachen keine schnellen Blutzuckerschwankungen.

● Zweitens enthalten Zucker und raffinierte Kohlenhydrate lediglich Energie und kaum andere Nährstoffe. Es gibt riesige Unterschiede zwischen einer Schale weißem Reis und einer Schale braunem (Vollkorn-) Reis. Der braune Reis liefert ebensoviel Energie wie der weiße, enthält aber darüber hinaus mehr Proteine, Vitamine, Mineralien und Nahrungsfasern. Zuckerartige, stark raffinierte Stärke raubt dem Körper wichtige Vitamine und Mineralien. Der Verzehr großer Mengen Zucker erhöht auch das Risiko von Karies und Übergewicht, verschlimmert bei manchen Menschen Arthritis und Asthma und kann das Immunsystem schwächen.

Dagegen sorgen die Nahrungsfasern in den komplexen Kohlenhydraten dafür, daß der Darm gut funktioniert, sie vermindern Verstopfung und können das Darmkrebs- und Herzinfarktrisiko senken (→ Seite 356 und Seite 329).

Wie sieht es mit Obst aus, das ja hauptsächlich den Einfachzucker Fruktose enthält? Früchte bestehen vor allem aus Wasser (ein Apfel besteht zu 85% aus Wasser); ihr Fruktosegehalt ist also ziemlich gering, und sie enthalten wenige Kalorien. Im Gegensatz zu Kristallzucker verursacht Fruchtzucker keine so rasanten Blutzuckerschwankungen. Darüber hinaus enthält Obst beachtliche Mengen von Nahrungsfasern, und die meisten Obstsorten strotzen vor Vitamin C, Carotinoiden und verschiedenen Mineralien.

Machen stärkehaltige Nahrungsmittel dick? Wer regelmäßig übertreibt, vergrößert dadurch womöglich seine Fettdepots und sein Körpergewicht. Dies gilt für alle Nahrungsmittel, seien es nun Proteine, Fette oder Kohlenhydrate. Allerdings begehen Menschen, die abnehmen wollen, einen Denkfehler, wenn sie zugunsten der Linie auf Brot, Teigwaren und Kartoffeln verzichten. Diese Nahrungsmittel (in ihrer vollwertigen, naturbelassenen Form) sind in Wahrheit für eine Diät bestens geeignet. Pro Gewichtseinheit enthalten Kohlenhydrate nur halb soviel Kalorien wie Fett. Komplexe Kohlenhydrate füllen aufgrund ihres hohen Gehaltes an Nahrungsfasern den Magen und sorgen so bei Mahlzeiten für ein Gefühl der Sättigung. Auch ist die Umwandlung von Kohlenhydraten in Körperfett etwas aufwendiger als die einfache und schnelle Einlagerung des Nahrungsfettes (etwa ein Viertel der Energie der Kohlenhydrate wird bei der Umwandlung zu Fett verbraucht).

Daher sind komplexe Kohlenhydrate gesunde, erstklassige Nahrungsmittel, die den Großteil einer jeden Ernährung ausmachen sollten. Mindestens die Hälfte unseres täglichen Kalorienbedarfs sollte mit Kohlenhydraten gedeckt werden. Um die Jahrhundertwende nahmen die meisten Menschen reichlich komplexe Kohlenhydrate zu sich (etwa 50–60% der Kalorien wurden in dieser Form aufgenommen). Heutzutage jedoch besteht die durchschnittliche Ernährung von Schweizern und Deutschen nur noch zu 20–25% aus diesen gesunden Nahrungsmitteln. Zucker, stark raffinierte Getreideprodukte und Fette haben komplexe Kohlenhydrate verdrängt. Diese Verlagerung des Hauptgewichts ist für viele Zivilisationskrankheiten, darunter Herzinfarkt, Schlaganfall, Krebs und Diabetes verantwortlich. Eine Rückkehr zu unseren ursprünglichen Eßgewohnheiten, d.h. zu komplexen Kohlenhydraten als Hauptbestandteil unserer Ernährung, kann das Risiko, daß wir unter diesen Krankheiten leiden müssen, ganz erheblich senken.

Was sind *Nahrungsfasern (Ballaststoffe)*, und was ist daran so gesund? Der Begriff „Nahrungsfaser" meint grundsätzlich alle Teile von Pflanzen, die wir nicht verdauen können. Die meisten Nahrungsfasern sind Kohlenhydrate, die zu komplex sind, als daß unser Körper sie zerlegen könnte. Obst, Gemüse, Vollkornprodukte und Hülsenfrüchte sind reich an Nahrungsfasern. Die Fasern in diesen Nahrungsmitteln durchqueren den Verdauungstrakt und verlassen den Körper mit dem Stuhl. Obwohl wir Nahrungsfasern nicht verdauen können, ist es für unsere Gesundheit von großem Vorteil, wenn wir sie zum Bestandteil unserer Ernährung machen. Erstens machen sie den Stuhl weich und regeln die Darmtätigkeit – sie vermindern die Chance, daß wir an Verstopfung,

Hämorrhoiden oder Divertikeln (kleinen Ausstülpungen des Darms, die sich häufig entzünden) erkranken. Zweitens nehmen die Nahrungsfasern auf ihrem Weg durch den Darm Substanzen auf, die sonst womöglich Schaden anrichten würden und die auf diese Weise abtransportiert werden können. Dazu gehören auch potentiell krebsfördernde Stoffe, weshalb der regelmäßige Verzehr von Nahrungsfasern das Darmkrebsrisiko senken kann. Und drittens transportieren die Nahrungsfasern auch kleine Mengen Cholesterin ab, was helfen kann, die Cholesterinwerte zu senken – besonders bei Menschen, deren Blut einen hohen Cholesterinspiegel aufweist.

Die meisten Menschen nehmen über ihre Nahrung nicht genug Nahrungsfasern zu sich, denn unsere moderne Ernährung ist reich an raffinierten Getreideprodukten, Zucker, Fett und Nahrungsmitteln tierischen Ursprungs, die allesamt kaum Nahrungsfasern enthalten. Man müßte beispielsweise 10–15 Scheiben Weißbrot essen, um zu der Menge Nahrungsfasern zu kommen, die eine einzige Scheibe Vollkornbrot enthält. Weißmehl ist ein ausgesprochen schlechter Faserlieferant. 30–40 Gramm Nahrungsfasern pro Tag ist die Menge, die der Gesundheit zuliebe wünschenswert ist. Die meisten Menschen essen nicht einmal halb soviel. Sowohl zuwenig als auch zuviel Nahrungsfasern können gesundheitlichen Schaden anrichten. Eine Überdosis Nahrungsfasern hat Blähungen und Darmbeschwerden zur Folge und beeinträchtigt die Aufnahme von Mineralien wie Zink und Kalzium aus der Nahrung. Daher sollten große Mengen von Nahrungsfaser-Supplementen wie Kleie oder Psylliumsamen vermieden werden. Man kann sich mit einer gesunden Menge Nahrungsfasern versorgen, indem man raffinierte Getreideprodukte durch Vollkornprodukte ersetzt, ein- bis zweimal wöchentlich Hülsenfrüchte auf den Menüplan setzt und jeden Tag verschiedene Sorten Obst und Gemüse ißt. Auch frische Keimlinge (z.B. aus Soja, Weizen usw.) liefern ansehnliche Mengen Rohfasern.

Nahrungsmittel, die reichlich Nahrungsfasern enthalten

Lebensmittel	Nahrungsfasergehalt (g/100 g)
Weizenkleie	50
Haferkleie	20
Roggenknäckebrot	15
Haferflocken	10
Mandeln	10
Getrocknete Aprikosen	8
Weiße Bohnen	8
Erdnüsse	7
Sultaninen	6
Grüne Erbsen	5
Rosenkohl	5
Vollkornnudeln, gekocht	5
Linsen	3
Birnen	3
Äpfel	3
Blumenkohl	3
Kartoffeln	2
Bananen	2

Fett und Cholesterin

Der Großteil des Fettes wird, genau wie die Kohlenhydrate, im Körper zur Energiegewinnung eingesetzt. Fette unterscheiden sich von Kohlenhydraten dahingehend, daß sie viel „energiehaltiger" sind – sie enthalten, verglichen mit Protein oder Kohlenhydraten, mehr als *doppelt soviele Kalorien* pro Gramm. Pflanzliche Nahrungsmittel enthalten – Nüsse und Samen ausgenommen – nur kleine Mengen Fett. Tiere lagern Energie in Form von Fett, weshalb Nahrungsmittel tierischen Ursprungs im allgemeinen weit mehr Fett enthalten als pflanzliche Nahrungsmittel.

Wenn eine Speise als nahrhaft bezeichnet wird, ist sie in der Regel sehr fetthaltig. Das Fett sorgt für ein angenehmes, sahniges, kulinarisches Erlebnis und verstärkt den Geschmack. Die meisten Menschen neigen dazu, fettige Lebensmittel zu mögen. Es kann sein, daß dies ein Vermächtnis der Evolution ist: Als Nahrung noch knapp war, war Fett rar und wegen seiner konzentrierten Energie überlebensnotwendig. Heute sind fettreiche Nahrungsmittel im Überfluß vorhanden, und unsere Neigung zu fettigen Eßwaren fügt unserer Gesundheit beachtlichen Schaden zu. Viele Menschen in Mitteleuropa nehmen 40–50% ihrer Kalorien in Form von Fett zu sich. Diese fettreiche Ernährung ist ausschlaggebend für die Epidemie von Herzinfarkten, Schlaganfällen, Krebs, Diabetes und anderen Leiden, die unsere Bevölkerung plagen.

Nicht nur die Menge Fett insgesamt ist ein wichtiger Einflußfaktor auf unsere Gesundheit, auch die Art und Zubereitung des Fettes spielt eine wichtige Rolle. Es gibt grundsätzlich zwei Sorten Fett: *gesättigtes* und *ungesättigtes*. Diese Bezeichnungen beziehen sich auf die chemische Struktur der Fette. Bei einem gesättigten Fett sind alle Kohlenstoffe an Wasserstoffe gekoppelt (gesättigt), während bei ungesättigtem Fett einige Wasserstoff-Atome fehlen. Sie sind leicht auseinanderzuhalten: ein gesättigtes Fett wird, wenn man es in den Kühlschrank stellt, hart und trübe. Schmalz und Butter sind fest, wenn sie gekühlt werden, weil sie hauptsächlich gesättigte Fette enthalten. Dagegen bleiben ungesättigte Fette wie Sonnenblumen- oder Olivenöl auch gekühlt klar und flüssig. Pflanzenfette aus Samen und Nüssen sind eher ungesättigt, während tierische Fette meistens gesättigt sind (→ Abb. 7).

Lebensmittel	Gesättigte	Einfach ungesättigte	Mehrfach ungesättigte		
Distelöl	10	15	75		
Sonnenblumenöl	8	27	65		
Sojaöl	14	24	62		
Maiskeimöl	14	29	57		
Erdnußöl	19	50	31		
Olivenöl	19	73		8	
Schweinefett	43	49		8	
Rinderfett	54	43		3	
Milch-/Butterfett	60	37		3	
Kokosfett	92			6	2

Abb. 7: Durchschnittlicher Anteil Fettsäuren verschiedener Nahrungsfette (Angabe in %).

Gesättigte Fette sind viel gefährlicher als ungesättigte, weil eine Ernährung, die viel gesättigtes Fett enthält, Arteriosklerose (Verengung der Blutgefäße, → dazu auch Seite 329) verursacht, die zu Herzinfarkten und Schlaganfällen führt. Darüber hinaus sind gesättigte Fette weit krebsfördernder als ungesättigte Fette. Zum Beispiel erhöht eine Ernährung, die reich an gesättigten Fetten ist, das Prostata- und Darmkrebsrisiko.

Allerdings haben auch ungesättigte Fette ihre Nachteile. Ungesättigte Fette, insbesondere *mehrfach ungesättigte* (wie z.B. Distel-, Sonnenblumen- und Maisöl) sind empfindlich, instabil und anfällig auf Schäden durch Sauerstoff (Oxidation, → Seite 170). Oxidierte ungesättigte Fette werden in giftige Verbindungen umgewandelt, die die Zellen beschädigen, Arteriosklerose verursachen und sogar Krebs erzeugen können. Wenn ein ungesättigtes Fett stark oxidiert ist, läßt sich das folgendermaßen erkennen: es riecht ranzig, kann trübe und leicht bräunlich werden. Es ist also wichtig, nur qualitativ hochwertige ungesättigte Fette zu verwenden und diese sorgfältig zu lagern und einzusetzen. Die ungesättigten Fette werden oxidiert, wenn sie bei der Gewinnung erhitzt werden, um den letzten Rest Öl aus den Samen bzw.

Nüssen herauszupressen, oder wenn sie stark erhitzt werden (z.B. beim Braten), und auch wenn sie über längere Zeit hinweg ungeschützt dem Sonnenlicht oder der Luft ausgesetzt werden. Ungesättigte Fette sollten immer kaltgepreßt (d.h. bei der Gewinnung nicht erhitzt worden) sein, und sollten gut verschlossen an einem dunklen, kühlen Ort gelagert werden. Mehrfach ungesättigte Fette sind empfindlicher als *einfach ungesättigte* Öle wie z.B. Olivenöl oder Traubenkernöl. Daher verwenden Sie zum Braten und Dünsten stabileres Olivenöl. Kaltgepreßtes, sorgfältig gelagertes Distel- oder Sonnenblumenöl eignet sich hervorragend für Salatsaucen.

Eine der Fett-Verarbeitungsmethoden, derer sich die Lebensmittelindustrie bedient, ist die Fetthärtung. Sie verändert die Fette sehr stark und sorgt dafür, daß sie nicht so schnell ranzig werden. *Gehärtete Fette* in großen Mengen verursachen Arteriosklerose und Krebs. Ein Großteil der industriell hergestellten Kekse, Backwaren und Margarinen enthalten gehärtete Fette in großen Mengen, daher sollten diese Produkte vermieden werden. Lesen Sie die Etikette „Zusammensetzung", um herauszufinden, ob ein Lebensmittel gehärtete Fette enthält (→ Abb. 8).

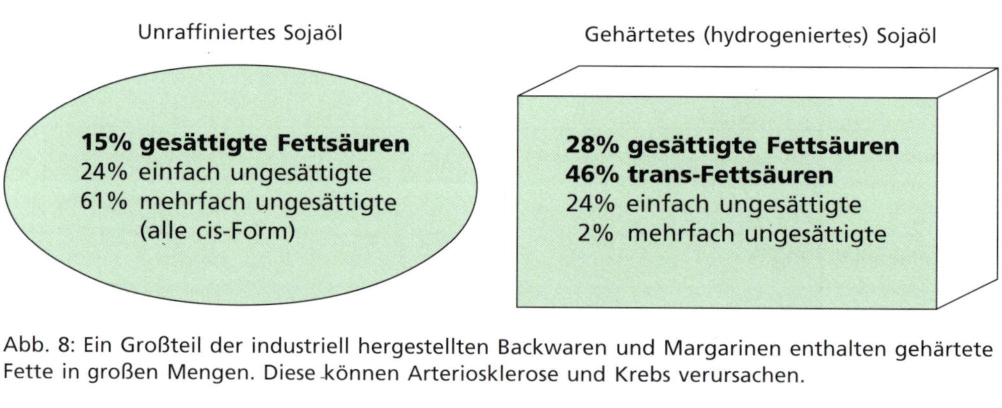

Unraffiniertes Sojaöl

15% gesättigte Fettsäuren
24% einfach ungesättigte
61% mehrfach ungesättigte
(alle cis-Form)

Gehärtetes (hydrogeniertes) Sojaöl

28% gesättigte Fettsäuren
46% trans-Fettsäuren
24% einfach ungesättigte
2% mehrfach ungesättigte

Abb. 8: Ein Großteil der industriell hergestellten Backwaren und Margarinen enthalten gehärtete Fette in großen Mengen. Diese können Arteriosklerose und Krebs verursachen.

Fette sind nicht nur energiereich, manche von ihnen werden auch zur Erhaltung gesunder Zellwände und bei der Erzeugung wichtiger Zellregulatoren benötigt. Unser Körper kann bis auf zwei Ausnahmen alle nötigen Fette selbst aufbauen. Nur die sogenannten *essentiellen Fettsäuren*, *Linolsäure* und *Linolensäure*, müssen ihm von außen zugeführt werden. Wir brauchen kleine Mengen davon, um keine Mangelerscheinungen zu entwickeln (→ Seite 175). Eine weitere Sorte essentiellen Fettes, das für unsere Gesundheit wichtig ist, sind die Omega-3-Fettsäuren (→ Seite 175), die in Fischen aus kalten, nördlichen Gewässern vorkommen (z.B. Lachs, Sardine, Dorsch und Hering). Diese Fette kommen nur in wenigen Nahrungsmitteln vor: Fisch enthält reichlich, Wild enthält mittelgroße Mengen und kleine Mengen sind in Soja- oder Walnußöl zu finden. Die Omega-3-Fettsäuren vermindern die Neigung zur Blutgerinnung (und damit das Herzinfarkt- und Schlaganfallrisiko), senken den Blutdruck und wirken entzündungshemmend. Der regelmäßige Verzehr von Fisch oder magerem Wild (ein- bis zweimal die Woche) hilft, Herz und Blutgefäße gesund zu erhalten.

Zusammenfassend kann gesagt werden, daß eine der wichtigsten Gesundheitsvorsorgen darin besteht, auf das Fett in der Ernährung zu achten. Beschränken Sie den Fettgehalt Ihrer Ernährung auf 20–25% der Kalorienzufuhr. Nehmen Sie sowenig wie möglich gesättigte Fette, durch Hitze gewonnene ungesättigte Fette und gehärtete Fette zu sich. Verwenden Sie nur qualitativ hochwertige ungesättigte Fette: Olivenöl für warme und kalte Speisen, mehrfach ungesättigte Fette (Distel-, Sonnenblumen- und Maisöl) nur in kalten Gerichten.

Wie steht es mit *Cholesterin?* Cholesterin ist eine besondere Art von Fett, die in jeder Körperzelle vorhanden ist. Es spielt eine wichtige Rolle in der Zellstruktur, bei der Erzeugung von Geschlechtshormonen, Vitamin D und Hautfetten. Wir müssen allerdings kein Cholesterin essen – unsere Leber erzeugt genug, um unseren Bedarf zu decken. Während pflanzliche Nahrungsmittel kein Cholesterin enthalten, sind alle Nahrungsmittel tierischen Ursprungs (Eier, Käse, Fleisch und Vollmilch) reich an Cholesterin.

Die Ernährung in Mitteleuropa ist oft reich an tierischen Produkten und daher auch überfrachtet mit Cholesterin. Manche Menschen sind empfindlich auf große Mengen Cholesterin aus der Nahrung, andere sind es nicht. Bei cholesterinempfindlichen Menschen (etwa ein Drittel der erwachsenen Bevölkerung) können große Mengen Cholesterin aus der Ernährung den Cholesterinspiegel im Blut erhöhen (Cholesterin wird über das Blut zwischen Leber und Geweben hin- und hertransportiert). Hohe Cholesterinwerte erhöhen das Herzinfarktrisiko beträchtlich.

Nahrungsmittel, die reichlich Cholesterin enthalten	
Nahrungsmittel	**Cholesterin (mg/100 g)**
Hühnerei	400
Leber, Rind	250
Butter	240
Hartkäse	100
Schlagsahne, 30% Fett	100
Wurst	100
Putenfleisch	75
Muskelfleisch (Rind, Schwein)	70
Vollmilch	12

Obwohl dem Cholesteringehalt von Nahrungsmitteln sehr viel Aufmerksamkeit zuteil wird, hat er in Wahrheit bei den meisten von uns weit weniger Einfluß auf den Cholesterinspiegel im Blut als die Art von Fett, die wir zu uns nehmen. Der Faktor, der den Cholesterinspiegel am meisten beeinflußt hat, ist (neben der erblichen Vorbelastung) die Menge an zugeführtem gesättigten Fett, die wir zu uns nehmen. Der Verzehr von gesättigtem Fett regt die Leber dazu an, zu viel Cholesterin zu erzeugen. Die meisten Lebensmittel, die viel Cholesterin enthalten, sind ungesund, was hauptsächlich daran liegt, daß sie alle tierischen Ursprungs und auch reich an gesättigtem Fett sind. Es ist nicht so sehr das Cholesterin, sondern in erster Linie das Fett in Käse, Butter und rotem Fleisch, das schädlich ist.

Proteine und Aminosäuren

Proteine sind komplexer als Kohlenhydrate und Fette (sie enthalten Stickstoff), und übernehmen im Körper verschiedene wichtige Aufgaben. Sie sind die Grundbausteine des Körpers – etwa ein Fünftel unseres Körpergewichts ist Protein – und Muskeln, Knochen und Haut sind besonders proteinhaltig. Protein ist für das Wachstum und die Wiederherstellung von Gewebe unerläßlich: ein frühes Anzeichen von Proteinmangel ist der Umstand, daß Haare und Nägel aufhören zu wachsen und daß Wunden schlecht heilen. Proteine spielen auch als Regulatoren eine wichtige Rolle: alle Enzyme und die meisten Hormone bestehen aus Protein. Proteine befördern Nährstoffe und Sauerstoff durch den Körper. Antikörper und viele andere Bestandteile des Immunsystems sind Proteine.

Proteine setzen sich aus langen Ketten aus *Aminosäuren* zusammen. Nahrungsproteine werden im Darm in Aminosäuren zerlegt, die in den Körper aufgenommen und dort wieder zu neuen Proteinen zusammengebaut werden. Es gibt 22 Aminosäuren. 13 davon kann unser Körper selbständig aus kleineren Molekülen zusammensetzen, während die restlichen 9 aus der Nahrung aufgenommen werden müssen: diese 9 werden als *„essentielle"* Aminosäuren bezeichnet (→ unten). Wenn auch nur eine von diesen 9 Aminosäuren fehlt, ist es dem Körper nicht mehr möglich, genug Protein zu erzeugen, um sich selbst gesund zu halten.

Essentielle Aminosäuren

- ▶ Histidin
- ▶ Isoleucin
- ▶ Leucin
- ▶ Lysin
- ▶ Methionin/Cystein*
- ▶ Phenylalanin/Tyrosin*
- ▶ Threonin
- ▶ Tryptophan
- ▶ Valin

* Der Körper kann Tyrosin und Cystein aus den entsprechenden Vorstufen umwandeln.

Qualitativ hochwertige Proteine, die alle 9 essentiellen Aminosäuren in genügend großen Mengen enthalten, werden als „vollständig" bezeichnet. Im allgemeinen sind tierische Proteine vollständiger als pflanzliche Proteine. Milch und Eier enthalten das qualitativ beste Protein, denn sie vereinigen alle 9 essentiellen Aminosäuren in dem für den Körper am besten geeigneten Verhältnis. Pflanzliche Proteine sind in der Regel „unvollständig", ihnen fehlen eine oder mehrere

Aminosäuren. Allerdings können pflanzliche Proteine auch so zusammengestellt werden, daß sie einander ergänzen (indem jeweils ein pflanzliches Protein diejenigen Aminosäuren liefert, die dem anderen fehlen und umgekehrt), daher stellen Pflanzen, wenn sie richtig kombiniert werden, ausgezeichnete Quellen für qualitativ hochwertiges, „vollständiges" Protein dar (→ Tabelle auf S. 64).

Biologische Wertigkeit der Proteinmenge ausgewählter Lebensmittel	
Proteinträger	Biologische Wertigkeit
Vollei	100
Milch	85
Käse	85
Soja	85
Thunfisch	83
Rindfleisch	83
Roggenmehl	75
Mais	75
Bohnen	73
Weizenmehl	56

Es liegt auf der Hand, daß es wichtig ist, sich mit genügend Nahrungsprotein zu versorgen, insbesondere in Wachstumsphasen (z.B. in der Kindheit und in der Schwangerschaft) oder um Gewebeschäden (Verletzungen oder ernste Krankheiten) auszubessern. Allerdings ist die Ernährung gesunder Erwachsener in Mitteleuropa mit Protein überfrachtet; sie enthält weit mehr Protein als nötig. Beispielsweise kann eine normale Person ihren gesamten täglichen Proteinbedarf decken, indem sie einen Becher Joghurt, etwas Müsli, zwei Scheiben Vollkornbrot und ein kleines Stück Käse ißt. Der Proteinüberschuß, der sich zusätzlich im Laufe des Tages ansammelt, wird ausgeschieden (Protein

kann, im Gegensatz zu Fett, nicht im Körper gelagert werden). Eine übermäßige Proteinzufuhr kann zu Verlusten von Mineralien führen.

Weil Protein Stickstoff enthält, entstehen bei der Zerlegung von Protein potentiell giftige Stickstoffabfälle, die schnell von der Leber metabolisiert und von den Nieren eliminiert werden müssen. Zu diesem Zweck müssen auch große Mengen Wasser ausgeschieden werden, um die Abfälle auszuschwemmen. Proteinüberschuß belastet die Leber und die Nieren über Gebühr und kann im Laufe der Jahre zu Funktionsstörungen der Nieren führen. Bei der Ausscheidung der Proteinabbauprodukte durch die Nieren werden Kalzium, Magnesium und andere wichtige Mineralien ausgeschwemmt und gehen mit dem Urin verloren. Insbesondere bei älteren Frauen, die mit einem hohen Osteoporose-Risiko leben, kann dieser zusätzliche Kalzium- und Mineralverlust die Gesundheit der Knochen gefährden. Es ist wichtig, Proteinüberschuß zu vermeiden, um die Knochen stark zu halten.

Ein weiterer Nachteil von proteinlastiger Ernährung ist, daß sie bei manchen Menschen das Immunsystem angreift und Allergien, Asthma und andere Immunstörungen – wie z.B. bestimmte Formen von Arthritis – auslösen kann. Menschen mit Immunproblemen sollten eine proteinlastige Ernährung vermeiden. Unsere typische moderne Ernährung – reich an proteinhaltigen Nahrungsmitteln wie Milchprodukten und Fleisch – enthält mehr als doppelt soviel Protein wie wir zur Erhaltung unserer Gesundheit brauchen. Dieser Proteinüberschuß trägt zur großen Häufigkeit von Osteoporose, Allergien und Immunstörungen in den Industrienationen bei. Ein durchschnittlicher, gesunder Erwachsener benötigt täglich nur etwa 0,8 g

Protein pro kg Körpergewicht, woraus folgt, daß eine Person, die 60 kg wiegt, pro Tag nur 48 g Protein braucht, um sich eine optimale Gesundheit zu erhalten.

Wie schädlich ist Salz?

Salz enthält *Natrium,* ein lebensnotwendiges Mineral, das im Übermaß genossen Gesundheitsprobleme verursacht. Natrium hält zusammen mit Kalium, Chlorid und Kalzium den Flüssigkeitshaushalt in unserem Körper im Gleichgewicht. Wir brauchen nur geringe Mengen Natrium – etwa 200 bis 300 mg am Tag –, die durchschnittliche moderne Ernährung jedoch strotzt geradezu vor Natrium; sie enthält mehr als das 20fache dessen, was wir benötigen! Dieser große Natriumüberschuß bringt – in Verbindung mit den geringen Mengen an Kalium und Kalzium in der durchschnittlichen Ernährung – den Flüssigkeitshaushalt in unserem Körper durcheinander und verursacht eine ganze Reihe von schwerwiegenden Problemen.

Etwa jeder Dritte ist besonders empfindlich auf die schädlichen Auswirkungen von zuviel Natrium (sogenannte Salzempfindlichkeit). Viele Menschen, die unter Bluthochdruck leiden, sind salzempfindlich und können ihren erhöhten Blutdruck senken, indem sie ihre Mineralstoffzufuhr wieder ins Gleichgewicht bringen und weniger Natrium, dafür mehr Kalium und Kalzium zu sich nehmen. Menschen mit Herz- und Nierenproblemen reagieren ebenfalls sehr empfindlich auf Salzüberschuß. Sogar bei Gesunden führt das für unsere Ernährung typische Übermaß an Natrium zur Anstauung von Wasser (Tränensäcke unter den Augen, geschwollene Knöchel, Schweregefühl und Erschöpfungszustände), zu Blähungen und Kopfschmerzen. Weil unsere Nieren sich beim Versuch, das überschüssige Natrium auszuscheiden, überanstrengen, steigen die Kalzium- und Magnesiumverluste über den Urin beachtlich an.

Woher kommt all das überschüssige Natrium? Weniger als 10% stammt aus dem natürlichen Natriumgehalt von Lebensmitteln. Der Rest wird in Form von Salz bei der industriellen Produktion und Verarbeitung von Nahrungsmitteln zugefügt oder aber beim Kochen oder Nachsalzen bei Tisch. Salz besteht zu etwa 40% aus Natrium. Natürliche, frische Lebensmittel enthalten in der Regel sehr wenig Salz und bei ihnen ist das Verhältnis von Natrium zu Kalium ausgewogen. Dagegen stecken in Käse, industriell verarbeitetem Fleisch (z.B. Würsten), salzigen Snacks wie Kräcker, Nüssen und Chips, in Gemüse, Suppen und Saucen aus der Dose Unmengen Natrium. Eine frische Tomate beispielsweise enthält nur 10 mg Natrium bei 280 mg Kalium, während ein durchschnittlicher Teller voll Tomatensuppe aus der Dose über 1.200 mg Natrium bei 400 mg Kalium enthält. 100 g Parmesankäse enthalten über 1.200 mg Natrium, und eine typische Bratwurst bringt es auf 800 mg Natrium bei nur 150 mg Kalium (→ Seite 45).

Natürliche, frische Lebensmittel sind nicht salzig und weil die Liebe zum Salz eine erlernte Vorliebe ist, kann man sie sich auch abgewöhnen. Fangen Sie mit der Veränderung Ihres Empfindens dafür, wieviel Salz eine Speise braucht, an, indem Sie zunächst auf sehr salzige Eßwaren (Brezeln, Chips und Salznüsse) verzichten und bei Tisch nicht nachsalzen. Schränken Sie die Menge ein, die Sie beim Kochen verwenden. Um das Gleichgewicht zwischen Natrium, Kalium und Kalzium zu wahren, essen Sie regelmäßig Nahrungsmittel, die reich an Kalium und Kalzium sind (→ Seite 122 und 131).

Nahrungsmittel, die viel Natrium enthalten

Nahrungsmittel	Menge	Natrium (mg)	Natrium: Kalium	Kommentare
Wurst	eine, groß	350–1.100	6:1	
Käse	100 g	200–1.000	9:1	Hüttenkäse, Parmesan, Romano und Gorgonzola sind z.B. sehr salzhaltige Käsesorten.
Cornflakes	50 g	600	10:1	Industriell verarbeitete Frühstücksgetreide sind in der Regel reich an Natrium, aber arm an Kalium.
Räucherlachs	100 g	1.800	5:1	Frischer Lachs enthält pro 100 g nur 100 mg Natrium. Geräucherter Fisch ist ausgesprochen salzhaltig.
Gemüsesuppe aus der Dose	100 g	500	4:1	Dosensuppen enthalten sehr viel Salz.
Dosenmais	100 g	400–1.100	6:1	Frischer Mais enthält lediglich Spuren von Natrium, das Verhältnis von Natrium zu Kalium beträgt 1:140. Die meisten Dosengemüse enthalten Unmengen Salz.
Oliven	50 g	1.100	10:1	
Mixed pickles (eingelegtes Gemüse)	ein mittelgroßes Stück	250–400	12:1	
Sojasauce	ein Löffel voll (5 g)	290	18:1	
Ketchup	25 g	400	2:1	Würzmittel wie Sojasauce, Senf und Ketchup enthalten sehr viel Salz.
Senf	ein Löffel voll (5 g)	175	10:1	

Wie liest und interpretiert man Angaben über die Zusammensetzung eines Lebensmittels richtig?

Alle gutgemeinten Empfehlungen für eine optimale Ernährung nützen wenig, wenn man nicht *schon beim Einkaufen* einige wichtige Punkte beachtet, die für die Beurteilung der Qualität und der Eigenschaften des Lebensmittels wichtig sind. Die Vorschriften können in den einzelnen Ländern etwas voneinander abweichen, was jedoch nichts an der Gültigkeit der im folgenden gemachten Angaben ändert.

Zusammensetzung

Jedes Lebensmittel, dem aus irgendeinem Grund ein anderes Nahrungsmittel oder ein Zusatzstoff beigefügt wird, muß gemäß den Lebensmittelgesetzen mit einer Deklaration, welche die genaue Zusammensetzung enthält, versehen werden. Man kann deshalb davon ausgehen, daß Nahrungsmittel, welche keine Angaben über die Zusammensetzung enthalten (z.B. Vollreis, Getreidekörner, Haferflocken, Nüsse, Obst, Gemüse usw.) naturbelassener und weniger industriell verarbeitet sind als solche, auf denen eine Deklaration aufgedruckt ist. Da bei der Zusammensetzung eines Nahrungsmittels die einzelnen Zutaten stets in *mengenmäßig absteigender Reihenfolge* genannt werden müssen, kann jeder schnell beurteilen, welche ungefähren Mengenanteile das vorliegende Lebensmittel enthält.

Zusammensetzung eines Eistee-Pulvers

▶ Zucker

▶ Zitronensäure E 330

▶ Zitronensaftpulver

▶ Tee-Extrakt

▶ natürliche Aromen

Aus diesem Beispiel einer Zusammensetzung eines Eistee-Pulvers ist rasch ersichtlich, daß dieses Produkt in erster Linie Zucker und Säuerungsmittel enthält. Ein selbst gebrauter Tee wäre sicherlich kalorienärmer, frei von Zusatzstoffen und vor allem wesentlich günstiger und gesünder. Da nicht alle Zusatzstoffe, die mit einer E-Nummer gekennzeichnet sind, für die Gesundheit ganz unbedenklich sind (→ Seite 59), sollten vorzugsweise Nahrungsmittel *ohne* solche Zutaten ausgewählt werden. Der Rubrik „Zusammensetzung" können oft noch weitere wichtige Informationen, wie z.B. Kochsalzgehalt, Verwendung von gehärteten Fetten und von möglicherweise für gewisse Leute (Allergiker!) unverträglichen Zutaten wie Milch oder Milchbestandteilen (Milchzucker, Milchfett, Milcheiweiß), Eier, Zitrusfrüchte usw. entnommen werden.

Energie- und Nährwert

Alle abgepackten Nahrungsmittel enthalten auch Angaben über den Gehalt an Fett, Eiweiß, Kohlenhydraten und Ballaststoffen, gegebenenfalls auch über den Anteil an Vitaminen und Mineralstoffen. Wir sollten unsere Kalorien aus etwa 55–60% Kohlenhydraten, max. 30% Fett sowie etwa 15% Eiweiß beziehen. Da wir im Durchschnitt noch immer viel zuviel Fett verzehren (etwa 40% der zugeführten Kalorien), sollte beim Einkaufen stets auch auf einen niedrigen Fettanteil der ausgewählten Lebensmittel geachtet werden.

Beachten Sie bei der Berechnung, daß 1 g Fett mit etwa 9 kcal etwa doppelt soviele Kalorien enthält wie 1 g Kohlenhydrate oder 1 g Eiweiß, die es lediglich auf jeweils etwa 4 kcal bringen. In unserem Beispiel in der folgenden Tabelle (Schokoladenriegel) liefern die in 100 g enthaltenen 25 g Fett somit einen Kalorienanteil von etwa 45%!

Nahrungsmittel mit Vitaminen und Mineralstoffen enthalten oft nicht nur eine Angabe über den Anteil pro 100 g oder einer Einzelration, sondern auch über den prozentualen Anteil im Vergleich zu den *konservativen* Zufuhrempfehlungen der DGE (Deutsche Gesellschaft für Ernährung), der RDA (Recommended Daily Allowances, USA) oder bezüglich der ETD (Empfohlene Tagesdosis, Bundesamt für Gesundheit, Schweiz).

Beispiel einer Energie- und Nährwertdeklaration (Schokoladenriegel)

	100 g enthalten:	ETD (Empfohlene Tagesdosis)
Energiewert	2.080 kJ (497 kcal)	
Eiweiß	10,0 g	
Kohlenhydrate	58,0 g	
Fett	25,0 g	
Ballaststoffe	0,5 g	
Vitamine:		
Vitamin B_1	0,9 mg	65%
Vitamin B_2	1,1 mg	65%
Niacin	12,0 mg	65%
Vitamin B_6	1,3 mg	65%
Folsäure	133,0 µg	65%
Vitamin B_{12}	0,7 µg	65%
Kalzium	120,0 mg	15%

Literatur

Biesalski, H.K. et al.: (Eds.) Ernährungsmedizin. Georg Thieme Verlag, Stuttgart 1995.

Clarke, R. et al.: Dietary lipids and blood cholesterol. BMJ 314 (1997) 112.

Elmadfa, I., Leitzmann, C.: Ernährung des Menschen. UTB Ulmer, Stuttgart 1990.

Flachowsky, G. et al.: Was sind und was bewirken Ballaststoffe? Ernährungsphysiologie. Ernährungs-Umschau 41 (1994) 449.

Holtmeier, H.J.: Cholesterin, Glauben und Wissen. Biolog. Med. 5 (1992) 327.

Jahreis, G.: Transfettsäuren in Nahrungsmitteln und gesundheitliche Aspekte. Verbraucherdienst 41 (1996) 225.

Klepzig, H., Kaltenbach, M.: Cholesterinsenkung und Lebenserwartung: Eine kritische Stellungnahme. Z. Kardiol. 81 (1992) 347.

Lüder, W.: Lösliche Ballaststoffe und ihre Bedeutung für die Ernährung. Ernährungs-Umschau 42 (1995) 175.

Scheppach, W.: Ernährungsmedizinische Bedeutung von komplexen Kohlenhydraten. In: *Kluthe, R., Kasper, H. (Eds.):* Kohlenhydrate in der Ernährungsmedizin unter besonderer Berücksichtigung des Zuckers. Georg Thieme Verlag, Stuttgart 1996.

Stamler, J.: Dietary salt and blood pressure. Ann. NY Acad. Sci. 676 (1996) 122.

Yudkin, J.: Pure, White and Deadly - A Problem of Sugar. Viking, London 1987.

Vollwertige Nahrungsmittel

Früchte und Gemüse

Früchte und Gemüse sind die Eckpfeiler einer gesunden Ernährung. Sie sind reich an Vitaminen, Mineralien, Spurenelementen, komplexen Kohlenhydraten und Fasern. Einige davon, zum Beispiel Mais und Erbsen, sind auch vollwertige Proteinquellen. Gleichzeitig sind Früchte und Gemüse generell nicht teuer, haben einen niedrigen Cholesteringehalt, wenig Fett und Kalorien. Der regelmäßige Verzehr von Gemüsen speziell aus der Kohlfamilie (Brokkoli, Kohl, Blumenkohl und Rosenkohl) reduziert das Krebsrisiko beträchtlich. Sie beinhalten Verbindungen, die es dem Körper ermöglichen, potentielle Krebserreger zu entgiften und auszuscheiden. Zusätzlich sind Früchte und Gemüse reich an Antioxidantien wie zum Beispiel Beta-Carotin und Vitamin C, die wiederum das Krebsrisiko mindern und Herzerkrankungen vorbeugen.

Bis vor kurzem konnte man in Europa nur die Gemüsesorten kaufen, die gerade Saison hatten: Spargel im Frühling, Tomaten im Sommer und im Herbst Kohl. Die weltweiten Verteilungsnetze ermöglichen heute den Kauf von fast allen Eßwaren während des ganzen Jahres. Diese große Verfügbarkeit hat jedoch ihren Preis. Großflächige Anbaumethoden sowie die benötigte Widerstandskraft für die weiten Transporte und Lagerung führten dazu, daß das Aussehen der Produkte *vor* der Qualität kommt. Die heute üblichen, intensiven Anbaumethoden reduzieren den Bestand an wichtigen Mineralien wie Zink und Selen massiv und bedingen, daß die Pflanzen geringere Nährwerte haben als noch vor einigen Jahren. Darüber hinaus können Früchte und Gemüse den größten Teil ihrer Vitamine, vor allem die anfälligen wie Vitamin C und Riboflavin (Vitamin B2), durch unsachgemäße Lagerung verlieren. Dieser Nährstoffverlust entsteht dann, wenn die Produkte zu lange dem Licht, der Hitze oder der Luft ausgesetzt werden.

Viele Nährstoffe kommen vor allem in oder unter der Schale des Produktes vor. Beim Apfel zum Beispiel sind praktisch alle Fasern in dessen Schale; bei der Kartoffel ist der Großteil des Vitamin C unmittelbar unter der Schale. Die Pflanze hat Antioxidantien in die Schale eingebaut, um sich vor Luftsauerstoff und UV-Strahlung zu schützen. Wenn kein Zweifel besteht, daß das Produkt frei von agrochemischen Rückständen ist, sollen die Äpfel, Birnen, Kartoffeln und andere Produkte zwar gründlich gewaschen, nicht aber geschält werden. Um die Nährwerte während des Kochens zu erhalten, sollten folgende Regeln beachtet werden: wenig Wasser, eine zugedeckte Pfanne und kurze Kochzeit. Frische Produkte sollten idealerweise dunkel und kühl gelagert werden.

Um das meiste aus den Früchten „herauszuholen", sollten sie frisch und roh gegessen werden. Mit dem Gemüse sieht es ein bißchen anders aus, sind doch einige Sorten gesünder, wenn sie gut gekocht sind, während andere roh viel mehr hergeben. Oxalsäure zum Beispiel, vorkommend im Spinat und anderem grünblättrigen Gemüse, kann die Aufnahme von Kalzium und Eisen verhindern, wird jedoch beim Kochen zerstört. Auch natürliche Toxine, die im Kohl, Blumenkohl und in Pilzen vorkommen, sind hitzeempfindlich und werden durch das Kochen zerstört. Folgende Gemüse sind gesünder, wenn sie gekocht verzehrt werden: Pilze, Rüben, Spinat, Kohl, Brokkoli, Blumenkohl, Rosenkohl, Erbsen, Bohnen und Auberginen. Alle anderen Gemüse, inklusive Zwiebeln und Knoblauch, sind gesünder, wenn sie ungekocht gegessen werden.

Der Einsatz von Pestiziden und anderen Chemikalien garantiert eine gute Ernte und sichert eine riesige Auswahl an Früchten und Gemüsen. Obwohl die meisten europäischen Regierungen den Einsatz von Pestiziden im eigenen Land regulieren, wird der Import von Produkten aus aller Welt kaum kontrolliert. Die chemischen Rückstände in unseren Eßwaren und ihre möglichen giftigen Auswirkungen sind besorgniserregend. Dazu kommen synthetische Wachsüberzüge auf einzelnen Produkten wie Gurken, Peperoni, Äpfeln und Zitrusfrüchten, die einerseits die Pestizide und Fungizide versiegeln oder sogar selber solche enthalten!

Wie können wir mit diesen Pestizid-Rückständen in unserer Nahrung umgehen? Der einzige sichere Weg, agrochemisch freie Produkte zu essen, ist der Eigenanbau. Es gibt mittlerweile aber auch Anbieter, die ihre Ware biologisch, d.h. ohne Chemie, anbauen. Das ist vor allem bei den Produkten wichtig, die agrochemische Substanzen besonders gut aufnehmen, wie z.B. Brokkoli, Kartoffeln, Tomaten, Erdbeeren, Trauben und Pilze. Schälen Sie, wenn immer möglich, die Produkte, bei denen Sie nicht sicher sind, ob sie mit Pestiziden behandelt wurden oder nicht. Entfernen Sie bei Salat, Kohl und anderen Blattgemüsen die äußersten Blätter. Vermeiden Sie die Verwendung von Orangen- oder Zitronenschalen für Essen und Getränke, wenn Sie nicht ganz sicher sind, daß es sich um pestizidfreie Früchte handelt, und waschen Sie sämtliche Früchte und Gemüse gründlich. Leider werden auch bei

vorsichtiger Reinigung nicht sämtliche Rückstände entfernt, da viele agrochemische Rückstände nicht wasserlöslich sind oder aber bereits bis in die äußeren Bereiche der Früchte/Gemüse selbst vorgedrungen sind. Einige Pestizide werden von der Wurzel aufgenommen und auf die ganze Pflanze verteilt. So können beispielsweise bei Karotten und Kartoffeln, die auf diese Weise behandelt wurden, auch durch Schälen nicht alle Pestizide entfernt werden.

Welche Nährwerte haben konservierte und gefrorene Früchte und Gemüse? Gefrorenes Gemüse wird normalerweise ungekocht verarbeitet und erleidet somit kaum einen Nährstoffverlust. Auf der anderen Seite werden Dosengemüse und -früchte mit Hitze konserviert und verlieren dadurch den größten Teil ihrer natürlichen C- und B-Vitamine. Auch die Mineralien leiden unter der Konservierung: Sie gelangen in das Kochwasser und gehen so, wenn die Flüssigkeit nicht mitverwendet wird, verloren. Früchte in Dosen werden oft in stark zuckerhaltigem Wasser konserviert, was deren Kaloriengehalt mehr als verdoppelt. Während ein frischer Pfirsich etwa 70 kcal hat, sind es bei einem „Dosenpfirsich" rund 180! Versuchen Sie also, die Dosenfrüchte zu vermeiden und nehmen Sie an ihrer Stelle diejenigen, die in ihrem eigenen Saft konserviert werden.

Fleisch

Fleisch gehört neben Eiern und Milch zu den wertvollsten Nahrungsmitteln. Fleisch ist besonders reich an Eisen, Zink und den Vitaminen B_6 und B_{12}. Es stellt auch eine komplette Proteinversorgung (sämtliche essentiellen Aminosäuren) sicher. Dazu kommt, daß die Nährstoffe, die im Fleisch vorkommen, von unserem Körper sehr gut aufgenommen und verwertet werden. Während rund 20% des Eisens, das wir aus dem Fleisch beziehen, aufgenommen wird, sind es bei pflanzlichen Produkten nur rund 2–3%. Grundsätzlich liefert uns Fleisch rund drei Viertel unseres Zinkbedarfs und deckt praktisch den gesamten Bedarf an Vitamin B_{12}.

Gleichzeitig beziehen wir aber auch den größten Teil der gesättigten Fettsäuren aus Fleisch. Daher erhöht ein regelmäßiger Fleischkonsum massiv das Risiko von Bluthochdruck, hohen Blutfettwerten und Herzkrankheiten. Die Fettsäuren im Fleisch können auch das Darmkrebs-Risiko erhöhen. In einer breit angelegten Studie in den USA wurde ermittelt, daß Frauen, die mindestens einmal am Tag Fleisch essen (Rind, Schwein oder Lamm) einem doppelt so hohen Risiko ausgesetzt sind, Darmkrebs zu entwickeln, als Frauen, die weniger Fleisch zu sich nehmen. Frauen, die rotes Fleisch regelmäßig durch Geflügel oder Fisch ersetzen, reduzieren das Risiko um rund 50%.

Der Schlüssel zu einer gesunden Ernährung ist Ausgewogenheit: Während zuviel Fleisch eindeutig gefährlich ist, kann ein moderater Verzehr keineswegs schaden; gelegentliche Fleischmahlzeiten liefern wichtige Nährstoffe. 100 g Rindfleisch decken bei einem Erwachsenen den gesamten täglichen Vitamin B_{12}-Bedarf, den halben täglichen Eiweiß- und Zinkbedarf sowie ein Drittel des täglich benötigten Eisens, Niacins und Riboflavins.

Wählen Sie mageres Fleisch und vermeiden Sie Aufschnitt, Speck und Würste, da diese sehr fetthaltig sind. Es hilft zwar, das zusätzliche Fett abzuschneiden; viel Fett bleibt jedoch erhalten, da es im Fleisch verteilt ist und nicht abgeschnitten werden kann. Die

beliebtesten und teuersten Stücke sind normalerweise diejenigen, die am meisten „verstecktes" Fett vorweisen. Entfernen Sie beim Geflügel die Haut bevor Sie es kochen; das meiste Fett ist in oder gerade unter der Haut. Wurstwaren sollen nur sehr mäßig gegessen werden. Alle roten Wurstwaren enthalten Nitrate, die beim Erhitzen in krebsfördernde Nitrosamine umgewandelt werden. Wurstwaren enthalten extrem hohe Anteile an gesättigtem Fett (50–80% der Kalorien sind Fett) und sind sehr salzhaltig (eine große Wurst kann bis zu 1.000 mg Natrium enthalten). Außerdem werden die meisten Wurstwaren aus Fleischabfällen hergestellt.

Fleisch kann, solange es nicht zu oft gegessen wird, ein sehr wertvoller Bestandteil der Ernährung sein. Dies gilt jedoch nur, wenn das Tier richtig aufgezogen wurde. Das ist leider sehr oft nicht der Fall. Die Fütterung ist oft einseitig und nur auf Gewichtszuwachs ausgerichtet. Oft ist die Tierhaltung derart schlecht, daß einem die Lust vergeht, solches Fleisch zu essen. Trotz behördlichem Verbot wird noch immer Tiermehl in den Mästereien verwendet. Als Folgeerscheinung tritt die „bovine spongiform encephalitis" (BSE) – Rinderwahnsinn – in Herden in ganz Europa auf. Man vermutet, daß BSE durch verunreinigte Schaffleisch-Reste, die zur Tiermehlerzeugung verwendet werden, verursacht wird. Diese Reste enthalten ein gefährliches Protein (Prion), das sich in der ganzen Kuh, vor allem in den Innereien, in Hirn, Nerven und Knochenmark ausbreitet. Diese Proteine können durch verseuchtes Rindfleisch auf Menschen übertragen werden und dort Hirnschäden hervorrufen, die zum Tode führen.

Besorgniserregend ist auch die moderne Viehhaltung, die verwendete Hormone, Antibiotika und andere chemische Rückstände im Fleisch hinterläßt. Den meisten Herden (bis zu 90%) werden Hormone verabreicht – synthetische Östrogene und Androgene –, damit die Gewichtszunahme beschleunigt wird. Die Verunreinigung von Innereien und Leber ist besonders verbreitet. Obwohl die Leber wegen ihres hohen Gehaltes an Nährstoffen (vor allem Eisen und Vitamin A) sehr wertvoll ist, sollte nur Leber von einwandfrei ernährten Tieren verwendet werden, denn Giftstoffe im Futter werden vorwiegend in der Leber der Tiere gespeichert. Wenn immer möglich, sollte nur Fleisch aus tiergerechter Haltung gekauft werden, wo keine chemischen Substanzen verwendet werden.

Eier

Eier gehören zu den nahrhaftesten Lebensmitteln. Das in den Eiern vorkommende Eiweiß enthält alle essentiellen Aminosäuren in perfekter Ausgewogenheit. Ein großes Ei enthält ca. 8 g oder rund ein Sechstel des täglichen Protein-Bedarfs. Eier sind auch reich an den fettlöslichen Vitaminen A, D und E sowie eine exzellente Quelle für Schwefel und Eisen. Der größte Teil des Proteins ist im Eiweiß, während das Eigelb fast alle Vitamine und Mineralien enthält. Eigelb gilt als eine der cholin- und lezithinreichsten Quellen in unserer Nahrung, enthält aber auch rund 250 mg Cholesterin. Personen mit hohen Cholesterin-Werten, die ihre Cholesterin-Aufnahme reduzieren müssen, sollten nur äußerst selten Eier essen. Die meisten Menschen jedoch, die normale Cholesterinwerte haben, können aus den Eiern wichtige Nährstoffe beziehen und selbst eine regelmäßige Aufnahme hat dann praktisch keinen Einfluß auf das Cholesterin im Blut.

Versuchen Sie, sich Freiland-Eier zu beschaffen, da diese wichtige, im Boden vorkommende Stoffe enthalten. Vermeiden Sie Eier von „Batterie-Hühnern". Obwohl ab und zu behauptet wird, die dunkleren Eigelbe schmecken besser als die helleren, hat das nichts mit dem Nährstoffgehalt zu tun. Die Farbe des Eigelbs hängt ausschließlich von dem Bestandteil Xanthophyllen (natürliche gelbe Pigmente im Hühnerfutter) ab. Eier mit verschmutzen Schalen sollten mit einem trockenen Tuch abgewischt und nach Möglichkeit nicht gewaschen werden, da die poröse Schale von einem schützenden Film umgeben ist, der das Eindringen von Bakterien und Pilzen verhindert. Um eine Salmonellen-Vergiftung zu vermeiden, sollten die Eier immer im Kühlschrank gelagert und vor dem Verzehr gekocht werden.

Es gibt Menschen, die gegen Eier allergisch sind. In einem solchen Fall sollte geprüft werden, ob die Allergie nur gegen das Eiweiß besteht oder auch gegen das Eigelb. Im letzten Fall sind die Betroffenen häufig nur gegen das flüssige, nicht aber gegen das hartgekochte Eigelb allergisch.

Milch und Milchprodukte

Milch gehört zu den wertvollsten Nahrungsmitteln. Ein einziges Glas Milch liefert rund ein Viertel des täglichen Protein- und Vitamin-D-Bedarfs. Milch und Milchprodukte sind sehr wichtige Kalzium-Lieferanten und zwar in einer Form, die vom Körper äußerst gut aufgenommen und verarbeitet wird.

Trotzdem ist Milch nicht für jedermann geeignet. Hier vier grundsätzliche Probleme mit Milch:

● Viele Menschen produzieren zuwenig *Laktase* (ein Enzym des Dünndarms), um den Milchzucker (Laktose) zu verdauen. Wenn die Laktose schlecht verdaut wird, können Krämpfe, Winde und Durchfall auftreten. *Laktasemangel (Milchzucker-Unverträglichkeit)* trifft man vor allem bei Asiaten, Schwarzen und anderen Bevölkerungsgruppen an, die traditionellerweise wenig Milchprodukte konsumieren. Es kann jedoch auch weiße Europäer treffen. Kinder, die eine große Milchverträglichkeit haben, können im Erwachsenenalter immer noch einen Laktasemangel entwickeln. Personen mit einem Laktasemangel können durchaus in der Lage sein, Joghurt, Buttermilch und einige Käsesorten zu essen, da die meiste Laktose in diesen Lebensmitteln bereits durch Bakterien umgewandelt wurde.

● Zahlreiche Menschen sind allergisch gegen Milch, eine Allergie, die der Auslöser von Asthma, Ekzemen, Arthritis und anderen Symptomen sein kann. Während die *Milchallergie* eine Allergie gegen das Milchprotein ist, ist der Laktasemangel eine Reaktion auf den Milchzucker. Im Gegensatz zu den Personen, die einen Laktasemangel haben, müssen Personen, die an einer Milchallergie leiden, auf sämtliche Milchprodukte verzichten, inklusive Joghurt und Käse, da diese Produkte auch Milchproteine enthalten.

● Vollmilch ist sehr fetthaltig – die Hälfte der Kalorien in Vollmilch sind Fette, davon die meisten gesättigt (gesättigte Fettsäuren fördern Arteriosklerose und Herzkrankheiten). Teilentrahmte Milch ist ebenso nahrhaft wie Vollmilch, mit der einzigen Ausnahme, daß die fettlöslichen Vitamine A und D bei der Entrahmung verlorengehen (wird beim Milchdrink später zugefügt). Einige Milchprodukte bestehen praktisch ausschließlich aus Fett: etwa zwei Drittel der Kalorien im Rahm sind Fett, Butter ist sogar 100% Milchfett! Im Erwachsenenalter, d.h. nach der Kindheit, sollte nur noch teilentrahmte Milch eingenommen werden und der Butter- und Rahmkonsum auf ein Minimum redu-

ziert werden. Dies nicht nur, um einer Gewichtszunahme aus dem Weg zu gehen, sondern auch um Herzkrankheiten vorzubeugen.

● Milch aus den großen modernen Milchbetrieben weist fast ausnahmslos Spuren von den Medikamenten, Hormonen und Chemikalien auf, die dort verwendet werden. Ein Vorteil der teilentrahmten Milch ist, daß die meisten dieser Hormone und Chemikalien durch den Fettentzug nicht mehr vorhanden sind.

Die Pasteurisierung – der sanfte Erhitzungsprozeß, der gefährliche Mikroorganismen abtötet – reduziert den Gehalt an einigen Vitaminen in der Milch etwas. Ansonsten ist der Nährwert von pasteurisierter Milch so groß wie der von unpasteurisierter. Die UHT-Milch jedoch wird viel stärker erhitzt als pasteurisierte Milch und verliert dadurch einen beträchtlichen Teil an Vitamin B, Vitamin C und Vitamin B_{12}!

Überwiegende Ernährung mit Milch sollte vor allem bei Kindern vermieden werden. Denn wenn zuviel Milch eingenommen wird, bleibt zuwenig Platz für andere Nahrungsmittel, die Nährstoffe enthalten, die in der Milch nicht vorkommen. Milch enthält nur wenig Eisen, und es ist möglich, daß bei einseitiger Ernährung mit Milch Blutarmut auftritt.

Joghurt

Joghurt ist ein sehr wertvolles Nahrungsmittel – in vielen Fällen der frischen Milch vorzuziehen. Wie Milch ist Joghurt reich an hochwertigem Protein, Kalzium und Riboflavin, aber es enthält weniger Milchzucker und seine Proteine sind leichter verdaulich. Joghurt wird aus Milch hergestellt (fermentiert mit speziellen Bakterien). Die am häufigsten verwendeten Bakterien sind die Lactobacilli und Streptococci. Es ist jedoch wichtig, daß der Fertigjoghurt nicht mehr pasteurisiert wird, damit diese „freundlichen" Bakterien, die das Wachstum der schädlichen Fäulnisbakterien im Darm hemmen, überleben können.

Sulfonamide, Penicillin oder andere Antibiotika zerstören diese wertvollen Darmbakterien. Daher ist es besonders ratsam, bei Antibiotika-Kuren Joghurt in den Speiseplan aufzunehmen. Zwischen der Einnahme von Antibiotika und Joghurt soll ein Zeitraum von 3 Stunden liegen, da die Wirkung von Antibiotika bei gleichzeitiger Einnahme sonst weitgehend aufgehoben wird.

Joghurt ist sehr gut gegen Blähungen und Divertikulitis. Es ist ein wertvolles Nahrungsmittel bei Appetitlosigkeit, Darmvergiftungen und Durchfall sowie bei Kolitis. Bei vielen Personen verschwinden Fieberblasen und Aphthen, wenn sie 2–3mal pro Tag Joghurt zu sich nehmen.

Empfehlenswert ist auch, Joghurt selbst herzustellen. Die Zubereitung ist einfach. Selbstgemachter Joghurt ist billiger und schmeckt ausgezeichnet. Wenn Sie Joghurt kaufen, dann immer Joghurt „natur" ohne irgendwelche Zusätze. Zudem können Sie auch zwei Eßlöffel weißen Zucker einsparen. Sie können dann dem Joghurt zerkleinerte frische Früchte oder Trockenfrüchte beifügen.

Käse

Käse ist im Grunde genommen konzentrierte Milch mit Salzzugabe: für 100 g Käse wird rund 1 Liter Milch verwendet. Dies ist jedoch ein zweifelhafter Segen: Käse ist zwar sehr proteinhaltig, aber leider auch voll von gesättigtem Fett, sehr reich an Kalzium, aber auch an Natrium und Cholesterin. Bei der Produktion gehen auch einige Nährstoffe verloren. So vor allem die B-Vitamine und einige Mineralien. Viele Weichkäse, darunter auch Hüttenkäse, haben praktisch keinen Kalziumgehalt mehr.

Es ist zu bemerken, daß in jedem Hartkäse während der Fabrikation Tyramin entsteht, das den Blutdruck zu erhöhen vermag. Tyramin kann auch der Auslöser von Migräne sein. Personen, die unter hohem Blutdruck oder Migräneanfällen leiden, sollten im Genuß von Käse mäßig sein.

Fisch

Wie Fleisch, Eier und Milch ist Fisch ein hervorragender Lieferant von Vitaminen, Mineralien und vollständigen Proteinen. Im Unterschied zu den anderen tierischen Nährstoffen hat Fisch wenig Fett, Kalorien und ist cholesterinarm. Vergleicht man eine Forelle mit einem Rindfleischfilet, bringt es die Forelle nur auf die Hälfte der Kalorien und ein Viertel des Fettes, liefert aber gleichzeitig ebensoviel Protein und B-Vitamine. Fische sind nicht nur fettarm; Meerfisch liefern *Omega-3-Fettsäuren* (→ Seite 175), gesunde Fette, die hohem Blutdruck, Arthritis und Herzversagen vorbeugen können. Denken Sie jedoch daran, daß Fisch nur dann fettarm ist, wenn er nicht mit Saucen, Butter oder fritiert serviert wird! Salzwasser-Fische sind eine reiche, natürliche Quelle an Jod und beide, Süßwasser- wie auch Salzwasser-Fische, haben einen hohen Eisen- und Kaliumgehalt.

Das Problem beim Fischverzehr ist das potentielle Risiko der chemischen Verschmutzung. Fische aus verschmutzen Flüssen, Seen oder Küstengegenden (vor allem große, fleischfressende Fische, die zuoberst auf der Nahrungskette stehen) kumulieren und sammeln sehr oft die Schadstoffe aus dem Wasser. Thunfisch und Schwertfisch, die in verschmutzen Gewässern gefangen werden, enthalten sehr viel Quecksilber und andere Chemikalien. Kleinere Fische, wie Sardinen oder Heringe, die sich normalerweise nur von Algen und Plankton ernähren, sowie größere Fische, die in tieferen, sauberen Gewässern leben, sind viel unbelasteter. Bevor Sie einen großen Fisch kochen, entfernen Sie sowohl das Fett als auch die dunklen Stellen unter der Haut. Falls chemische Rückstände und Schwermetalle vorhanden sind, kommen sie da vor.

Bei Zuchtfischen kann das Wasser sauber sein, muß aber nicht. In vielen Fällen werden Antibiotika und Medikamente verwendet, um Krankheiten vorzubeugen, die durch die Überpopulation einer intensiven Zucht hervorgerufen werden können. Dazu kommt, daß Zuchtfische einen kleineren Anteil an Omega-3-Fettsäuren haben als freilebende Fische. Versuchen Sie also, bei Ihrem Fischhändler Fische aus sauberen Gewässern und keine Zuchtfische zu kaufen.

Sollten Sie Thunfisch oder Lachs in der Dose kaufen, achten Sie darauf, daß der Fisch in Wasser konserviert ist und nicht in Öl. Die Zugabe von Öl verdoppelt den Kaloriengehalt, während der Anteil an Omega-3-Fettsäuren um 20–30% reduziert wird. Achten Sie bei Dosenfisch auch auf den Natriumgehalt: Je nachdem, wieviel Salz dazugegeben wurde, steigt der Natriumgehalt auf bis zu 500 mg pro Portion! (Unoder schwachgesalzene Sorten weisen nur 40–100 mg pro Portion auf.)

Getreide- und Mehlprodukte

In fast allen Ländern der Welt sind Getreideprodukte die Hauptnahrungsmittel, sei es in ihrer puren Form, in Backwaren oder anderen Lebensmitteln. In Japan, Indien, China, Lateinamerika und Afrika werden 70–90% der eingenommenen Kalorien in Form von Getreide zugeführt. Im Gegensatz dazu liefert Getreide in Europa und Nordamerika nur rund 25% der Kalorien. Vollkornprodukte sind die größte natürliche Quelle von komplexen Kohlenhydraten und Fasern. Personen, die hauptsächlich Vollkornprodukte essen (der größte Teil der Bevölkerung Afrikas und Asiens), haben weniger Darmprobleme (Verstopfung, Hämorrhoiden, Divertikulitis und Dickdarmkrebs) als Personen, die vor allem raffinierte Kohlenhydrate aufnehmen.

In den industrialisierten Ländern werden die meisten Getreide raffiniert, damit ihre Kochzeit verringert wird und man sie länger lagern kann. Raffinieren entzieht dem Getreide jedoch wertvolle Nährstoffe: Weißmehl und Reis verliert über 80% der Vitamine und Mineralien, die im ursprünglichen Korn vorkommen. Die zwei wichtigen Bestandteile des Weizens, die bei der Raffinierung verlorengehen, sind die Kleie und der Keim.

Der *Weizenkeim* ist als kleines, dunkles Pünktchen an einem Ende des Weizenkorns sichtbar. Er wird „das Gold" der natürlichen Nahrung genannt. Er enthält das wertvolle Vitamin E und alle B-Vitamine (mit Ausnahme des Vitamins B_{12}); weiter alle essentiellen Aminosäuren (etwas geringer ist der Tryptophangehalt), wertvolle Mineralstoffe und Spurenelemente, besonders Zink und Mangan, und zusätzlich noch nützliche Faserstoffe. Weizenkeim ist die reichste Quelle für Vitamin E: eine Tasse natürliches Weizenkeimöl enthält ca. 200 IE. Weizenkeime haben eine besondere Wirkung auf die Körperkraft und Ausdauer sowie auf die Reaktionszeit. Das Weizenkeimöl enthält auch Octacosanol, das vermutlich für die körperstärkenden Eigenschaften des Weizenkeims verantwortlich ist.

Der andere wertvolle Teil, der dem Weizenkorn bei der Herstellung des Weißmehls entzogen wird, ist die *Kleie.* Sie ist die Hülle des Korns und enthält fast alle Nährstoff-Fasern, ca. 75% der B-Vitamine, 66% der Mineralien und viele Antioxidantien. Mit dem allmählichen Übergang von natürlicher auf prozessierte Nahrung, welcher etwa vor 80 Jahren erfolgte, begann auch in größerem Maße die chronische Verstopfung als Krankheit aufzutreten, die man bei den Naturvölkern nicht kennt. Darmverstopfungen und Hämorrhoiden wurden geradezu epidemisch. Auch wenn Kleie Nährstoffe enthält, so liegt ihr Wert doch in ihrer Saugfähigkeit, d.h. ihrer Fähigkeit, Wasser zu binden und dadurch an Volumen zuzunehmen. Durch diese Eigenschaft vermag sie die Darmtätigkeit zu regulieren, indem eine normale und optimale Konsistenz des Stuhls herbeigeführt wird. Jahrzehntelang glaubte man, daß faserreiche Nahrung den Darm reizt und bei Kolitis sowie Diarrhoe faserfreie Nahrung gegeben werden müsse. Heute weiß man, daß Kleie nicht reizt. Ihre günstige Beeinflussung von Divertikulose und Divertikulitis ist jetzt bekannt.

Wegen des rascheren Durchgangs des Stuhls durch den Darm wird auch die Entstehung krebserregender Substanzen aus Galleprodukten durch Bakterieneinwirkung (möglich bei langer Verweildauer des Darminhalts im Darm) verhindert, sowie ein eventueller Kontakt solcher Substanzen mit der Darmwand verkürzt. Weiter wurde festgestellt, daß faserreiche Nahrung die Ansammlung von Cholesterin in der Galle zu verringern vermag und somit zur Vermeidung von Gallensteinen beiträgt. Eine weitere wichtige Eigenschaft der Kleie: Sie verhilft zur schlanken Linie. Nicht nur dadurch, daß sie

füllt, d.h. das Gefühl des Sattseins fördert, sondern auch wegen des geringen Kalorienwerts.

Jetzt, wo wir den Inhalt des Weizenkeims und der -kleie kennen, können wir ermessen, welcher Schaden der Menschheit durch ein Mahlverfahren erwachsen ist, bei dem diese wertvollen Nährstoffe den Hauptnahrungsmitteln wie Brot und Teigwaren zum großen Teil entzogen wurden.

Es wird empfohlen, Voll- und Mehrkornbrot zu essen, nur wenig Weiß- und Graubrot. Es ist wichtig, alle Stärkeprodukte (Kohlenhydrate) besonders gut zu kauen. Sonst kann es, vor allem bei Umstellung auf Vollkornbrot, Bauchbeschwerden geben. Wenn Sie sich eine kleine Haushaltsmühle anschaffen, können Sie Vollkornmehl auch selber herstellen. Achten Sie darauf, daß Brot aus Vollkornmehl und nicht aus Weißmehl mit Vollkornextrakt-Zugabe gebacken wird. Verwenden Sie nach Möglichkeit auch ungeschälten Reis (sogenannten Rohreis) anstelle des weißen, polierten oder vitaminisierten Reises. Vitaminisierter weißer Reis ist nicht so günstig.

Hefe

Hefe ist ein sehr wertvolles Nahrungsmittel. Es gibt kein zweites Nahrungsmittel, das eine solche Vielfalt ausgezeichneter Nährstoffe enthält. Man unterscheidet verschiedene Arten von Hefen, zum Beispiel Torulahefe und Bierhefe. In der Nährstoffliteratur wird im allgemeinen der Bierhefe der Vorzug gegeben. Wie bei allen Pflanzen, so ist auch beim Hefepilz die Qualität durch den Boden, auf dem sie wächst, beeinflußbar. *Primärhefe* ist eine Hefe, welche auf eigens für sie zubereiteten Böden gezogen wird. Sekundärhefe ist eine Hefequalität, welche auf Neben- und Abfallprodukten der Industrie produziert wird. So wird die Torulahefe meistens auf Abfällen der Zellulosefabrikation oder auf Nebenprodukten, die bei der Verarbeitung von Milch anfallen, gezüchtet. Neben der Qualität spielt bei Hefekulturen auch die Sauberkeit eine Rolle. Es ist schon vorgekommen, daß auf Abfällen gezüchtete Hefe Salmonellen enthielt.

Für die menschliche Ernährung soll die beste Hefe ausgewählt werden, auch wenn sie etwas teurer ist. Zu den besten Hefen gehört die auf Melasseböden gezüchtete Primär-Bierhefe. Man sollte daher immer auf die Bezeichnung „Primärhefe" achten. Diese Hefe enthält den Vitamin-B-Komplex (mit Ausnahme von Vitamin B_{12}), weiter Protein mit allen essentiellen Aminosäuren, ferner lebenswichtige Nukleinsäuren sowie viele Mineralstoffe und Spurenelemente. Zum Beispiel enthält Primär-Bierhefe Selen, ein Antioxidans (→ Seite 170), das die Wirkung von Vitamin E erhöht. Selen spielt eine wichtige Rolle bei der Vorbeugung von Krebs.

Bierhefe enthält den Glukosetoleranz-Faktor (→ Seite 55). Dieser dürfte vor Altersdiabetes schützen. Messungen des Cholesterins und des Blutfettes nach Bierhefe-Zufuhr ergaben eine signifikante Senkung vor allem bei Patienten mit pathologischen Cholesterinspiegeln und bei Diabetikern. Hefe wird empfohlen für die spezielle Ernährung, wie sie bei der Bekämpfung von Infektionen notwendig ist, also bei einer Ernährung, durch welche die Zahl der Antikörper erhöht werden soll. Nach Gabe von Bierhefe konnten pathologische Ablagerungen in den Blutgefäßen gelöst und via Leber eliminiert werden. Bierhefe unterstützt die Funktionen der Leber. Beim Fehlen von gewissen Nährstoffen (Cholin, Methionin, Glutathion, Vitamin-B-Komplex, Selen) kommt es zu

pathologischen Leberveränderungen. Diese Substanzen sind in einem idealen Verhältnis zueinander in der Hefe enthalten. Sie wird als ausgezeichnete Beigabe zur Flaschennahrung der Säuglinge bezeichnet und fördert auch die Milchproduktion beim Stillen.

Hefe wird also immer dann empfohlen, wenn hochwertige Ernährung nötig ist, zum Beispiel in der Schwangerschaft, in der Rekonvaleszenz, in Zeiten hoher Belastung usw. Eine ausgezeichnete Primär-Bierhefe, bei welcher der Überschuß an Phosphor mit Kalzium und Magnesium ausgeglichen ist, ist in leicht einzunehmenden 1-Gramm-Tabletten erhältlich. Diese Hefetabletten sind gut verschlossen, leicht aufzubewahren, leicht auf die Reise mitzunehmen, leicht zu dosieren.

Ärzte scheuen sich manchmal, Hefe wegen des Gehalts an Purinen zu empfehlen. Purine sind Substanzen im Zellkern, aus denen beim Abbau Harnsäure entsteht. Bei Gicht findet sich zuviel Harnsäure im Blut; es wurde aber nie nachgewiesen, daß die Harnsäure bei Gicht direkt aus der Nahrung kommt, hingegen weiß man, daß die Harnsäure, welche Gichtknoten bildet, durch den Zusammenbruch von Gewebeprotein entsteht. Es ist nicht nötig, Hefe oder andere purinreiche Nahrung bei Gicht zu verbieten, sofern täglich Vitamin C in Dosen von 2 g genommen wird, das die Ausscheidung von Harnsäure vermehrt.

Getränke

Der Körper besteht zu etwa 60% aus Wasser. Wasser ist die Grundlage für alle Körperflüssigkeiten, einschließlich Blut, Urin, Lymphe und Verdauungssäfte. Alle Zellvorgänge und alle Organfunktionen hängen von ihr ab. Ohne Nährstoffe aus der Nahrung können wir mehrere Monate leben; ohne

Wasser würden wir innerhalb einiger Tage sterben. Der Körper verliert jeden Tag zwei Liter Wasser und muß diese wieder laufend ersetzen. Bei sportlicher Betätigung oder bei heißem Wetter können die Bedürfnisse noch viel höher liegen. Das reichliche Trinken von sauberem, frischem Wasser ist von entscheidender Bedeutung für unsere lebenslange Gesundheit.

In unserem modernen Zeitalter wird es zunehmend schwieriger, sauberes Wasser zu finden. Aus der Landwirtschaft und der industrialisierten Umwelt gelangen Chemikalien, Pestizide, Nitrat, Chlorverbindungen und zahlreiche andere gesundheitsschädliche Substanzen nicht nur in Oberflächengewässer, sondern auch ins Grundwasser.

Einen Teil unseres täglichen Flüssigkeitsbedarfs können wir mit Nahrungsmitteln abdecken (frische Früchte und Gemüse enthalten 70–95% Wasser). Kaffee, Schwarztee und alkoholische Getränke sind als Wasserlieferanten in großen Mengen nicht empfehlenswert, da sie den Körper dazu stimulieren, Wasser auszuscheiden (diuretische Wirkung). Daher sollte der größte Anteil unseres Flüssigkeitsbedarfes mit reinem Wasser abgedeckt werden.

Trinkwasser sollte vor dem Genuß möglichst filtriert werden, insbesondere wenn es von Quellen stammt, welche unter dem unmittelbaren Einfluß intensiver Landwirtschaft oder Industrie stehen. Verschiedene ökonomische und wirksame Filtersysteme sind heute für jeden Haushalt verfügbar. Ein natürliches Mineralwasser ist ebenfalls empfehlenswert. Die verschiedenen Mineralwasser unterscheiden sich in ihrem Mineralgehalt jedoch beträchtlich. Lesen Sie deshalb die Etiketten der Mineralwasser sorgfältig; vermeiden Sie diejenigen, welche einen hohen Natriumgehalt aufweisen und wählen Sie die Produkte, die reich an Kalzium, Magnesium und Kalium sind.

Nicht empfehlenswert sind die verschiedenen zuckerhaltigen Getränke mit künstlichen Geruchs-, Geschmacks- und Farbstoffen, ebenso Cola-Getränke, die Koffein und viel Zucker enthalten. Kinder und Jugendliche sollten diese Getränke nicht zu sich nehmen. Was soll man der Familie zu Tisch offerieren? Als sehr gutes Getränk hat sich die alte, in Vergessenheit geratene Limonade bewährt. Man nimmt ein Liter Wasser, gibt den Saft einer Zitrone hinein, süßt mit einem halben Löffel flüssigem Bienen- oder Ahornhonig. Das ergibt ein schmackhaftes, angenehmes Getränk. Das zusätzliche Vitamin C des Zitronensaftes kann die Aufnahme von Mineralien, wie z.B. Eisen und Kalzium, aus den anderen Speisen der Mahlzeit fördern.

Auch die verschiedenen Kräutertees sind sehr empfehlenswert. Pfefferminztee sollte wegen des Mentholgehalts nicht dauernd in größeren Mengen getrunken werden. Hagebuttentee kann unter Umständen bei bestimmten Personen einen Hautreiz verursachen. Alkohol soll nur mäßig genossen werden. Wein und Bier enthalten viele Kalorien, jedoch kaum andere Nährstoffe. Obwohl 1–2 Gläser Bier oder Wein das Herzinfarkt-Risiko vermindern können, erhöht eine größere Einnahme die Gefahr von Bluthochdruck, eines Schlaganfalls oder die Entwicklung bestimmter Krebsarten (→ Seite 425). Hinzu kommt, daß die Aufnahme von Eisen und Zink mit dem Essen durch den gleichzeitigen Konsum großer Mengen Weiß- und Rotwein gestört werden kann.

Personen, die nach dem Essen Blähungen oder ein Unwohlsein des Magens verspüren, wird geraten, zu den Mahlzeiten nicht zu trinken. Das ist von großer Wichtigkeit, weil der Magensaft nicht verdünnt werden soll, da sonst eine Verminderung der Resorption von Nährstoffen eintreten kann. Wenn diese Empfehlung über die Einnahme von Flüssigkeit während den Mahlzeiten eingehalten wird, dann gibt es auch selten eine unangenehme Gasbildung mit Blähungen. Insbesondere Personen mit heiklem Magen sollten spätestens eine halbe Stunde vor und frühestens zwei Stunden nach dem Essen reichlich trinken, aber während der Mahlzeit nicht oder nur wenig.

Literatur

Bitsch, R. et al.: Alternative Diäten - Wunderdiäten? Akt. Ernähr. Med. 19 (1994) 195.

Freed, D.L.J.: Health Hazards of Milk. Baillière Tindall, London 1984.

Hartmann, N., Merz, M.: Reformküche: Ein Weg zur vollwertigen Ernährung. Tanner und Stähelin Verlag, Zürich 1988.

Koerber, K. von et al.: Vollwert-Ernährung. Karl F. Haug Verlag, Heidelberg 1993.

Messing, N.: Die Bierhefe in der Ernährungsmedizin. Naturheilpraxis 1 (1986) 16.

Rias-Backer, B.: Vollwert Kochvergnügen wie noch nie. Gräfe und Unzer Verlag, München 1997.

Rimm, E.B. et al.: Vegetable, fruit and cereal fiber intake and risk of coronary heart disease among men. JAMA 275 (1996) 447.

Stehle, P.: Richtiges Ernährungsverhalten - Vollwertige Ernährung. Akt. Ernähr. Med. 18 (1993) 357.

Thomas, B.: Vollkorn bietet mehr. Diaita Verlag, Bad Homburg 1986.

Weisburger, J.H.: Fleischkonsum, Karzinogenese und Herz- und Kreislauferkrankungen. In: *Kluthe, R., Kasper, H. (Eds.):* Fleisch in der Ernährung. Georg Thieme Verlag, Stuttgart 1994.

Nahrungsmittelzusätze

Einleitung

Wir kennen sie alle vom Hörensagen, die Lebensmittel-Hilfsstoffe. Man deklariert sie europaweit übereinstimmend mit den sogenannten E-Nummern. Untersuchungen haben ergeben, daß jeder von uns durchschnittlich einige Kilos jährlich von diesen Nahrungsadditiven ißt. Handelt es sich nun bei all diesen Lebensmittelzusätzen um reine, beziehungsweise körperfremde Chemie? In der orthomolekularen Medizin empfehlen wir den Leuten stets, die tägliche Nahrung möglichst naturbelassen und nach möglichst minimalen industriellen Verarbeitungspro-

zessen zu konsumieren. Man soll also noch wissen und sehen können, aus welchen Naturprodukten das eingekaufte Lebensmittel stammt. Dies fällt einem bei Obst, Gemüse oder bei einem vollwertigen Körnerbrot noch einigermaßen leicht. Aber wie sieht es bei einer Schwarzwäldertorte, bei Marshmellows oder bei „raffiniert" zusammengestellten Fertigmenüs aus? Es gilt also, bereits beim Einkaufen auf das Kleingedruckte auf den Lebensmitteln zu achten. Aber aufgepaßt! Nicht alle in Lebensmitteln enthaltenen Zusatzstoffe werden deklariert. Es gibt Substanzen, die trotzdem in unserer Nahrung enthalten sind.

Einteilung der Lebensmittel-Zusatzstoffe

Deklarierte Hilfsstoffe

▶ Antioxidationsmittel
▶ Backtriebmittel
▶ Emulgator
▶ Enzyme
▶ Farbstoff
▶ Festigungsmittel
▶ Feuchthaltemittel
▶ Füllstoff
▶ Geliermittel
▶ Geschmacksverstärker
▶ Konservierungsmittel
▶ Mehlbehandlungsmittel
▶ Modifizierte Stärke
▶ Säuerungsmittel
▶ Säureregulator
▶ Schaumverhüter
▶ Schmelzsalz
▶ Stabilisator
▶ Süßstoff
▶ Treibgas
▶ Trennmittel/Antiklumpmittel
▶ Überzugsmittel
▶ Verdickungsmittel

Nicht deklarierte Schadstoffe

▶ Aflatoxine
▶ Antibiotika
▶ Beta-Blocker
▶ Hormone
▶ Insektizide, Herbizide (Polychlorierte Biphenyle)
▶ Kortisone
▶ Psychopharmaka
▶ Schwermetalle (Kadmium, Blei, Quecksilber etc.)
▶ Strahlung

Die oben aufgezählten Substanzen oder Substanzgruppen können in Nahrungsmitteln ebenfalls nachgewiesen werden. Sie gelangen sowohl „freiwillig" als auch „unfreiwillig" in unsere Nahrung. Sei es primär durch eine direkte Behandlung der Nahrung (Verabreichung von Medikamenten an Tiere, Spritzen von Insektiziden auf pflanzliche Nahrungsmittel) oder sei es sekundär durch eine indirekte Kontamination unserer Lebensmittel via Nahrungskette (Industrie-Emissionen, Abgase und Rückstände des Autoverkehrs, Müllverbrennungsanlagen, Pestizide usw.)

Sind alle Lebensmittel-Zusatzstoffe schädlich?

Nun, es ist wissenschaftlich nicht haltbar, alle Lebensmittel-Zusatzstoffe bezüglich ihrer Wirkung und Eigenschaften in den gleichen Topf zu werfen und sie grundsätzlich als „chemisch" und „schädlich" zu bezeichnen. Dies ist auch im Hinblick auf unsere jetzigen Konsumgewohnheiten nicht realistisch. Wenn wir jedoch vom orthomolekularen Grundsatz ausgehen, in unserer Nahrung nur Substanzen zu akzeptieren, die wir zur Erhaltung unserer Gesundheit benötigen, dann können wir gewisse Additive als akzeptabel bezeichnen, andere hingegen als körperfremd und als nicht in den menschlichen Stoffwechsel passend ablehnen. Oder anders gefragt: Nützt uns der Zusatzstoff metabolisch etwas oder muß der Stoffwechsel nur einen Aufwand leisten, um diesen Fremdkörper wieder auszuscheiden? Unter diesen Aspekten ist sicherlich nichts gegen die Verwendung von Carotinoiden, Vitamin C oder Vitamin E als Antioxidantien einzuwenden, keine Bedenken müßten auch gegenüber Magnesiumoxid, Kalziumcarbonat, Glyzerin oder Pektin gezeigt werden.

Hingegen muß man Substanzen wie Kaliumhexacyanoferrat (ein zyanidhaltiger Komplexbildner), Cyclamat, Saccharin, Aromastoffe für geräucherte Fleischwaren, Pökelsalze oder Azofarbstoffe wie Brillantschwarz BN oder Farbpigmente wie Gelborange S sicherlich kritisch betrachten. Dies auch, wenn diese Hilfsstoffe offiziell immer als „unbedenklich" bezeichnet werden.

Kennt man Nebenwirkungen von Nahrungsmittelzusätzen?

Das Spektrum möglicher gesundheitlicher Probleme reicht von Allergien, Immunstörungen, Verdauungsstörungen bis zum Verdacht der Kanzerogenität. Einzelheiten können Sie dem Anhang VI (→ Seite 476) entnehmen.

Nitrate/Nitrite/Nitrosamine

Seit Jahren wird die potentielle Mitwirkung von Nitrosaminen bei der Entstehung verschiedener Krebsarten diskutiert. Zahlreiche tierexperimentelle Untersuchungen zeigen, daß ca. 90% der bisher untersuchten Nitrosoverbindungen im Tierexperiment Krebs erzeugen. Dabei lassen sich ausgesprochen organspezifische Wirkungen nachweisen, d.h. unter Belastung mit bestimmten Nitrosoverbindungen sind verschiedene Organe in Abhängigkeit von der chemischen Struktur besonders gefährdet.

Nitrosamine können dem menschlichen Organismus sowohl von außen zugeführt werden, z.B. über Lebensmittel, aber auch über Tabak, und sie können sich andererseits auch im Körper selbst bilden, und zwar aus einer Reaktion zwischen Nitrit und sogenannten sekundären Aminen unter den sauren Bedingungen des Magensaftes. Etwa 70% des

Nitrats stammen aus pflanzlichen Produkten, 20% vom Fleisch, 10% vom Trinkwasser. Nitrit andererseits wird fast ausschließlich aus Fleisch und Fleischprodukten aufgenommen. Besonders hohe Nitrosamin-Konzentrationen wurden im Tabakrauch gefunden. Ein Raucher nimmt beim Konsum von ca. 20 Zigaretten durchschnittlich etwa 20 µg verschiedener Nitrosamine auf, während die Belastung durch Lebensmittel ca. 0,5 µg pro Tag beträgt.

Ein bekannter Schutzfaktor gegen die potentiell toxischen Wirkungen von Nitrit ist das Vitamin C, das sowohl bei Laborversuchen als auch im lebendigen Organismus die Nitrosaminbildung hemmen kann. Vitamin C wird jedoch nicht wie Nitrat in den Speichel zurückgeführt, so daß die vielfach empfohlene Zufuhr von Vitamin C während der Mahlzeiten nur einen begrenzten Schutzeffekt bewirkt. Zudem ist ein relativ hoher Vitamin-C-Überschuß nötig, um die Nitrosaminbildung zu hemmen. Die zur Zeit zur Verfügung stehenden Erkenntnisse über die Schutzwirkung von Vitamin E gegenüber Nitrosaminen deuten darauf hin, daß bei Menschen mit einem hohen Krebsrisiko und einem latenten Vitamin-E-Mangel eine zusätzliche Gabe von Vitamin E im Hinblick auf die Krebsprävention eine wichtige Rolle spielen kann. Es ist anzustreben, generell die Belastung des Menschen mit Nitraten und Nitriten zu senken, um somit einer verstärkten Nitrosamin-Bildung vorzubeugen.

Prävention durch Änderung des eigenen Verhaltens

Während jeder über den eigenen Konsum von offen deklarierten Additiven bereits beim Einkaufen entscheiden kann, müssen zur Reduktion der nicht deklarierten Schadstoffe in Nahrungsmitteln eine generelle Verhaltensänderung von uns allen sowie auch entsprechende politische Maßnahmen erfolgen. Nur so können Emissionen, die uns via Nahrungskette täglich belasten, minimiert werden. Daß Verhaltensänderungen immer den Zeitraum einer Generation benötigen, ist bekannt. Das heißt jedoch nicht, daß wir nicht heute noch damit anfangen sollten!

Literatur

Boris, M. Mandel, F.S.: Foods and additives are common causes of the attention deficit hyperactive disorder in children. Ann. Allergy 72 (1994) 462.

Feingold, B.F.: Why your child is hyperactive. Random House, New York 1975.

Herder: Lexikon der Biochemie und Molekularbiologie. Spektrum Akademischer Verlag, Heidelberg. Band 2, 1995, 289.

Kapfelsperger, E., Pollmer, V.: Iß und stirb. Kiepenheuer und Witsch, Köln 1982.

Lathia, D., Blum, A.: Vitamin E als Schutzfaktor gegen karzinogene N-Nitroso-Verbindungen. Vita Min Spur 4 (1989) 123.

Verordnung über die in Lebensmitteln zulässigen Zusatzstoffe. Stand: 26.6.1995. Eidg. Drucksachen- und Materialzentrale, Bern.

Vegetarismus

Während Hunderttausenden von Jahren war der Mensch ein Sammler und Jäger, der sich vor allem von Früchten, Blättern, Wurzeln und Samen ernährte. Ab und zu, wenn die Jagd erfolgreich war, wurde der Speiseplan durch Fleisch ergänzt. Pflanzliche Nahrung hat eine geringe Energiedichte, d.h. sie beinhaltet wenig Kalorien, gemessen an ihrer Größe. Um auf 2.500 kcal (ungefährer täglicher Bedarf eines aktiven Erwachsenen) zu kommen, müßten pro Tag also rund 7–8 kg Früchte, Blätter und Wurzeln verspeist werden, wenn keine andere Nahrung aufgenommen wird. Daher ist der gelegentliche Konsum von Fleisch – das eine konzentrierte Form von Energie, Mineralien und Protein ist – für unsere Entwicklung von offensichtlichem Vorteil. Der Mensch ist, nach seinem Gebiß und Darm zu urteilen, ein „Omnivore", ein Allesesser, was seine Überlebenschancen in der Evolution wesentlich erhöhte.

Obwohl der Vegetarismus in Asien aus religiösen Gründen seit vielen Jahrhunderten praktiziert wird, hatte er lange Zeit traditionellerweise wenig Anhänger in der westlich industrialisierten Welt. Es gab und gibt jedoch in ganz Europa bekannte Verfechter des Vegetarismus, sei es aus moralischen oder philosophischen Gründen. Unter ihnen die alten Weisen Pythagoras und Porphyry, sowie die englischen Schriftsteller Shelley und G.B. Shaw im 19. Jahrhundert. In diesem Jahrhundert hat die moderne Ernährungswissenschaft Wesentliches zur Vegetarismus-Diskussion beigetragen, indem sie überzeugende Beweise liefern konnte, welche Vorteile eine hauptsächlich pflanzliche Ernährung auf die Gesundheit hat. Heute hat der Vegetarismus sein unkonventionelles Image verloren und reitet mit auf der Gesundheitswelle. Immer mehr Personen nehmen vegetarische oder halbvegetarische Eßgewohnheiten an. (Unter Halbvegetarismus versteht man eine Ernährung, die hauptsächlich auf pflanzlicher Basis beruht und nur ab und zu durch wenig Fleisch, Geflügel oder Fisch ergänzt wird.) Europäer übernehmen diese Eßgewohnheiten allgemein aus verschiedenen Gründen, die zum Beispiel folgende sind:

- *Ethische*: Um die Abschlachtung von Tieren zu vermeiden
- *Ökologische*: Während die Erde nicht mehr fähig ist, alle ihre Bewohner zu ernähren, wird der weltweite Viehbestand für den menschlichen Konsum erhöht; zuviele Ressourcen werden damit verbraucht.
- *Spirituelle*: Religiöse Überzeugungen/ Vorschriften
- *Gesundheit*: Vegetarische Ernährung hat bedeutende Vorteile gegenüber einer Ernährung, die vorwiegend aus Fleisch besteht.

Vegetarismus ist ein allgemeiner Ausdruck für Ernährungsweisen wie:

- *Veganisch*: gar keine Nährstoffe tierischen Ursprungs
- *Lakto-vegetarisch*: auf pflanzlicher Basis inklusive Milchprodukte
- *Lakto-Ovo-vegetarisch*: auf pflanzlicher Basis jedoch inklusive Milchprodukten und Eiern.

Obwohl Fleisch eine hohe Konzentration an Energie, Eiweiß, Eisen und Zink vorweist, ist es für die menschliche Ernährung kein unbedingt notwendiger Bestandteil. Sowohl Lacto-Ovo-Vegetarier als auch Veganer können sich optimal ernähren, wenn die Nahrung sorgfältig ausgewählt wird. Veganer müssen jedoch speziell vorsichtig sein, wenn sie ihren Menüplan zusammenstellen, da die Möglichkeit besteht, nicht genügend Mikronährstoffe aufzunehmen. Die möglichen Mangelerscheinungen bei rein vegetarischer Ernährung:

Vitamine

Die Vitamine B_{12} und D kommen ausschließlich in tierischen Produkten vor. Ein Vitamin-B_{12}-Mangel kann Blutarmut und degenerierende Änderungen des Nervensystems zur Folge haben. In der Vergangenheit wurden verschiedene vegetarische Nahrungsmittel (z.B. Miso, Tempeh, Algen und Spirulina) als Vitamin-B_{12}-Quelle empfohlen. Diese weisen jedoch nur einzelne Verbindungen auf, die dem Vitamin B_{12} ähnlich sind, jedoch nie in dessen aktive Form umgewandelt werden können. Strikte veganische Ernährung muß unbedingt durch ein Vitamin B_{12}-Zusatzpräparat oder durch pflanzliche Nährstoffe, dem das Vitamin zugeführt wurde (z.B. Sojamilch oder Tofu) ergänzt werden. Vitamin D wird zur Regulierung des Kalziumspiegels in Blut und Gewebe benötigt. Ein Mangel an Vitamin D kann zu Wachstumsproblemen und Rachitis bei Kindern führen (→ Seite 81). Man braucht jedoch nur kleine Mengen von diesem Vitamin; kombiniert mit ausreichender Sonnenbestrahlung ist der Körper fähig, Vitamin D zu synthetisieren. Personen jedoch, die in nördlichen Gegenden leben, mit langen, dunklen Wintern, oder die sich nicht genügend lange dem Sonnenlicht aussetzen können, würden von einem Vitamin-D-Zusatzpräparat profitieren.

Mineralien

Fleisch, Milch und Eier sind unsere Hauptlieferanten von Eisen, Zink und Kalzium (ein Mitteleuropäer bezieht im Durchschnitt 80–90% seines Kalziums aus Milchprodukten). Obwohl auch einige pflanzliche Nährstoffe diese Mineralien enthalten, werden sie im Vergleich zu denen in Fleisch und Milchprodukten sehr schlecht aufgenommen. Vergleicht man beispielsweise eine Portion Linsen mit einer Portion Kalbfleisch, beinhalten zwar beide in etwa gleichviel Eisen; der Körper bezieht jedoch ungefähr 5mal mehr Eisen aus dem Fleisch als aus den Linsen. Vor allem Frauen, die einen hohen Bedarf an Kalzium und Eisen haben, müssen bei der Zusammenstellung ihres Speiseplans sehr umsichtig vorgehen, damit sie keine Mängel entwickeln. (→ Seiten 122 und 140 betreffend pflanzlicher Nährstoffe mit diesen Mineralien.) Eine einfache und wirkungsvolle Maßnahme, um die Eisen- und Kalzium-Aufnahme zu erhöhen, ist ein Vitamin-C-Zusatzpräparat oder ein großes Glas Orangensaft mit jeder Mahlzeit. Mit Vitamin C können nicht nur die hemmenden Faktoren in der pflanzlichen Eisenaufnahme überbrückt werden, sondern man kann die verwertbare Eisenmenge sogar verdoppeln oder verdreifachen.

Protein

Viele Getreide- und Gemüsesorten bieten eine hervorragende Eiweißquelle. Nur ist dieses Protein, im Gegensatz zu dem in Fleisch, Fisch, Milch und Eiern, unvollständig. Das heißt, es beinhaltet unzulängliche Mengen von einer oder mehreren essentiellen Aminosäuren. Daher ist es wichtig, Proteine aufzunehmen, die sich gegenseitig ergänzen, damit die ganze Palette an essentiellen Aminosäuren aufgenommen werden kann. Beispiele für vollständige Kombinationen sind Hülsenfrüchte (Bohnen, Linsen, Erbsen oder Erdnüsse) zusammen mit Vollreis, Vollkornbrot oder anderen Getreiden

($\rightarrow$ Tabelle Seite 64). Diese Kombinationen müssen nicht gezwungenermaßen während derselben Mahlzeit aufgenommen werden, um eine komplette Proteinzufuhr zu garantieren. Eine abwechslungsreiche Protein-Aufnahme innerhalb von 1–2 Tagen gibt dem Körper was er benötigt.

Empfehlenswerte Protein-Kombinationen für Vegetarier

▶ Bohnen	mit Vollkornweizen + Mais
▶ Erdnuß	mit Sonnenblumenkernen
▶ Mais	mit Hülsenfrüchten
▶ Sesam	mit Bohnen, Erdnuß + Soja
	mit Soja + Vollkornweizen
▶ Soja	mit Vollkornweizen + Vollreis
	mit Vollkornweizen + Sesam
	mit Erdnuß + Sesam
	mit Erdnuß, Vollkornweizen + Vollreis
▶ Vollkorn-weizen	mit Hülsenfrüchten + Erdnuß mit Sesam + Soja
▶ Vollreis	mit Hülsenfrüchten + Sesam

Während Zeiten eines erhöhten Nährstoffbedarfes kann eine rein veganische Ernährung zum Problem werden. Im Verlauf einer Schwangerschaft und der Stillzeit zum Beispiel ist der Bedarf an Eisen, Zink und Kalzium zu hoch, als daß er durch eine veganische Ernährung gedeckt werden könnte. Da diese Mineralien für das heranwachsende Baby lebenswichtig sind, wird die Einnahme eines Multimineral-Zusatzpräparates empfohlen. Weiter sind Kinder unter fünf Jahren mit einer rein veganischen Ernährung oftmals unterversorgt. Sie wachsen nicht so schnell wie Kinder, die eine abwechslungsreichere Ernährung haben, und laufen Gefahr, eine Rachitis und Blutarmut mangels Vitamin D zu entwickeln.

Für Vegetarier ist die Abwechslung der Grundstein einer gesunden Ernährung. Um alle wichtigen Nährstoffe aufzunehmen, ist ein großes Sortiment an Früchten, Gemüsen, Nüssen, Körnern, Hülsenfrüchten, Vollkorngetreiden und Sojaprodukten unerläßlich. Wichtig ist auch, die pflanzlichen Nährstoffe nach dem Kriterium der Herkunft auszusuchen. Nur Produkte, die sorgfältig aufgezogen und gelagert werden, können ihre gesamten Nährstoffe bewahren. Die ideale Pflanzennahrung kommt vom biologischen Anbau. In den Industriegärtnereien wird mit Pestiziden gespritzt. Es steht auch fest, daß die Böden immer mehr ausgelaugt werden, so daß wertvolle Mineralstoffe, wie zum Beispiel Zink, mehr und mehr in der Ernährung fehlen, was durch Supplemente ausgeglichen werden sollte.

Welches sind die gesundheitlichen Vorteile einer vegetarischen oder halbvegetarischen Ernährung? Studien zeigen, daß Vegetarier einem kleineren Herzinfarkt- und Diabetes-Risiko ausgesetzt sind. Eine neue Studie aus Deutschland konnte aufzeigen, daß die Gefahr, einem Herzinfarkt zu erliegen, für Vegetarier um rund zwei Drittel geringer ist als für Fleischesser. Auch Bluthochdruck, Fettleibigkeit und hoher Cholesterinspiegel kommen bei Vegetariern viel seltener vor. Eine vegetarische Ernährung reduziert Verdauungsstörungen, Verstopfungen, Gallenblasen-Erkrankungen sowie Dickdarmkrebs. Auch andere Krebsarten, wie zum Beispiel Lungen-, Eierstock- und Brustkrebs haben bei Vegetariern viel kleinere Chancen. Großangelegte Studien in Deutschland, England und den USA haben durchwegs gezeigt, daß eine vegetarische Ernährung das Risiko dieser Krebserkrankungen um die Hälfte reduziert.

Die negativen Auswirkungen einer fleischhaltigen Ernährung können darin liegen, daß zuwenig Gemüse und/oder zuviel Fleisch aufgenommen wird. Der Verzehr von zuviel rotem Fleisch (Rind, Schwein und Lamm) ist gefährlich, da es hohe Anteile an gesättigten Fettsäuren enthält (Risikofaktor für Herzerkrankungen und Krebs). Vor allem dunkel gebratenes Fleisch ist ein potentieller Krebserreger. Das Risiko von Dickdarmkrebs erhöht sich proportional mit dem Konsum von rotem Fleisch und der Abwesenheit von Fisch und Geflügel in der Ernährung. Auf der anderen Seite ist der Verzehr von Früchten und Gemüsen ein eindeutiger Schutz vor der Entwicklung eines Krebses, unabhängig von der Fleischmenge in der Ernährung. Grünblättriges Gemüse (z.B. Spinat), gelborangenes Gemüse (Karotten und Kürbis) und die Kohlfamilie (Grünkohl, Blumenkohl und Brokkoli) sind besonders wirksam. Was macht diese Nahrungsmittel so wertvoll? Sie haben einen hohen Gehalt an Antioxidantien wie den Vitaminen A und C, Karotin, Selen und enthalten viel Ballaststoffe. Sie sind ebenfalls reich an Phenolen und anderen natürlichen Substanzen mit Anti-Krebs-Charakter. Diese Substanzen sind in der Lage, das körpereigene Enzymsystem so zu stimulieren, daß dieses gefährliche Umweltbelastungen zu entgiften vermag.

Auch bei Vegetarismus gilt die biochemische Individualität (→ Seite 26). Einige Personen leben ein langes, gesundes Leben mit einer ausgeglichenen Ernährung, die auch Fleisch, Milch und Eier enthält. Andere wiederum fühlen sich besser und sind gesünder, wenn sie nach rein vegetarischen Grundsätzen leben. Es gibt Menschen, die ganz eindeutig von vegetarischer oder halbvegeta-

rischer Ernährung profitieren können. So zum Beispiel Personen mit hohem Blutdruck, hohen Blutfettwerten, Rheumatismus oder mit Übergewicht. Auch Personen, die an Herzerkrankungen, Diabetes oder Erkrankungen an der Gallenblase leiden, können aus einer vegetarischen Ernährung Nutzen ziehen. Jeder Mensch ist anders und der Vegetarismus kann auf jeden einzelnen eine andere Wirkung haben. Wenn Sie daran denken, Ihren Fleischkonsum zu reduzieren und gleichzeitig „vegetarischer" zu essen, beginnen Sie damit, zwei Wochen lang das rote Fleisch allmählich durch Geflügel oder Fisch zu ersetzen. Wenn Sie sich nach zwei bis drei Wochen besser fühlen, dann lassen Sie auch Geflügel oder Fisch teilweise oder ganz weg. Eier und Milch können beibehalten werden. Es kann sein, daß Sie schließlich auf sämtliches Fleisch verzichten, weil Sie sich so gut fühlen.

Literatur

Barnard, N.D. et al.: The medical costs attributable to meat consumption. Prevent. Med. 24 (1995) 646.

Dwyer, J.T.: Health aspects of vegetarian diets. Am. J. Clin. Nutr. 48 (1988) 712.

Johnson, I.T. et al.: Anticarcinogenic factors in plant foods: a new class of nutrients? Nutr. Res. Rev. 7 (1994) 175.

Key, T.J. et al.: Dietary habits and mortality in 11.000 vegetarians and health conscious people. BMJ 313 (1996) 775.

Lappe, F.M.: Diet for a Small Planet. Ballantine Books, New York 1984. Second International Congress on Vegetarian Nutrition. Am. J. Clin. Nutr. 59 (1994) 5S.

Ritter, M.M., Richler, W.O.: Die Wirkung einer vegetarischen Ernährungsweise auf die Gesundheit. Fortschritt Med. 113 (1995) 239.

Rottka, H.: Vegetarismus - Pro und Kontra - Die Berliner Vegetarierstudie. In: *Kluthe, R., Kasper, H. (Eds.):* Fleisch in der Ernährung. Georg Thieme Verlag, Stuttgart 1994.

Die Nährstoff-Supplemente

Einleitung

Die Auswahl von Nährstoff-Supplementen. Welches sind die Unterschiede? Worauf muß man achten?

Natürlich oder synthetisch

Bei verschiedenen Nährstoffen wie Vitamin E und Beta-Carotin ist es entscheidend, ob man diese aus *natürlichen Quellen* bezieht. Der Körper kann bei diesen Nährstoffen nämlich chemische Unterschiede feststellen, wenn sie aus dem „Reagenzglas" stammen. *Vitamin E* aus pflanzlichen Ölen trägt stets die Bezeichnung *d*-alpha-Tocopherol. Synthetisiertes Vitamin E heißt *dl*-alpha-Tocopherol. Vitamin E aus natürlicher Herkunft wird vom Körper bevorzugt verwertet und zeichnet sich durch eine um mindestens 50% höhere biologische Aktivität aus. Zudem enthält nur dieses Vitamin E keine körperfremden Isomeren (strukturchemisch verschiedene Verbindungen). D-alpha-Tocopherol ist das einzige *orthomolekulare* Vitamin E. Bei *Beta-Carotin* verhält es sich ähnlich (→ Anhang II). Vitamin D_3, auch Cholecalciferol genannt, ist das „natürliche" Vitamin D, das in Eigelb, Sesamöl, in Fisch vorkommt. Eine weitere Form ist das Vitamin D_2, auch Ergocalciferol genannt, das synthetisiert wird, wenn bestimmte Pilze dem UV-Licht ausgesetzt werden. Vitamin D_3 ist signifikant besser bioverfügbar und wirksam: es ist fast doppelt so wirksam wie Vitamin D_2. Bei den B-Vitaminen oder bei Vitamin C hingegen gibt es keinen chemischen Unterschied zwischen den Nährstoffen, die aus natürlichem Material isoliert wurden, und denjenigen, die auf biochemi-schem, industriellem Weg gewonnen wurden. Reine B-Vitamine oder reines Vitamin C sind orthomolekular, da sie genau in den Stoffwechsel passen.

Mineralstoffe und Spurenelemente sind ursprünglich alle natürlicher Herkunft. Man teilt sie entsprechend ihrer Bindungsart in drei verschiedene Gruppen ein:

- *anorganische* Verbindungen (z.B. Sulfate, Carbonate, Oxide)
- *organische* Verbindungen (z.B. Orotate, Citrate, Glukonate)
- *proteingebundene* Substanzen (z.B. Chelate, Proteinhydrolysate, Aspartate)

Normalerweise besitzen die organischen und proteingebundenen Mineralstoffe und Spurenelemente die beste Bioverfügbarkeit (→ Anhang II).

Balance

In einem Nährstoffpräparat sollten die Nährstoffe in einem Gleichgewicht zueinander stehen, das dem physiologischen Bedürfnis des Körpers entspricht. So sollten beispielsweise Kalzium und Magnesium stets in einem Verhältnis von etwa 2–3:1 oder Zink und Kupfer in einem Verhältnis von mindestens 5–6:1 enthalten sein. Langfristig eingenommene, unbalancierte Präparate können ihrerseits zu Stoffwechsel-Ungleichgewichten oder Resorptionshemmungen anderer Nährstoffe führen. Als *orthomolekular* bezeichnete Produkte erfüllen in der Regel diese Voraussetzungen.

Form

Liegt der Nährstoff in einer gut resorbierbaren Form vor? Obwohl der Nährstoff-Gehalt in zwei verschiedenen Produkten ähnlich sein kann, können sich die verwendeten Verbindungen in ihrer Resorbierbarkeit (Bioverfügbarkeit) unterscheiden. So werden beispielsweise Vitamin-C-Präparate, in denen der Wirkstoff gleichmäßig und allmählich während mehrerer Stunden freigesetzt wird (sog. Retard-Wirkung), vom Körper viel besser ausgenützt als nicht retardierende Vitamin-C-Verbindungen (z.B. Brausetabletten).

Hilfsstoffe

Bei der Herstellung von *orthomolekularen* Nährstoff-Supplementen wird der Einsatz von *körperfremden* Hilfsstoffen wo immer möglich vermieden. Dies ist nicht nur für Allergiker von Bedeutung. Diese sollten sich – ihrer Empfindlichkeit entsprechend – stets davon überzeugen, daß ihr Nährstoffpräparat frei von entsprechenden Allergenen ist. Viele Nährstoff-Präparate enthalten einen unnötig hohen Hilfsstoffanteil, um dem Produkt Volumen und Aroma zu verleihen. So kann beispielsweise der Wirkstoffanteil einer Brausetablette, die 3–5 g wiegt, lediglich einige Milligramm betragen. Der restliche Anteil von über 95% besteht aus Zucker, Zuckeraustauschstoffen, Säuerungsmittel, Aromastoffen usw. Im übrigen sind Brausetabletten in der Regel wesentlich teurer als gleichdosierte Tabletten oder Kapseln.

Dosierung

Soll das auszuwählende Präparat hoch- oder niedrigdosiert sein?

Moderat dosierte orthomolekulare Multivitamin-Multimineral-Supplemente sind im allgemeinen ausreichend für die tägliche, langfristige *Nahrungsergänzung von gesunden Personen.* Da in solchen Kombinations-produkten aus Volumengründen meist Vitamin C, Kalzium und Magnesium zu knapp bemessen sind (die Kapseln oder Tabletten würden zu groß und könnten nicht mehr geschluckt werden), sollten diese Nährstoffe noch separat zugeführt werden.

Um bei einer *Krankheit,* in Zeiten *erhöhten* Bedarfes oder bei einem *bestehenden Stoffwechsel-Ungleichgewicht* – sei es ein Mangel oder eine Überbelastung – unterstützend eingreifen zu können, bedarf es einer gezielten höherdosierten Gabe eines einzelnen oder mehrerer Nährstoffe. Dabei kann die zusätzliche Verordnung eines Multivitamin-Mineral-Basispräparates dazu dienen, allfällige mögliche Wechselwirkungen einer hochdosierten Monotherapie zu balancieren. Die jeweils benötigten Dosierungen können den einzelnen Kapiteln im Buch entnommen werden. Für die Zufuhrempfehlungen in diesem Kapitel werden folgende Referenzen benützt:

- *Deutsche Gesellschaft für Ernährung* (DGE). Empfehlungen für die Nährstoffzufuhr. Umschau Verlag, Frankfurt/Main 1995.
- *National Research Council:* Recommended Dietary Allowances (RDA), Adequate Intakes (AI), 10. Aufl. Washington, National Academy Press 1989, 1998.
- *Pauling, L.:* How to Live Longer and Feel Better. WH Freeman, New York 1986.
- *Werbach, M.:* Nutritional Influences on Illness, Keats, New Canaan, CT, USA 1990.

Häufige Fragen über Nährstoffe

Sind Nährstoffpräparate schädlich? Können sie abhängig machen?

Bei orthomolekularen Nährstoffpräparaten handelt es sich um Produkte mit lebensnotwendigen, körperfreundlichen Wirkstoffen. Bei den üblichen Dosierungen sind kaum unerwünschte Nebenwirkungen zu erwarten. Auch in der orthomolekularen Medizin gilt jedoch der Satz von Paracelsus: *„Nichts ist Gift und alles ist Gift – nur die Dosis macht es aus!"* Erstes Ziel der orthomolekularen Medizin ist stets das Erhalten und Wiederherstellen des Stoffwechsel-*Gleichgewichtes*. Dies kann nur mit einer optimal angepaßten Dosierung, die nicht zu gering aber auch nicht zu hoch ist, erreicht werden. Die entsprechenden wissenschaftlichen Grundlagen stehen heute für die meisten essentiellen Nährstoffe zur Verfügung. Obwohl orthomolekulare Nährstoffe oft die Form von herkömmlichen Medikamenten haben (Kapseln, Tabletten usw.), sind sie vielmehr als „konzentrierte Nahrung" aufzufassen. Sie können selbst bei langfristiger Zufuhr nicht zu einer Abhängigkeit führen.

Kann man einen Nährstoffmangel mit der täglichen Nahrung ausgleichen?

Ein bestehender Nährstoffmangel kann in der Regel wegen der fehlenden Nährstoffdichte der Lebensmittel nicht mit der täglichen Nahrung alleine kompensiert werden. Zudem würden einseitige Ernährungsempfehlungen (z.B. eine Austern-Diät bei Zinkmangel) neue Nährstoff-Unausgeglichenheiten hervorrufen. Selbstverständlich sollten jedoch stets parallel zur Nährstoffergänzung etwaige Ernährungsfehler, die zum Mangel geführt haben könnten, korrigiert werden.

Heben sich die Wirkungen der verschiedenen Nährstoffe in einem Multivitamin-Präparat nicht wieder auf?

Sind zwei Nährstoffe Antagonisten (Gegenspieler), heißt dies noch lange nicht, daß sich deren Wirkung aufhebt. Dies ist nur bei den eher seltenen *chemischen Interaktionen* (z.B. zwischen Kalzium und Fluor) der Fall. Eine gleichzeitige Verabreichung solcher Nährstoffe führt zu einer chemischen Reaktion und zur Bildung einer neuen, nicht resorbierbaren Verbindung. Häufiger sind *physiologische Interaktionen* (z.B. zwischen Kalzium und Magnesium). Es ist wichtig, dem Körper solche Gegenspieler in einem entsprechenden, physiologischen Verhältnis anzubieten (sei es mittels Nahrung oder Supplementen), damit das jeweilige zelluläre und funktionelle Gleichgewicht, das ja in der orthomolekularen Medizin stets angestrebt wird, erhalten oder wiederhergestellt werden kann. Da physiologische Antagonisten oft die gleichen Darm-Transportsysteme bei der Resorption benutzen, muß bei einer gleichzeitigen, *hochdosierten* Zufuhr höchstens mit einer gewissen Einbuße bei der Bioverfügbarkeit gerechnet werden.

Wie lange dauert es bis ein Nährstoffmangel oder eine chronische Schwermetallbelastung behoben sind?

Die Korrektur eines bestehenden Stoffwechsel-Ungleichgewichtes dauert in der Regel einige Wochen bis Monate. Die Therapiedauer kann dabei sehr stark von den Begleitumständen (Resorptionsverhältnisse, Ursachen, Ernährungsgewohnheiten usw.) abhängen. Oft ist jedoch bereits nach kürzester Zeit eine wesentliche Besserung des Gesamtzustandes für Arzt und Patient erkennbar und spürbar. Dies bedeutet allerdings nicht zwingend, daß dann auch bereits die Mangelzustände oder Überbelastungen korrigiert sind.

Wann sollen die Nährstoffe am besten genommen werden?

Wir sind der Auffassung, daß es bei der langfristigen Zufuhr von *mehreren* Nährstoffen und/oder Multivitamin-Mineral-Präparaten im Hinblick auf eine *regelmäßige* Mitarbeit des Patienten (Compliance) wichtiger sein kann, die Einnahmezeit der Supplemente möglichst bequem in den Tagesablauf des Patienten einzubauen – auch wenn dies manchmal auf Kosten einiger Prozente Bioverfügbarkeit geschieht.

In Anhang II (→ Seite 447) finden Sie ausführliche Empfehlungen über die optimale Einnahmezeit und Einnahmeart der einzelnen Nährstoffe.

Literatur

Bendich, A.: Safety issues regarding the use of vitamin supplements. Ann. NY Acad. Sci. 669 (1992) 300.

Biesalski, H.K. et al. (Eds.): Vitamine. Georg Thieme Verlag, Stuttgart 1997.

Gassmann, B. et al.: Vitamin E: Stoffwechsel und Bedarf. Ernährungs-Umschau 42 (1995) 80.

Rilling, S.: Kompendium der Mineralstoffe und Spurenelemente. Karl F. Haug Verlag, Heidelberg 1993.

Vitamine

Vitamine werden aufgrund ihrer chemischen Eigenschaffen in fettlösliche sowie wasserlösliche Vitamine eingeteilt. Zu den fettlöslichen Vitaminen werden die Vitamine A, D, E und K gezählt. Zu den wasserlöslichen Vitaminen gehören Vitamin C sowie die B-Vitamine. Wir behandeln zunächst die fettlöslichen Vitamine.

Vitamin A, Beta-Carotin und Carotinoide

Einleitung

Es gibt mehrere natürliche Formen von Vitamin A. Das Vitamin A in tierischen Lebensmitteln nennt man *Retinol*. Retinol ist an Fett gebunden in Lebensmitteln wie Milch, Fleisch und Eier. Zum Beispiel kommt Retinol vorwiegend im Rahm der Milch vor, so daß Vitamin A verlorengeht, wenn die Milch teilentrahmt ist, und daher gibt es nur wenig Vitamin A in Magermilch. Während der Aufnahme im Körper wird das Retinol vom Fett abgespalten und in der Blutbahn an ein Transport-Protein gebunden, das Retinol-Bindungsprotein (RBP), welches in der Leber synthetisiert wird (→ Abb. 9).

Die pflanzlichen Vorstufen von Vitamin A nennt man *Carotinoide*, eine Gruppe von zusammengesetzten Molekülen, die der Körper zu Vitamin A umwandeln kann. Am häufigsten kommt *Beta-Carotin* in Lebensmitteln vor. Ein Beta-Carotin-Molekül enthält

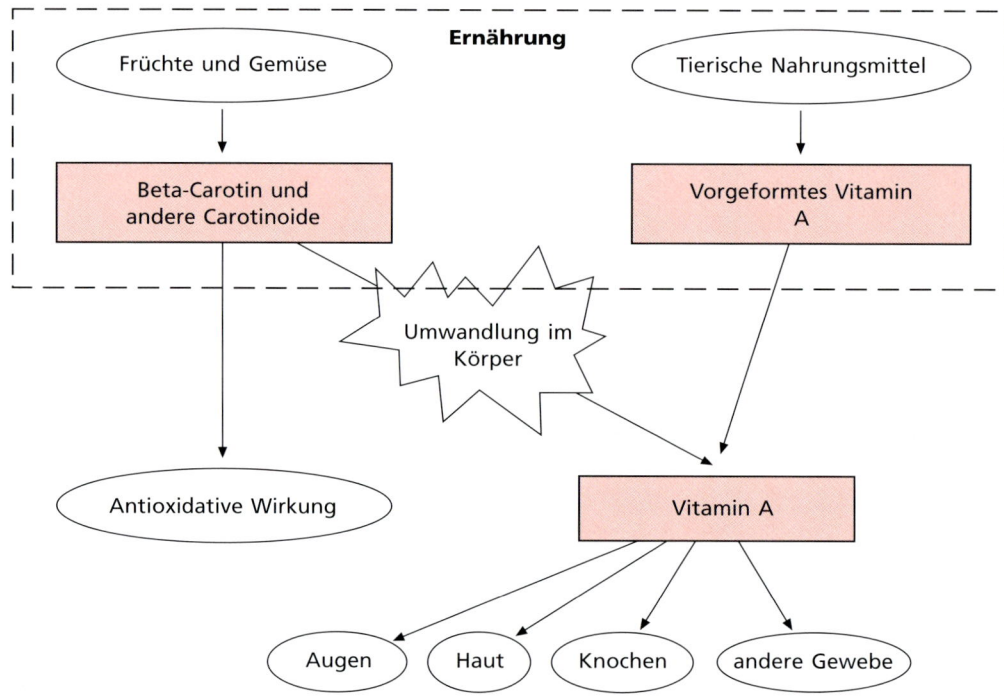

Abb. 9: Beta-Carotin und Vitamin A: Vorkommen in Nahrungsmitteln und Funktionen.

zwei miteinander verbunden Vitamin-A-Moleküle. Es kann direkt absorbiert werden und kommt entweder als Antioxidans zur Funktion oder es wird von Verdauungszellen zu Vitamin A umgewandelt und dann aufgenommen. Mit 15 mg Beta-Carotin – in einer mittelgroßen Karotte enthalten – kann man den normalen täglichen Bedarf an Vitamin A decken. Alpha- und Gamma-Carotin kommen in kleinen Mengen in Lebensmitteln vor und können auch zu Vitamin A umgewandelt werden, aber mit geringerem Erfolg als Beta-Carotin.

Es gibt verschiedene Möglichkeiten, die Menge an Vitamin A in Lebensmitteln und Supplementen anzugeben: als Internationale Einheiten (IE), als mg Retinol oder Carotin oder als Retinol-Vergleichswert (Retinol-Äquivalent = RE). **3.33 IE Vitamin A = 1 µg Vitamin A (Retinol) = 6 µg Beta-Carotin = 1 Retinol Äquivalent (RE).**

Funktionen

Blutkörperchen: Vitamin A spielt eine wichtige Rolle bei der Anregung von Eisen für den Aufbau von neuen roten Blutkörperchen.

Eiweiß-Stoffwechsel: Als eine wichtige Funktion von Vitamin A kann auch die Mitwirkung bei der Synthese von Protein (Eiweiß) und beim Fettstoffwechsel in der Leber hervorgehoben werden. Je mehr Protein wir zu uns nehmen, desto mehr Vitamin A brauchen wir, oder anders gesagt, eine proteinreiche Nahrung kann zu Vitamin-A-Mangel führen. Da bei Streß im Körper große Mengen von Protein verbraucht werden und somit der Proteinbedarf steigt, erhöht sich automatisch auch der Bedarf an Vitamin A. Folglich ist der Vitamin-A-Bedarf bei schweren Krankheiten, wie zum Beispiel bei rheumatischer Arthritis, AIDS, oder Krebs, erhöht.

Gesunde Haut und Schleimhaut: Vitamin A ermöglicht ein normales Zellwachstum der Haut und der Wände von Atem-, Verdauungs- und Harnwegen. Es spielt eine zentrale Rolle für die Gesundheit und Unversehrtheit dieses Gewebes, das wie eine schützende Barriere zwischen Körper und Außenwelt wirkt.

Gutes Sehen: Vitamin A spielt die zentrale Rolle bei der Umformung von Licht zu Nervenimpulsen im Auge, die unser Gehirn als Sicht wahrnimmt. Die Pigment-Moleküle der Netzhaut („Sehpurpur") enthalten viel Retinol. Wenn Licht ins Auge dringt, nimmt das Retinol-Molekül die Energie auf und verändert die Form, wodurch der Nervenimpuls ausgelöst wird, der zum Gehirn geleitet wird. Während dieses Prozesses wird das Retinol-Molekül aufgebrochen. Jeder Lichtstrahl, der das Auge trifft, verzehrt etwas von einem „Sehpurpur", das zu seiner Regeneration wieder Vitamin A benötigt. Bei einem geringen Mangel an Vitamin A kann man bei Tag normal sehen und nur bei Nacht schlechter. Wenn uns in der Nacht ein Auto entgegenkommt, werden wir geblendet und Vitamin A wird verbraucht. Die Sicht in der Nacht ist so stark von Vitamin A abhängig, daß der kleinste Mangel zu Sehschwierigkeiten führt. Bei größerem Vitamin-A-Mangel tritt ein rasches Ermüden der Augen ein und das Sehen bei Nacht wird so schlecht, daß man nicht mehr Auto fahren kann. Hellstes Licht und Dämmerlicht brauchen viel mehr Vitamin A als normales Tageslicht.

Immunsystem: Vitamin A erhöht die Widerstandsfähigkeit gegen Infektionen, indem es die Haut und Schleimhaut, die so einen wirkungsvollen Damm gegen Bakterien, Viren und Parasiten bilden kann, in gesundem Zustand hält. Beta-Carotin und Vitamin A erleichtern die Produktion von Antikörpern in den weißen Blutkörperchen und erhöhen so die Zahl und die Wirksamkeit der weißen Blutkörperchen gegen Infektionen. Schon ein leichter Vitamin-A-Mangel erhöht das Risiko für eine Infektion wie Durchfall oder Lungenentzündung um das 2–3fache.

Knochengerüst: Vitamin A ist am Aufbau von Knochen beteiligt und wird besonders während des Wachstums und beim Heilungsprozeß von Knochenbrüchen benötigt.

Nervensystem: Vitamin A erhält gesunde Nervenzellen im Gehirn, im Rückenmark und in den peripheren Nervenbahnen.

Vermehrung: Vitamin A brauchen wir für die Synthetisierung der Geschlechtshormone Testosteron und Östrogen. Ist der Vitamin-A-Haushalt optimal, wird die richtige Menge und Form der Spermien beim Mann erhalten. Bei Frauen wird Vitamin-A-Mangel mit Unfruchtbarkeit und Fehlgeburten in Zusammenhang gebracht.

Wachstum und Entwicklung: Vitamin A unterstützt und reguliert das Wachstum und die Entwicklung von Zellen und ist besonders wichtig beim Aufbau von Haut, Augen, Haar, Schleimhaut, Lymphgefäßen, Geschlechtszellen, Zähnen und Knochen. Kinder mit Vitamin-A-Mangel können sich nicht normal entwickeln oder angemessen wachsen.

Ursachen von Mangelzuständen

● *Streß, Entzündungen und Operationen* erhöhen den Vitamin-A-Bedarf.

● *Rauchen:* Das Zigarettenrauchen oder das ständige Einatmen von verschmutzter Luft erhöhen den Vitamin-A-Bedarf. Umweltgifte wie Cadmium beschleunigen den Zerfall von Vitamin A und erniedrigen damit die Vitamin-A-Zufuhr für den Körper.

● *Sonnenlicht:* Setzt man sich wiederholt und ausgedehnt hellem Sonnenlicht aus (Meer, Schnee), wird besonders bei hellhäutigen Personen Beta-Carotin und Retinol im Auge abgebaut, wodurch die Körperreserven abnehmen.

● *Leberaufnahmestörungen:* Oft entwickeln Menschen einen Vitamin-A-Mangel, die wegen Problemen mit der Leber, Bauchspeicheldrüse oder Gallenblase Fette nicht gut absorbieren können.

● *Zufuhrmangel:* Viele Menschen essen zu wenig Vitamin-A-reiche Kost. Ungefähr jeder fünfte Europäer nimmt nicht genug Vitamin A mit der Nahrung auf. Ein Mangel entwickelt sich schneller in heranwachsenden Säuglingen und Kindern, weil sie geringe körpereigene Speicher besitzen und einen erhöhten Bedarf wegen ihres Wachstums und ihrer Entwicklung haben.

● *Medikamente:* Die Einnahme von gewissen Medikamenten verschlechtert den Vitamin-A-Status: cholesterinsenkende Mittel und Abführmittel verringern die Aufnahme von Vitamin A; bestimmte Schlaftabletten lassen Vitamin-A-Reserven in der Leber schwinden (→ Anhang III, Seite 452).

● *Diabetiker* und Menschen mit *Schilddrüsenunterfunktion* besitzen herabgesetzte Fähigkeiten, Carotin aus pflanzlichen Nahrungsmitteln oder aus Supplementen zu Vitamin A umzuwandeln.

● *Hoher Alkoholkonsum:* Regelmäßiger, mäßiger oder hoher Konsum von Alkohol beeinträchtigt die Aufnahme, Lagerung und Umwandlung von Vitamin A.

● *Arbeiten am Computer, Fernsehen, Lesen* und *Schreiben auf weißem Papier* erhöhen den Vitamin-A-Bedarf.

Folgen von Mangelzuständen

Anzeichen für Vitamin-A-Mangel

► Augen: trockene, rote Augen, schlechtes Sehen bei Nacht, Verlust der Sehkraft

► Eisenmangel

► Erhöhte Infektionsanfälligkeit

► Erhöhtes Risiko für arteriosklerotische Herzerkrankung. In Studien mit Schlaganfall-Patienten hat sich gezeigt, daß sich Perso-nen mit höherer Vitamin-A-Zufuhr aus der Nahrung schneller und komplikationsloser erholen als solche mit niedrigerer Vitamin-A-Zufuhr.

► Erhöhtes Risiko für Kehlkopf-, Lungen-, Blasen-, Luftröhren-, Prostata-, Speiseröhren-, Magen- und Darmkrebs

► Erhöhtes Risiko für Nierensteine, zurückzuführen auf erhöhte Kalziumausscheidung

► Ermüdungserscheinungen

► Geringes Wachstum bei Kindern

► Herabgesetzte Vermehrungsfähigkeit und Fruchtbarkeit

► Trockene, rauhe, juckende Haut mit Ausschlägen

► Trockene, spröde Haare und Nägel

► Verringerter Geruchssinn, Tastsinn und Appetit

Vorkommen in der Nahrung

Vitamin-A-reiche Nahrungsmittel	Menge	IE
Rindsleber	100 g	30.000
Lebertran	10 g	9.000
Eier	ein mittleres	400
Cheddar-Käse	30 g	340
Butter	10 g	200
Vollmilch	1 dl	100

Nahrungsmittel reich an Beta-Carotin (oder anderen Carotinoiden)	Menge	IE (Vitamin A)
Süße Kartoffeln	1 große	10.000
Karotten	1 große	9.200
Honigmelonen	1/2	2.550
Spinat	100 g	2.250
Aprikosen	3	1.100
Pfirsiche	1 großer	660

Carotinoide findet man in Pflanzen. Sie verleihen vielen Früchten und Gemüsen ihre gelb-orangene Farbe. Viele Gemüse geben in gekochtem Zustand (oder als Püree oder Saft) mehr Carotin ab, da die Zellen aufgeschlossen sind.

Zufuhrempfehlungen

Empfohlene tägliche Vitamin-A-Zufuhr (IE)			
Prävention von Vitamin-A-Mangel		Therapeutischer Dosierungsbereich	
DGE (1995)	US RDA (1989)	Pauling (1986)	Werbach (1990)
Männer 3.300	3.300	20.000–40.000	10.000–35.000
Frauen * 2.600	2.600	20.000–40.000	10.000–35.000

* mit Ausnahme von schwangeren und stillenden Frauen. Frauen mit Kinderwunsch und Schwangere sollten ihre tägliche Gesamtzufuhr auf 8.000 IE pro Tag beschränken.

Die Empfehlungen für die *präventive Zufuhr von Beta-Carotin* liegen im Bereich von 2–6 mg pro Tag (DGE, US National Cancer Institute). Der *therapeutische Dosierungsbereich* liegt zwischen 15–45 mg pro Tag (→ Abb. 10).

Natürliche Carotinoid-Mischungen wie solche aus der Meeralge *Dunaliella salina* enthalten nebst Beta-Carotin auch andere hochwirksame Carotinoide wie Lycopin, alpha-Carotin, Zeaxanthin oder Lutein. Solche orthomolekularen Beta-Carotin-Präparate bieten deshalb im Unterschied zu synthetisierten Produkten wesentlich breitere Anwendungsmöglichkeiten und nur ihr Wirkstoffspektrum entspricht demjenigen, das wir auch in der täglichen Nahrung auffinden! Lycopin hat von allen Carotinoiden die größte antioxidative Kapazität gegenüber dem sogenannten Singulett-Sauerstoff. Lycopin ist ein markanter Schutzfaktor gegenüber Prostatakrebs sowie auch bezüglich der Entwicklung des Grauen Stars (Katarakt).

Anwendungsgebiete

Arteriosklerose: Beta-Carotin reduziert die Oxidation des LDL-Cholesterins (→ Seite 329) und schützt gegen Arteriosklerose, während Vitamin-A-Mangel mit erhöhter Arteriosklerose in Zusammenhang gebracht wird. Optimale Vitamin-A-Zufuhr kann das Risiko von Schlaganfall und Herzinfarkt herabsetzen.

Asthma: Vitamin A kann Symptome und Schwere von Asthma mindern.

Augenkrankheiten: Vitamin A kann Nachtblindheit, verschwommene Sicht und Entzündungsprobleme im Auge (Konjunktivitis) verbessern. Reichliche Zufuhr an Vitamin A und Beta-Carotin reduziert das Risiko, den grauen Star (Katarakt) zu entwickeln.

Haut- und Kopfhautpflege: Trockene Haut, Schuppen, vorzeitiges Altern und Schrumpfen der Haut, Ekzeme, Schuppenflechte, trockenes, brüchiges Haar, der Sommerschnupfen am Meeresstrand können durch rechtzeitige Einnahme von Vitamin A vermieden werden.

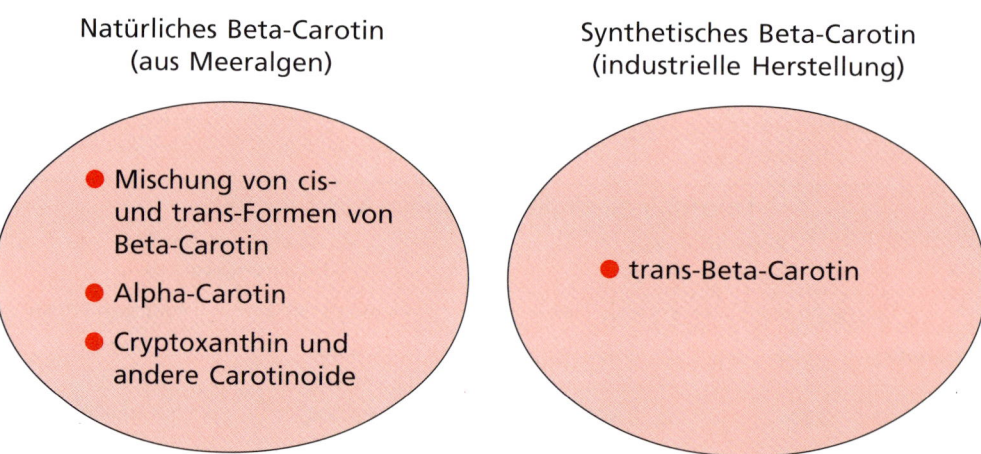

Natürliches Beta-Carotin (aus Meeralgen)

- Mischung von cis- und trans-Formen von Beta-Carotin
- Alpha-Carotin
- Cryptoxanthin und andere Carotinoide

Synthetisches Beta-Carotin (industrielle Herstellung)

- trans-Beta-Carotin

Abb. 10: Die Resorption und das Wirkungsspektrum von natürlichem Beta-Carotin sind besser und breiter.

Infektionskrankheiten: Entzündungen von Haut und Schleimhaut, Pilzinfektionen (bei Sportlern Fuß- und Vaginalpilz) und Akne; aber auch bei Masern, Grippe, Bindehautentzündung, Ohrenentzündung, Bronchitis, Blasenentzündung, infektiösem Durchfall. Die Dauer der Infektion wird verkürzt und der Verlauf erleichtert. Wenn Personen im Winter aus dem nebligen, sonnenarmen Unterland in die Höhe, in den Schnee, in das gleißende Sonnenlicht kommen, bekommen sie leicht Erkältungen oder Nebenhöhlenentzündungen (Sinuskrankheiten). Wenn sie aber zusätzlich Vitamin A einnehmen, bleiben diese Krankheiten meist aus.

Magengeschwür: Vitamin A kann ein Magengeschwür mildern, denn es ist wichtig für die Schleimhautproduktion im Magen. Die Schleimhaut ihrerseits schützt die Magenzellwände vor den sauren Magensäften.

Menstruationsbeschwerden: Starke Monatsblutungen, Empfindlichkeit der Brüste.

Schutz vor Umweltgiften, Strahlungen und krebserregenden Stoffen: Beta-Carotin und Vitamin A sind zwei der wichtigsten krebshemmenden Substanzen der Natur. Vitamin A hat krebsvermindernde Eigenschaften, besonders für die Haut und Schleimhaut. Bei einer reichlichen Zufuhr von Vitamin A besteht eine Schutzwirkung vor Lungen-, Blasen-, Prostata-, Kehlkopf-, Speiseröhren-, Magen- und Darmkrebs. Beta-Carotin ist wirksam als Antioxidationsmittel und bietet Schutz gegen viele Umweltgifte und Strahlungen. Bei gewissen Krebsarten haben hohe Dosen von Vitamin A (30–300mal die empfohlene tägliche Dosis) gezeigt, daß sie das Wachstum des Tumors verlangsamen und die Häufigkeit des Wiederauftretens bestimmter Formen von Hautkrebs senken. Vitamin A ist auch als zusätzliche Therapie bei Chemo- und Strahlentherapie nützlich.

Überdosierung

Der Körper absorbiert und speichert Vitamin A aus Lebensmitteln sogar, wenn alle Bedürfnisse gedeckt sind, so daß Vitamin A in toxischen Mengen in einem Körper vorhanden sein kann, der lange mit hohen Dosen versorgt wurde. Vergiftungen sind nur ein Problem, wenn höhere Dosen als > 50–100.000 IE über eine längere Zeit eingenommen werden. Die toxischen Wirkungen von Vitamin A können individuell sehr verschieden sein und durch Einnahme von Vitamin C aufgehoben werden, wenn eine hochdosierte Vitamin-A-Therapie nötig ist. Es ist auch zu erwähnen, daß es möglicherweise eine relative Vitamin-A-Resistenz gibt, und daß die Ansprechbarkeit auf Vitamin A bei einem Individuum im Laufe der Zeit stark schwanken kann.

Im Gegensatz dazu wird Beta-Carotin nur solange zu Vitamin A umgewandelt, bis die Bedürfnisse des Körpers gedeckt sind. Man gibt Personen mit bestimmten Hautkrankheiten routinemäßig Dosen von 120–180 mg Beta-Carotin pro Tag, ohne Problemen zu begegnen. Chronisch hohe Zufuhr (Mengen, die ungefähr einem Kilo Karotten pro Tag entsprechen) kann eine leicht gelbliche Verfärbung der Haut bewirken. Es ist aufgrund der enzymatischen Voraussetzungen nicht möglich, mit Beta-Carotin eine Hypervitaminose A hervorzurufen. Deshalb zieht man heute Beta-Carotin Vitamin A häufig vor, so daß der Körper seinen Bedürfnissen entsprechend die Umwandlung vornehmen und vom breiteren Wirkungsspektrum des Beta-Carotins profitieren kann.

Säuglinge und Kinder sind gegenüber toxischen Mengen von Vitamin A anfälliger als Erwachsene. Daher *sollten schwangere Frauen eine übermäßige Zufuhr von Vitamin A meiden*, die entweder von vitaminreichen

Lebensmitteln wie Leber oder von Supplementen kommen könnte. (Dies bedeutet, daß Schwangere keine frische Leber essen sollten; 100 g Leber enthält bereits ca. 50.000–100.000 IE.) Hohe Dosen von Vitamin A während der Schwangerschaft können Geburtsfehler verursachen, auch wenn sie nur über eine Woche eingenommen werden. Die gesamte tägliche Zufuhr sollte während der Schwangerschaft 8.000 IE nicht übersteigen. Es gibt keine Anzeichen dafür, daß Beta-Carotin, in was für Dosen auch immer, Geburtsfehler auslösen könnte.

Anzeichen für toxische Reaktionen auf Vitamin A

▶ Erhöhter Kalziumgehalt des Blutes (Hyperkalzämie)

▶ Haarausfall

▶ Kopfschmerzen und verschleierte Sicht

▶ Schmerzende Knochen und geschwollene Gelenke

▶ Schwindel, Erbrechen und Durchfall

▶ Trockene Haut und Lippen

▶ Vergrößerung von Leber und Milz

▶ Verringerte Schilddrüsentätigkeit

Literatur

Bates, C.J.: Vitamin A. Lancet 345 (1995) 31.

Bendich, A.: Carotenoids and the immune response. J. Nutr. 119 (1989) 112.

Bulant, E. et al.: Resorption und Transport von Beta-Carotin nach mehrwöchiger oraler Administration. Ernähr./Nutr. 21 (1997) 68.

Canfield, L.M. et al.: Carotenoids and human health. Ann. NY Acad. Sci. 691 (1994) 1-300.

Chytil, F.: Safety aspects of vitamin A administration. Eur. J. Clin. Nutr. 50 (1996) 21.

De Luca, L.M. et al: Vitamin A in epithelial differentiation and skin carcinogenesis. Nutr. Rev. 52 (1994) 45.

Erdman, J.W. et al.: Beta-carotene and the carotenoids: beyond the intervention trials. Nutr. Rev. 54 (1996) 185.

Garewal, H.S., Schantz S.: Emerging role of beta-carotene and antioxidant nutrients in prevention of oral cancer. Arch. Otolaryngol. Head Neck Surg. 121 (1995) 141.

Greenberg, E.R. et al.: Mortality associated with low plasma concentration of beta-carotene and the effect of oral supplementation. JAMA 275 (1996) 699.

Maden, M.: Vitamin A in embryonic development. Nutr. Rev. 52 (1994) 3.

Menkes, M.S. et al.: Serum beta-carotene, vitamins A and E, selenium and the risk of lung cancer. N. Engl. J. Med. 315 (1986) 1250.

Ross, A.C., Stephenson, C.B.: Vitamin A and retinoids in antiviral responses. FASEB J. 10 (1996) 979.

Rothman, K.J.: Teratogenicity of high vitamin A intake. N. Engl. J. Med. 333 (1995) 1369.

Saurat, J.H.: Retinoids and ageing. Horm. Res. 43 (1995) 89.

Semba, R.D. et al.: Maternal vitamin A deficiency and mother-to-child transmission of HIV-1. Lancet 343 (1994) 1593.

Sommer, A.: Vitamin A: its effect on childhood sight and life. Nutr. Rev. 52 (1994) 60.

Stahl, W., Sies, H.: Lycopene: a biologically important carotenoid for humans? Arch. Biochem. Biophys. 336 (1996) 1.

Vieira, A.V. et al.: Retinoids: transport, metabolism and mechanisms of action. J. Endocrinol. 146 (1995) 201.

Vitamin D

Einleitung

Vitamin D ist das einzige Vitamin, bei dem die biologisch aktive Form ein Hormon ist. Der Name Vitamin D bezeichnet eine Gruppe von verwandten Verbindungen. *Vitamin D3*, auch Cholecalciferol genannt, ist die Vitamin-D-Form, die unsere Haut aus Cholesterin synthetisiert, wenn sie der Sonne ausgesetzt wird. Bei den meisten jungen Menschen genügt die Besonnung von Händen, Gesicht und Armen während 10–15 Minuten an mehreren Tagen der Woche für die Synthese einer ausreichenden Menge an Vitamin D. Vitamin D3 ist das einzige, im menschli-chen Körper „heimische" Vitamin D, das in Eigelb, Leber, Sesamöl, in Fisch und Fischleberöl zusammen mit Vitamin A vorkommt. Nach der Aufnahme aus Lebensmitteln oder der Synthese in der Haut, wird Vitamin D in eine Speicherform in der Leber umgewandelt. Im Bedarfsfall kann es dann in der Niere in seine aktive Form verwandelt werden. Die gute Funktion von Leber und Niere sind also eine Voraussetzung für einen optimalen Vitamin-D-Status. **(1μg Vitamin D3 = 40 IE Vitamin D3).**

Eine weitere Form ist das *Vitamin D2*, auch Ergocalciferol genannt, das synthetisiert wird, wenn bestimmte Pilze dem ultravioletten Licht ausgesetzt werden. Seine Herstellung ist billig und einfach, deshalb ist es

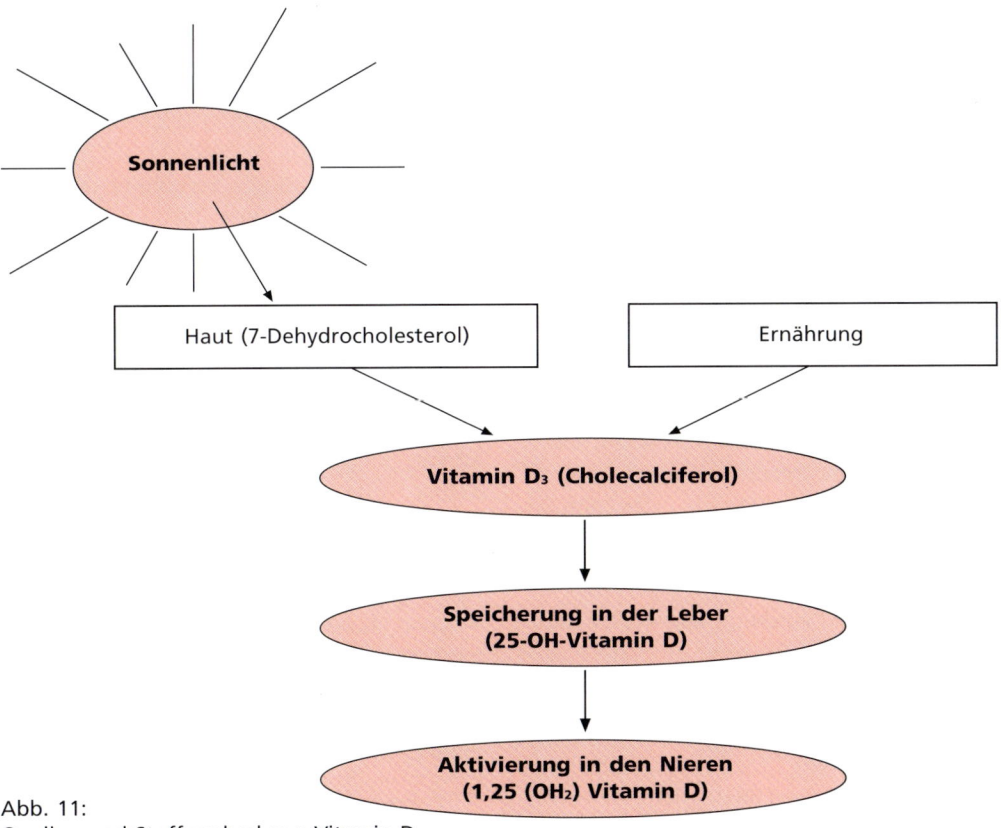

Abb. 11:
Quellen und Stoffwechsel von Vitamin D.

Bestandteil vieler Zusatzstoffe und wird bei der Anreicherung von Lebensmitteln mit Vitaminen und Mineralien eingesetzt. Auf Grund von älteren Studien aus den 30er Jahren wird allgemein angenommen, dass Vitamin D_2 und Vitamin D_3 gleich einflussreich und wirksam sind. Mehrere neuere Studien haben aber gezeigt, dass diese Annahme für den Menschen nicht richtig ist. Vitamin D_3 ist signifikant besser bioverfügbar und wirksam: es führt zu fast doppelt so hohen Serumspiegeln von 25(OH) Vitamin D. Als Supplement kommt also nur Vitamin D_3 in Frage, und Lebensmittel, die mit Vitamin D_2 angereichert wurden, sind nicht orthomolekular und sollten gemieden werden ($\rightarrow$ Abb. 11).

Funktionen

Gesunde Knochen und Zähne: Vitamin D ist unerläßlich für den normalen Knochenaufbau in der Kindheit und die Erhaltung der Knochendichte und -stärke im Erwachsenenalter. Vitamin D fördert die Aufnahme von Kalzium aus der Nahrung und erhöht die Kalziumspeicher im Körper. Es vermehrt auch die Ablagerung von Mineralien in den Knochen. Der wichtige Einfluß von Vitamin D auf die Bildung der Zähne und die Mineraleinlagerung in den Zähnen funktioniert in analoger Weise. Ein Mangelzustand äußert sich in dünnem, unregelmäßigem, schlecht ausgebildetem Zahnschmelz, der anfällig gegen Karies ist.

Immunsystem: Vitamin D unterstützt die Aktivierung und Reaktion der weißen Blutkörperchen bei Infektionen.

Zellenwachstum und Entwicklung: Vitamin D hat eine wichtige Kontroll- und Regelfunktion bei der Entwicklung von Zellen in den verschiedensten Geweben, wozu auch die weißen Blutkörperchen und die Epithelzellen im Deckgewebe gehören. Vitamin D verhindert unkontrolliertes Wachstum von abnormalen, schlecht entwickelten Zellen und ermöglicht die Entwicklung von gesunden, funktionstüchtigen, reifen Zellen.

Vorkommen in der Nahrung

Vitamin D-reiche Nahrungsmittel	Menge	µg
Lachs	100 g	16.0
Thunfisch	100 g	5.0
Hühnerei	1 mittleres	1.0
Kalbsleber	100 g	1.0
Hartkäse	30 g	0.33
Butter	10 g	0.1

Ursachen von Mangelzuständen

● *Vegetarier:* Da Vitamin D nur in tierischen Lebensmitteln vorkommt, können strikte Vegetarier einen Vitamin-D-Mangel entwickeln, wenn sie sich nicht genügend lange dem Sonnenlicht aussetzen.

● *Hohes Alter:* Ältere Menschen, die ans Haus oder an ein Altersheim gebunden und ungenügend mit Nährstoffen und Sonnenlicht versorgt sind, sind einem erhöhten Risiko für einen Vitamin-D-Mangel ausgesetzt. Selbst wenn sie genügend Sonnenlicht bekommen, ist im Alter die Synthese von Vitamin D in der Haut weniger wirkungsvoll, so daß im Vergleich zu jüngeren Menschen weniger als ein Drittel des D-Vitamins durch Sonneneinwirkung hergestellt wird. Außerdem verlieren die Nieren von älteren Menschen ihre Fähigkeit, das eingelagerte Vitamin D in seine aktive Form zu verwandeln.

● *Jahreszeiten und Breitengrad:* Da die Sonnenintensität und die Dauer der Sonneneinstrahlung in den nördlicheren Breiten reduziert ist, besteht für die Bewohner dieser Zonen besonders im Winter eine große Gefahr für die Entwicklung eines Vitamin-D-Mangels, wenn die Aufnahme aus der Nahrung unzureichend ist. Sonnenschutzmittel mit dem Schutzfaktor (SF) > 8 verhindern die Synthese von Vitamin D in der Haut vollständig. Für Menschen, die immer ein Sonnenschutzmittel verwenden, besteht das Risiko eines Vitamin-D-Mangels, wenn sie außerdem wenig von diesem Vitamin über die Nahrung zu sich nehmen.

● *Verdauungsstörungen*: Chronische Leber- und Gallenblasen-Erkrankungen sowie andere Störungen des Verdauungstraktes, bei denen Fett schlecht absorbiert wird, reduzieren die Aufnahme von Vitamin D. Chronische Leberstörungen behindern auch die Speicherung von Vitamin D.

● *Nierenleiden:* Da bei Menschen mit Nierenproblemen die Umwandlung von Vitamin D in seine aktive Form vermindert ist, weist diese Gruppe einen stark verschlechterten Vitamin-D-Status auf.

Folgen von Mangelzuständen

Anzeichen eines Vitamin-D-Mangels

Kinder und Jugendliche

▶ Verzögertes Wachstum und gestörte Entwicklung (das Kind beginnt spät zu kriechen und zu laufen).
Verminderte Entwicklung von Knochen und Muskulatur.

▶ Reizbarkeit und Ruhelosigkeit.

▶ Gestörtes Immunsystem mit wiederholten Infektionen.

▶ Rachitis: Weiche Knochenmasse, Deformation der Wirbelsäule, krumme Beine, O-Beine, vergrößerte Gelenke zwischen Rippen und Rippenbogen. Schwellungen an den Knochenenden in den Extremitäten in Verbindung mit Gelenkschmerzen (besonders in den Knien).

▶ Verspäteter Ausfall des Milchgebisses, schlechte Entwicklung des Zahnschmelzes mit Neigung zu Zahnschäden.

Erwachsene

▶ Verlust von Mineralien im Knochen (Wirbelsäule, Becken und Extremitäten), was zu Knochenschmerzen, Deformierungen, Schwäche und Brüchen führt.

▶ Verlust des Gehörs und Ohrensausen.

▶ Gestörtes Immunsystem mit wiederholten Infektionen.

▶ Muskelschwäche, besonders an Hüfte und Becken (Schwierigkeiten beim Aufstehen und Treppensteigen, unsteter Gang).

▶ Erhöhtes Risiko für Dickdarm- und Brustkrebs. Die Gefahr von erhöhtem Blutdruck kann zunehmen.

Anwendungsgebiete

Knochenprobleme: Rachitis bei Kindern kann mit Vitamin D erfolgreich therapiert werden. In Verbindung mit Kalzium vermag das Vitamin den Knochenverlust bei Osteoporose zu verlangsamen oder sogar zu stoppen, besonders bei Frauen nach der Menopause. Zusammmen mit Kalzium kann es auch den Schwund des Kieferknochens verzögern und so die stützende Basis für Zähne und Zahnfleisch erhalten.

Krebsprävention: Reichliche Aufnahme von Vitamin D reduziert das Risiko von Darm- und Brustkrebs.

Psoriasis: Durch seine Fähigkeit zur Regulierung und Entwicklung von Hautzellen kann Vitamin D das abnormale Wachstum von Hautzellen bei Psoriasis (Schuppenflechte) verlangsamen und die Intensität der Krankheit beeinflussen.

Stärkung des Immunsystems: Vitamin D kann die weißen Blutkörperchen zum Kampf gegen Infektionen bewegen, z.B. verstärkt Vitamin D die Fähigkeit der weißen Blutkörperchen, Tuberkulose-Bakterien zu zerstören.

Verlust des Gehörs: Ein Vitamin-D-Mangel kann Ohrensausen und den Verlust des Gehörs verursachen. Eine Therapie mit Vitamin D und Kalzium kann Abhilfe schaffen.

Überdosierung

Vitamin D kann auf vielfältige Weise toxisch wirken. Die Einnahme von > 100 µg (4.000 IE) Vitamin D pro Tag kann bei Kindern zu hohem Kalziumspiegel im Blut (Hyperkalzämie) führen. Regelmäßige Einnahme von > 1.000 µg Vitamin D pro Tag kann bei Erwachsenen toxische Reaktionen (Verkalkung der Nieren) verursachen. In England wurden während der vierziger und fünfziger Jahre viele Fälle von Hyperkalzämie festgestellt, als Milch und Säuglingsnahrung mit Vitamin D_2 übermässig angereichert wurde.

Zufuhrempfehlungen

Empfohlene tägliche Vitamin-D_3-Zufuhr (µg)			
Prävention von Vitamin-D-Mangel		Therapeutischer Dosierungsbereich	
DGE (1995)	US AI (1998)	Pauling (1986)	Werbach (1990)
Männer 5	5–15	20	10–40
Frauen * 5	5–15	20	10–40

* mit Ausnahme von schwangeren und stillenden Frauen (→ Seite 245, 249).

Literatur

Bikle, D.D.: A bright future for the sunshine hormone. Sci. Amer. Sci. Med. March (1995) 58.

Bouillon, R. et al.: Structure-function relationships in the vitamin D endocrine system. Endocrin Rev. 16 (1995) 200.

Casteels, K. et al.: Immunomodulatory effects of 1,25-dihydroxyvitamin D_3. Curr. Opin. Nephrol. Hypertens. 4 (1995) 313-18.

Dawson-Hughes, B. et al.: Effect of vitamin D supplementation on wintertime and overall bone loss in healthy postmenopausal women. Ann. Int. Med. 115 (1991) 505.

Dawson-Hughes, B. et al.: Plasma calcidiol, season and serum parathyroid hormone concentrations in healthy elderly men and women. Am. J. Clin. Nutr. 65 (1997) 67.

Fraser, D.R.: Vitamin D. Lancet 345 (1995) 104.

Garland, C. et al.: Dietary vitamin D and calcium and risk of colorectal cancer: A 19-year prospective study in men. Lancet 1 (1985) 307.

Reid, I.R.: Therapy of osteoporosis: calcium, vitamin D, and exercise. Am. J. Med. Sci. 312 (1996) 278.

Sowers, M.R. et al.: The association of intakes of vitamin D and calcium with blood pressure among women. Am. J. Clin. Nutr. 42 (1985) 135.

Villareal, D.T., Civitelli, R., Chines, A. et al.: Subclinical vitamin D deficiency in postmenopausal women with low vertebral bone mass. J. Clin. Endocrinol. Metab. 72 (1991) 628.

Vitamin E

Einleitung

Vitamin E ist der Name für eine Gruppe von verwandten Molekül-Verbindungen, die alle eine unterschiedlich große Vitamin-E-Aktivität besitzen. Die aktivste Verbindung, die auch am häufigsten vorkommt, ist Alpha-Tocopherol, aber es gibt auch bemerkenswerte Mengen an Beta-, Gamma- und Delta-Tocopherol in unserer Nahrung. Die Unterschiede in der relativen Aktivität der verschiedenen Tocopherol-Formen sind beträchtlich. Dies ist wichtig, wenn man den Vitamin-E-Gehalt in Lebensmitteln messen will. Obwohl Sojaöl einen höheren Tocopherol-Gehalt hat als Sonnenblumenöl, ist die Vitamin-E-Aktivität von Sonnenblumenöl höher, weil das Vitamin E in Sojaöl in Form von Gamma-Tocopherol vorliegt, während es in Sonnenblumenöl hauptsächlich aus Alpha-Tocopherol besteht, welches eine 10mal größere Potenz hat. Außerdem ist die Aktivität der natürlichen Form von Vitamin E (d-alpha-Tocopherol) mindestens 50% höher als die von synthetischem Vitamin E (dl-alpha-Tocopherol).

Vitamin-E-Form	Relative biologische Aktivität
Alpha-Tocopherol	100
Beta-Tocopherol	50
Gamma-Tocopherol	10–30
Delta-Tocopherol	1

Funktionen

Antioxidationsmittel: Vitamin E ist das wichtigste fettlösliche Antioxidans. Es schützt die fettähnlichen Strukturen der Zellmembran vor dem Einfluß von freien Radikalen (→ Seite 170). Vitamin E schützt oxidationsempfindliche Stoffe und Strukturen im Körper, wie mehrfach ungesättigte Fettsäuren, Hormone der Hirnanhangdrüse (Hypophyse), der Nebennieren und der Geschlechtsdrüsen (Gonaden), sowie verschiedene Nährstoffe (z.B. Vitamin A und einzelne B-Vitamine). Die antioxidative Wirkung von Vitamin E kommt auch in einer allgemeinen Verringerung des Sauerstoffbedarfs im Gewebe zum Ausdruck.

Antithrombosemittel: Vitamin E verlangsamt die Wirkung des Blutgerinnungproteins und verringert die Tendenz der Blutplättchen, in den Adern zu verklumpen (Hemmung der Thrombozyten-Aggregation). Obwohl Vitamin E ein natürlicher „Blutverdünner" ist, erhöht es das Blutungsrisiko bei gesunden Menschen nicht.

Ursachen von Mangelzuständen

● *Unzureichende Zufuhr durch Nahrung*: Viele Menschen nehmen nicht genügend Vitamin E mit der Nahrung zu sich. Vitamin E wird in vielen Lebensmitteln durch die modernen Herstellungsverfahren zerstört. Zum Beispiel geht fast das gesamte Vitamin E verloren, wenn Vollkorn zu Weißmehl verarbeitet wird. Ein weiterer Grund für den Mangel an Vitamin E in der modernen Kost ist der Anstieg an mehrfach ungesättigten Fettsäuren in der Nahrung vieler Menschen. Der Bedarf des Körpers an Vitamin E nimmt aber mit der Menge an mehrfach ungesättigten Fettsäuren noch weiter zu.

● *Steigende Oxidationseinflüsse aus der Umwelt*: Der Bedarf an Vitamin E ist durch Luft- und Wasserverschmutzung, durch Pestizide und chemische Zusätze in Lebensmitteln, durch Strahlungen und viele andere umweltbedingte Streßfaktoren unseres modernen Lebens deutlich gestiegen.

● *Verschlechterte Versorgung mit Vitamin C und/oder mit Selen*: Vitamin C und Glutathion (eine Molekülverbindung auf Selenbasis → Seite 203) können oxidiertes Vitamin E regenerieren und für die Wiederverwendung in der Zelle zur Verfügung stellen. Deshalb erhöht ein Mangel an Vitamin C oder Selen den Bedarf an Vitamin E erheblich und erhöht das Risiko für einen Vitamin-E-Mangel.

● *Störungen in der Fettaufnahme*: Menschen, die Fett schlecht absorbieren, weil Leber, Bauchspeicheldrüse oder Galle mangelhaft arbeiten, können Vitamin E nicht aufnehmen.

● *Reduzierte Fettresorption bei Neugeborenen*: Für Neugeborene ist das Risiko eines Vitamin-E-Mangels hoch, weil sie Fett schlecht absorbieren und zur Zeit der Geburt nur geringe Speicher an Vitamin E besitzen.

● *Erhöhter oxidativer Streß:* Dieser besteht auch bei Leistungssportlern sowie beim Rauchen und übermäßigem Alkoholgenuß.

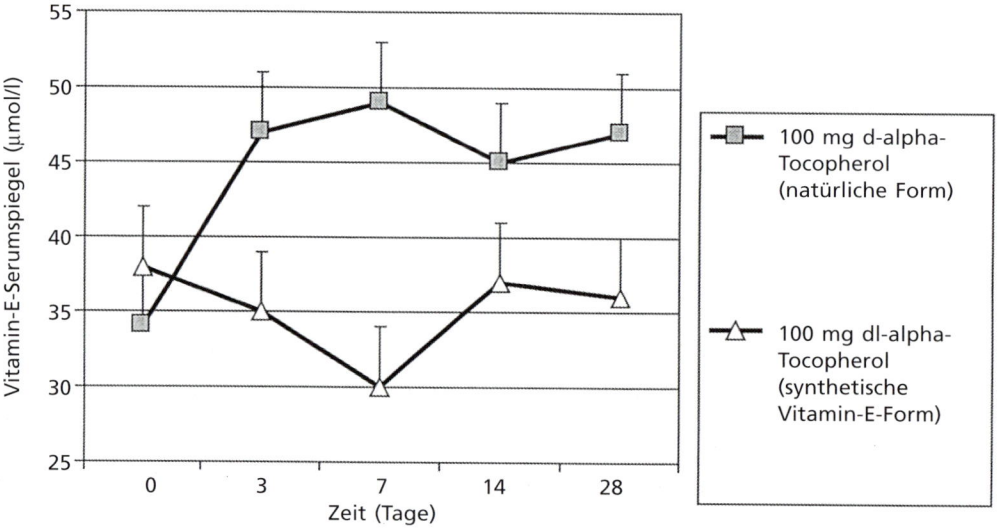

Abb. 12: Natürliches Vitamin E besitzt verglichen mit synthetischem Vitamin E eine höhere Bioverfügbarkeit. Änderungen der Vitamin-E-Serumkonzentrationen nach der täglichen oralen Applikation von jeweils 100 mg d-alpha-Tocopherol (die natürliche Vitamin-E-Form) und dl-alpha-Tocopherol (die synthetische Form). Die Serum-Vitamin-E-Spiegel steigen während der Gabe von d-alpha-Tocopherol um einen Faktor 1,6 an, während dem er sich mit dl-alpha-Tocopherol nicht signifikant änderte. Aus: Kiyose C et al. Am J Clin Nutr 65 (1997) 785.

Folgen von Mangelzuständen

Gewebe	Auswirkungen eines Vitamin-E-Mangels
▶ Fortpflanzungsorgane	Schrumpfung und Schwächung der Geschlechtsorgane, erhöhte Unfruchtbarkeit
▶ Herz	Zerfall von Herzmuskelzellen
▶ Muskeln	Schrumpfung und Schwächung der Muskeln
▶ Nervensystem	Entartung der Neuronen im Rückenmark und in den Nervensträngen
▶ Rote Blutkörperchen	Verringerte Zellwandstärke führt zur Zerstörung der Zellen und zu Blutarmut (Anämie)

▶ Erhöhte Anfälligkeit für Krebs, Infektionen, Arteriosklerose (Schlaganfall und Herzinfarkt), Rheuma, frühzeitige Alterung, Nervenerkrankungen und Katarakte

Zufuhrempfehlungen

Empfohlene tägliche Vitamin E(d-alpha-Tocopherol)-Zufuhr (mg)			
Prävention von Vitamin-E-Mangel		Therapeutischer Dosierungsbereich	
DGE (1995)	US RDA (1989)	Pauling (1986)	Werbach (1990)
Männer 12	10	800	100–1.000
Frauen * 12	8	800	100–1.000

* mit Ausnahme von schwangeren und stillenden Frauen (→ Seite 245, 249). Bei hohem Verzehr von ungesättigten Fettsäuren sollte die Zufuhr höher sein.

Vorkommen in der Nahrung

Vitamin-E-reiche Lebensmittel	Menge	mg
Sonnenblumensamen	100 g	21
Weizenkeime	100 g	12
süße Kartoffeln	1 mittlere	7
Distelöl	10 g	3,5
Garnele	100 g	3,5
Lachs	100 g	2
Hühnerei	1 mittleres	0,4

Anwendungsgebiete

Anämie (Blutarmut): Vitamin E stabilisiert die Zellwände der roten Blutkörperchen und unterstützt so ihre Funktion und Lebensdauer.

Hautpflege: Wendet man Vitamin E bei Schürfungen und Verbrennungen lokal an, wird die Vernarbung verringert und der Heilungsprozeß beschleunigt. Auch die sogenannten Schwangerschaftsstreifen (Striae distensae), die sich durch die Ausdehnung der Bauchdecke bei einer Schwangerschaft bilden, können durch die Einnahme und lokale Anwendung von Vitamin E weitgehend vermieden werden.

Herz-Kreislauf-Erkrankungen: Bei arteriellen Verschlußkrankheiten wie Koronarsklerose (Angina pectoris und Herzinfarkt), Zerebralsklerose, Claudicato intermittens (Schmerzen in der Wade beim Gehen, die durch Arteriosklerose der Beinarterien verursacht werden, die sogenannte „Schaufenster-Krankheit"), und Thrombose hat Vitamin E eine ausgeprägte antithrombotische und thrombolytische Wirkung (vermindert die Verklumpung der Blutplättchen). Es reduziert die Oxidation von Cholesterin und verringert dadurch gleichzeitig die Tendenz zur Cholesterin-Ablagerung in den Arterien. Vitamin E kann die Menge des schützenden Lipoproteins HDL im Blut erhöhen.

Immunsystem: Vitamin E kann die Resistenz gegen Bakterien erhöhen. Es regt die Produktion von Antikörpern durch die weißen Blutkörperchen an und unterstützt ihre Fähigkeit, Bakterien zu zerstören.

Katarakt (Grauer Star): Ausreichende Aufnahme von Vitamin E kann durch Oxidation entstandene Trübungen in den Augenlinsen verringern und das Katarakt-Risiko senken.

Neurologische Störungen: Der Verlust von Hirnzellen bei der Parkinsonschen Krankheit kann durch Oxidationsschäden an den Nerven verursacht werden. Da Vitamin E antioxidative Wirkung hat, kann es den Krankheitsverlauf verlangsamen.

Prämenstruelle Beschwerden: Vitamin E reduziert nervöse Spannungen, Schwellung und Empfindlichkeit der Brüste, Abgespanntheit, Heißhungerattacken, Depressionen und Schlaflosigkeit, die mit den Monatsblutungen in Zusammenhang stehen.

Rheuma: Da Vitamin E Entzündungen und Versteifungen der Gelenke verringert, ist es ein geeignetes Heilmittel gegen Rheuma und Arthritis. Es setzt die Abhängigkeit von nicht-steroidalen Antirheumatika herab. In Vergleichsstudien konnte eine gleichstarke entzündungshemmende Wirkung von Vitamin E beobachtet werden, wie sie bisher von den traditionellen Antirheumatika (Diclofenac) bekannt gewesen ist.

Störungen bei Frühgeburten: Frühgeborene leiden nachgewiesenermaßen an einem Vitamin-E-Mangel, der bei künstlicher Ernährung noch größer wird, denn viele Sorten von Babynahrung enthalten einen hohen Anteil an ungesättigten Fettsäuren, die den Vitamin-E-Bedarf erhöhen. Muttermilch enthält 10mal soviel Vitamin E wie Kuhmilch. Hämolytische Anämie (Blutarmut wegen Zerstörung der roten Blutkörperchen), retrolentale Fibroplasie (krankhaft vermehrte Bildung von faserigem Bindegewebe im Auge) und bronchopulmonale Dysplasie (Lungenveränderungen, die oft tödliche Folgen haben) von Frühgeborenen haben oft ihre Ursache in einem Vitamin-E-Mangel.

Schutz vor Krebs: Ausreichende Zufuhr von Vitamin E verringert das Risiko von Brust- und Lungenkrebs.

Schutz vor schädlichen Oxidationen bei Leistungssport: Eine reichliche Zufuhr von Vitamin E schützt vor oxidativem Streß bei intensiver sportlicher Betätigung.

Schutz vor Umweltgiften: Vitamin E vermag unsere Lungen gegen Giftstoffe aus der Luft wie z.B. Ozon zu schützen. Vitamin E sollte zudem zum Zellschutz bei Strahlungsbelastungen und bei toxischen Einflüssen, wie z.B. bei Schwermetallbelastungen, eingesetzt werden. Außerdem kann Vitamin E das Gewebe vor unerwünschten Nebenwirkungen bei der Einnahme von gewissen weitverbreiteten Medikamenten wie z.B. Paracetamol (in Schmerz- und Fiebermitteln) abschirmen.

Schutz vor vorzeitigem Altern: Vitamin E kann Zellen schützen und Schäden durch ständigen Oxidationsstreß verringern. Es ist besonders wirksam in der Vorbeugung gegen allgemeine, vorzeitige Alterserscheinungen, die nachgewiesenermaßen teilweise auf schädliche Umwelteinflüsse (z.B. Auto- und Industrieabgase, chlorhaltiges Wasser, Lebensmittelzusatzstoffe, Zigarettenrauch) zurückzuführen sind.

Überdosierung

Bei einer täglichen Dosis von 400–800 mg Vitamin E gibt es für gesunde Menschen keine Anzeichen von toxischen Reaktionen. Sogar Mengen von bis zu 1.600 mg pro Tag sind über einen längeren Zeitraum eingenommen worden, ohne daß Schäden bemerkt worden wären. Menschen, die blutverdünnende Medikamente einnehmen, sollten jedoch mit sehr hohen Dosen vorsichtig sein. Da Vitamin E das Blut auf natürliche Weise verdünnt, könnten Personen, die diese Medikamente benutzen, eine erhöhte Neigung zu Blutungen zeigen. Diabetes-Patienten sollten achtsam sein, wenn sie beginnen, hohe Dosen von Vitamin E zu sich zu nehmen, weil das Vitamin den Bedarf an Insulin herabsetzen und niedrigen Blutzucker bei derselben Menge an Insulin produzieren könnte. Hier empfiehlt sich eine allmähliche

Steigerung der Dosierung nach anfänglicher sorgfältiger Zufuhr von 100 mg pro Tag.

Literatur

Gassmann, B. et al.: Vitamin-E-Stoffwechsel und Bedarf. Ernähr.-Umschau 42 (1995) 80.

Jha, P. et al.: The antioxidant vitamins and cardiovascular disease: a critical review of the epidemiologic and clinical trial data. Ann. Intern. Med. 123 (1995) 860.

Kamal-Eldin, A., Appelqvist, L.A.: The chemistry and antioxidant properties of tocopherols and tocotrienols. Lipids 31 (1996) 671.

Kohlarz, G. et al.: Hochdosiertes Vitamin E bei chronischer Polyarthritis. Aktuelle Rheumatologie 15 (1990) 233.

London, R.S.: Efficacy of alpha-tocopherol in the treatment of the premenstrual syndrome. J. Reprod. Med. 32 (1987) 400.

Meydani, M.: Vitamin E. Lancet 345 (1995) 170.

Meydani, S.N. et al.: Vitamin E supplementation enhances cell-mediated immunity in healthy elderly subjects. Am. J. Clin. Nutr. 52 (1990) 557.

Packer, L.: Vitamin E is nature's master antioxidant. Sci. Med. 1 (1994) 54.

Sokol, R.J.: Vitamin E deficiency and neurological disorders. In: *Packer, L., Fuchs, J.* (Eds.): Vitamin E in Health and Disease. Marcel Dekker, New York 1993.

Rapola, J.M. et al.: Effect of vitamin E and beta carotene on the incidence of angina pectoris. A randomized, double-blind, controlled trial. JAMA 275 (1996) 693.

Stampfer, M. et al.: Vitamin E consumption and the risk of coronary disease in women. N. Engl. J. Med. 328 (1993) 1444.

Steiner, M.: Vitamin E supplementation and platelet function. In: *Bendich, A., Butterworth, C.E.* (Eds.): Micronutrients in Health and Disease prevention. Marcel Dekker, New York 1991.

Traber, M.G., Sies, H.: Vitamin E in humans: demand and delivery. Ann. Rev. Nutr. 16 (1996) 321.

Trickler, D., Shikler, G.: Prevention by vitamin E of experimental oral carcinogenesis. JNCI 78 (1987) 165.

Vitamin K

Einleitung

Es gibt zwei Hauptformen von Vitamin K: Vitamin K_1 (*Phyllochinone*) findet man in pflanzlichen Nahrungsmitteln, während Vitamin K_2 (*Menachinone*) aus tierischen und bakteriellen Quellen stammt. Die bakterielle Flora des Darmtraktes kann kleine Mengen von Vitamin K synthetisieren, die vom Körper aufgenommen werden und einen Teil des Vitamin-K-Bedarfs decken.

Funktionen

Blutgerinnung: Vitamin K spielt eine zentrale Rolle bei der Gerinnung des Blutes. Es ist an der Produktion von mehreren Blutproteinen beteiligt, von denen einige die Blutgerinnung fördern, während andere den Gerinnungsprozeß verlangsamen. Auf diese Weise hält die richtige Funktion von Vitamin K die beiden entgegengesetzten Seiten des Blutgerinnungsvorgangs im Gleichgewicht.

Knochen-Metabolismus: Vitamin K ist unerläßlich für die Gesundheit des Knochengerüstes, denn für die Wirksamkeit des Proteins Osteocalcin, das die Kontrolle von Knochenauf- und -abbau ermöglicht, benötigt der Körper Vitamin K.

Ursachen von Mangelzuständen

● *Lebererkrankungen:* Der Körper lagert dieses Vitamin nur in geringen Mengen von etwa 100 mg ein. Die Leber geht mit dieser kleinen gespeicherten Menge sehr sorgsam um und verwendet das „gebrauchte" Vitamin K ein zweites Mal. Liegt ein Leberschaden vor oder arbeitet die Leber nicht richtig, ist das Recycling von Vitamin K erschwert, woraus ein Mangel resultieren kann.

● *Alkohol:* Hoher Alkoholkonsum mindert die Fähigkeit der Leber, Blutgerinnungsfaktoren zu produzieren, die auf Vitamin K angewiesen sind, und behindert das Recycling von Vitamin K.

● *Medikamente*: Die Darmflora, die normalerweise Vitamin K produziert, wird durch Breitspektrum-Antibiotika zerstört. Damit erhöht sich die Gefahr für einen Mangelzustand. Viele Medikamente behindern die Aufnahme von Vitamin K oder bieten Widerstand gegen seine Wirkung im Körper ($\rightarrow$ Anhang III, Seite 452).

● *Probleme bei der Fettaufnahme*: Funktionsstörungen der Leber, Bauchspeicheldrüse oder Gallenblase können einen negativen Einfluß auf die Aufnahme von Vitamin K haben.

● *Unzureichende Synthese beim Neugeborenen*: Neugeborene sind anfällig für abnormale Blutungen, die auf einen Vitamin-K-Mangel zurückzuführen sind. Dies kann passieren, weil die nicht voll entwickelte Leber des Neugeborenen Vitamin-K-abhängige Proteine noch unzureichend synthetisiert. Der Darm des Neugeborenen ist während der ersten Lebenstage steril, d.h. kein bakterielles Vitamin K kann synthetisiert werden und die Muttermilch enthält wenig Vitamin K. Zum Schutz vor einem Vitamin-K-Mangel erhalten viele Babies bei der Geburt Vitamin K intramuskulär verabreicht.

Folgen von Mangelzuständen

Die Verlängerung der Gerinnungzeit des Blutes kann *abnormale Blutungen* verursachen, die sich in kleinen Blutmengen im Stuhl und/oder in einer Tendenz zu Blutungen bei Hautschürfungen zeigen. Es besteht die Möglichkeit, daß der normale *Knochenaufbau behindert* wird.

Zufuhrempfehlungen

Empfohlene tägliche Vitamin-K-Zufuhr (µg)			
Prävention von Vitamin-K-Mangel		Therapeutischer Dosierungsbereich	
DGE (1995)	US RDA (1989)	Pauling (1986)	Werbach (1990)
Männer 70–80	70–80	60–100	30–100
Frauen * 60–65	60–65	60–100	30–100

* mit Ausnahme von schwangeren und stillenden Frauen (→ Seite 245, 249).

Vorkommen in der Nahrung

Vitamin-K-reiche Nahrungsmittel	Menge	µg
Spinat	100 g	415
Brokkoli	100 g	175
Grünkohl	100 g	125
Rindsleber	100 g	92
grüner Tee	100 g	71
Hühnerei	1 mittleres	11
Butter	10 g	3

Die Synthese von Vitamin K durch die bakterielle Darmflora trägt einen bedeutenden Teil des täglichen Bedarfs bei; bei einigen Personen liefert sie bis zur Hälfte der benötigten Tagesmenge.

Anwendungsgebiete

Blutungstendenz bei Säuglingen: Um Babies, und besonders die Neugeborenen, die gestillt werden sollen, vor einem Vitamin-K-Mangel zu schützen, sollten sie eine Dosis von 1 mg Vitamin K bei der Geburt intramuskulär verabreicht bekommen.

Osteoporose: Die Zufuhr von Vitamin K in ausreichenden Mengen unterstützt die Produktion von Osteocalcin, optimiert den Knochenaufbau und hilft, Osteoporose vorzubeugen oder sie zu behandeln.

Überdosierung

Von toxischen Reaktionen auf Vitamin K wurde nie berichtet, selbst bei einer Dosis von 4.000 µg pro Tag. Ein Vorläufer von Vitamin K, Menadion genannt, wurde in der Vergangenheit als Zusatzstoff in der Pädiatrie benutzt. Er ist auch in kleinen Dosen toxisch und verursachte Anämie und Gelbsucht. Menadion sollte nicht mehr als Vitamin K-Ersatz verwendet werden.

Literatur

Alperin, J.B.: Coagulopathy caused by vitamin K deficiency in critically ill, hospitalized patients. JAMA 258 (1987) 1916.

Binkley, N.C., Suttie, J.W.: Vitamin K nutrition and osteoporosis. J. Nutr. 125 (1995) 1812.

Ferland, G. et al.: Dietary induced vitamin K deficiency in normal human subjects. J. Clin. Invest. 91 (1993) 1761.

Hodges, S.J. et al.: Depressed levels of circulating menaquinones in patients with osteoporotic fractures of the spine and femoral neck. Bone 12 (1991) 387.

Shearer, M.J.: Vitamin K and vitamin K dependent proteins. Br. J. Hematol. 75 (1990) 156.

Shearer, M.J.: Vitamin K. Lancet 345 (1995) 229.

Suttie, J.W.: The importance of menaquinones in human nutrition. Ann. Rev. Nutr. 15 (1995) 399.

Thiamin (Vitamin B$_1$)

Einleitung

Der Körper hat nur eine geringe Speicherkapazität für Thiamin (Vitamin B$_1$), etwa 30 mg, so daß eine regelmäßige, tägliche Zufuhr von diesem Vitamin nötig ist, um Mangelerscheinungen zu vermeiden.

Funktionen

Energie-Stoffwechsel: In seiner aktiven Form *TPP* (eine Verbindung mit Magnesium) ist Thiamin (Vitamin B$_1$) ein lebenswichtiges Coenzym für die Energieproduktion.

Nervensystem: Thiamin befindet sich in den Zellwänden der Nervenstränge und nimmt so an der Übermittlung von Nervenimpulsen ans Gehirn und die peripheren Nervenzellen teil. Es ist außerdem von Bedeutung für den erfolgreichen Metabolismus von mehreren wichtigen Neurotransmittern (einschließlich *Acetylcholin* und *Serotonin*) im Gehirn.

Proteinsynthese: Thiamin vermag bei der Synthese von *Kollagen* (Kollagen ist das Haupt-Aufbauprotein des Körpers) eine Rolle zu spielen; deshalb wird ein Thiaminmangel mit verminderter Produktion von Kollagen und verschlechterter Wundheilung in Zusammenhang gebracht.

Ursachen von Mangelzuständen

● *Alkohol:* Hoher Alkoholkonsum kann die Resorption von Thiamin verringern und seine Umwandlung in aktive Formen beeinträchtigen.

● *Niedrige Zufuhrmengen aus der Nahrung*: Thiamin kommt nur in wenigen Lebensmitteln in großen Mengen vor und fehlt in vielen Lebensmitteln gänzlich (wie z.B. Industriezucker, Weißmehl und geschältem Reis, Ölen, Fetten und Alkohol), die einen großen Teil unserer modernen Ernährung ausmachen. Außerdem deaktiviert hoher Kaffee- und Teekonsum das Thiamin und leert die Körperspeicher, wodurch ein Mangel mitbewirkt wird. Säuglinge, die von Müttern gestillt werden, welche an einem Thiaminmangel leiden, können sehr schnell lebensbedrohliche Mangelsymptome entwickeln.

● *Folsäuremangel*: Ein Folsäuremangel verschlechtert die Aufnahme von Thiamin und kann zu einem Thiaminmangel beitragen.

● *Erhöhter Bedarf:* Der Körper besitzt keine umfangreichen Thiaminspeicher; deshalb kann ein Mangelzustand entstehen, wenn der Bedarf an Thiamin wegen intensivem körperlichen Training, bei Fieber, Streß, Verbrennungen, Schilddrüsenüberfunktion, Lebererkrankungen, Stillen oder wegen Wachstum während der Jugend erhöht ist.

Vorkommen in der Nahrung

Thiaminreiche Nahrungsmittel	Menge	mg
Bierhefe	10 g	1,2
Schweinskotelett	100 g	0,85
Schinken	100 g	0,80
Hafermehl	100 g	0,65
Sonnenblumenkerne	30 g	0,6
Weizenkeime	30 g	0,45
grüne Erbsen	100 g	0,32
Kartoffeln	1 mittlere	0,24

Folgen von Mangelzuständen

Anzeichen und Symptome eines Thiamin(Vitamin B$_1$)-Mangels

Gewebe	Auswirkungen eines Thiaminmangels (Beri-Beri)
▶ Blut	Anämie (Blutarmut)
▶ Gehirn	Verwirrungszustände Lern- und Gedächtnisstörungen Schwankender Gang Abnormale, unkontrollierte Augenbewegungen Häufige Kopfschmerzen
▶ Herz-Kreislauf-System	Herzversagen, Herzklopfen, Ödem, Herzvergrößerung, niedriger Blutdruck, Kurzatmigkeit
▶ Immunsystem	Verringerte Produktion von Antikörpern bei Infektionen
▶ Metabolismus	Gestörte Energieproduktion und Müdigkeit Gestörte Protein-(Kollagen)Synthese mit Folge von schlechter Wundheilung
▶ Muskeln	Schwache Muskulatur (besonders in den Waden) und allgemeiner Schwächezustand
▶ Periphere Nervenzellen	Das Gefühl, die Bewegungsfähigkeit und die Reflexe in Armen und Beinen sind verschlechtert.
▶ Psyche	Reizbarkeit Persönlichkeitsveränderungen (Streitsucht, Depression, geistige Trägheit)

● *Medikamente und orale Kontrazeptiva (Pille):* Durch die Einnahme eines Kontrazeptivums haben Frauen einen deutlich erhöhten Bedarf an Thiamin. Viele andere gebräuchliche Medikamente verschlechtern den Thiamin-Status ebenfalls (→ Anhang III, Seite 452).

Schon ein geringer Thiaminmangel kann zu wachsendem Appetitverlust, Verdauungsstörungen, Verstopfung, zur Herabsetzung der Schmerzgrenze, Reizbarkeit, Depression, Schwäche und Schlaflosigkeit führen.

Die größten Thiaminmengen im Korn befinden sich im Keim, so daß beim Raffinieren der größte Teil davon verlorengeht. Geschälter weißer Reis hat z.B. nur 1/100 des Thiamingehalts von Vollkornreis! Thiamin ist leicht zu zerstören und geht bei der Verarbeitung und Zubereitung von Lebensmitteln schnell verloren. Hohe Temperaturen und/oder lange Kochzeiten zerstören das Vitamin, und da es wasserlöslich ist, geht mit dem Kochwasser ein bedeutender Teil verloren. Beim Kochen von Gemüse können zwei Drittel des Thiamingehaltes zerstört werden. Auch Sulfite, die zur Konservierung von Lebensmitteln (z.B. getrockneten Früchten) gebraucht werden, Natron zum Backen und andere alkaline Lebensmittelzusätze zerstören Thiamin. Das Einfrieren von Lebensmitteln hingegen beeinträchtigt den Thiamingehalt nicht. Stoffe im Tee (Phenole und Gerbstoffe) und eine Substanz in Kaffee und koffeinfreiem Kaffee (Chlorogensäure) bauen die Körperspeicher für Thiamin ab, wenn Tee und Kaffee in großen Mengen konsumiert werden.

Zufuhrempfehlungen

Empfohlene tägliche Thiamin(Vitamin B$_1$)-Zufuhr (mg)			
Prävention von Thiaminmangel		Therapeutischer Dosierungsbereich	
DGE (1995)	US AI (1998)	Pauling (1986)	Werbach (1990)
Männer 1,3–1,4	1,2	50–100	10–200
Frauen * 1,1–1,2	1,1	50–100	10–200

* mit Ausnahme von schwangeren und stillenden Frauen (→ Seite 245, 249).

Anwendungsgebiete

Anämie (Blutarmut): Seltene Fälle von Anämie, die ein ähnliches Blutbild wie eine Folsäure-Anämie oder ein Vitamin-B$_{12}$-Mangel zeigen, können mit Thiamin erfolgreich behandelt werden.

Immunsystem: Thiamin-Supplemente stärken das Immunsystem, besonders wenn ein Teil als hochdosierter Vitamin-B-Komplex eingenommen wird.

Herzversagen: Patienten mit chronischem Herzversagen, besonders diejenigen der älteren Generation, die wenig Erfolg mit einer konventionellen Therapie haben, sollten die Möglichkeit eines Thiaminmangels prüfen und könnten positiv auf den Therapieversuch mit einem Thiamin-Supplement reagieren.

Hoher Alkoholkonsum: Thiamin-Supplemente können die Gefahr von Mangelerscheinungen bei Menschen dämmen, die große Mengen an Alkohol zu sich nehmen.

Körpertraining, physische Aktivität und Sport: Harte körperliche Arbeit und sportliches Training erhöhen den Bedarf an Thiamin, so daß ein Thiamin-Supplement die Leistungsfähigkeit zu steigern vermag, falls der Thiamin-Status nicht optimal ist.

Müdigkeit: Menschen mit erhöhtem Thiaminbedarf (z.B. schwangere und stillende Frauen, Frauen, die orale Kontraceptiva (die Pille) einnehmen, Jugendliche, Diabetiker, Alkoholiker und chronisch Kranke) können auch bei einem leichten Mangelzustand unter Reizbarkeit, Müdigkeit und Schlaflosigkeit leiden. Unter diesen Umständen kann ein Thiamin-Supplement nützlich sein.

Nervöse Störungen: Da Thiaminmangel die Schmerzgrenze herabsetzen kann, vermag reichliche Thiaminzufuhr chronische Schmerzen zu lindern. Das Vitamin ist besonders wirksam bei Nervenentzündungen (z.B. Trigeminusneuralgie oder eingeklemmten Rückennerven), und es kann auch Diabetikern mit Nervenstörungen helfen.

Störungen des Zentralnervensystems: Thiamin kann sich im Zusammenhang mit einer Reihe von Störungen positiv auswirken, so z.B. bei der Alzheimer-Krankheit, Nervosität und Depressionen (besonders in Verbindung mit Angstzuständen). Patienten mit Multipler Sklerose kann mit der intravenösen Verabreichung von Thiamin geholfen werden.

Überdosierung

Thiamin besitzt eine große therapeutische Breite und einen weiten, sicheren Dosierungsbereich. Mengen von > 200 mg können bei einigen Menschen Schwindel verursachen. Man hat in wenigen Fällen schwere allergische Reaktionen festgestellt, wenn Thiamin intravenös verabreicht wurde.

Literatur

Bettendorf, L.: Thiamin in excitable tissue: reflections of a non-cofactor role. Metab. Brain Dis. 9 (1994) 183.

Bitsch, R.: Vitamin B₁ (Thiamin). In: *Biesalski, H.K. et al.* (Eds.): Vitamine. Georg Thieme Verlag, Stuttgart 1997.

Finglass, P.M.: Thiamin. Int. J. Vitam. Nutr. Res. 63 (1994) 270.

Gold, M. et al.: Plasma and red cell thiamin deficiency in patients with dementia of the Alzheimer's type. Arch. Neurol. 52 (1995) 1081.

Mandel, H. et al.: Thiamine-dependent beriberi in the „thiamine-responsive anemia syndrome." N. Eng. J. Med. 311 (1984) 836.

Pfitzenmeyer, P. et al: Thiamin status of elderly patients with cardiac failure, including effects of supplementation. Int. J. Vitam. Nutr. Res. 64 (1994) 113.

Rindi, G.: Thiamin. In: *Ziegler, E.E., Filer, L.J.* (Eds.): Present Knowledge in Nutrition. ILSI Press, Washington DC 1996.

Shimon, I. et al.: Improved left ventricular function after thiamin supplementation in patients with congestive heart failure receiving long-term furosemide therapy. Am. J. Med. 98 (1995) 485-9.

Skelton, W.P., Skelton, N.K.: Thiamine deficiency neuropathy: It's still common today. Postgraduate Medicine 85 (1989) 301.

Wielen, R.P., van der et al.: Nutritional status of elderly female nursing home residents: the effect of supplementation with physiological doses of water-soluble vitamins. Eur. J. Clin. Nutr. 49 (1995) 665.

Riboflavin (Vitamin B$_2$)

Einleitung

Riboflavin (Vitamin B$_2$) gehört zu den wichtigen Coenzymen (Flavine), die eine entscheidende Rolle bei den verschiedenen Mechanismen des Kohlenhydrat-, Fettsäuren- und Protein-Stoffwechsels in der Zelle spielen.

Funktionen

Antioxidationsfaktor: Riboflavin wirkt auch oxidationshemmend in Zellen, hilft bei der Wiederverwendung von oxidiertem Glutathion (→ Seite 203) und erhält den Abwehrmechanismus des Gewebes gegen Oxidation aufrecht.

Energieproduktion: Riboflavin ist für die Energieproduktion wichtig, indem es Zucker und Fette abbaut, so daß sie als Zellenergie genutzt werden können.

Wachstum: Riboflavin ist für das Wachstum und den Unterhalt der Gewebe notwendig.

Ursachen von Mangelzuständen

● *Wachstum*: Da während einer Wachstumsphase der Bedarf an Riboflavin stark erhöht ist, zeigen sich Mangelerscheinungen eher während der Kindheit und Jugend sowie während Schwangerschaft und Stillzeit.

● *Störungen des Magen-Darm-Traktes* (gastrointestinale Störungen) wie Durchfall (Diarrhoe) und Reizdarm (Colon irritable) beeinträchtigen die Aufnahme von Riboflavin.

● *Genetische Störungen* mindern die Fähigkeit, Riboflavin in seine aktive Form als Flavin-Coenzym zu verwandeln und rufen so einen Riboflavinmangel hervor (z.B. gewisse Formen von erblicher Anämie).

● *Medikamente* u.a. orale Kontrazeptiva (die Pille), Beruhigungsmittel (Sedativa) und Antibiotika können den Riboflavinstatus verschlechtern und so die Gefahr eines Mangelzustandes erhöhen (→ Anhang III, Seite 450).

● *Hoher Alkoholkonsum* stört den Riboflavinstatus.

● *Erkrankungen*: Chronische Krankheiten, Fieber, Krebs, starke Verletzungen und Verbrennungen erhöhen alle erheblich den Bedarf an Riboflavin.

Da Riboflavin für die Aktivierung von Vitamin B$_6$ und die Umwandlung von Tryptophan zu Niacin wichtig ist, kann Riboflavin-Mangel auch Mangelsyndrome für Vitamin B$_6$ und Niacin hervorrufen. Ein einfacher, unkomplizierter Riboflavin-Mangel ist selten; er ist fast immer die Begleiterscheinung eines Multi-Vitamin-B-Mangels.

Vorkommen in der Nahrung

Riboflavinreiche Nahrungsmittel	Menge	mg
Kalbsleber	50 g	1,1
Champignons	100 g	0,45
Bierhefe	10 g	0,4
Spinat	100 g	0,2
Joghurt	100 g	0,18
Vollmilch	1 dl	0,18
Hühnerei	1 mittleres	0,17
Käse, Cheddar	30 g	0,15
Hackfleisch, Rind	100 g	0,15

Riboflavin wird zerstört, wenn es längere Zeit dem Licht ausgesetzt ist. Darum sollten Milch und Milchprodukte (gute Quellen für Riboflavin) in lichtundurchlässigen Behäl-

Folgen von Mangelzuständen

Anzeichen und Symptome eines Riboflavin(Vitamin-B$_2$)-Mangels

Gewebe	Auswirkungen eines Vitamin B$_2$-Mangels
▶ Augen	Rötung, vermehrtes brennendes Tränen, Lichtempfindlichkeit, Chronischer Mangel erhöht die Gefahr der Kataraktbildung.
▶ Blut	Anämie durch verminderte Produktion von roten Blutkörperchen
▶ Haut	Gerötete, schuppige, fettige, schmerzhafte und juckende Stellen auf der Haut (besonders um Nase, Mund, Ohren und Genitalien herum)
▶ Mundhöhle und Lippen	Schmerzhafte Spalten und Risse bilden sich an den Mundwinkeln und auf den Lippen. Die Zunge ist glatt, violett gefärbt und schmerzend.
▶ Psyche	Lustlosigkeit, Depression, Persönlichkeitsveränderungen (können sogar eintreten, wenn Veränderungen der Haut und Schleimhaut nicht sichtbar sind)

tern aufbewahrt werden. Riboflavin ist jedoch relativ unempfindlich gegen Hitze. Da Riboflavin wasserlöslich ist, können erhebliche Mengen im Kochwasser verlorengehen.

Anwendungsgebiete

Antioxidationsstoff: Die antioxidative Wirkung von Riboflavin bezieht sich auf den ganzen Körper, wobei seine Wichtigkeit für die Augenlinsen besonders groß ist. Eine reichliche Zufuhr an Riboflavin kann die Gefahr von Kataraktbildung senken.

Entgiftung: Riboflavin unterstützt die Leber bei der Entgiftung von Chemikalien, Pestiziden und anderen Umweltgiften.

Hautpflege: Reichliche Riboflavin-Zufuhr erhält Haut und Schleimhaut gesund.

Müdigkeit: Bei Menschen mit erhöhtem Riboflavin-Bedarf (siehe oben) kann eine unzureichende Zufuhr über die Nahrung einen Mangel verursachen, der sich in Ermüdung, Depression und Persönlichkeitsveränderung äußert. Diese Menschen können positiv auf die Einnahme von Riboflavin-Supplementen reagieren.

Zufuhrempfehlungen

Empfohlene tägliche Riboflavin(Vitamin B$_2$)-Zufuhr (mg)

	Prävention von Riboflavin-Mangel		Therapeutischer Dosierungsbereich	
	DGE (1995)	US AI (1998)	Pauling (1986)	Werbach (1990)
Männer	1,7	1,3	50–100	10–50
Frauen *	1,5	1,1	50–100	10–50

* mit Ausnahme von schwangeren und stillenden Frauen (→ Seite 245, 249).

Überdosierung

Es gibt keine Berichte über toxische Reaktionen, die auf Riboflavin-Supplemente zurückzuführen wären. Erhöhte Dosen färben den Urin gelb, was aber völlig normal und unbedenklich ist.

Literatur

Bitsch, R.: Vitamin B_2 (Riboflavin). In: *Biesalski, H.K. et al.* (Eds.): Vitamine. Georg Thieme Verlag, Stuttgart 1997.

Boisvert, W.A. et al.: Riboflavin requirements of healthy elderly humans and its relationship to the macronutrient content of the diet. J. Nutr. 123 (1993) 915.

Christensen, H.N.: Riboflavin can protect tissues from oxidative injury. Nutr. Rev. 51 (1993) 149.

Greb, A. et al.: Interaktionen zwischen Vitamin B_1 und B_6: Einfluß des Vitamin-B_2-Status auf die Vitamin-B_6-Versorgungslage. Vita Min Spur 8 (1993) 79.

Hesecker, H.: Antioxidative Vitamine und Katarakte im Alter. Z. Ernährungswiss. 34 (1995) 167.

McCormick, D.B.: Riboflavin. In: *Shils, M.E., Olson, J.A., Shike, M.* (Eds.): Modern nutrition in health and disease. Lea & Febiger, Philadelphia PA 1994.

McCormick, D.B.: Two interconnected B-vitamins: riboflavin and pyridoxine. Physiol. Rev. 69 (1989) 1170.

Munoz, N. et al.: Effect of riboflavin, retinol and zinc on micronuclei of buccal mucosa and of esophagus: A randomized double-blind intervention study in China. JNCI 79 (1987) 687.

Rivlin, R.: Riboflavin. In: *Ziegler, E.E., Filer, L.J.* (Eds.): Present Knowledge in Nutrition. ILSI Press, Washington DC (1996) pp. 167-173.

Niacin (Vitamin B₃)

Einleitung

Niacin (Vitamin B₃) kommt in Lebensmitteln und in Supplementen in zwei Formen vor: *Nikotinsäure* und *Niacinamid*. Beide können vom Körper in die metabolisch aktive Form Niacin verwandelt werden. Niacin ist insofern einzigartig unter den Vitaminen, als der Bedarf an Niacin durch die Einnahme von *Tryptophan* (eine Aminosäure) gedeckt werden kann, das dann in der Leber zu Niacin umgeformt wird. Da 60 mg Tryptophan zu 1 mg Niacin umgewandelt werden können, kann man den Bedarf an Niacin aus der Nahrung als Niacin-Äquivalente (NE) beschreiben: **1 mg Niacin = 60 mg Tryptophan = 1 NE** (→ Abb. 13).

Funktionen

Antioxidative Wirkung: Niacin spielt eine bedeutende Rolle im antioxidativen System (→ Seite 97) des Körpers, besonders in der Leber.

Blutzucker-Regulierung: Niacin ist zusammen mit Chrom für die Bildung des *Glukosetoleranz-Faktors (GTF)* verantwortlich, eine Substanz, die zusammen mit Insulin den Blutzuckerspiegel reguliert.

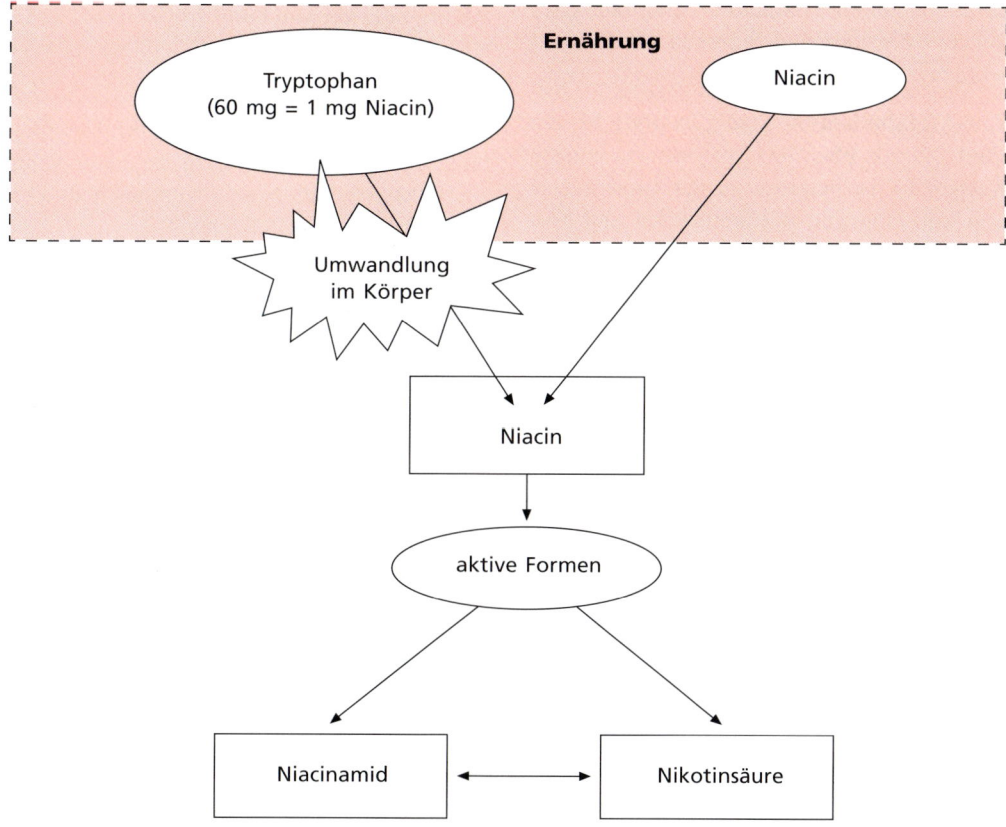

Abb. 13: Der Metabolismus und die verschiedenen Formen von Niacin.

Fett- und Cholesterin-Metabolismus: Niacin senkt in Form von Nikotinsäure den Spiegel von verschiedenen Fetten im Blut, die eine Gefahr für die Entstehung von Arteriosklerose bilden; zu diesen Fetten gehören das Gesamt-Cholesterin und das LDL-Cholesterin (→ Seite 38, 329). Zur gleichen Zeit erhöht Niacin den HDL-Cholesterin-Spiegel (das gesunde, schützende Cholesterin).

Gen-Vermehrung und -Erneuerung: Niacin ist unerläßlich für die Synthese von bestimmten Proteinen, die man in Zellkernen in einer Verbindung mit *Desoxinucleinsäure (DNS)* findet. Diese Proteine, die sogenannten Histone, sind wichtig als Hilfsmittel für die Reparatur von Brüchen an DNS-Rändern, die durch Oxidation, Strahlung oder andere Umweltstreß-Faktoren verursacht wurden.

Zell-Metabolismus: Niacin ist nötig für die Funktion von über 200 Enzymen im ganzen Körper. Es ist beteiligt an der Biosynthese von Verbindungen wie Fettsäuren und Steroiden. Es ist außerdem unerläßlich bei der Energieproduktion. Niacin spielt auch eine bedeutende Rolle bei der Aufrechterhaltung der Gesundheit von Haut, Muskelgewebe, Nerven- und Verdauungssystem.

Ursachen von Mangelzuständen

● *Zufuhrmangel:* Ein Mangel an Zufuhr durch die Nahrung kann sehr schnell zur Leerung der Niacinspeicher führen. Anzeichen eines Mangelzustandes können sich in 2–4 Wochen entwickeln, falls die Aufnahme von Niacin gering ist. Wenn auch zu wenig tryptophanhaltige Proteine aufgenommen werden, erhöht sich das Risiko eines Mangelzustandes weiter.

● *Hoher Alkoholkonsum* beeinträchtigt den Niacin-Status und erhöht die Gefahr eines Mangelzustandes erheblich.

● *Vitamin-B-Mangel:* Ein Mangel an Vitamin B_6 oder Riboflavin (Vitamin B_2) beeinträchtigt die Verwandlung von Tryptophan in Niacin und kann so den Niacin-Status verschlechtern.

● *Einnahme von Medikamenten:* Der Gebrauch von gewissen Medikamenten kann einen Mangel an Niacin verursachen. (→ Anhang III, Seite 452)

● *Krankheit*: Der Proteinabbau während Krankheit, Fieber, Krebs, starken Verletzungen und Verbrennungen erhöht den Niacinbedarf enorm.

Folgen von Mangelzuständen

Symptome eines Niacinmangels

Gewebe	Auswirkungen eines Niacinmangels (Pellagra)
▶ Haut	Gerötete, rissige, schuppige, verhärtete Stellen an Körperteilen, die dem Sonnenlicht ausgesetzt sind, wie Ellenbogen, Knie, Nacken, Handrücken und Unterarme
▶ Mund und Lippen	Entzündete, schmerzhaft geschwollene Zunge, gesprungene Lippen
▶ Nervensystem	Angstzustände, Besorgnis, Müdigkeit, Gereiztheit, Kopfschmerzen, Schlaflosigkeit, Emotionsschwankungen, Konfusion und Orientierungsschwierigkeiten, Delirium, Psychose: Halluzinationen, Paranoia, schwere Depression
▶ Verdauungssystem	Verminderte Abgabe von Verdauungssäften, Appetitverlust, Magenerweiterung und -schwellung, Blähungen, Erbrechen und Durchfall

Zufuhrempfehlungen

Empfohlene tägliche Niacinzufuhr (mg NE)			
Prävention von Niacinmangel		Therapeutischer Dosierungsbereich	
DGE (1995)	US AI (1998)	Pauling (1986)	Werbach (1990)
Männer 18	16	300–600	100–6.000
Frauen * 15	14	300–600	100–6.000

* mit Ausnahme von schwangeren und stillenden Frauen (→ Seite 245, 249).

Vorkommen in der Nahrung

Niacinreiche Nahrungsmittel	Menge	mg NE
Kalbsleber	100 g	14
Erdnüsse	100 g	14
Thunfisch	100 g	10,5
Huhn, Brust	100 g	10,5
Heilbutt	100 g	5,9
Champignons	100 g	4,7

Niacin in Lebensmitteln ist relativ stabil gegen Hitze beim Kochen und während der Lagerung, wird aber beim Kochvorgang ins Wasser ausgewaschen. Ein großer Teil des Niacingehalts in vielen Getreideprodukten ist nicht für die Resorption verfügbar, da es an bestimmte Kohlenhydrate und Proteine gebunden ist.

Anwendungsgebiete

Arteriosklerose: Nicotinsäure kann das Verhältnis der Blutfette verbessern, indem das Gesamtcholesterin und das LDL-Cholesterin gesenkt und das HDL-Cholesterin erhöht werden (→ Seite 38, 329). Sie vermag auch die Blutgefäße zu weiten und den Blutdruck zu senken. Hierdurch kann das Risiko von Herzinfarkt und Schlaganfall herabgesetzt werden.

Arthritis: Niacin kann die Behandlung von Osteoarthritis unterstützen, besonders bei degenerativer Arthritis in den Knien.

Diabetes: Als Teil des Glukosetoleranz-Faktors (GTF) vermag Niacin bei der Kontrolle eines hohen Blutzuckerspiegels zu helfen. Außerdem kann Niacinamid die Entwicklung von Nierenstörungen bei Diabetes verlangsamen.

Geisteskrankheiten: Menschen mit Schizophrenie vermag mit einer Niacinamid-Therapie, allein oder in Verbindung mit einer traditionellen medizinischen Behandlung, und weiteren gezielten Nährstoffgaben geholfen zu werden.

Kopfschmerzen: Niacin vermag Kopfschmerzen zu bessern, besonders wenn diese mit dem prämenstruellen Syndrom oder mit Migräne assoziiert sind.

Schutz gegen Umweltgifte: Niacin spielt eine Rolle im antioxidativen Orchester, besonders in der Leber. Es kann den Schutz vor Schäden durch Pestizide, Chemikalien, Alkohol und Medikamente erhöhen.

Überdosierung

Hohe Dosen (> 500 mg) an Nikotinsäure (nicht aber Niacinamid) können eine Reihe von Nebenwirkungen auslösen: Erweiterung der Kapillargefäße, was Kribbeln und Rötung der Haut verursacht, Senkung des Blutdrucks, verbunden mit Schwindel, Erhöhung der Harnsäure im Blut, Funktionsstörungen der Leber, Erhöhung des Risikos für ein Geschwür im Verdauungstrakt und Erhöhung des Blutzuckerspiegels. Diese Nebenwirkungen nehmen im allgemeinen mit der Gewöhnung des Körpers an Nikotinsäure ab und lassen sich rückgängig machen, wenn die Einnahme gestoppt wird. Wenn Nikotinsäure auf leeren Magen eingenommen wird, sind die Nebeneffekte größer. Deshalb sollte Nicotinsäure nach den Mahlzeiten eingenommen werden. Wird Niacin in Form von Niacinamid eingenommen, treten diese Nebenerscheinungen nicht auf.

Literatur

Canner, P.L. et al.: Fifteen year mortality in coronary drug project patients: Long term benefit with niacin. J. Am. Coll. Cardiol. 8 (1986) 1245.

Hoffer, A.: Treatment of arthritis by nicotinic acid and nicotinamide. Can. Med. Assoc. J. 81 (1959) 235.

Holvoet. P., Collen, D.: Lipid lowering and enhancement of fibrinolysis by niacin. Circulation 92 (1995) 698.

Jacob, R.A., Swenseid, M.E.: Niacin. In: *Ziegler, E.E., Filer, L.J.* (Eds.): Present Knowledge in Nutrition. ILSI Press, Washington DC 1996.

Luria, M.H.: Effect of low-dose niacin on high density lipoprotein cholesterol and total cholesterol/high density lipoprotein cholesterol concentration. Arch. Intern. Med. 148 (1988) 2493.

Petley, A. et al.: The pharmacokinetics of nicotinamide in humans and rodents. Diabetes 44 (1995) 152.

Pozzilli, P. et al.: Meta-analysis of nicotinamide treatment in patients with recent-onset IDDM. Diabetes Care 19 (1996) 1357.

Simon, H.B.: Patient-directed nonprescription approaches to cardiovascular disease. Ann. Intern. Med. 154 (1994) 2283.

Urberg, M. et al.: Evidence for synergism between chromium and nicotinic acid in the control of glucose tolerance in elderly humans. Metabolism 38 (1987) 896.

Van Eys, J.: Niacin. In: *Machlin, L.H.* (Ed.): Handbook of Vitamins. Marcel Dekker, New York 1991, pp. 311-340.

Zaki, I., Millard, L.: Pellagra complicating Crohn's disease. Postgrad. Med. J. 71 (1995) 496-7.

Vitamin B₆

Einleitung

Vitamin B₆, auch *Pyridoxin* genannt, wird aus der Nahrung aufgenommen und im Körper zu seiner aktiven Form als Coenzym *Pyridoxal-5-Phosphat (PLP)* umgeformt. Die Aktivierung von Vitamin B6 verlangt einen angemessenen Zink- und Riboflavin-(Vitamin B₂)-Status. PLP ist die häufigste Form von Vitamin B₆ in der Blutbahn und wirkt als Coenzym bei mehr als 100 metabolischen Prozessen im Körper. Die Vitamin-B₆-Speicher im gesamten Körper sind nicht sehr umfangreich (nur ca. 150 mg), so daß eine regelmäßige tägliche Zufuhr an Vitamin B₆ unumgänglich ist, wenn man Mangelerscheinungen vermeiden möchte.

Funktionen

Bildung von Niacin: Vitamin B₆ ist unerläßlich für die Umwandlung von Tryptophan in Niacin.

Erhaltung eines normalen Blutzuckerspiegels: Vitamin B₆ ist notwendig für die Umwandlung von Protein- und Kohlenhydrat-Speichern zu Glukose, ein Stoff, der im Blut für die Aufrechterhaltung eines normalen Blutzuckerspiegels zwischen den Mahlzeiten sorgt.

Fett-Metabolismus: Vitamin B₆ spielt eine entscheidende Rolle im Fett-Metabolismus. Es ist wichtig für die Synthese von Fetten, die die Markscheide (Myelinscheide) für den Schutz des Nervenmarks bilden.

Synthese von Protein und Neurotransmittern: Vitamin B₆ spielt eine zentrale Rolle beim Stoffwechsel und beim Austausch von Aminosäuren und der Synthese von neuen Proteinen; beispielsweise hängt eine optimale Synthese von Kollagen von der Wirksamkeit des Vitamin B₆ ab. Vitamin B₆ ist an der Bildung verschiedener Neurotransmitter beteiligt, unter anderen Serotonin (wird im Körper aus Tryptophan gebildet), Dopamin und Norepinephrin.

Wirksamkeit der roten Blutkörperchen: Vitamin B₆ ist wesentlich für die Bildung von Hämoglobin und für den Sauerstofftransport durch die roten Blutkörperchen.

Ursachen von Mangelzuständen

● *Aufnahme von Protein in großen Mengen* erhöht den Bedarf an Vitamin B₆.

● *Chronische Erkrankungen*: Ein Vitamin-B₆-Mangel tritt oft als Begleiterscheinung von vielen chronischen Krankheiten wie Asthma, Herz-Kreislauf-Erkrankungen, Diabetes, Nierenversagen, rheumatische

In einer prospektiven Studie mit 80.000 Frauen zeigten diejenigen Probanden mit der höchsten Vitamin-B-6-Zufuhr (mittlere Zufuhrmenge 4,6 mg/Tag) ein um 1/3 niedrigeres Risiko gegenüber koronaren Herzerkrankungen verglichen mit Frauen mit niedrigen Zufuhrmengen an Vitamin B6 (1,1 mg/Tag)
Aus: Rimm EB et al. JAMA 279 (1998) 359.

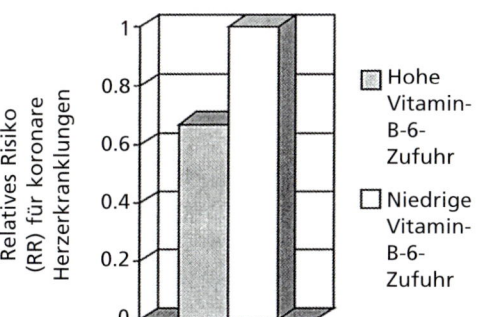

Abb. 14: Vitamin-B-6-Zufuhr und koronare Herzerkrankungen

Arthritis sowie Brust-, Blasen- und Lymphdrüsenkrebs auf.

● *Hohes Alter*: Ältere Menschen neigen zu einer Vitamin-B_6-armen Ernährung. Außerdem verwerten sie Vitamin B_6 schlechter als jüngere Menschen. Ein erhöhtes Risiko für Mangelerscheinungen ist die Folge.

● *Medikamente*: Die Einnahme vieler, weit verbreiteter Medikamente, auch oraler Kontrazeptiva (Pille), kann den Vitamin B_6-Status verschlechtern und Mangelerscheinungen verursachen (→ Anhang III).

● *Rauchen, Alkohol- und Kaffeekonsum* beeinträchtigen den Vitamin B_6-Status im Körper und können zu Mangelerscheinungen führen.

● *Schnelles Wachstum:* Während Schwangerschaft und Stillzeit, in der Kindheit und bei Jugendlichen ist der Bedarf an Vitamin B_6 erhöht und somit steigt das Risiko für die Entwicklung eines Mangelzustandes.

● *Verdauungsstörungen*: Vitamin B_6 wird von Menschen mit Verdauungsstörungen (Durchfall, Leberschäden oder Darmreizungen) schlecht absorbiert.

● *Wirksamkeit der roten Blutkörperchen*: Vitamin B_6 ist wichtig für die Synthese von Hämoglobin und den Sauerstofftransport durch die roten Blutkörperchen.

Ein Vitamin-B_6-Mangel kommt meist in Verbindung mit einem Mangel an anderen B-Vitaminen vor, besonders Niacin und Riboflavin (Vitamin B_2).

Vorkommen in der Nahrung

Vitamin-B_6-reiche Nahrungsmittel	Menge	mg
Kalbsleber	100 g	0,9
Kartoffeln	1 mittlere	0,7
Banane	1 mittlere	0,6
Linsen	100 g	0,6
Bierhefe	100 g	0,44
Forelle	100 g	0,35
Spinat	100 g	0,2

Vitamin B_6 ist sehr anfällig für Hitze und Licht. Außerdem geht es während des Kochvorganges im Wasser verloren. Moderne Verarbeitungsmethoden wie Dehydration und Hitzebehandlung können zu Verlusten des Vitamins von 10–50% führen. Nahrungsmittel mit einem großen Faseranteil enthalten Verbindungen, die die Bioverfügbarkeit von Vitamin B_6 reduzieren, z.B. ist die Bioverfügbarkeit von Vitamin B_6 in Sojabohnen, die einen hohen Faseranteil haben, weniger als halb so groß wie in Fisch oder Fleisch.

Zufuhrempfehlungen

Empfohlene tägliche Vitamin-B_6-Zufuhr (mg)				
	Prävention von Vitamin-B_6-Mangel		Therapeutischer Dosierungsbereich	
	DGE (1995)	US AI (1998)	Pauling (1986)	Werbach (1990)
Männer	1,8	1,3–1,7	50–100	10–200
Frauen *	1,6	1,3–1,5	50–100	10–200

* mit Ausnahme von schwangeren und stillenden Frauen (→ Seite 245, 249).

Folgen von Mangelzuständen

Anzeichen eines Vitamin-B₆-Mangels

Gewebe	Auswirkungen eines Vitamin-B₆-Mangels
▶ Blut	Anämie
▶ Blutgefäße	Weil das Gesamt- und das LDL-Cholesterin im Blut erhöht und die gesunde, schützende Form des Cholesterins (HDL) gesenkt werden, kann die Gefahr von Arteriosklerose zunehmen.
▶ Haut	Gerötete, schuppige, fettige, schmerzhafte und juckende Flecken auf der Haut (besonders um Nase, Mund, Ohren und Genitalien)
▶ Immunsystem	Eingeschränkte Reaktion der weißen Blutkörperchen auf Entzündungen, verminderte Produktion von Antikörpern
▶ Mund und Rachen	Schmerzhafte Risse und Spalten an den Mundwinkeln und auf den Lippen Glatte, violette, schmerzende Zunge Geschwollener, entzündeter Rachenraum
▶ Nieren	Kann die Bildung von Gallensteinen aus Kalziumoxalat provozieren
▶ Peripheres Nervensystem	Brennen und Kribbeln in Händen und Füßen Nervenentzündungen, Beeinträchtigung des Ganges
▶ Zentralnervensystem	Abnormale Hirnströmungen, Muskelzuckungen, Krämpfe, Depressionen, Reizbarkeit, Angstzustände, Verwirrung, Kopfschmerzen, Schlaflosigkeit.

Anwendungsgebiete

Anämie (Blutarmut): Vitamin B₆ kann bestimmte Formen der Anämie mildern, entweder allein oder zusammen mit Eisen und Vitamin A.

Arteriosklerose: Vitamin B₆ hat mehrfach positiven Einfluss bei der Prävention und Behandlung von Koronarsklerose und Zerebralsklerose: es vermindert die Tendenz der Blutplättchen zu klumpen, senkt das LDL- und erhöht das HDL-Cholesterin. Zudem reduziert es den Homocystein-Spiegel, eine toxische Verbindung im Blut (→ Seite 329).

Arthritis: Bestimmte Formen der Arthritis, besonders Schwellungen und Entzündungen in den Fingergelenken oder Tendosynovitis (Sehnenscheidenentzündung) sprechen auf eine Behandlung mit Vitamin B₆ an.

Asthma: Eine Behandlung mit Vitamin B₆ kann die Schwere und Häufigkeit von Asthmaanfällen bei Kindern und Erwachsenen herabsetzen.

Diabetes: Vitamin B₆ vermag Symptome eines hohen Blutzuckers während der Schwangerschaft zu reduzieren. Bei Diabetikern vermag eine Vitamin-B₆-Behandlung nervöse Störungen generell zu mildern.

Epilepsie: In bestimmten Fällen von Epilepsie bei Säuglingen und Kindern kann Vitamin B₆ eine Besserung bringen.

Hyperaktivität: Eine Vitamin-B₆-Therapie vermag Kindern zu helfen, die unter Autismus oder Hyperaktivität leiden.

Karpaltunnelsyndrom (eine Nervenstörung in den Händen, die sich in Schwäche, Taubheit und Schmerzen in den Fingern äußert) kann mit Vitamin B₆ behandelt werden. Auch andere Formen von Nervenentzündungen, Kribbeln und Gefühllosigkeit in Armen und Beinen können durch eine Vitamin-B₆-Therapie verbessert werden.

Nierensteine: Vitamin-B₆-Supplemente reduzieren die Abgabe von Oxalat an den Urin. Die Bildung von Kalzium-Oxalatsteinen in der Niere kann durch Vitamin-B₆-Supplemente verhindert werden.

Parkinsonsche Krankheit: Da die Parkinsonsche Krankheit durch den fortschreitenden Verlust von Gehirn-Neuronen, die Dopamin ausscheiden, verursacht wird, und Vitamin B₆ eine entscheidende Rolle in der Synthese von Dopamin im Gehirn spielt, kann Menschen mit der Parkinsonschen Krankheit durch die Einnahme eines Vitamin-B₆-Supplementes geholfen werden.

Prämenstruelles Syndrom: Vitamin B₆ kann Symptome des PMS wie Stimmungsschwankungen, Ödeme, Akne, Empfindlichkeit der Brüste mildern.

Psychische Störungen: Da Vitamin B₆ eine Rolle bei der Synthese von Neurotransmittern spielt, besonders von Serotonin, vermag ein Supplement Menschen mit Depressionen, Schlaflosigkeit, Nervosität und Angstzuständen zu helfen. Bestimmte Formen der Schizophrenie können erfolgreich mit Vitamin B₆ und Zink behandelt werden. Stimmungsschwankungen und Depressionen, die durch die Einnahme eines oralen Kontrazeptivums (Pille) entstehen, können durch einen gestörten Vitamin-B₆-Status verursacht und deshalb mit Vitamin-B₆-Supplementen behandelt werden.

Überdosierung

Die Einnahme von hohen Vitamin-B₆-Dosen (> 500 mg pro Tag) kann neurologische Störungen hervorrufen (Gefühllosigkeit in Fingern und Zehen). Man nimmt an, daß dies geschieht, weil die Fähigkeit der Leber zur Verwandlung von Vitamin B₆ in PLP überstrapaziert wird. Deshalb sollte man bei hohen therapeutischen Dosen die Gabe von PLP einem Vitamin-B₆-Präparat vorziehen. PLP kann eine geringere toxische Wirkung haben. In Mengen von < 500 mg pro Tag oder höheren Dosen in akuten Phasen (Tage oder Wochen) ist Vitamin B₆ für gesunde Menschen nicht toxisch.

Literatur

Bender, D.A.: Novel functions of vitamin B₆. Proc. Nutr. Soc. 53 (1994) 625.

Bitsch, R.: Vitamin B₆. Int. J. Vitam. Nutr. Res. 63 (1993) 278.

Chasan-Taber, L. et al.: A prospective study of folate and vitamin B₆ and risk of MI in US physicians. J. Am. Coll. Nutr. 15 (1996) 136.

Driskell, J.A.: Vitamin B₆ requirements in humans. Nutr. Res. 14 (1994) 293.

Ellis, J.M., McCully, K.S.: Prevention of myocardial infarction by vitamin B₆. Res. Commun. Mol-Pathol. Pharmacol. 89 (1995) 208.

Jacobsen, M.D. et al.: Vitamin B₆ therapy for the carpal tunnel syndrome. Hand. Clin. 12 (1996) 253.

Gridley, D.S. et al.: In vivo and in vitro stimulation of cell mediated immunity by vitamin B₆. Nutr. Res. 8 (1988) 201.

Manore, M.: Vitamin B₆ and exercise. Int. J. Sport. Nutr. 4 (1994) 89.

Rall, L.C., Meydani, S.N.: Vitamin B₆ and immune competence. Nutr. Rev. 51 (1993) 217.

Rogers, K.S., Mohan, C.: Vitamin B₆ metabolism in diabetes. Biochem. Med. Metab. Biol. 52 (1994) 10.

Wielen, R.P. van der et al.: Vitamin B₆ malnutrition among elderly Europeans: the SENECA study. J. Gerontol. A Biol. Sci. Med. Sci. 51 (1996) B 417.

Folsäure

Einleitung

Normalerweise speichert der Körper nur kleine Mengen an Folsäure (ca. 5–10 mg), die zur Hälfte in der Leber eingelagert werden. Eine folsäurearme Ernährung kann innerhalb weniger Wochen Mangelsymptome hervorrufen. Der größte Teil der Folsäure aus der Nahrung wird im Körper in die aktive Form der Folsäure, Tetrahydrofolat, umgewandelt.

Funktionen

Protein-Metabolismus: Folsäurehaltige Coenzyme spielen eine zentrale Rolle in der Umwandlung von Aminosäuren (z.B. bei der Entgiftung von Homocystein, einer toxischen Aminosäure → Seite 202) und bei der Synthese von Struktur- und Funktionsproteinen.

Entwicklung des Fötus: Folsäure spielt eine entscheidende Rolle in der normalen Entwicklung des Fötus, besonders bei der Formung des Zentralnervensystems.

Zellwachstum: Folsäurehaltige Coenzyme spielen eine zentrale Rolle bei der Produktion von DNS beim Zellwachstum im ganzen Körper. Deshalb sind besonders Zellen, die schnell zerfallen und sich erneuern, wie Darmwand-, Lungen-, und Blutzellen, auf reichliche Versorgung mit Folsäure angewiesen.

Ursachen von Mangelzuständen

● *Zufuhrmangel*: Mangel an Folsäure ist einer der häufigsten Vitamin-Mangelerscheinungen. Die moderne, industriell verarbeitete Nahrung enthält wenig Folsäure, und die meisten Menschen essen nicht genug folsäurereiche Lebensmittel, besonders Gemüse und Vollkorn. Ein Mangel an Vitamin C läßt Folsäure-Speicher rapide schwinden und ein Vitamin-B$_{12}$-Mangel verhindert den Metabolismus von Folsäure.

● *Medikamente:* Viele der verbreiteten Medikamente wie Aspirin, magensäurebindende Medikamente, orale Kontrazeptiva (Pille) und Antibiotika (→ Anhang III, Seite 450) beeinflussen den Folsäure-Status negativ.

● *Rauchen* senkt den Folsäurespiegel im Körper.

● *Chronische Krankheiten:* Der Bedarf an Folsäure wird durch viele chronische Krankheiten wie Psoriasis (Schuppenflechte), Anämie, Entzündung des Verdauungstraktes und der Atemwege sowie Krebs drastisch erhöht.

● *Schnelles Wachstum von Gewebe,* wie während einer Schwangerschaft, in der Kindheit und bei Jugendlichen steigert den Bedarf an Folsäure erheblich. Fast die Hälfte aller Schwangeren leiden in der zweiten Hälfte der Schwangerschaft an einem Folsäuremangel.

● *Hoher Alkoholkonsum* beeinträchtigt die Aufnahme und die Umwandlung von Folsäure in ihre aktive Form und vergrößert die Gefahr eines Mangelzustandes enorm.

Folsäure ist sehr anfällig für oxidative Zerstörung während der industriellen Lebensmittelverarbeitung, Lagerung und Zubereitung. Bei längerem Kochen kann bei vielen Gemüsesorten 50–90 % die Folsäure zerstört werden. Da Folsäure wasserlöslich ist, kann sie auch im Kochwasser verlorengehen.

Folgen von Mangelzuständen

Anzeichen eines Folsäure-Mangels

Gewebe	Auswirkungen eines Vitamin-B_6-Mangels
▶ Blut	Anämie in Verbindung mit schneller Ermüdung, Schwäche, Kurzatmigkeit, verminderter Konzentrationsfähigkeit. Gestörte Bildung von weißen Blutkörperchen schwächt die Reaktion des Immunsystems auf Infektionen und/oder Krebs. Verminderte Produktion von Blutplättchen kann die Gefahr von ungewöhnlichen Blutungen erhöhen.
▶ Magen-Darm-Trakt	Vermindertes Zellwachstum verursacht die Schwächung und Entzündung von Gewebe im Mund und dem gesamten Verdauungssystem, was zur Reduktion der Aufnahme von Nährstoffen, zu Durchfall (Diarrhoe), wunder Zunge, Appetitlosigkeit (Anorexie) und Gewichtsverlust führt.
▶ Wachstum des Fötus	Gestörte Entwicklung, besonders des Zentralnervensystems, Auslösen von Geburtsfehlern
▶ Zentralnerven-system	Reizbarkeit, Aggressivität, Gedächtnisschwäche, Angstzustände, Depression

Zufuhrempfehlungen

Empfohlene tägliche Folsäurezufuhr (mg)

	Prävention von Folsäureangel		Therapeutischer Dosierungsbereich	
	DGE (1995)	US AI (1998)	Pauling (1986)	Werbach (1990)
Männer	0,15	0,4	0,4–0,8	0,4–2,0
Frauen *	0,3	0,4	0,4–0,8	0,4–2,0

* mit Ausnahme von schwangeren und stillenden Frauen (→ Seite 245, 249).

Vorkommen in der Nahrung

Folsäurereiche Nahrungsmittel	Menge	µg
Weizenkeime	100 g	270
rote Bohnen	100 g	250
Weizenkleie	100 g	160
Spinat	100 g	134
Kalbsleber	100 g	108
Brokkoli	100 g	105
Hühnerei	1 mittleres	100
Sojabohnen	100 g	95
Bierhefe	10 g	92
Rote Bete	100 g	75

Anwendungsgebiete

Arteriosklerose: Ein erhöhter Homocystein-Spiegel im Blut ist ein großer Risikofaktor für Herzkrankheiten. Folsäure spielt eine zentrale Rolle bei der Senkung des Homocystein-Spiegels im Blut und im Gewebe. Deshalb können Folsäure-Supplemente bei der Vorbeugung gegen Herzinfarkt, Schlaganfall und periphere Gefäßkrankheiten helfen, besonders bei Menschen mit hohen Homocystein-Werten.

Infektion: Da ein Folsäuremangel das Immunsystem schwächt, können Supplemente die Abwehrstoffe gegen Entzündungen und Krebs bei Menschen mit niedrigem Folsäure-Status erhöhen.

Krebs: Zusammen mit Vitamin B_{12} können Folsäure-Supplemente die Zahl der krebsverdächtigen Zellen in der Lunge von Rauchern senken und so das Krebsrisiko herabsetzen.

Prävention von Geburtsfehlern: Der Zusatz von Folsäure (0,4 mg pro Tag) in den Wochen vor der Befruchtung und in der ersten Phase der Schwangerschaft kann die Gefahr von Geburtsfehlern herabsetzen, besonders Fehlentwicklungen am Rückenmark (Neural Tube Defects).

Psychische Störungen: Depression, Reizbarkeit und Konzentrationsschwäche können durch eine milde, schwer festzustellende Form von Folsäuremangel entstehen und Supplemente können Abhilfe schaffen. Bei einer bestimmten Form von Schizophrenie (→ Seite 398) bewirkt Folsäure zusammen mit Vitamin B_{12} eine Verbesserung. Folsäure vermag die Wirkung einer Lithium-Behandlung bei manischer Depression ergänzend zu unterstützen.

Überdosierung

Auch bei hohen Dosen ist Folsäure nicht toxisch. Große Mengen an Folsäure können jedoch bei Epileptikern die Wirkung von krampflösenden Medikamenten beeinträchtigen und vermehrte Anfälle hervorrufen. Die Anzeichen für Folsäure- und Vitamin-B_{12}-Mangel sind ähnlich oder überdecken sich. Obwohl einige Symptome eines Vitamin-B_{12}-Mangels zum Teil auf Folsäure-Supplemente reagieren, kann man dies bei neurologischen Störungen auf Grund eines Vitamin-B_{12}-Mangels nicht feststellen. Deshalb kann ein Folsäure-Zusatzmittel angesichts eines Vitamin-B_{12}-Mangels neurologische Schäden vermehren, bis sie nicht mehr zu beheben sind. Wenn ein Folsäuremangel vermutet wird, sollte auch der Vitamin-B_{12}-Status festgestellt werden. Im Zweifelsfalle sollte ein Folsäure-Supplement durch ein Vitamin-B_{12}-Präparat ergänzt werden.

Literatur

Brattstrom, L.: Vitamins as homocysteine-lowering agents. J. Nutr. 126 (1996) 1276.

Butterworth, C. et al.: Folate deficiency and cervical dysplasia. JAMA 268 (1992) 528.

Cuskelly, G.J. et al.: Effect of increasing dietary folate on red cell folate: implications for prevention of neural tube defects. Lancet 347 (1996) 657.

Heimburger, D. et al.: Improvement in bronchial squamous metaplasia in smokers treated with folate and vitamin B_{12}. JAMA 259 (1990) 1525.

Lashner, B.A. et al.: Effect of folate supplementation on the incidence of dysplasia and cancer in chronic ulcerative colitis: Gastroenterology 97 (1991) 255.

Picciano, M.F. et al. (Eds.): Folic Acid Metabolism in Health and Disease. Wiley-Liss, New York (1991).

Pietrzik, K., Prinz-Langenohl, R.: Folsäure. In: *Biesalski, H.K. et al.* (Eds.): Vitamine. George Thieme Verlag, Stuttgart 1997.

Prinz-Langenohl, R.: Folsäure-Mangel: Gefahr für das ungeborene Leben. Ernähr.-Umschau 40 (1993) 26.

Selhub, J., Rosenberg, I.H.: Folic acid. In: *Ziegler, E.E., Filer, L.J.* (Eds.): Present Knowledge in Nutrition. ILSI Press, Washington DC 1996.

Steegers-Theunissen, R.P.: Folate metabolism and neural tube defects: a review. Eur. J. Obstet. Gynecol. Repro. Biol. 61 (1995) 39.

Vitamin B$_{12}$ (Cobalamin)

Einleitung

Als Vitamin B$_{12}$ bezeichnet man eine Gruppe von ähnlichen Molekülverbindungen mit einem zentralen Kobalt-Atom. Synthetische Formen von Vitamin B$_{12}$ sind *Hydroxycobalamin* und *Cyanocobalamin*. Sie werden im Körper zu *Methylcobalamin* und *5-Deoxyadenosylcobalamin* umgeformt, die aktiv am Metabolismus beteiligt sind. Ein Protein (*Intrinsic-Faktor*), das im Magen ausgeschieden wird, geht eine Verbindung mit Vitamin B$_{12}$ aus der Nahrung ein und ist für die Resorption des Vitamins notwendig. Unser Körper speichert Vitamin B$_{12}$ (ca. 2–5 mg), wovon 50–90% in der Leber eingelagert werden.

Funktionen

Aminosäure- und Fettsäure-Metabolismus: Vitamin B$_{12}$ ist notwendig für die Umwandlung von Homocystein (eine toxische Aminosäure, die bei einigen metabolischen Prozessen entsteht) zu Methionin. Vitamin B$_{12}$ ist auch ein Coenzym bei vielen Prozessen des Fett-Metabolismus in der Zelle.

Folsäure-Metabolismus: Vitamin B$_{12}$ ist notwendig bei der Verwandlung von Folsäure in seine aktive Form. Wenn ein Vitamin B$_{12}$-Mangel besteht, werden Folsäurespeicher im Gewebe in inaktiver Form gehalten, so daß ein Mangel an funktionsfähiger Folsäure entsteht.

Gesundheit der Nervenzellen: Vitamin B$_{12}$ ist notwendig für die Synthese von Myelin, der schützenden Schicht für viele peripheren Nervenstränge, des Rückenmarks und des Gehirns.

Zellentwicklung: Zusammen mit Folsäure ist Vitamin B$_{12}$ notwendig bei der Synthese von DNS. Damit hängt die Zellspaltung und Zellvermehrung von Vitamin B$_{12}$ ab.

Ursachen von Mangelzuständen

● *Vegetarische Ernährung*: Veganer meiden strikt alle Tierprodukte, Milch und Eier, und ihre Nahrung enthält deshalb kein Vitamin B$_{12}$, was mit hoher Wahrscheinlichkeit zu Mangelerscheinungen führt.

● *Hohes Alter*: Ungefähr 50% aller Menschen über 65 Jahre entwickeln eine Zellschwäche an der Magenwand, die die Sekretion und Funktion des Magens beeinträchtigt. Die verminderte Sekretion des Intrinsic-Faktors wiederum verschlechtert die Bioverfügbarkeit von Vitamin B$_{12}$ erheblich und führt bei vielen Menschen zu einem Mangelzustand.

● *In Schwangerschaft und Stillzeit* ist der Bedarf an Vitamin B$_{12}$ um ein Drittel erhöht. Wenn eine Mutter nur geringe Mengen des Vitamins über die Nahrung aufnimmt, können Mutter und Kind einen Mangelzustand entwickeln.

● *Lebererkrankungen*: Vitamin B$_{12}$ wird in der Leber gespeichert. Diese produziert spezielle Blutproteine, die für den Transport und die Funktion des Vitamins wichtig sind. Deshalb können Lebererkrankungen den Vitamin-B$_{12}$-Status beeinträchtigen.

● *Erkrankungen des Magen-Darm-Traktes*, wie z.B. Morbus Crohn, chronische Enteritis und Diarrhö (wie sie bei AIDS vorkommt) und Erkrankungen der Bauchspeicheldrüse reduzieren alle die Resorption von Vitamin B$_{12}$.

● *Hoher Alkoholkonsum* erhöht die Gefahr eines Vitamin-B$_{12}$-Mangels, da Magenwände und Leber beschädigt werden.

● *Rauchen* beeinträchtigt den Metabolismus von Vitamin B_{12} und kann dadurch zu Mangelerscheinungen beitragen.

● *Medikamente:* Ständige Einnahme von oralen Kontrazeptiva (Pille) und anderen Medikamenten (→ Anhang III, Seite 452) kann die Gefahr eines Vitamin-B_{12}-Mangels erhöhen.

Pflanzliche Lebensmittel enthalten kein Vitamin B_{12}, wenn sie nicht mit dem Vitamin angereichert wurden. Obwohl unsere Darmbakterien kleine Mengen von Vitamin-B_{12}-ähnlichen Verbindungen synthetisieren, wird der Bedarf aus der Nahrung nicht einmal teilweise gedeckt. Deshalb bestehen die einzigen signifikanten Nahrungsquellen aus tierischen Produkten: Fleisch, Meeresfrüchte, Eier und Milchprodukte. Vitamin B_{12} ist hitzeempfindlich, so daß erhebliche Mengen

Vorkommen in der Nahrung

Vitamin-B_{12}-reiche Nahrungsmittel	Menge	µg
Kalbsleber	100 g	60
Miesmuscheln	100 g	8
Lachs	100 g	3
Rindfleisch, Filet	100 g	2
Hühnerei	1 mittleres	1
Emmentaler Käse	30 g	0,6
Vollmilch	1 dl	0,4

bei der Zubereitung von Speisen verlorengehen können (z.B. verliert Milch 30% ihres Vitamin-B_{12}-Gehaltes, wenn sie zwei Minuten lang gekocht wird). Da Vitamin B_{12} durch Hitze zerstört wird, soll Leber (eine gute Vitamin-B_{12}-Quelle) bei der Zubereitung nur ganz oberflächlich gebraten werden.

Folgen von Mangelzuständen

Anzeichen eines Vitamin-B_{12}-Mangels

Gewebe	Auswirkungen eines Vitamin-B_{12}-Mangels
▶ Allgemeinzustand	Schwächung des Antioxidans-Schutzsystems, weil weniger reduziertes Glutathion gespeichert wird. Funktioneller Folsäure-Mangel
▶ Blut	Anämie vermindert Konzentrationsfähigkeit und bewirkt Müdigkeit, Schwäche und Kurzatmigkeit. Abnormales Wachstum der weißen Blutkörperchen schwächt das Immunsystem. Verminderte Produktion von Blutplättchen, die die Blutgerinnung ermöglichen, kann die Gefahr für außergewöhnliche Blutungen erhöhen.
▶ Peripheres Nervensystem	Taubheit und Kribbeln an Händen und Füßen, Verlust des Tastsinnes, unsicherer Gang, schlechte Koordination der Muskulatur
▶ Sehfähigkeit	Blinde Flecken und verminderte Sehkraft
▶ Verdauungssystem	Vermindertes Zellwachstum führt zu Schwächung und Entzündung der Zellwände im Mund und dem gesamten Verdauungsapparat und verursacht eine rauhe Zunge, geringere Resorption von Nährstoffen, Verstopfung, Appetitlosigkeit und Gewichtsverlust.
▶ Zentralnervensystem	Gereiztheit, Aggressivität, Gedächtnisstörungen, Verwirrung, Erregungszustände, Psychosen, Depression

Zufuhrempfehlungen

Empfohlene tägliche Vitamin-B$_{12}$-Zufuhr (μg)			
Prävention von Vitamin-B$_{12}$-Mangel		Therapeutischer Dosierungsbereich	
DGE (1995)	US AI (1998)	Pauling (1986)	Werbach (1990)
Männer 3	2,4	100–200	10–1.000
Frauen * 3	2,4	100–200	10–1.000

* mit Ausnahme von schwangeren und stillenden Frauen (→ Seite 245, 249).

Im allgemeinen werden Vitamin B$_{12}$-Supplemente eher in Form von Hydroxycobalamin als Cyanocobalamin benutzt. Vitamin B$_{12}$ muß separat als Injektion einmal wöchentlich verabreicht werden, falls der Magen wegen unzureichender Produktion oder einer früheren Operation den Intrinsic-Faktor nicht in ausreichender Menge abgeben kann.

Anwendungsgebiete

Appetit, Kraft und Energie können mit Vitamin-B$_{12}$-Präparaten gesteigert werden; dies besonders unter erhöhtem Streß durch chronische Erkrankungen oder bei Rekonvaleszenz nach erlittenem Trauma oder nach Operationen.

Allergien: Vitamin B$_{12}$ kann Menschen mit Asthma, Hautallergien und atopischen Ekzemen helfen und vermag auch Lebensmittelallergien zu reduzieren, besonders wenn sie auf Sulfite und andere Konservierungsmittel zurückzuführen sind.

Arteriosklerose: Arteriosklerose in Verbindung mit einem hohen Homocystein-Spiegel im Blut (→ Seite 202) kann mit einem Vitamin-B$_{12}$-Supplement positiv beeinflußt werden. Vitamin B$_{12}$ senkt den Spiegel im Blut, indem es Homocystein in Methionin umwandelt.

Krebs: Vitamin B$_{12}$ kann vor Krebs schützen, besonders wenn dieser durch Rauchen verursacht wird. Es kann nämlich zusammen mit Folsäure die Zahl der krebsgefährdeten Zellen, die durch Rauchen entstehen, in den Atemwegen vermindern und so die Gefahr der Krebsbildung herabsetzen.

Psychische Störungen: Ein Vitamin-B$_{12}$-Mangel (sogar bei normalem Vitamin-B$_{12}$-Spiegel im Blut und ohne Anämie) vermag Psychosen, Depressionen oder Manien zu verursachen. Demenz in Verbindung mit Verwirrungzuständen und Gedächtnisschwund (besonders bei älteren Personen) kann mit Vitamin B$_{12}$ gemildert werden. Leichte Symptome von Stimmungsschwankungen, Reizbarkeit, Konzentrationsstörungen können erfolgreich mit Vitamin B$_{12}$ behandelt werden.

Störung des Nervensystems: Vitamin B$_{12}$ vermag Schmerzen und Symptome von Nervenerkrankungen (z. B. nach Herpes-Erkrankungen und Trigeminusneuralgie) zu mildern und kann Multiple Sklerose sowie den Heilungsprozeß nach traumatischen Nervenverletzungen fördern. Vitamin B$_{12}$ kann auch Diabetikern helfen, deren Tastsinn gestört ist.

Überdosierung

Sogar bei hohen Dosen von ≥ 10 mg pro Tag gibt es keine Berichte von toxischen Reaktionen bei gesunden Erwachsenen. Intravenöse Injektionen werden in seltenen Fällen mit allergischen Reaktionen in Zusammenhang gebracht, die zwar schwerwiegend sein können, aber auf Hilfsstoffe in der Injektionslösung zurückzuführen sind.

Literatur

Goor, L. van et al.: Review: cobalamin deficiency and mental impairment in elderly people. Age Aging 24 (1995) 536.

Green, R., Kinsella, L.J.: Current concepts in the diagnosis of cobalamin deficiency. Neurology 45 (1995) 1435.

Heimburger, D. et al.: Improvement in bronchial squamous metaplasia in smokers treated with folate and vitamin B_{12}. JAMA 259 (1990) 1525.

Lindenbaum, J. et al.: Prevalence of cobalamin deficiency in the Framingham elderly population. Am. J. Clin. Nutr. 60 (1994) 2.

Markle, H.V.: Cobalamin. Crit. Rev. Clin. Lab. Sci. 33 (1996) 247.

Pietrzik, K., Hages, M.: Vitamin B_{12}. In: *Biesalski, H.K. et al.* (Eds.): Vitamine. George Thieme Verlag, Stuttgart 1997.

Oren, D.A. et al.: A controlled trial of cyanocobalamin (vitamin B_{12}) in the treatment of winter seasonal affective disorder. J. Affect. Disord. 32 (1994) 197.

Pruthi, R.K., Tefferi, A.: Pernicious anemia revisted. Mayo Clin. Proc. 69 (1994) 144.

Schilling, R.F.: Vitamin B_{12} deficiency: underdiagnosed and overtreated? Hosp. Prac. Off. Ed. 7 (1995) 47.

Teunisse, S. et al.: Dementia and subclinical levels of vitamin B_{12}: effect of replacement therapy on dementia. J. Neurol. 243 (1996) 522.

Pantothensäure

Einleitung

Pantothensäure wird im Körper sofort in eine aktive Form verwandelt, das sogenannte *Coenzym A* (CoA). Pantothensäure spielt als Teil von CoA eine zentrale Rolle im Energie-Metabolismus in der Zelle, da es bei über 100 Reaktionen beteiligt ist, die den Abbau von Kohlenhydraten und Fetten und damit die Entstehung der Zellenergie bewirken. Pantothensäure wird in Supplementen aus Stabilitätsgründen als Kalziumpantothenat eingesetzt. Es wird auch als Pantothenol angeboten, ein Alkohol, der vom Körper schnell in Pantothensäure umgewandelt wird.

Funktionen

Energieproduktion: Pantothensäure transportiert kleine Moleküle, die beim Abbau von Fettsäuren und Zucker entstehen, an die Stellen, wo die Energie produziert wird.

Protein- und Fettsynthese: Pantothenat spielt eine bedeutende Rolle in der Synthese von verschiedenen Aminosäuren und Proteinen (Hämoglobin eingeschlossen, das den Sauerstoff im Blut transportiert) und von dem wichtigen Neurotransmitter Acetylcholin. Pantothenat wird auch bei der Synthese von Fettsäuren und bei ihrer Einbindung in den Zellwänden gebraucht. Es ist außerdem notwendig bei der Bildung von Cholesterin, Steroidhormonen, Geschlechtshormonen und Vitamin D.

Ursachen von Mangelzuständen

Pantothensäure findet man in vielen Lebensmitteln, so daß schwere Mangelzustände sehr selten vorkommen. Leichte Mangelerscheinungen können auftreten (oft zusammen mit anderen Arten von Vitamin-B-Mangel) bei Personen mit *chronischen Leber-erkrankungen* oder während *radikalen Diätkuren* und bei *hohem Alkoholkonsum.*

Folgen von Mangelzuständen

Anzeichen eines Pantothensäure-Mangels

▶ Anämie

▶ Ausbleichen der Haarfarbe

▶ Depression

▶ Erbrechen und Magenschmerzen

▶ Geschwächte Immunität: Herabgesetzte Wirkung von Antikörpern

▶ Kopfschmerzen

▶ Müdigkeit

▶ Muskelschmerzen

▶ Taubheit und Brennen in den Unterschenkeln und Fußgelenkschmerzen

▶ Schlaflosigkeit

Vorkommen in der Nahrung

Pantothensäurereiche Nahrungsmittel	Menge	mg
Kalbsleber	100 g	7,5
Erdnüsse	100 g	2,6
gelbe Erbsen	100 g	2,1
Sojabohnen	100 g	1,9
Naturreis	100 g	1,7
Hummer	100 g	1,7
Wassermelone	100 g	1,6
Brokkoli	100 g	1,3
Hühnerei	1 mittleres	0,9
Bierhefe	10 g	0,7

Zufuhrempfehlungen

Empfohlene tägliche Pantothensäure-Zufuhr (mg)			
Prävention von Pantothensäure-Mangel		Therapeutischer Dosierungsbereich	
DGE (1995)	US AI (1998)	Pauling (1986)	Werbach (1990)
Männer 6	5	100–200	50–1.000
Frauen * 6	5	100–200	50–1.000

* mit Ausnahme von schwangeren und stillenden Frauen (→ Seite 245, 249).

Anwendungsgebiete

Anämie (Blutarmut): Pantothensäure kann wegen ihrer Bedeutung für die Hämoglobin-synthese im Falle einer Anämie positiv wirken, besonders wenn der Patient nicht auf andere Nährstoffe anspricht.

Arthritis: Oft findet man einen Pantothen-säure-Mangel bei Menschen mit Osteo- oder Polyarthritis. Die Symptome der Arthritis sind ernster, je schlimmer die Mangeler-scheinungen sind. Kalziumpantothenat ver-mag bei beiden Formen von Arthritis Abhilfe zu schaffen, indem es Gelenkschmerzen und -versteifung zu mildern vermag.

Chronische Entzündungen: Für Menschen mit chronischen Entzündungen kann ein Pantothensäure-Supplement zusammen mit anderen B-Vitaminen hilfreich sein.

Lernstörungen bei Kindern: Pantothen-säure kann in der Verbindung mit anderen B-Vitaminen und Ascorbinsäure Kindern mit Lern- und Verhaltensstörungen helfen.

Müdigkeit: Ein leichter Pantothensäure-Mangel verursacht schnelle Ermüdung und Mattheit. Die Einnahme von Supplementen vermag bei Menschen mit einem Pantothen-säure-Status im Grenzbereich Abhilfe zu bringen.

Taubheit oder Brennen in den Unter-schenkeln und Füßen: Bei diesen Proble-men vermag ein Zusatz von Pantothensäure positiv zu wirken.

Überdosierung

Hohe Dosen von oral verabreichtem Kal-ziumpantothenat sind für Menschen nicht toxisch. Mengen von bis zu 10 g sind über mehrere Monate genommen worden, ohne daß sich toxische Reaktionen zeigten.

Literatur

Arsenio, L. et al.: Effectiveness of long-term treatment with pantethine in patients with dyslipidemia. Clin. Therapeutics 8 (1986) 537.

Biesalski, H.K., Hanck A.: Pantothensäure. In: *Biesalski, H.K. et al.* (Eds.): Vitamine. George Thieme Verlag, Stuttgart 1997.

General Practitioner's Research Group: Calcium pantothenate in arthritis conditions. Practitioner 224 (1980) 208.

Leung, L.H.: Pantothenic acid deficiency as the pathogenesis of acne vulgaris. Med. Hypotheses 44 (1995) 490.

Plesofsky-Vig, N.: Pantothenic acid. In: Ziegler, E.E., Filer, L.J. (Eds.): Present Knowledge in Nutrition. ILSI Press, Washington DC 1996.

Tahiliani, A.G., Beinlich, C.J.: Pantothenic acid in health and disease. Vitam. Hormon. 46 (1991) 165.

Vaxman, F. et al.: Effect of pantothenic acid and ascorbic acid supplementation on the human skin wound healing process. Eur. Surg. Res. 27 (1995) 158.

Biotin

Einleitung

Biotin ist ein unerläßlicher Bestandteil von vielen, für den Zell-Metabolismus wichtigen Enzymen. Die größte Menge an Biotin kommt aus der Nahrung, aber kleinere Mengen werden von Bakterien im Darmtrakt synthetisiert und ergänzen den Bedarf aus der Nahrungsaufnahme.

Funktionen

Fett-Metabolismus: Wichtige metabolische Schritte in der Synthese und im Abbau von Fettsäuren sind von biotinhaltigen Enzymen abhängig. Beim Metabolismus von essentiellen Fettsäuren, wie z.B. die Umwandlung von Linolensäure in verschiedene Omega-3-Fettsäuren, sind wir auf Biotin angewiesen.

Synthese von Glukose: Der erste wichtige Schritt bei der Synthese von Glukose (Blutzucker) hängt von einem Enzym ab, das Biotin enthält. Die Synthese von Glukose ist notwendig, um den Blutzuckerspiegel konstant zu halten und Hypoglykämie zu verhindern.

Zellwachstum: Biotin spielt eine wichtige Rolle in der Synthese von DNS, die optimales Zellwachstum ermöglicht.

Ursachen von Mangelzuständen

● *Schwangerschaft und Stillzeit:* Der Bedarf ist während der Schwangerschaft und der Stillzeit erhöht, so daß Mangelzustände entstehen können, wenn die Ernährung unzureichend ist.

● *Medikamente*: Verschiedene Medikamente wie Antibiotika reduzieren die Resorption und beeinträchtigen den Metabolismus von Biotin, wodurch die Gefahr eines Mangels erhöht wird (→ Anhang III, Seite 452).

● *Zufuhrmangel*: Mangelerscheinungen können auftreten bei ständigem Fasten, um Gewicht zu verlieren, sowie auch bei chronisch Kranken und Alkoholikern, die sich unzureichend ernähren.

Folgen von Mangelzuständen

Folgen eines Biotinmangels

▶ Anfälle, vermindertes Wachstum und verlangsamte körperliche und geistige Entwicklung (bei Kindern mit vererbtem Fehler im Biotin-Metabolismus)

▶ Erbrechen und Magenschmerzen

▶ Haarausfall und Glatzenbildung

▶ Muskelschmerzen

▶ Schuppige, gerötete Hautstellen, besonders um Mund und Nase

▶ Taubheit und Kribbeln in den Extremitäten

▶ Veränderungen im Gemütszustand, Depression, Müdigkeit, Angstzustände

Vorkommen in der Nahrung

Biotinreiche Nahrungsmittel	Menge	µg
Kalbsleber	100 g	75
Sojabohnen	100 g	60
Bierhefe	30 g	30
Weizenkleie	50 g	22
Haferflocken	100 g	20
Champignons	100 g	16
Hühnerei	1 mittleres	12
Avocado	100 g	10
Vollmilch	1 dl	3,5

Zufuhrempfehlungen

Empfohlene tägliche Biotinzufuhr (µg)			
Prävention von Biotinmangel		**Therapeutischer Dosierungsbereich**	
DGE (1995)	US AI (1998)	Pauling (1986)	Werbach (1990)
Männer 30–100	30	100–200	300–3.000
Frauen * 30–100	30	100–200	300–3.000

* mit Ausnahme von schwangeren und stillenden Frauen (→ Seite 245, 249).

Anwendungsgebiete

Diabetes: Bei Diabetes vermag ein Biotin-Supplement die Kontrolle des Insulins über den Blutzucker zu unterstützen.

Haut-, Haar- und Nagelerkrankungen: Menschen mit trockener, schuppiger Haut, Ekzem, Haarausfall und brüchigen Fingernägeln vermögen von einem Biotin-Supplement zu profitieren.

Überdosierung

Sogar bei regelmäßig verabreichten Dosen von > 60 mg pro Tag ist Biotin nicht toxisch.

Literatur

Bitsch, R. et al.: Studies on bioavailability of oral biotin doses for humans. Int. J. Vitam. Nutr. Res. 59 (1988) 65.

Bonjour, J.P.: Biotin. In: *Machlin, L.J.* (Ed.): Handbook of Vitamins. 2. Aufl. Marcel Dekker, New York 1991.

Dakshinamurti, K.: Biotin. In: *Shils, M.E., Olson, J.A., Shike, M.* (Eds.): Modern nutrition in health and disease. Lea & Febiger, Philadelphia PA 1994.

Hochman, L.G. et al.: Brittle nails: response to daily biotin supplementation. Cutis 51 (1993) 303.

Maebashi, M. et al.: Therapeutic evaluation of the effect of biotin on hyperglycemia in patients with non-insulin-dependent diabetes. J. Clin. Biochem. Nutr. 14 (1993) 211.

Mock, D. et al.: Serum concentrations of biotin and biotin analogs increase during acute and chronic biotin supplementation. FASEB J. 8 (1994) 921.

Vitamin C (Ascorbinsäure)

Einleitung

Sowohl der Mensch als auch einige Säugetierarten wie z.B. Primaten und Meerschweinchen können Vitamin C nicht synthetisieren. Man nimmt an, daß vor 60 Millionen Jahren ein „Vorgänger der Primaten" durch Genmutation die Fähigkeit verloren hat, das Enzym *Gulonolacton-Oxydase* herzustellen, welches in der Leber zur Produktion von Vitamin C benötigt wird. Der angeborene Vitamin-C-Mangel des Menschen ist also ursprünglich kein Ernährungsmangel, sondern eine Enzymmangelkrankheit, die nicht allein durch das in der Nahrung vorhandene Vitamin C ausgeglichen werden kann. Ohne zusätzliche Vitamin-C-Einnahme entsteht ein Zustand, der auch *subklinischer Skorbut* genannt wird.

Funktionen

Antioxidationsprozesse: Vitamin C ist der wichtigste wasserlösliche Antioxidansfaktor im Körper. Es kommt im Blut, in Körperflüssigkeiten und in allen Zellen vor, wo es selbst leicht oxidiert, um die Zellen und Körpersubstanzen vor der Oxidation mit freien Radikalen zu schützen (→ Seite 170). Ascorbinsäure schützt Folsäure und Vitamin E vor Oxidationsprozessen und erhält diese Vitamine in ihrer aktiven Form. Es ist auch wichtig für die Umwandlung von Kupfer zu einer Form, in der es als Bestandteil von vielen Enzymsystemen gebraucht wird, wie z.B. bei der *Superoxiddismutase* (ein anderes Antioxidans).

Cholesterinabbau: Der erste große Schritt für den Abbau von Cholesterin hängt von Vitamin C ab. Daher erhöht sich der Cholesterinspiegel in Leber und Blut, wenn der Vitamin-C-Status gestört ist.

Entgiftung der Leber und Ausscheidung von Medikamenten und Chemikalien: Ascorbinsäure stimuliert das Enzymsystem der Leber, das das Blut entgiftet und Medikamente und toxische Umweltchemikalien wie z.B. Pestizide, Lebensmittelzusätze und Schwermetalle ausscheidet.

Förderung von Eisenresorption: Vitamin C begünstigt die Resorption von Eisen aus der Nahrung und aus Supplementen erheblich.

Hormonproduktion: Die Produktion des Schilddrüsenhormons und der Hormone Epinephrin und Norepinephrin, die von den Drüsen der Nebenniere bei Streß ausgeschüttet werden, hängen von einem angemessenen Vitamin-C-Status ab.

Carnitinsynthese: Ascorbinsäure ist zusammen mit Niacin und Vitamin B_6 notwendig zur Produktion von Carnitin, einer Aminosäure, die zur Umwandlung von Fetten in Energie verwendet wird (→ Seite 216). Ein Mangel an Ascorbinsäure senkt den Carnitinspiegel und reduziert die Energieproduktion aus Fetten, was zu Ermüdungserscheinungen und Muskelschwäche führt.

Kollagenproduktion: Vitamin C ist ein unersetzbares Coenzym in der Synthese von Kollagen, wo es mit Eisen zusammenarbeitet. Vitamin C bereitet zwei Aminosäuren, Lysin und Prolin, für die Einlagerung in kollagenen Fasern vor und bindet einzelne Fasern zu Bindegewebe. Wenn es an Ascorbinsäure mangelt, entsteht schwaches Bindegewebe in Haut, Gelenken, Muskeln und Knochen.

Kontrolle des Histaminspiegels: Vitamin C spielt eine Rolle in der Kontrolle des Histaminspiegels im Blut und im Körper; unzureichender Vitamin-C-Status erhöht den Histaminspiegel im Blut. Ein hoher Histaminspiegel wiederum verschlimmert Allergien, Asthma, Magengeschwüre und bestimmte psychische Erkrankungen.

Synthese von Neurotransmittern: Ascorbinsäure ist notwendig für die Produktion von zwei wichtigen Neurotransmittern (Überträgersubstanzen von Nervenimpulsen) im Gehirn, Norepinephrine und Serotonin (→ Abb. 15).

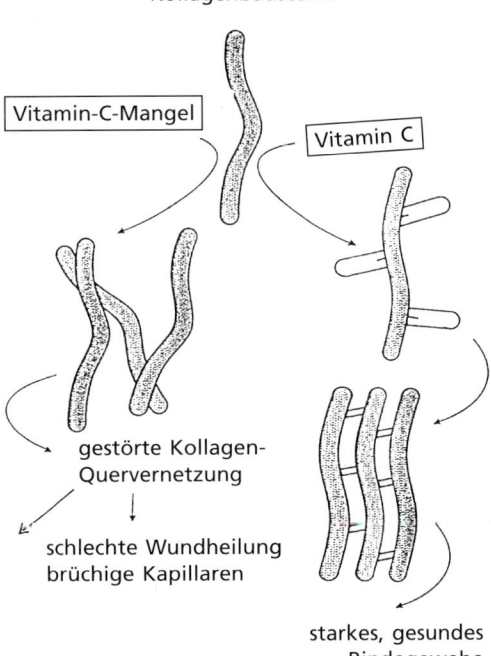

Kollagenbausteine

Vitamin-C-Mangel

Vitamin C

gestörte Kollagen-Quervernetzung

schlechte Wundheilung
brüchige Kapillaren

starkes, gesundes
Bindegewebe

Abb. 15: Vitamin C wird für die Verkettung von Kollagen-Molekülen benötigt. Erst dadurch erhält das Bindegewebe seine Stabilität und Festigkeit.

Ursachen von Mangelzuständen

● *Zufuhrmangel*: Bei Menschen mit geringem Vitamin-C-Speicher führt eine Vitamin-C-arme Ernährung in nur 1–2 Wochen zu einem Mangelzustand.

● *Chronische Erkrankungen und Streß*: Erhöhter physischer Streß, der verschiedenste Ursachen haben kann, führt zu Mangelzuständen. Besonders negativ sind Streß durch Infektion, Fieber, Verbrennungen, Muskel- und Knochentrauma, Operationen, rheumatische Arthritis, Diabetes, chronisches Nierenversagen oder hoher Alkoholkonsum. Erhöhter Streß durch Oxidation von Chemikalien, Strahlungen und Schwermetallen in der Umwelt (Luft, Wasser, Nahrungsmittel) baut die Vitamin-C-Speicher des Körpers ab und erhöht damit die Gefahr eines Mangelzustandes.

● *Medikamente:* Die regelmäßige Einnahme von Medikamenten wie Aspirin, orale Kontrazeptiva (die Pille) und andere (→ Anhang III, Seite 452) verschlechtern den Vitamin-C-Status.

● *Alter:* Ältere Menschen haben ein hohes Risiko, einen Vitamin-C-Mangel zu entwickeln, besonders wenn sie chronisch krank sind. Der Alterungsprozeß wird oft mit einer Abnahme des Ascorbinsäurespiegels im Blutplasma und den weißen Blutkörperchen (Leukozyten) in Zusammenhang gebracht.

● *Erhöhtes Wachstum*: Das Wachstum in Kindheit und Jugend sowie während Schwangerschaft und Stillzeit erhöht den Vitamin-C-Bedarf; es besteht die Gefahr eines Mangelzustandes, wenn die Zufuhr über die Nahrung unzureichend ist.

● *Rauchen*: Rauchen bewirkt einen deutlichen Anstieg im Abbau und der Ausscheidung von Vitamin C, wodurch der Bedarf des Körpers mehr als verdoppelt wird und die Gefahr eines Mangelzustandes zunimmt.

Folgen von Mangelzuständen

Folgen eines Vitamin-C-Mangels

- Ansammlung von Keratin in Haarfollikeln (Haarwurzel), was rauhe Haut verursacht

- Anzeichen von unzureichender Synthese des Bindegewebes: Schwache Blutgefäße, die Schürfungen und Blutungen der Haut verursachen; entzündetes und blutendes Zahnfleisch; verminderte Wundheilung

- Depression; Veränderungen der Persönlichkeit (auf unzureichende Synthese von Neurotransmittern zurückzuführen)

- Herabgesetzte Immunität mit erhöhter Gefahr von Infektionen

- Schwäche, Abgespanntheit, Müdigkeit (auf unzureichende Carnitin-Synthese zurückzuführen)

- Verminderter Schutz gegen Oxidation; kann das Risiko von Krebs, Herzerkrankungen, Schlaganfall, Arthritis und Katarakt erhöhen

Vorkommen in der Nahrung

Vitamin-C-reiche Nahrungsmittel	Menge	mg
Papaya	1 mittlere	195
Brokkoli	100 g	115
Rosenkohl	100 g	115
Orange	1 mittlere	70
Erdbeeren	100 g	65
Paprikaschote, grün	1 mittlere	65
Grapefruit	1/2 mittlere	60
Kartoffeln	1 mittlere	28

Früchte und Gemüse enthalten große Mengen an Vitamin C; Getreide, Fleisch und Milchprodukte hingegen enthalten nur wenig. Vitamin C ist wasserlöslich und geht durch Oxidation verloren, so daß der Vitamin-C-Gehalt von Nahrungsmitteln stark durch den Kochprozeß und durch Verluste im Kochwasser verringert wird.

Zufuhrempfehlungen

Empfohlene tägliche Vitamin-C-Zufuhr (mg)			
Prävention von Vitamin-C-Mangel		Therapeutischer Dosierungsbereich**	
DGE (1995)	US RDA (1989)	Pauling (1986)	Werbach (1990)
Männer 75	60	1.000–18.000	50–10.000
Frauen * 75	60	1.000–18.000	50–10.000

* mit Ausnahme von schwangeren und stillenden Frauen (→ Seite 245, 249).
** Bei starken Infektionen oder bei Krebserkrankungen werden zum Teil weit höhere Dosierungen verwendet.

Der Körper absorbiert über 90% von einer Dosis Vitamin C bis zu 300 mg. Bei höheren Dosen fällt die Resorptionsquote: Bei einer oral eingenommen Dosis von 1.500 mg beträgt die Resorption ungefähr 50%. Daher wird eine maximale Aufnahme eher durch die Verteilung von verschiedenen Dosen über den Tag erreicht als durch eine einzige Dosis. Der Körper speichert ungefähr 1.500 mg Vitamin C (bei täglicher Zufuhr von 100 mg), kann aber bei höherer Zufuhr die Speicherkapazität erheblich steigern: z.B. erhöht die doppelte tägliche Zufuhrmenge (200 mg) die gespeicherte Menge auf 5.000 mg.

Der Bedarf an Vitamin C ist nach der biochemischen Individualität von Mensch zu Mensch sehr verschieden und erhöht sich extrem bei Streß. Da Vitamin C nicht toxisch ist, ist es besser, eher zuviel als zuwenig zu sich zu nehmen. Vitamin C kann als kristallines Pulver „Ascorbinsäure", als säuregepuffertes Pulver (Natriumascorbat oder Kalziumascorbat) oder in sogenannten „sustained-release" (Retard)-Kapseln eingenommen werden, die das Vitamin verzögert abgeben. Vitamin-C-Lutschtabletten sind schädlich für den Zahnschmelz. Sie sollten nicht vergessen, den Mund zu spülen, nachdem sie Ascorbinsäurepulver in Wasser oder in Fruchtsaft gelöst eingenommen haben, da die Ascorbinsäure den Zahnschmelz angreift.

Anwendungsgebiete

Allergien: Weil Vitamin C den Histaminspiegel in Blut und Körper zu senken vermag, hat es eine positive Wirkung auf Bronchialasthma, Asthma bei körperlicher Anstrengung, Lebensmittelallergien, Heuschnupfen (allergische Rhinitis) und andere Allergien.

Arteriosklerose: Vitamin C erhöht den Abbau und die Ausscheidung von Cholesterin und schützt Cholesterin im Körper vor Oxidation (Oxidation von Cholesterin erhöht seinen negativen Einfluß). Es kann Blutcholesterin und den Gehalt an Fettsäuren (Triglyceride) senken und gleichzeitig das HDL-Cholesterin (das schützende Cholesterin) erhöhen. Hohe Dosen von Vitamin C können das Verklumpen von Blutplättchen vermindern und so die Gefahr von Blutgerinnseln in Beinen und Lunge nach einer Operation reduzieren. Außerdem hilft es, die Wände der Blutgefäße zu stärken. Aufgrund dieser Mechanismen vermag Vitamin C prä-

ventiv gegen Verkalkung von Herzgefäßen (Koronarsklerose) von Hirngefäßen (Zerebralsklerose) und von peripheren Blutgefäßen zu wirken.

Diabetes: Der Transport von Vitamin C zu den Zellen ist bei Diabetes beeinträchtigt, vielleicht weil ein hoher Blutzuckerspiegel sich negativ auswirkt. Die Einnahme von Vitamin-C-Supplementen mag besonders bei der Behandlung von Zahnfleischentzündungen und langsam heilenden Hautgeschwüren hilfreich sein; Zustände, die bei vielen Diabetikern zu finden sind.

Eisenmangel: Zusätzliche Vitamin-C-Einnahme erhöht die Aufnahme von Eisen sowohl aus Lebensmitteln als auch aus Eisenpräparaten und fördert so die Behandlung von Eisenmangel.

Erhöhte Abwehrkraft gegen Infektionen: Vitamin C erhöht bei einer Dosis von ≥ 1 g die Körpertemperatur leicht, wodurch die Funktion der weißen Blutkörperchen angeregt wird, und es hat einen positiven Einfluß auf den Abbau von Histaminen (ein hoher Histaminspiegel wird mit verminderter Wirksamkeit des Immunsystems assoziiert und er verstärkt die Symptome bei Erkältung und Grippe: verstopfte Nase und belegte Bronchien). Vitamin C stimuliert die Produktion von weißen Blutkörperchen und erhöht ihre Fähigkeit, Bakterien zu zerstören.

Geschwüre: Ein Vitamin-C-Mangel kann die Gefahr für ein Geschwür und daraus resultierende Blutungen (Hämorrhagie) erhöhen. Vitamin-C-Präparate können die Heilung fördern.

Hämorrhoiden: Vitamin C kann einen weichen Stuhl verursachen, die Venen rund um den After stärken, Schwellungen reduzieren und die Tendenz zu Blutgerinnseln vermindern.

Knochenschmerzen: Hohe Dosen von Vitamin C vermögen Knochenschmerzen zu lindern, die auf Brüche, Krebs und andere Knochenerkrankungen zurückzuführen sind.

Psychische Störungen: Hohe Vitamin-C-Dosen können für Patienten mit Depressionen, Schizophrenie oder manisch-depressiven Störungen einen heilenden Effekt haben. Wenn Vitamin C zusammen mit traditionellen Psychopharmaka verabreicht wird, kann der positive Effekt gesteigert werden.

Rauchen und Alkoholkonsum: Raucher brauchen erhöhte Vitamin-C-Dosen, um ihren Vitamin-C-Status zu erhalten (der Bedarf ist mehr als verdoppelt), denn der Abbau von Vitamin C wird durch Rauchen beschleunigt. Vitamin C vermag die Leber vor Schäden und Fetteinlagerungen als Folge von Alkoholmißbrauch zu schützen.

Schutz vor Krebs: Vitamin C spielt eine zentrale Rolle in der Abwehr von Oxidationsprozessen, in der Verteidigung des Immunsystems gegen Krebs, beim Schutz vor karzinogenen (krebserregenden) Zusatzstoffen in Lebensmitteln (z.B. Nitrate, Pestizide oder andere Chemikalien) und Schwermetallen. Auf diesem Weg senkt Vitamin C das Krebsrisiko, besonders von Krebs des Verdauungstraktes (Mundschleimhäute, Kehlkopf, Speiseröhre, Magen, Mastdarm, Harnblase, Bauchspeicheldrüse und Uterus). Es spielt auch eine bedeutende Rolle bei der Produktion eines natürlichen körpereigenen Stoffes, der die Verbreitung von Krebszellen erschwert.

Schwermetallvergiftungen: Vitamin C spielt eine wichtige Rolle beim Schutz des Körpers vor Schwermetallen. Es reduziert ihre Resorption und beschleunigt die Entgiftung und Ausscheidung von Schwermetallen.

Sehstörungen: Die antioxidative Wirkung von Vitamin C kann Katarakte verhindern helfen und das Vitamin vermag den erhöhten Augeninnendruck bei grünem Star (Glaukom) zu reduzieren.

Wundheilung: Vitamin C kann die Heilung von Wunden und Brüchen beschleunigen und wirkt sich positiv auf Verbrennungen, Trauma und Rekonvaleszenz nach Operationen aus.

Zahnfleischschwund: Vitamin C reduziert Zahnfleischentzündungen und -blutungen und fördert ihre Heilung. Reichliche Zufuhr von Vitamin C vermag die Anfälligkeit für Zahnfleischerkrankungen herabzusetzen.

Überdosierung

Hohe Dosen von Vitamin C können Übelkeit, Blähung des Unterbauchs und Durchfall hervorrufen. Werden blutverdünnende Medikamente eingenommen, können hohe Dosen von Vitamin C ihre Wirkung mindern. Erste Untersuchungen warnten vor einem erhöhten Risiko von Nierensteinen bei der Einnahme von großen Mengen an Vitamin C (Oxalat ist ein Metabolit von Ascorbinsäure), doch wird die Ausscheidung von Oxalat in den Urin nicht durch Vitamin C erhöht. Daher kann das Vitamin die Entstehung von Nierensteinen bei den meisten gesunden Menschen nicht fördern. Menschen, die unter Gicht leiden oder bei denen Nierensteine in der Familie vorkommen, sollten hohe Vitamin-C-Mengen nur unter Aufsicht eines Arztes einnehmen.

Literatur

Bendich, A., Langseth, L.: The health effects of vitamin C supplementation: a review. J. Am. Coll. Nutr. 14 (1995) 124.

Enstrom, J.E. et al.: Vitamin C intake and mortality among a sample of the US population. Epidemiol. 3 (1992) 194.

Frei, B. et al.: Ascorbate is an outstanding antioxidant in human blood plasma. Proc. Nat. Acad. Sci. 86 (1989) 6377.

Gershoff, S.N.: Vitamin C: New roles, new requirements? Nutr. Rev. 51 (1993) 313.

Gregory, J.F.: Ascorbic acid bioavailability in foods and supplements. Nutr. Rev. 51 (1993) 301.

Hemilia, H.: Vitamin C intake and susceptibility to the common cold. Br. J. Nutr. 77 (1997) 59.

Kodama, M., Kodama, T.: Vitamin C and the genesis of autoimmune disease and allergy: a review. In Vivo 9 (1995) 231.

Ness, A.R. et al.: Vitamin C status and serum lipids. Eur. J. Clin. Nutr. 50 (1996) 74.

Pauling, L.: Evolution and the need for ascorbic acid. Proc. Nat. Acad. Sci. 67 (1970) 1643.

Sauerberlich, H.E.: Pharmacology of vitamin C. Ann. Rev. Nutr. 14 (1994) 371.

Simon, J.A.: Vitamin C and cardiovascular disease: a review. J. Am. Coll. Nutr. 11 (1992) 107.

Weber, P. et al.: Vitamin C and human health: a review of recent data relevant to human requirements. Int. J. Vitam. Nutr. Res. 66 (1996) 19.

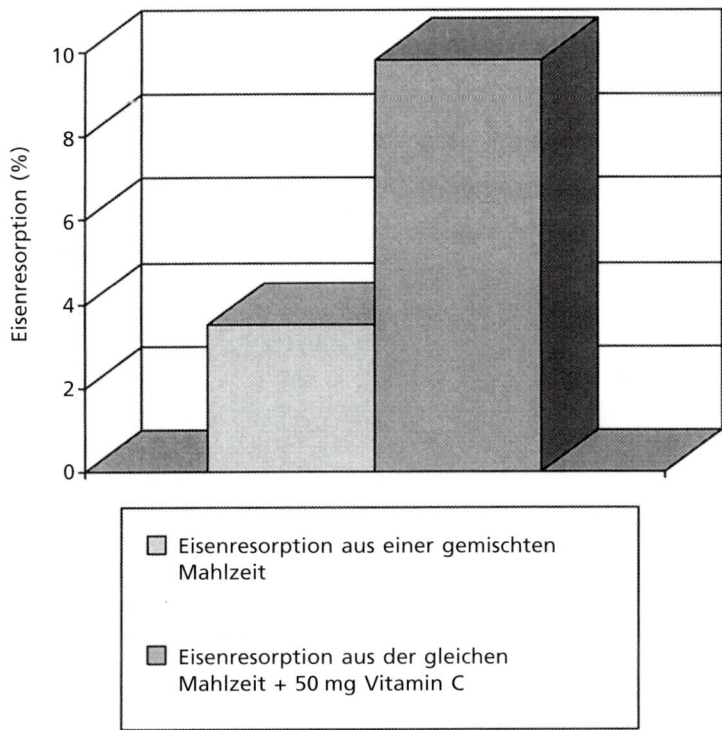

Eisenresorption (%)

☐ Eisenresorption aus einer gemischten Mahlzeit

☐ Eisenresorption aus der gleichen Mahlzeit + 50 mg Vitamin C

Vitamin C ist ein wirksamer Verstärker der Eisenresorption aus Nahrungsmitteln. Aus einer einfachen Mahlzeit mit Mais, Reis und Bohnen vermochten 50 mg Vitamin C die Eisenresorption um etwa das Dreifache zu erhöhen.
Aus: Hallberg L et al. Am J Clin Nutr 39 (1984) 577.

Abb. 15a : Die Wirkung von Vitamin C auf die Eisenresorption

Mineralstoffe

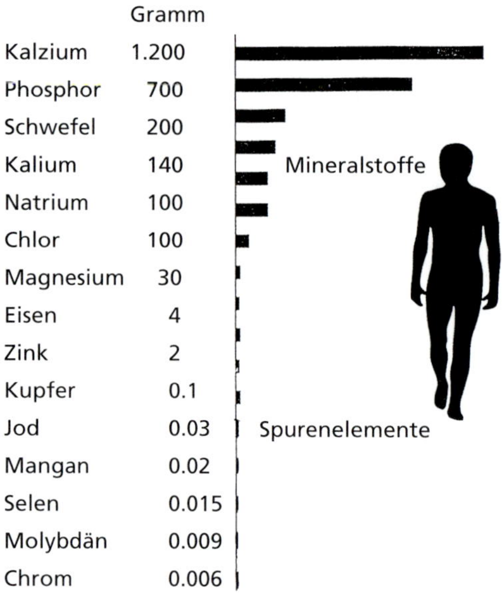

	Gramm
Kalzium	1.200
Phosphor	700
Schwefel	200
Kalium	140
Natrium	100
Chlor	100
Magnesium	30
Eisen	4
Zink	2
Kupfer	0.1
Jod	0.03
Mangan	0.02
Selen	0.015
Molybdän	0.009
Chrom	0.006

Mineralstoffe

Spurenelemente

Abb. 16: Der Gehalt an Mineralstoffen und Spurenelementen im Körper.

Kalzium

Einleitung

Das Skelett des Erwachsenen enthält etwa 1 kg Kalzium. Aufgrund des hohen Kalziumgehaltes im Körper konnten Mangelzustände schon vor Jahrzehnten – auch ohne aufwendige Laboruntersuchungen – beobachtet werden. Noch immer steht Kalzium im Mittelpunkt der Osteoporose-Diskussion. Mittlerweile sind aber viele neue Erkenntnisse dazugekommen.

Funktionen

Blut: Kalzium ist ein wichtiger Faktor innerhalb des Blutgerinnungssystems.

Muskulatur: Sowohl der Skelett- als auch der Herzmuskel funktionieren nur dann nor-mal, wenn sich verschiedene, z.T. komplexe Substanzen, darunter auch Kalzium und Magnesium, in einem harmonischen Gleichgewicht befinden.

Nervenzelle: Regulation der Reizleitung zwischen den Nervenzellen.

Skelett: 99% des im Körper enthaltenen Kalziums befinden sich in den Knochen. Hier fungiert es als wichtiges Strukturelement.

Ursachen von Mangelzuständen

● *Zufuhrmangel*: Eine langfristig zu geringe Zufuhr von Kalzium mit der täglichen Nahrung führt zu einer Unterversorgung des Körpers. Dieser versucht, dieses Defizit wettzumachen, indem er Kalzium aus den Knochendepots mobilisiert und somit die Struktur und Stabilität des Knochens unterhöhlt. Das Osteoporose-Risiko steigt (→ Seite 348).

● *Zu hoher Eiweißanteil in der Nahrung*: Bei einem hohen Eiweißanteil in der Nahrung steigen die Kalziumverluste. Demzufolge ist es fraglich, ob die mit einem hervorragenden Image versehenen Milchprodukte der Gesundheit des Menschen auch wirklich so zuträglich sind. Immerhin führt das häufige Verzehren von tierischen, notabene körperfremden, Eiweißen in milch-, eier- und fleischhaltigen Nahrungsmitteln nicht nur zu einer chronischen Übersäuerung des Organismus. Es muß auch bedacht werden, daß Milchprodukte von einer steigenden Anzahl Menschen, mittlerweile sind es in unseren Breiten über 50% der Bevölkerung, nicht mehr gut vertragen werden. Allergische Reaktionen in breitem Ausmaß sind die Folge. Ist es nicht bemerkenswert, daß zum

Beispiel asiatische Völker, die keine Milch-produkte zu sich nehmen, weniger Osteoporose aufweisen als wir?

● *Medikamente*: Langzeiteinnahme von Medikamenten, welche die Kalziumresorp-tion hemmen: Antazida (Mittel gegen Ma-genübersäuerung), Abführ- und Entwässe-rungsmittel

● *Verdauungstörungen:* Störungen der sym-biontischen Darmbakterien, Darmerkran-kungen (z.B. Zöliakie, Colitis ulcerosa), Gallensekretionsstörungen.

● *Weitere Ursachen*: Vitamin-D-Mangel, zu wenig körperliche Aktivität, mangelnde Ma-gensäure-Produktion, Überschuß an Phos-phor und Magnesium (Wurstwaren, Käse, Cola-Getränke usw.), übermäßiger Kaffee-konsum, Streß sowie die veränderte hormo-nelle Situation nach der Menopause.

Milchprodukte sind reiche Kalziumlieferan-ten, sollten aber aus oben genannten Grün-den nicht vorbehaltlos verzehrt werden. Deckt jemand seinen Kalziumbedarf mit Milch, so ist es ratsam, dem Körper auch die notwendige Menge Magnesium und Vitamin D_3 zu geben, da Kuhmilch ein eher ungün-stiges Kalzium-Magnesium-Verhältnis auf-weist.

Folgen von Mangelzuständen

	Auswirkungen eines Kalziummangels
▶ Blutgerinnung	erhöhte Blutungs-neigung
▶ Knochen	Osteoporose
▶ Muskulatur	Muskelkrämpfe, Krampfneigung, Tetanie
▶ Nervensystem	erhöhte Erregbarkeit des Nervensystems
▶ Zähne	schlechte Zahnqualität, Karies, Parodontose

Vorkommen in der Nahrung

Kalziumreiche Nahrungsmittel	Menge	mg
Käse (Tilsiter, 30% Fett i.Tr.)	100 g	830
Ölsardinen	100 g	354
Sojabohnen, getrocknet	100 g	260
Grünkohl	100 g	212
Joghurt natur, 1,5% Fett	180 g	205
Vollmilch	0,1 l	120
Fenchel	100 g	109
Brokkoli	100 g	105
Lauch	100 g	87
Orangen	1 Stk.	80
Weizenvollkornbrot	100 g	63

Es ist zu beachten, daß beim Zubereiten der Nahrungsmittel in der Küche in Abhän-gigkeit der Bearbeitungsart und des Nah-rungsmittels beträchtliche Mengen an Kal-zium verlorengehen: Beim Sterilisieren von Obst 20–25%, Kochverluste bei Karotten 11–23%, bei Kartoffeln 36%. Läßt man Mangold (Krautstiele) 1 Stunde im Wasser stehen, gehen 50% Kalzium verloren. Die Höhe der Verwertbarkeit von Kalzium aus der Nahrung sowie aus Nährstoffpräparaten ist von verschiedenen Faktoren abhängig. Die Kalziumbilanz wird verschlechtert durch:

● Proteinanteil von über 20% der Gesamt-kalorienzufuhr
● Oxalsäure (in Spinat, Rhabarber, Kakao)
● Phytinsäure (in Frischgetreide)
● Kochsalz
● Kaffee
● Alkohol

Die Kalziumresorptionsrate aus Milchpro-dukten und Nährstoffpräparaten beträgt zwi-schen 25–35%. Kalzium aus pflanzlichen Lebensmitteln wird generell eher schlechter verwertet. Eine Ausnahme bilden Soja-produkte, welche auf vergleichbare Aus-nützungswerte kommen. Bei streng vegetari-schen Ernährungsformen oder bei Milchun-verträglichkeit werden also Sojaprodukte

nebst Gemüsen, insbesondere Kohlarten so-wie kalziumhaltige Mineralwasser zu wichti-gen Kalziumlieferanten. Die Kalziumver-wertung kann durch körperliche Aktivität und sportliche Betätigung verbessert werden.

Zufuhrempfehlungen

Empfohlene tägliche Kalziumzufuhr (mg)			
Prävention von Kalziummangel		**Therapeutischer Dosierungsbereich**	
DGE (1995)	US AI (1998)	Werbach (1990)	
Männer	800–1.000	1.000–1.200	1.000–1.500
Frauen *	800–1.000	1.000–1.200	1.000–1.500

* mit Ausnahme von schwangeren und stillenden Frauen (→ Seite 245, 249).

Gemäß Erhebungen in deutschen und schwei-zerischen Haushalten erreichte ein großer Anteil der Bevölkerung (v.a. ältere Personen) nicht einmal die beschriebenen Zufuhremp-fehlungen der DGE. Gemäß diesen Angaben für gesunde Personen müssten bei einem *nachgewiesenen Mangel* täglich 1.500 mg Kalzium *langfristig* zugeführt werden.

Hierzu ein kleines Rechenbeispiel, das zei-gen soll, daß eine Kalziummangel-Therapie meist eine *Langzeit*-Therapie ist: Angenom-men, bei einer Osteoporose-Patientin sind 10% (= 100 g) des Knochenkalziums verlo-ren gegangen. Bei einer angenommenen Kalziumverwertungsquote von 30% müßte also während etwa 350 Tagen jeweils 1 g Kalzium (berechnet als elementares Kalzi-um) zugeführt werden. Bei einer langfristi-gen Kalziumzufuhr ist auf die Erhaltung des Kalzium-Magnesium-Phosphor-Gleichge-wichtes zu achten. Da Phosphor in unserer durchschnittlichen Ernährung eher in zu ho-hen Mengen zugeführt wird, sollte Kalzium deshalb stets zusammen mit Magnesium in einem Verhältnis von etwa 3:1 gegeben wer-den (plus Vitamin D).

Anwendungsgebiete

Allergien: Kalzium besitzt eine Antihista-minwirkung. Eine Erklärung für den Wirk-mechanismus ist die stabilisierende Wirkung auf die Plasmamembrane. Erhöhte Mengen an intrazellulären Kalziumionen erhöhen die Konzentration an zyklischem Adenosin-monophosphat (cAMP), das an der hormo-nellen Regulation des Zellstoffwechsels mit-beteiligt ist, wodurch die allergische Reak-tion unterdrückt wird. Kalzium kann auch bei *Neurodermitis* versucht werden.

Dickdarmkrebs: Je höher die Kalziumzu-fuhr mit der täglichen Nahrung desto niedri-ger scheint das Risiko zu sein, an Dickdarm-krebs zu erkranken. Diese Beobachtung wird damit erklärt, daß das Nahrungskalzium im Dickdarm Kalziumseifen bildet, wodurch die Wirkung der darmreizenden Gallen- und Fettsäuren neutralisiert wird.

Hoher Blutdruck: Veränderungen im Kal-ziumstoffwechsel könnten einen Primär-faktor bei der Entwicklung des hohen Blut-druckes darstellen.

Osteoporose: Kalzium ist essentiell für den Aufbau einer optimalen Knochenstruktur. Für die Osteoporose-Prävention gilt die Empfehlung, daß Frauen bereits weit vor der prämenopausalen Phase langfristig auf eine optimale Kalziumbilanz und Knochenstruktur hinarbeiten sollten. Beachte: Kalzium ist einer der wichtigeren Faktoren bei der Vorbeugung und Behandlung der Osteoporose, *aber bei weitem nicht der einzige* ($\rightarrow$ Seite 348).

Parodontose: Kalziumzufuhr kann den Verlauf der Parodontose (Zahnfleischentzündung) stoppen und umkehren.

Darmerkrankungen (Morbus Crohn, Colitis ulcerosa, Zöliakie usw.): Kalziumzufuhr kompensiert die gestörte Resorptionskapazität des Darmes.

Prämenstruelles Syndrom: Die Einnahme von Kalzium (zusammen mit Magnesium) scheint emotionale Schwankungen, Konzentrationsstörungen, Schmerzen und die Ödemneigung (Ansammlung von Wasser) zu reduzieren.

Überdosierung

Bei metabolisch gesunden Personen besteht in der Regel bei einer peroralen Kalziumzufuhr bis zu täglich 2 g kein Risiko unerwünschter Nebeneffekte. Kalzium sollte bei Nebenschilddrüsenüberfunktionen und Vitamin-D-Vergiftungen nicht genommen werden. In umfangreichen epidemiologischen Studien in den USA wurde der Beweis erbracht, daß der bisher als sicher geltende Zusammenhang zwischen einer hohen Kalziumzufuhr und einem erhöhten Nierenstein-Risiko nicht existiert.

Literatur

Allender, P.S. et al.: Dietary calcium and blood pressure: a meta-analysis of the randomized clinical trials. Ann. Intern. Med. 124 (1996) 825.

Appleton, G.V.N. et al.: Inhibition of intestinal carcinogenesis by dietary supplementation with calcium. Br. J. Surg. 74 (1987) 523.

Bronner, F.: Calcium and osteoporosis. Am. J. Clin. Nutr. 60 (1994) 831.

Bucher, H.C. et al.: Effect of calcium supplementation on pregnancy induced hypertension and preeclampsia: a meta-analysis of randomized controlled trials. JAMA 275 (1996) 1113.

Hötzel, D. et al.: Versorgungszustand der Bevölkerung der BRD mit Nahrungskalzium - Verbesserungsmöglichkeiten. Vita Min Spur 3 (1988) 57.

Kupper, C. et al.: Bioverfügbarkeit von Calcium aus der Nahrung. Vita Min Spur 5 (1990) 62.

Levenson, D.I., Bockman, R.S.: A review of calcium preparations. Nutr. Rev. 52 (1994) 221.

Matkovic, V.: Calcium intake and peak bone mass. N. Engl. J. Med. 327 (1992) 119.

Penland, J.G. et al.: Dietary calcium and manganese effects on menstrual cycle symptoms. Am. J. Obstet. Gynecol. 168 (1993) 1417.

Schurgast, H.: Orthomolekulare Medizin, Rheumatische Erkrankungen/Osteoporose, Stiftung zur Internationalen Förderung der Orthomolekularen Medizin, Rapperswil, Schweiz 1991.

Slattery, M.L. et al.: Calcium as a protective factor in colon cancer, Am. J. Epidemiol. 128 (1988) 504.

Spencer, H. et al.: Do protein and phosphorus cause calcium loss? J. Nutr. 118 (1988) 657.

Magnesium

Einleitung

60% des Magnesiums in unserem Körper findet man in den Knochen, knapp 30% im Bindegewebe, vor allem in der Leber und in der Muskulatur. Etwa 2% Magnesium ist in den Körperflüssigkeiten wiederzufinden. Magnesium macht nur etwa 0,05% unseres Körpergewichtes aus, das entspricht etwa 20–30 g. Doch seine Bedeutung für die Erhaltung unserer Gesundheit wiegt viel schwerer.

Funktionen

Magnesium ist das zweithäufigste intrazelluläre Kation (positiv geladenes Teilchen) im menschlichen Körper. Magnesium ist immer dort zu finden, wo auch Kalzium benötigt wird.

Energie-Stoffwechsel: Magnesium ist an allen Reaktionen im Stoffwechsel beteiligt, bei denen phosphorylierte Substrate (ATP, ADP) eine Rolle spielen. Magnesium bildet mit ATP einen stabilen ATP-Komplex. Eine niedrige intrazelluläre Magnesiumkonzentration bedeutet daher eine Verlangsamung der Energiebereitstellung und aller ATP-abhängigen Enzymreaktionen (Glykolyse, Eiweißstoffwechsel).

Herzmuskel: Magnesium ist ein physiologischer Kalzium-Gegenspieler. Es verhindert die Kalziumüberladung in den Mitochondrien.

Knochen und Zähne: Magnesium ist ebenso wie Kalzium und Phosphor am Aufbau von Knochen und Zähnen beteiligt.

Membranstabilisierung: Magnesium ist ein Cofaktor für die Natrium-Kalium-Pumpe und regelt daher die Durchlässigkeit der Zellmembran und den Natrium-Kalium-Transport in die Zelle hinein und aus der Zelle hinaus.

Nervensystem: Angriffspunkte des Magnesiums innerhalb des Nervensystems sind: Erregung und Polarisierung neuromuskulärer Membranen. Magnesium reguliert das Zusammenziehen und das Erschlaffen des Muskels sowie die normale Funktion des Zentralnervensystems.

Ursachen von Mangelzuständen

- *unzureichende Zufuhr* mit der täglichen Nahrung
- *Erkrankungen des Magen-Darm-Traktes (Resorptionsstörungen)*
- *Leistungssport* (Verluste über den Schweiss)
- psychischer und physischer *Stress*
- Langzeiteinnahme von bestimmten *Arzneimitteln* (Entwässerungstabletten, Cortisonpräparate, Abführmittel)
- *Wachstum*, Schwangerschaft, Stillzeit
- *Hoher Alkoholkonsum*
- erhöhte *Kalzium-* und *Eiweißzufuhr*
- Mangel an *B-Vitaminen*

Folgen von Mangelzuständen

- Störungen des Kalzium-Magnesium-Phosphor-Verhältnisses mit den entsprechenden Symptomen (Knochen, Muskeln, Gefäße, Nerven)
- Muskelzittern, Muskelkrämpfe
- Übererregbarkeit, Schlaflosigkeit, Konzentrationsstörungen
- Übelkeit
- Störungen der Herzfunktion
- Arteriosklerose, Durchblutungsstörungen
- Depressionen
- Störungen des Immunsystems

Zufuhrempfehlungen

Empfohlene tägliche Magnesiumzufuhr (mg)		
Prävention von Magnesiummangel		Therapeutischer Dosierungsbereich
DGE (1995)	US AI (1998)	Werbach (1990)
Männer 350	400–420	300–1.500
Frauen * 300	310–320	300–800

* mit Ausnahme von schwangeren und stillenden Frauen (→ Seite 245, 249).

Vorkommen in der Nahrung

Magnesiumreiche Nahrungsmittel	Menge	mg
Sojamehl	100 g	245
Gerste, Reis (unpoliert)	100 g	160
Weizenkleie	25 g	145–150
Sonnenblumenkerne	25 g	105
Schokolade	100 g	80–100
Weizenvollkornbrot	100 g	90
Linsen	100 g	75
Weizenkeime	25 g	60–65
Walnüsse, Haselnüsse, Mandeln, Erdnüsse	50 g	65–90
Magnesiumreiche Mineralwässer	0,2 l	80–120
Spinat	100 g	60

Anwendungsgebiete

Diabetes mellitus: Bei Diabetikern finden wir häufig einen Magnesiummangel. Dieser sollte stets ausgeglichen werden, da unerwünschte Auswirkungen auf den arteriellen Blutdruck, die Blutfette und auch auf diabetische Spätfolgen wie Netzhauterkrankungen möglich sind.

Harnsteine: Bei Kalziumoxalat-Harnsteinen besitzt Magnesium eine vorbeugende, die Harnsteinbildung unterdrückende Wirkung.

Herzkrankheit: Magnesiummangel kann zu Herzrhythmusstörungen führen. Magnesium kann über die Regulierung des zellulären Kaliumgehaltes antiarrhythmisch wirken. Es wirkt auch den bei einer Digitalis-Therapie auftretenden Rhythmusstörungen entgegen und erhöht gleichzeitig die Wirksamkeit dieses Medikamentes. Der Herzmuskelkrampf, der klinisch zur Angina pectoris und auch zum Herzinfarkt führen kann, wird durch das Kalzium/Magnesium-Verhältnis reguliert. Studien belegen, daß Magnesium (insbesondere Magnesiumorotat) sich hervorragend für die Prävention und Therapie von Angina pectoris und Herzinfarkten eignet. Die Dosierung der hierfür üblichen Medikamente, Nitrate und Beta-Blocker können in der Regel vom Arzt reduziert werden.

Hypertonie: Durch die regelmäßige Einnahme von Magnesium läßt sich der systolische („obere") Blutdruck signifikant senken. Magnesium ist auch bei der Behandlung des arteriellen Bluthochdruckes mit entwässernden Medikamenten zur Kompensierung der erhöhten Magnesiumverluste über den Urin angezeigt.

Krämpfe: Muskelkrämpfe, nächtliche Wadenkrämpfe, Muskelzuckungen, Menstruationskrämpfe, Ameisenlaufen, erhöhte Reizbarkeit, Unruhe und Schlafstörungen lassen sich meist erfolgreich mit Magnesium behandeln.

Migräne: Positive Erfahrungen gibt es auch beim Einsatz von Magnesium bei Migräne zur Regulierung der initialen Gefäßkrämpfe. In der Klinik werden Magnesiumsulfat-Infusionen mit Erfolg verabreicht. Ähnliche Wirkungen sollten jedoch auch mit der Einnahme von festen Magnesium-Darreichungsformen (Tabletten, Kapseln) erreicht werden können.

Prämenstruelles Syndrom: Eine Supplementierung mit Magnesium ist bei Spannungszuständen und emotionellen Schwankungen, die beim prämenstruellen Syndrom (PMS) auftreten können, wirksam.

Schwangerschaft: Bei verschiedenen Problemen während des Schwangerschaftsverlaufes kann Magnesium verabreicht werden. Dies gilt für: vorzeitige Wehen, Blutung bei drohendem Abort, vorzeitige Reife der Zervix (Gebärmutterhals), erhöhtem Blutdruck, erhöhter Gefäßreaktivität, Übelkeit und Erbrechen.

Streß: Bei körperlichem und psychischem Streß besteht ein erhöhter Magnesiumbedarf.

Überdosierung

Ein Magnesiumüberschuß ist äußerst selten anzutreffen. Hohe Magnesiumdosierungen haben eine abführende Wirkung (gilt nicht für Magnesiumorotat). Magnesium nicht in hohen Dosen oder parenteral bei Niereninsuffizienz oder höhergradigen AV-Blockierungen verabreichen.

Literatur

Antman, E.M.: Magnesium in acute myocardial infarction: an overview of the available evidence. Am. Heart. J. 132 (1996) 487.

Douban, S. et al.: Significance of magnesium in congestive heart failure. Am. Heart. J. 132 (1996) 664.

Dreosti, I.E.: Magnesium status and health. Nutr. Rev. 53 (1995) 23.

Durlach, J. et al.: Magnesium and therapeutics. Magnes. Res. 7 (1994) 313.

Nadler, J.L., Rude, R.K.: Disorders of magnesium metabolism. Endocrinol. Metab. Clin. NA 24 (1995) 623.

Peikert, A. et al.: Prophylaxis of migraine with oral magnesium: results from a prospective, multi-center, placebo-controlled and double-blind randomized study. Cephalalgia 16 (1996) 257.

Shils, M.: Magnesium. In: *Ziegler, E.E., Filer, L.J.* (Eds.): Present Knowledge in Nutrition. 7. Aufl. ILSI Press, Washington DC 1996.

Sojka, J.E., Weaver, C.M.: Magnesium supplementation and osteoporosis. Nutr. Rev. 53 (1995) 71.

Tosiello, L.: Hypomagnesemia and diabetes mellitus: a review of the clinical implications. Arch. Intern. Med. 156 (1996) 1143.

Zemel, P.C. et al.: Metabolic and hemodynamic effects of magnesium supplementation in patients with essential hypertension. Am. J. Clin. Nutr. 52 (1990) 665.

Natrium

Einleitung

Blättert man in Geschichtsbüchern, so kann man nachlesen, daß Salz (Natriumchlorid) früher ein begehrter aber knapper Rohstoff war. Im alten Abessinien wurde Salz als Währung verwendet. Karavanen trugen Salz über lange Distanzen. Manchmal wurde Salz sogar gegen Gold eingetauscht. Salz war auch so wertvoll, daß römische Soldaten teilweise mit Salz entlohnt wurden. Das Wort „Salär" deutet noch auf diese Verwendung hin. Heute ist dies anders. Salz steht im Ueberfluß zur Verfügung und gehört zu den billigsten Rohstoffen. Dementsprechend übermäßig ist der durchschnittliche Konsum an Kochsalz, dessen mögliche Folgen von den Fachleuten intensiv diskutiert werden (→ Seite 44).

Funktionen

Wasserhaushalt: Natrium ist das häufigste und verbreitetste Elektrolyt im extrazellulären Raum. Zusammen mit Kalium, das vor allem im intrazellulären Raum anzutreffen ist, reguliert Natrium den Wasserhaushalt und den osmotischen Druck im Körper.

Säure-Basen-Gleichgewicht: Natrium ist einer der Hauptfaktoren bei der Aufrechterhaltung des Säure-Basen-Gleichgewichtes.

Nerven- und Muskelfunktionen: Natrium ist einer der Zentralfaktoren bei der Übertragung und Weiterleitung von Nervenreizen und bei der Muskelentspannung.

Resorption und Transport von Nährstoffen: Natrium ist unerläßlich für die Glukose-Resorption und den Transport anderer Nährstoffe.

Vorkommen in der Nahrung

< 10 mg Na/100 g
Weizenmehle, Roggenmehle, Weizenvollkorn, Weizenkeime, Weizenkleie, Haferflocken, Reis, Grieß, Stärke, Pflanzenöle, ungesalzene Butter, Kartoffeln, die meisten Frischgemüse, Linsen, weiße Bohnen, Sojabohnen, jede Art Rohobst, Obstkonserven, Obstsäfte, das meiste Trockenobst, ungesalzene Nüsse, Sonnenblumenkerne

10–20 mg Na/100 g
Eierteigwaren, Kakaopulver, Weißkohl, Blumenkohl, Rettich, Radieschen

20–50 mg Na/100 g
Speisequark, Vollmilch, Diätmargarine, gelbe Erbsen, Kohlrabi, Grünkohl, Petersilie, Trockendattel, Trockenfeige, „streng natriumarme" Diäterzeugnisse

50–100 mg Na/100 g
Rindfleisch, Schweinefleisch, Kalbfleisch, Leber (Schwein, Kalb), Huhn, Truthahn, Fisch (die meisten Arten), Standardmargarine, Karotten, Rote Bete, Spinat, Endivie, weiße Rübe, Sellerieknolle, Mangold, Milchschokolade, natriumreiche Mineralwasser

100–400 mg Na/100 g
„natriumarme" Lebensmittel, „natriumreduzierte" oder „kochsalzverminderte" Fertiggerichte, Dosengemüse, Fischkonserven, Frischkäse

> 400 mg Na/100 g
Brot (die meisten Sorten), Kartoffelchips, Suppen und Gemüse in Dosen

> 800 mg Na/100 g
Käse (die meisten Sorten), gesalzene Butter, Fleisch- und Wurstwaren, Cornflakes, Suppe in Dosen, Pickles, Oliven, gesalzene Nüsse, Würzsaucen (Ketchup, Sojasauce)

Ursachen von Mangelzuständen

- *Durchfall* und *Erbrechen* (v.a. bei Säuglingen sorgfältig überwachen)
- *Leber-* oder *Nierenerkrankungen*
- die meisten *Krebs*formen
- *Fisteln* im Magen-Darm-Bereich
- *Addison-Syndrom*
- *Verbrennungen*
- *Quecksilbervergiftung*
- starkes *Schwitzen* bei alleiniger Wasserzufuhr

Folgen von Mangelzuständen

- niedriger Blutdruck
- Verwirrung
- Orientierungsschwierigkeiten
- Schwindel
- Krampfanfälle

Zufuhrempfehlungen

Die Deutsche Gesellschaft für Ernährung (DGE) hält für den Erwachsenen eine Kochsalzzufuhr von 5–6 g für ausreichend. Der durchschnittliche Kochsalzkonsum – in erster Linie über verarbeitete Lebensmittel – liegt derzeit in Deutschland, Österreich und der Schweiz etwa doppelt so hoch. Von Zufuhrmengen von über 10 g ist abzuraten. Über negative Effekte einer zu hohen Salzaufnahme (hohes Risiko für Hypertonie, Schlaganfall, Osteoporose, usw. → Seiten 331, 334, 348).

Literatur

Brüngel, M., Kluthe, R.: Hypertonie und Ernährung. Akt. Ernähr. Med. 21 (1996) 284.

Devine, A. et al.: A longitudinal study of the effects of sodium and calcium intake on regional bone density in postmenopausal women. Am. J. Clin. Nutr. 62 (1995) 740.

Heepe, F.: Diätetische Indikationen. Springer-Verlag, Berlin 1990.

Midgley, J.P. et al.: Effect of reduced dietary sodium on blood pressure. A meta-analysis of randomized controlled trials. JAMA 275 (1996) 1590.

Oparil, S. (Ed.): Dietary sodium and health. Am. J. Clin. Nutr. 65S (1997) 583-716.

Reusser, M.E., McCarron, D.A.: Micronutrient effects on blood pressure regulation. Nutr. Rev. 52 (1994) 367.

Rilling, S.: Kompendium der Mineralstoffe und Spurenelemente. Karl F. Haug Verlag, Heidelberg 1993.

Tarek, F. et al.: Salt - more adverse effects. Lancet 348 (1996) 250.

Kalium

Einleitung

Mit 5% des Gesamt-Mineralstoffanteils ist Kalium nach Kalzium, Phosphor und Schwefel das vierthäufigste Element des Körpers. 98% des gesamten Kaliums befindet sich im Zellinnern.

Funktionen

Als Gegenspieler (Antagonist) von Natrium reguliert Kalium den Wasserhaushalt, das Säure-Basen-Gleichgewicht, die Nervenreizleitung, die Muskelkontraktionen sowie das Membranpotential, also die elektrische Spannung an der Zellmembran. Viele zellulären Enzymsysteme hängen vom Kalium-Haushalt ab.

Ursachen von Mangelzuständen

- einseitige Ernährung / *unzureichende Zufuhr*
- *Verluste bei der Nahrungszubereitung* (Kochen, Waschen)
- übermäßiger *Alkoholkonsum*
- übermäßige *Kochsalzzufuhr*
- *Magnesiummangel* stört den Kalium-Haushalt
- *Verbrennungen, Verletzungen*
- *Streß*
- Verluste durch *Erbrechen, Durchfall*
- *Nieren-* oder *Lebererkrankungen*
- Mißbrauch von *Abführmitteln*
- Therapien mit gewissen *Diuretika* (Medikamente zur Entwässerung)

Folgen von Mangelzuständen

Oft sind die äußerlich erkennbaren Anzeichen eines Kaliummangels sehr unspezifisch.

- Müdigkeit
- Verstopfung
- Schwindel
- Muskelschwäche
- Veränderungen der Herztätigkeit (Arrhythmien oder gesteigerte Herzschlagfrequenz)
- Absinken des Blutdrucks und des Blutzuckers

Vorkommen in der Nahrung

Kaliumreiche Nahrungsmittel	Menge	mg
Sojamehl	100 g	1870
Weiße Bohnen	100 g	1310
Linsen	100 g	810
Bananen	200 g	790
Spinat	100 g	635
Weizen- und Roggenvollkorn	100 g	500
Kartoffeln	100 g	440
Obstsäfte	0,3 l	300–525
Gemüse	200 g	400–600
Nüsse, Mandeln	50 g	225–420
Fisch	100 g	300–400
Fleisch	100 g	280–350

Zufuhrempfehlungen

Der Mindestbedarf für Kalium liegt bei 2 g pro Tag (US RDA 1989), die ungefähre durchschnittliche Zufuhrmenge in der Bevölkerung zwischen 3–4 g pro Tag, die Empfehlung bei 4–5 g pro Tag. Eine ausreichende Versorgung mit Kalium kann bei einer vollwertigen Ernährungsweise mit einem hohen Anteil an Frischkost erreicht werden.

Anwendungsgebiete

Bluthochdruck: Die Verbesserung der Kaliumbilanz reduziert generell das Risiko für einen zu hohen Blutdruck.

Darmverstopfung: Wer längere Zeit Abführmittel verwendet (auch pflanzliche), gerät womöglich in einen Teufelskreis. Durch das Abführen verliert der Körper Kalium. Der Kaliummangel seinerseits bewirkt eine zunehmende Darmträgheit, die aber durch weitere Abführmittel nur verschlimmert wird. Was tun? Ballaststoffreiche Kost, ausreichende Flüssigkeitszufuhr, allmähliches Reduzieren der Abführmittel bei gleichzeitiger Steigerung des Ballaststoffanteils, körperliche Aktivität, Streßreduktion und eine angemessene Kaliumzufuhr können wieder aus dem Teufelskreis hinausführen.

Durchfall/Erbrechen/Verbrennungen: Bei längerdauerndem Durchfall, Erbrechen und bei großflächigen Verbrennungen sollte der Kaliumverlust, insbesondere bei Säuglingen und Kleinkindern, rechtzeitig kompensiert werden.

Herzrhythmusstörungen: Kaliummangel, der auch bei normalen Serumwerten gefunden wird, kann zu Arrhythmien (unregelmäßiger Herzrhythmus) führen. Bei den meisten Patienten mit Rhythmusstörungen können jedoch niedrigere Kaliumwerte in den roten Blutkörperchen gemessen werden. Diese Werte sowie auch das EKG können nach der Behandlung mit Kalium normalisiert werden. Gleichzeitig mit Kalium sollte stets auch Magnesium genommen werden, da der Herzmuskel Kalium bei Magnesiummangel nicht festhalten kann.

Ödeme (Ansammlung von Wasser): Durch die Bevorzugung kaliumreicher Kost (und eventuell durch die Einnahme von Kaliumpräparaten), durch die Reduktion der Natriumzufuhr sowie durch eine harnmengenbezogene Einschränkung der Trinkmenge, wird eine Verbesserung des Natrium-Kalium-Verhältnisses und der Flüssigkeitsbilanz angestrebt.

Sport/Muskel- und Kreislaufschwäche/Krämpfe: Kaliummangel kann zu Muskelschwäche, eventuell auch zu Muskelkrämpfen führen, was besonders für Leistungssportler von Bedeutung ist, da diese über den Schweiß teilweise beträchtliche Mengen Kalium verlieren. Die Leistungsfähgkeit der Muskulatur kann dadurch massiv sinken. Unter intensiven Trainings- und Wettkampfbedingungen können Kaliumverluste bis 10 g täglich vorkommen.

Stimmungsschwankungen/Müdigkeit: Kaliummangel ist oft mit Stimmungsschwankungen und Müdigkeit verbunden. Die Mobilisierung der Glykogenreserven (Speicherform des Traubenzuckers) ist beeinträchtigt. Es treten Ermüdungs- und Erschöpfungszustände ein, da der Blutzuckerspiegel absinkt und es zu den Symptomen einer Hypoglykämie kommen kann (→ Seite 339).

Überdosierung

Ein Kaliumüberschuß kann zu Herzrhythmusstörungen, Schwäche- und Angstzuständen, Blutdruckabfall, Verwirrung sowie zu einer Gefühllosigkeit der Hände und Füße führen.

Nach der Einnahme von Kaliumpräparaten kann es in seltenen Fällen zu Durchfällen und Erbrechen kommen. Personen mit Nieren- oder Herzerkrankungen sollten Kaliumpräparate nur unter Aufsicht eines Arztes einnehmen.

Literatur

Brancati, F.L. et al.: Effect of potassium supplementation on blood pressure in African Americans on a low potassium diet. A randomized, double blind, controlled trial. Arch. Intern. Med. 156 (1996) 61.

Krishna, G.G., Miller, E., Kapoor, S.: Increased blood pressure during potassium depletion in normotensive men. N. Engl. J. Med. 320 (1989) 1177.

Khaw, K.T. et al.: Dietary potassium and stroke-associated mortality: A 12-year prospective population study. N. Engl. J. Med. 316 (1987) 235.

Kluthe, R.: Natrium, Kalium und hoher Blutdruck. Schweiz. Apothekerzeitung 30 (1992) 589.

Luft, K.: Potassium and its regulation. In: *Ziegler, E.E., Filer, L.J.* (Eds.): Present Knowledge in Nutrition. 7. Aufl. ILSI Press, Washington DC 1996.

Rilling, S.: Kompendium der Mineralstoffe und Spurenelemente. Karl F. Haug Verlag, Heidelberg 1993.

Essentielle Spurenelemente

Zink

Einleitung

Zink ist im ganzen Körper an Dutzenden von Körperfunktionen beteiligt. Es gibt kaum ein wichtiges Krankheitsbild, wo Störungen im Zink-Haushalt – seien es Mangelzustände oder Verteilungsstörungen – nicht eine wichtige Rolle spielen würden. Zink ist ein „Multitalent". Es ist ein wichtiges Antioxidans, ohne Zink läuft im Immunsystem nichts wie es sollte. Zink ist ein wichtiger Schwermetall-Gegenspieler und ohne Zink sind psychische Erkrankungen, entzündliche Tendenzen und ein gestörter Säure-Basen-Haushalt vorprogrammiert.

Beispiel einer Mineral-Chelatverbindung

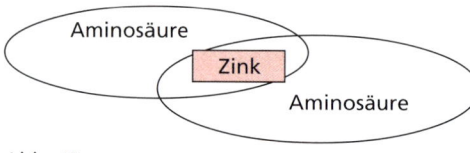

Abb. 17:
Zink ist an einen organischen Bindungspartner gebunden. Diese Chelat-Ringstruktur schützt den Mineralstoff vor unerwünschten Wechselwirkungen im Magen-Darm-Trakt. Chelatverbindungen besitzen daher in der Regel eine gute Bioverfügbarkeit.

Funktionen

Enzym-Funktionen: Für Zink ist bisher eine Beteiligung an über 200 Enzymen nachgewiesen worden. Es ist sowohl an deren Synthese als auch an deren katalytischer Funktion beteiligt, d.h. es ist für den betreffenden Stoffwechselvorgang unabdingbar nötig, wird jedoch selbst dabei nicht verbraucht. Ferner kann Zink hemmend oder beschleunigend in metabolische Abläufe eingreifen. So wird beispielsweise die Freisetzung von Neurotransmitter-Substanzen von Zink mitbestimmt. Zink spielt auch eine zentrale Rolle bei der Zellteilung. Der Auf- und Abbau von Nukleinsäuren (DNS, RNS) ist zinkabhängig. Zinkhaltige Enzyme sind auf eine mangelnde Zinkversorgung unterschiedlich anfällig. So reagieren die nachstehenden Enzymsysteme mit einem klaren Aktivitätsabfall auf einen Zinkmangel:

Carboanhydrase: Eine ungenügende Aktivität dieses Enzyms hat eine Störung des Säure-Basen-Haushaltes sowie eine vermehrte Natrium- und Wasserausscheidung zur Folge.

Alkoholdehydrogenase: Dieses Enzym sorgt für den oxidativen Abbau des im Körper gebildeten, aber auch des von außen zugeführten Alkohols. Es wäre interessant zu wissen, ob bei Leuten, die am Morgen nicht ausgeruht, sondern erschöpft, müde und wie in einem Rauschzustand erwachen, diese mangelnde Enzymaktivität zum Ausdruck kommt.

Carboxypeptidasen: Diese Enzymsysteme kommen bei der Eiweißverdauung zum Einsatz. Sie spalten von Proteinen und kurzkettigen Peptiden die äußerste Aminosäure ab. Man findet sie im Zwölffingerdarm, in den Nieren oder in der Milz.

Schutzwirkung: Zink schützt die Zellen vor Schädigungen, die durch freie Radikale verursacht werden. Zudem wirkt es schützend vor Schwermetall-Vergiftungen mit Cadmium, Blei, Nickel usw. Diese Schwermetalle sind nicht nur in der Lage, Zink von dessen Enzympositionen kompetitiv zu verdrängen, sondern sie sind auch dafür bekannt, daß sie selbst zellschädigende Radikalreaktionen auslösen können.

Hormon-Metabolismus: Zink ist äußerst bedeutsam für den Stoffwechsel der Geschlechtshormone, der Schilddrüsenhormone, der Wachstumshormone, des Insulins und der Prostaglandine.

Immunität: Zink ist wichtig für die Regulierung der Immunantwort.

Ursachen von Mangelzuständen

- *Unzureichende Zufuhr* bei Kleinkindern, Jugendlichen, Senioren, sowie bei Reduktionsdiäten.

- *Verminderte Aufnahme durch äußere Einflüsse:* erhöhte Zufuhr von Kalzium, Phosphor, Phytat oder Nahrungsfasern; chronische Schwermetall-Vergiftungen

- *Resorptionsstörungen:* ungenügende Tätigkeit der Bauchspeicheldrüse; entzündliche Darmerkrankungen (Morbus Crohn, Colitis ulcerosa); Acrodermatitis enteropathica (die klassische, genetisch bedingte Zinkmangelkrankheit)

- *Erhöhter Bedarf* bei Schwangerschaft, Stillzeit, Leistungssport

- *Nieren- oder Lebererkrankungen* (auch durch hohen Alkoholkonsum)

- *Diabetes mellitus*

- *Infektionen*

- *Gewebezerstörungen*: Operationen, Verbrennungen, Herzinfarkt, entzündlich rheumatische Erkrankungen

- *Krebs*

- *Anämien (Blutarmut)*

- *Wechselwirkungen von Medikamenten* (→ Anhang III, Seite 452)

Bei dieser Anzahl an bereits heute bekannten Störfaktoren auf eine nicht ausreichende Zinkversorgung erstaunt es nicht, daß Zinkmangelzustände in der Praxis äußerst häufig beobachtet und gemessen werden können.

Folgen von Mangelzuständen

▶ Fertilität (Fruchtbarkeit)	Unterfunktion der Hoden bzw. der Eierstöcke, verminderte Spermienbildung, Fertilitätsstörungen (Unfruchtbarkeit)
▶ Fingernägel	weiße Flecken
▶ Haare	Haarausfall
▶ Haut	Ausschläge, Pusteln, Verhornungen, verzögerte Wundheilung
▶ Immunsystem	Infektionsanfälligkeit, Hemmung der zellulären Abwehr
▶ Schleimhaut	Durchfall, gestörte Funktion
▶ Sinnesorgane	verminderte Geruchs- und Geschmacksempfindung, Nachtblindheit, Appetitlosigkeit
▶ Wachstum	Wachstumsstörungen, Wachstumsverzögerung, verspätete sexuelle Entwicklung
▶ Zentralnervensystem	Depressionen, Psychosen, Schizophrenie, Lethargie, Aggressivität, Hyperaktivität, Lernschwächen

Vorkommen in der Nahrung

Zinkreiche Nahrungsmittel	Menge	mg
Leber (Schwein, Kalb)	100 g	6–8
Austern	100 g	> 7
Linsen	100 g	5
Gelbe Erbsen	100 g	4
Weizenvollkorn	100 g	4
Weiße Bohnen	100 g	3
Fleisch (Kalb, Rind)	100 g	3
Weizenkleie	25 g	3
Mais	100 g	2,5
Haferflocken	50 g	2
Weizenvollkornbrot	100 g	2
Hühnerei	1	1,5

Je nach Nahrungsmittel werden zwischen 15–40 % des zugeführten Zinks verwertet. Tendenziell ist das Zink aus tierischen Nahrungsmitteln besser verwertbar als dasjenige pflanzlichen Ursprungs. Insbesondere führt die in Getreideprodukten enthaltene Phytinsäure zur Bildung von unverwertbarem Zinkphytat. Auch ein hoher Anteil an Ballaststoffen kann die Zinkverwertbarkeit vermindern.

Mit der täglichen Nahrung werden im deutschsprachigen Raum bei Frauen nur etwa 10 mg, bei Männern nur etwa 12 mg

Zink zugeführt. Dadurch haben viele, auch äußerlich gesunde Personen, eine ungenügende Zinkversorgung.

Anwendungsgebiete

Augenerkrankungen: Die höchste Zink-Konzentration im Körper findet man in der Netzhaut. Nachttiere wie Fuchs oder Marder besitzen interessanterweise über 100mal höhere Zink-Konzentrationen in der Netzhaut als der Mensch. In mehreren Untersuchungen wird Zinkmangel mit *Netzhaut-Funktionsstörungen* in Verbindung gebracht. Zwischen Vitamin A und Zink bestehen enge funktionelle Beziehungen. So ist die Bildung des Vitamin A-Transportproteins RBP (= retinolbindendes Protein) von einer ausreichenden Zinkversorgung abhängig. Ein Zinkmangel kann daher Vitamin-A-Mangelsymptome wie die Nachtblindheit bzw. eine *ungenügende Dunkeladaption* noch verstärken. Äußerst vielversprechende neue Studien gibt es zur Anwendung von Zink bei der *Maculadegeneration*, der häufigsten Ursache für Sehstörungen und Sehverluste im Alter.

Chirurgie/Verbrennungen/Verletzungen/Wundheilung: Seit langem kennt man die gute Wirkung von Zink in Form von Zinkverbänden und Zinkpflastern auf die Wundheilung. Eine ganze Anzahl von Studien belegt nun auch die Zusammenhänge zwischen

Zufuhrempfehlungen

Empfohlene tägliche Zinkzufuhr (mg)			
Prävention von Zinkmangel		Therapeutischer Dosierungsbereich	
DGE (1995)	US RDA (1989)	Werbach (1990)	
Männer 15	15	20–100	
Frauen * 12	12	20–100	

* mit Ausnahme von schwangeren und stillenden Frauen (→ Seite 245, 249).

Zinkmangel und verzögerter Wundheilung (Diabetiker!). Eine zusätzliche Zinkzufuhr kann auch bei Wundliegen oder Unterschenkelgeschwüren versucht werden. Bei Verbrennungen kommt es oft zu einem Abfall des Plasmazinkspiegels mit typischen Zinkmangelsymptomen. Unter Zinkzufuhr kann eine beschleunigte Neubildung von im dritten Grad verbrannter Haut sowie eine raschere Wundheilung von offenen und Operationswunden festgestellt werden. Zink sollte *vor und nach* allen Operationen, bei Verbrennungen und Hautverletzungen zur Beschleunigung der Reparaturprozesse verordnet werden.

Diabetes mellitus (Zuckerkrankheit): Die Insulinwirkung, aber auch die Stabilität des Insulins gegenüber Oxidationsprozessen ist direkt vom Zink abhängig. Ein Zinkmangel führt zunächst zu schwankenden Zuckerspiegeln (Hypoglykämie). Ein chronischer Zinkmangel führt zu einer Auslaugung der

sogenannten Beta-Zellen im Pankreas, die Insulinproduktion wird immer geringer und es kommt zum Alterszucker. Fast alle Diabetiker haben einen Zinkmangel, da sie über den Urin sehr viel Zink ausscheiden. Eine Zinkzufuhr verbessert beim Diabetiker die Immunfunktionen und die häufigen Wundheilungsstörungen, die ja, wie wir gelesen haben, ebenfalls auf einem Zinkmangel beruhen können.

Immunsystem: Aus vielen Untersuchungen weiß man, daß ein Zinkmangel ein normales Funktionieren des Immunsystems und eine normale Immunantwort beeinträchtigen kann. Diese Ungleichgewichte innerhalb des Immunsystems manifestieren sich als Allergien, Autoimmunerkrankungen oder Infektanfälligkeiten. Eine Zinktherapie ist bei Mittelohrentzündungen, Angina und Nebenhöhlenentzündungen angezeigt. Zink scheint dabei eine schleimhautabschwellende Wirkung zu besitzen. Zink hemmt die Aktivität von

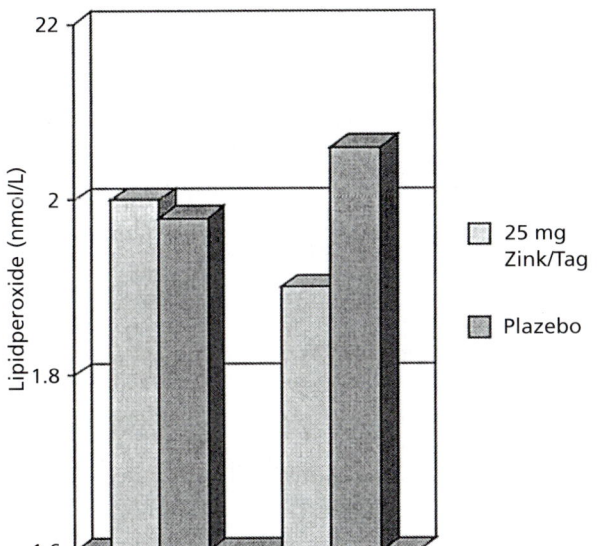

118 älteren Erwachsenen wurden täglich 25 mg Zink während 3 Monaten verabreicht. Die Zinkgabe reduzierte die Bildung von Plasma-Lipidperoxiden signifikant. Die Fähigkeit von Zink, die Lipidperoxidation zu vermindern, könnte bei der Prävention und/oder Modulation von chronischen Erkrankungen bei älteren Personen eine wichtige Rolle spielen.
Aus: Fortes C et al. Eur J Clin Nutr 51 (1997) 97.

Abb. 18: Zink als Antioxidans

Herpes und gewissen schnupfenverursachenden Viren (Rhinoviren).

Gynäkologie: Zinkmangel führt beim Mann und bei der Frau zu *Fertilitätsstörungen* und ist ein häufiger Grund für ungewollte Kinderlosigkeit. Zinkmangel verursacht auch oft *Schwangerschaftskomplikationen* (Wachstumsverzögerungen, Plazentaablösungen, Fehlgeburten, Frühgeburten, Mißbildungen usw.). Bei *Gebärmuttermyomen* und *Zysten* in der Brust findet man in vielen Fällen einen Zinkmangel. Die Normalisierung des Zink-Haushaltes führt in der Regel zu einer signifikanten Verbesserung der Krankheitssymptome.

Haarausfall: Zink gehört zu den Mitteln der ersten Wahl bei Haarausfall. Die Therapieerfolge beim kreisrunden Haarausfall werden mit immunregulierenden Wirkungen erklärt. Auch antagonistische Effekte von Zink auf mögliche Schwermetallbelastungen können eine Rolle spielen. Es muß bedacht werden, daß auch andere Nährstoffdefizite zum gleichen Symptom führen können (B-Vitamine, Kalzium, Silizium, Eisen, ungesättigte Fettsäuren).

Hauterkrankungen: In verschiedenen Arbeiten erwies sich die Behandlung mit Zink bei der *Acne vulgaris* gegenüber Antibiotika als ebenso wirksam, bezüglich der Verträglichkeit sogar als überlegen. Zumeist wurden Zinkdosierungen zwischen 60–90 mg pro Tag eingesetzt. *Psoriatiker* erleiden regelmäßige Zinkverluste mittels Hautabschilferungen. Zinkmangelzustände werden bei diesen Patienten sehr oft gefunden. Zink spielt zudem eine wichtige Rolle bei der Regulation der Immunantwort, was nebst der genetischen Veranlagung ein vieldiskutierter Faktor bei der Entstehung und Entwicklung dieser Krankheit ist. *Bei Hautentzündungen* und *Ekzemen* sollte der Zink-

spiegel überprüft und an einen Zinkmangel gedacht werden.

Lebererkrankungen: Es ist nicht überraschend, daß Zink für die Gesundheit unserer Leber wichtig ist. Schließlich ist die Leber eine Art Enzym- oder Stoffwechselzentrale unseres Körpers. Und Zink ist, wie wir gelesen haben, an sehr vielen Enzymfunktionen beteiligt. Deshalb sollte bei allen Lebererkrankungen, wie beispielsweise bei der alkoholbedingten *Leberzirrhose*, der Zink-Versorgungszustand überprüft werden und Zink bei einem Mangel supplementiert werden.

Psychiatrie: Zinkmangel ist oft mit *Apathie, Lethargie, geistiger Retardierung, Irritierbarkeit, Depressionen, Psychosen, Schizophrenie* verbunden. *Prämenstruelle Spannungszustände* sowie *Wochenbett-Depressionen* können durch hohe Kupferspiegel verursacht sein. Zink vermag Kupfer zu antagonisieren und dessen Ausscheidung zu beschleunigen (dieser Effekt wird durch die Zufuhr von Mangan, Magnesium und Vitamin B_6 noch verstärkt). Behandlungserfolge wurden auch bei der *Magersucht* erzielt. Beginnend mit Zinkdosierungen von 3mal täglich 15 mg und einer allmählichen Steigerung bis zu 3mal 50 mg pro Tag während eines Zeitraumes von 4 Monaten konnte eine signifikante Normalisierung des Körpergewichtes, des Appetites und des Geschmacksempfindens erzielt werden. Auch die Depressionen ließen nach. Zink- und Vitamin-B_6-Mangel können den *Prostaglandin-Stoffwechsel* blockieren (→ Seite 178), was wiederum zu Depressionen, *Hyperaktivität* und anderen Nervenstörungen führen kann.

Rheuma: Die Knochenanalysen von Patienten mit chronischer Polyarthritis zeigen meist signifikant niedrige Konzentrationen der Mineralstoffe Magnesium, Eisen, Kupfer und Zink. Wird bei der Arthritis (auch bei der Arthritis von Psoriatikern) Zink gegeben, ist eine Besserung der Gelenkschwellungen, der Steifheit, der Gehleistung und des Allgemeinzustandes zu beobachten. Berücksichtigen Sie stets, daß viele Rheuma-Medikamente (Cortison, nichtsteroidale Antirheumatika, Penicillamin) langfristig Zinkmängel verursachen können. Bei einer Verordnung dieser Präparate sollte deshalb routinemäßig ein Zink-Supplement parallel mitempfohlen werden.

Schwermetallbelastungen: Zink gehört zur Routinetherapie bei chronischen Intoxikationen mit Metallen wie Blei, Cadmium, Quecksilber, Aluminium usw.

Urologie: Eine Zinktherapie ist bei Prostata-Entzündungen und aufsteigenden Harnwegsinfekten angezeigt.

Wachstum: Während der Pubertät benötigt der Körper mehr Zink für das Wachstum, für die Funktion der Eierstöcke und der Prostata, für die Bildung der Samenbläschen, für die Hoden usw. Es erstaunt deshalb nicht, daß bei vielen Jungen und Mädchen Zinkmangelzustände häufig sind.

Überdosierungen

Im Unterschied zu den häufigen Zinkmangelzuständen werden Zinkexzesse selten beobachtet. Erst bei Dosierungen von über 150 mg Zink pro Tag während mehrerer Wochen werden Störungen der immunologischen Balance beschrieben. Bei täglichen Zinkdosierungen von mehr als 25 mg während mehr als 6 Wochen, ist insbesondere auf die Wechselwirkungen mit Kupfer, Mangan, Kalzium und Eisen zu achten. Nebenwirkungen einer solchen Zinktherapie entsprechen oft Mangelzuständen dieser Mineralstoffe oder Spurenelemente. Diesem Umstand

kann bequem vorgebeugt werden, indem ein orthomolekulares Multivitamin-Mineral-Präparat zur Balancierung parallel mitverordnet wird.

Literatur

Aggett, P.J., Comerford, J.G.: Zinc and human health. Nutr. Rev. 53 (1995) 16.

Cousins, R., J.: Zinc In: *Ziegler, E.E., Filer, L.J.* (Eds.): Present Knowledge in Nutrition. ILSI Press, Washington DC 1996.

Fortes, A. et al.: Zinc supplementation and plasma lipid peroxides in an elderly population. Eur. J. Clin. Nutr. 51 (1997) 97.

Grüngreiff, K.: Zink - Bedeutung in der ärztlichen Praxis. Innovations-Verlagsgesellschaft, Seeheim 1994.

Keen, C., Gershwin, M.E.: Zinc deficiency and immune function. Ann. Rev. Nutr. (1990) 415.

Lally, E.V., Crowley, J.P.: An element of uncertainty: The clinical significance of zinc deficiency in rheumatoid arthritis. Intern. Med. 8 (1987) 98.

Lansdown, A.B.: Zinc in the healing wound. Lancet 347 (1996) 706.

Lee, D.Y. et al.: Homeostasis of zinc in marginal zinc deficiency: role of absorption and endogenous excretion of zinc. J. Lab. Clin. Med. 122 (1993) 549.

Mossad, S.B. et al.: Zinc gluconate lozenges for treating the common cold. Ann. Intern. Med. 125 (1996) 81.

Rimbach, G.: Zink-Update eines essentiellen Spurenelements. Z. Ernährungswiss. 35 (1996) 123.

Schmidt, K., Bayer, W.: Zink in der Medizin - aktueller wissenschaftlicher Erkenntnisstand. Vita Min Spur 11 (1996) 159.

Sandstead, H.H.: Is zinc deficiency a public health problem? Nutrition 11 (1995) 87.

Walsh, C.T. et al.: Zinc: health effects and research priorities for the 1990's. Environ Health Perspect 102 (1994) 5.

Eisen

Einleitung

Eisen gehört zu denjenigen Mineralstoffen, die schon lange zum Repertoire jedes Arztes gehören. Die Eigenschaften und Wirkungen des Eisens werden in allen medizinischen Fakultäten seit Jahrzehnten gelehrt, ohne sich der Tatsache bewußt zu sein, daß man sich mit der Verordnung und Verwendung von Eisen mitten in der orthomolekularen Medizin befindet. Eisen rostet und oxidiert – und ist für die Blutbildung notwendig.

Funktionen

Hämoglobinbildung/Sauerstoff-Transport und -Speicherung: Eisen ist als Bestandteil des Hämoglobins mit dem Sauerstoff-Transport im Blut bzw. mit dessen Speicherung (Myoglobin) beschäftigt. Eisen wird als Transferrin, dies ist ein Eisen-Protein-Komplex, zum Knochenmark transportiert, wo es in neugebildete Hämoglobin-Moleküle inkorporiert wird. Hämoglobin ist bekanntlich der Blutfarbstoff in den roten Blutkörperchen. Daneben kann Eisen als Ferritin (ebenfalls ein Eisen-Protein-Komplex) oder als Hämosiderin in der Leber, in der Milz oder im Knochenmark gespeichert und auf Pikett gehalten werden.

Enzymbestandteil: Eisen ist Bestandteil von wichtigen Enzymgruppen wie Cytochromen, Peroxidasen und Katalasen und somit in den Energie-Stoffwechsel, in die Regulierung von Sauerstoff-Radikalen und Peroxiden involviert.

Ursachen von Mangelzuständen

Früheren Berichten zufolge waren 10–25% der Bevölkerung in Industrienationen von Eisenmangel betroffen. Damit gehörte der Eisenmangel zu den häufigeren Nährstoffmängeln. Heute ist ein ernährungsbedingter Eisenmangel wesentlich seltener als früher. Hinweise auf eine Eisenmangelanämie wurden bei etwa 0,6% der Erwachsenen, doppelt so häufig bei Frauen wie bei Männern, gefunden. Es gibt zahlreiche Gründe für eine ungenügende Eisenversorgung:

- *unzureichende Zufuhr* mittels der täglichen Nahrung (z.B. auch durch Schlankheitskuren)
- *hohe Eisenverluste* durch Menstruation, Blutungen, Blutspenden, Leistungssport
- *Störungen der Eisenaufnahme* durch hohe Zufuhr von Faktoren, die die Eisen-Resorption hemmen, zum Beispiel Phosphate, Gerbstoffe (in Tees, Kaffee) und Phytinsäure (in Getreiden)
- erhöhter Bedarf in *Wachstum, Schwangerschaft, Stillzeit*
- blutende *Magengeschwüre, Darmkrebs*
- *Nierenerkrankungen*
- *Schwermetallvergiftungen* (Blei, Cadmium)
- beim *Säugling*: Ernährung mit Kuhmilch erhöht Eisenverluste via Stuhl

Folgen von Mangelzuständen

- Hautblässe, rauhe, spröde Haut, brüchiges Haar
- rasche Ermüdbarkeit
- Appetitlosigkeit
- Störungen der Wärmeregulation
- Kopfschmerzen, Nervosität, Reizbarkeit, Wetterfühligkeit
- Störungen in der mentalen und motorischen Entwicklung des Kindes

- Rillen in den Fingernägeln, löffelgeformte Nägel

- Risse in den Mundwinkeln, Aphthen

- Entzündungen (Zunge, Speiseröhre) und Infektanfälligkeit

- beim Sportler: reduzierte Leistungsfähigkeit, raschere Bildung von Milchsäure in der Muskulatur, verbunden mit Muskelkrämpfen

- in der Schwangerschaft: erhöhter Anteil von Frühgeburten, durchschnittlich niedrigeres Geburtsgewicht des Neugeborenen

Aufgrund des durchschnittlichen Konsums sind Brot, Fleisch und Gemüse unsere wichtigsten Eisenlieferanten. Aus Getreide und Gemüse werden nur 5–10% des zugeführten Eisens vom Körper aufgenommen. Aus Fleisch sind es etwa 30%, aus Sojabohnen 20% und aus Fisch etwa 15%.

Die durchschnittliche tägliche Eisenzufuhr bei unseren derzeitigen Ernährungsgewohnheiten beträgt bei Frauen 11 mg, bei Männern 18 mg. Da die meisten Eisenmangelsymptome relativ unspezifisch sind, sollte vor einer hochdosierten Eisentherapie der Eisenversorgungszustand analysiert werden.

Vitamin C kann die Eisenversorgung optimieren. Nehmen Sie bei Verdacht auf einen Eisenmangel zunächst einmal lediglich etwas mehr Vitamin C und Vitamin-C-haltige Nahrungsmittel ein. Oft reicht dies aus, um die Eisenmangelsymptome und die Eisenmeßwerte zu normalisieren.

Vorkommen in der Nahrung

Eisenreiche Nahrungsmittel	Menge	mg
Austern	100 g	13
Sojamehl, Hirse	100 g	9
Leber (Kalb, Rind)	100 g	7–8
Linsen	100 g	7
Weiße Bohnen	100 g	6
Haferflocken, Roggen	100 g	5
unpolierter Reis, Trockenobst (Feigen, Aprikosen), Weizenmehl	100 g	3–4
Fleisch (Kalb, Rind, Schwein, Huhn), Hühnerei, Eierteigwaren, Weizenvollkornbrot, Karotten, Zucchini, Trockenobst (Datteln, Pflaumen)	100 g	2

Zufuhrempfehlungen

Empfohlene tägliche Eisen-Zufuhr (mg)			
Prävention von Eisenmangel		Therapeutischer Dosierungsbereich	
	DGE (1995)	US RDA (1989)	Werbach (1990)
Männer	10	10	10–50
Frauen *	10–15	10–15	10–50

* mit Ausnahme von schwangeren und stillenden Frauen (→ Seite 245, 249).

Anwendungsgebiete

Anämie: Eisenmangel gilt als der häufigste Grund für eine Blutarmut und spricht gut auf eine Supplementierung an. Die gleichzeitige Gabe von Vitamin C, Vitamin B$_6$, B$_{12}$ und Folsäure scheint insbesondere bei Schwangerschaftsanämien einen kräftigeren Anstieg des Hämoglobinspiegels zu bewirken als bei einer alleinigen Eisenzufuhr.

Menorrhagie (starke Menstruationsblutung): Patientinnen mit einer starken Menstruationsblutung können Eisenmangel haben, ohne das Bild einer Eisenmangelanämie zu zeigen. Ein chronischer Eisenmangel selbst kann eine Menorrhagie verursachen.

Müdigkeit: Es sollte nur dann Eisen zugeführt werden, wenn Eisenmangel laboranalytisch festgestellt wurde. Das Symptom Müdigkeit ist zu unspezifisch und kann auch von hypoglykämischen Schwankungen, niedrigem Blutdruck, toxischen Belastungen usw. herrühren.

Überdosierung

Können wir zuviel Eisen einnehmen? Bei genetisch bedingten Eisenstoffwechsel-Störungen wie der sogenannten Hämochromatose kann ein Zuviel an Eisen schädlich sein. Man schätzt, daß etwa 1 von 300–400 Personen von diesem Syndrom betroffen ist. Bei diesen Menschen fehlt die normalerweise vorhandene Eisenaufnahme-Sperre, und es kommt zu Ablagerungen von Eisen an vielen Stellen des Körpers. Hier besteht eine Kontraindikation für die Verabreichung von Eisenpräparaten. Eine amerikanische und eine finnische Studie kamen zu dem Ergebnis, daß bei einer hohen Eisensättigung des Eisentransporters im Blut, dem Transferrin, Herzinfarkte und Darmkrebs häufiger auftreten. Obwohl diese beiden Studien nicht belegen konnten, daß eine erhöhte Eisenzufuhr über die Nahrung eine erhöhte Häufigkeit dieser Krankheiten zur Folge hat, sind auch bei der routinemäßigen Eisentherapie die richtigen Dosierbereiche im Auge zu behalten.

Literatur

Beard, J.L. et al.: Iron metabolism: a comprehensive review. Nutr. Rev. 54 (1996) 295.

Dallman, P.R.: Iron deficiency and the immune response. Am. J. Clin. Nutr. 46 (1987) 329.

Fairbanks, V.: Iron in medicine and nutrition. In: *Shils, M.E., Olson, J.A., Shike, M.* (Eds.): Modern nutrition in health and disease. Lea & Febiger, Philadelphia PA 1994.

Hurrell, R.F.: The relevance of food iron bioavailability to iron nutrition. Lebensmitteltechn. 29 (1996) 250.

Idjradinata, P., Pollitt, E.: Reversal of developmental delays in iron-deficient infants treated with iron. Lancet 341 (1993) 1.

Mascotti, D.P. et al.: Regulation of Iron Metabolism. Ann. Rev. Nutr. 15 (1995) 239.

Schmidt, K.: Too much of a good thing. New Scientist. April (1994) 11.

Sempos, C.T.: Iron and heart disease. Nutr. Rev. 54 (1996) 73.

Yip, R. et al.: Is there an association between iron status and risk of cancer? Am. J. Clin. Nutr. 53 (1991) 30.

Yip, R.: Iron supplementation during pregnancy: is it effective? Am. J. Clin. Nutr. 63 (1996) 853.

Mangan

Einleitung

Mangan gehört zu den Spurenelementen, von denen man zwar schon gehört hat, die man in Multivitamin-Multimineral-Präparaten regelmäßig antrifft, von denen man aber oft nicht genau weiß, wofür es gut ist und wie man es gezielt einsetzen kann – obwohl Mangan zu denjenigen Elementen zu zählen ist, die neben Chrom, Zink, Kalzium und Magnesium am häufigsten in unserer Nahrung fehlen. Der Manganbestand im Menschen wird mit nur 10–40 mg angenommen.

Funktionen

Glukose- und Fett-Metabolismus, Cholesterinaufbau und Sexualhormon-Synthese sind von Mangan-Enzymen abhängig.

Antioxidative Wirkung: Das Enzym, Mangan-Superoxiddismutase, ist ein wichtiges Antioxidans und bildet einen Schutz gegenüber freien Radikalen.

Histaminabbau: Manganabhängige Enzyme sind essentiell für den Histaminabbau.

Kollagenbildung: Mangan-Enzyme unterstützen den Aufbau von Kollagen (Gewebe-Protein)

Neurotransmitter-Funktion: Mangan moduliert die Aktivität von Neurotransmittern (Nervenüberträgersubstanzen).

Blutgerinnung: Zusammen mit Vitamin K unterstützt Mangan die Bildung von Prothrombin, einem Protein, das für die Blutgerinnung von Bedeutung ist.

Ursachen von Mangelzuständen

● *Zufuhrmangel.* Hoher Anteil von weißmehl- und zuckerhaltigen Nahrungsmitteln in der täglichen Nahrung (über 50% des Mangans gehen durch die Raffinierung verloren). Tierische Nahrungsmittel wie Fleisch, Milch und Eier sind schlechte Mangan-Lieferanten.

● Hochdosierte, *einseitige Kalziumzufuhr*

● Angeborene *Enzymdefekte* (Phenylketonurie, usw.)

● Langzeitbelastungen mit *Schwermetallen*

● Hoher *Alkoholkonsum*

● Langzeitmedikation mit gewissen *Psychopharmaka* (→ Anhang III, Seite 452)

Folgen von Mangelzuständen

Gewebe	Auswirkungen eines Manganmangels
▶ Blut	Absinken des HDL-Cholesterins Erhöhte Kalzium-, Phosphor- und Glukose-Blutwerte Blutgerinnungsstörungen
▶ Endokrines System	Reduzierte Produktion von Sexualhormonen Reduzierte Fertilität, Wachstumsverzögerung
▶ Haut/Knochen/Knorpel	Störungen der Gewebestruktur, Verlust der Haarpigmentierung
▶ Immunsystem	Immunschwäche, verminderte Antikörperbildung
▶ Zentralnervensystem	Epilepsie. Schizophrenie. Störungen der Neurotransmitterfunktion (Störungen der Nervenreizübertragungen auf die Muskelzelle)

Zufuhrempfehlungen

Empfohlene tägliche Manganzufuhr (mg)		
Prävention von Manganmangel		Therapeutischer Dosierungsbereich
DGE (1995)	US RDA (1989)	Werbach (1990)
Männer 2–5	2–5	2–50
Frauen * 2–5	2–5	2–50

* mit Ausnahme von schwangeren und stillenden Frauen (→ Seite 245, 249).

Vorkommen in der Nahrung

Manganreiche Nahrungsmittel	Menge	mg
Haferflocken	100 g	4,9
Weizenvollkorn	100 g	3,4
Weizenvollkornbrot	100 g	2,3
Weizenkeime	25 g	2,3
Sojamehl, vollfett	100 g	4,0
Haselnüsse	50 g	2,9
Walnüsse, Mandeln	50 g	1,0
Reis, unpoliert	100 g	1,1
Weiße Bohnen	100 g	2,0
Schwarztee	100 g	0,1–0,2

Die Bioverfügbarkeit von Mangan aus Lebensmitteln ist entsprechend dem Gehalt an resorptionsbehindernden Begleitstoffen wie Phytate, Zellulose, Kalzium, Phosphate sehr unterschiedlich und liegt zwischen 5–60 %.

Eine Mangan-Substitution muß ausreichend hoch dosiert und langfristig geplant werden. Die tiefen Manganwerte in Haaranalysen nähern sich oft nur sehr langsam dem Normalbereich.

Anwendungsgebiete

Asthma: Untersuchungen bei Asthmatikern ergaben viermal niedrigere Manganwerte im Haar als bei gesunden Personen. Mangan-mangel könnte somit ein Cofaktor für die Entstehung von Asthma sein.

Diabetes mellitus: Manganspiegel bei Diabetikern sind um 50 % niedriger als bei Gesunden. Ein Manganmangel kann zu einer gestörten Glukosetoleranz führen. Man konnte auch feststellen, daß bei Manganmangel weniger Träger für den Glukosetransport zur Verfügung stehen.

Epilepsie: Epileptiker, deren Erkrankung nicht aus einem Trauma resultierte, haben oft signifikant tiefere Manganspiegel im Vollblut und im Haar.

Osteoporose/Arthrose: Ein Manganmangel bewirkt degenerative Knochenveränderungen. Gerade das bei Osteoporose häufig verordnete Kalzium kann mit Mangan eine Wechselwirkung eingehen, so daß bei Kalziumtherapien stets auch an eine Mangan-Substitution gedacht werden soll. Allerdings sollte die Einnahme dieser beiden Elemente tageszeitlich getrennt erfolgen.

Prämenstruelles Syndrom, Menstruationsbeschwerden: Mangan (1–6 mg pro Tag) zusammen mit Kalzium (600–1.300 mg pro Tag) kann prämenstruelle Schmerzen sowie Stimmungsschwankungen reduzieren.

Rücken- und Bandscheibenbeschwerden: Mangan unterstützt die Bildung von Knorpel- bzw. Bandscheibengewebe. In Bandscheiben sowie in Haaranalysen von Personen mit Rücken- und Bandscheibenbeschwerden findet man oft deutlich niedrige Mangan-Konzentrationen.

Schizophrenie: Tiefe Zinkwerte sowie niedrige Haar-Manganspiegel findet man bei vielen Menschen mit Schizophrenie. Mangan- und Zink-Supplemente können günstig wirken. Auf gelegentliche Blutdruckerhöhungen nach therapeutischen Mangandosierungen ist zu achten.

Tardive Dyskinesie (motorische Bewegungsstörung): Psychopharmaka können Mangan binden und zu tardiver Dyskinesie, einer motorischen Bewegungsstörung, führen. Bei der Verordnung dieser Medikamente sollte also stets für eine ausreichende Mangan-Substitution gesorgt werden, um dieser Nebenwirkung gezielt vorzubeugen.

Wachstumsstörungen: Manganmangel kann bei Kindern zu Wachstumsstörungen und Knochenstrukturproblemen führen. Niedrige Manganwerte in einer frühen Entwicklungsphase können zu einer schlechten Entwicklung des Innenohres führen, das für das Gleichgewicht nötig ist. Kleine Kinder, die schlecht laufen lernen, brauchen oft zusätzliches Mangan.

Überdosierungen

Über Mangan-Vergiftungen ist vor allem in der metallverarbeitenden Industrie und im Bergbau berichtet worden, wo Arbeiter Manganoxidstaub ausgesetzt werden. Eine chronisch exzessive Langzeit-Exposition gegenüber Mangan kann zu einem erhöhten Risiko führen, an einer Demenz ($\rightarrow$ Seite 393) zu erkranken. Auch über Blutdruckerhöhungen, Kopfschmerzen, Lernschwierigkeiten und neurologische, parkinsonähnliche Störungen, Psychosen und Atemwegsbeschwerden ist bei Mangan-Vergiftungen berichtet worden.

Literatur

Campbell, M.J. et al.: Low levels of manganese in bronchial biopsies from asthmatic subjects. J. Allergy Clin. Immunol. 89 (1992).

Coassin, et al.: Antioxidant effect of manganese. Arch. Biochem. Biophys. 299 (1992) 330.

Freeland-Graves, J.H.: Manganese: An essential nutrient for humans. Nutr. Today Nov. (1988) 13.

Friedman, B.J. et al.: Manganese balance and clinical observations in young men fed a manganese-deficient diet. J. Nutr. 117 (1987) 133.

Houtman, J.P.: Trace elements in cardiovascular disease. J. Cardiovasc. Risk 3 (1996) 18.

Keen, Cl. et al.: Nutritional and toxicological aspects of manganese intake: an overview. In: *Mertz, W. et al.* (Eds.): Risk Assessment of Essential Trace Elements. ILSI Press, Washington DC 1994.

Klimis-Tavantzis, D.J. (Ed.): Manganese in health and disease. CRC Press, Boca Raton 1994.

Penland, J.C.: Dietary calcium and manganese effect on menstrual cycle symptoms. Am. J. Obst Gynecol. 168 (1993) 1417.

Strause, L. et al.: Spinal bone loss in postmenopausal women supplemented with calcium and trace minerals. J. Nutr. 124 (1994) 1060.

Molybdän

Einleitung

Der Gesamtbestand des Menschen an Molybdän beträgt ca. 10 mg. Davon befinden sich 60% im Skelett sowie 20% in der Leber, ferner in den Zähnen, Nieren und in der Haut. Molybdän ist ein wichtiger Cofaktor in vielen zellulären Enzym-Systemen, besonders für den Eisen- und Schwefel-Metabolismus.

Funktionen

Antioxidative Wirkung: Das molybdänhaltige Enzym *Xanthinoxidase* sorgt für den Aufbau von *Harnsäure*. Harnsäure gilt als kräftiges Antioxidans und als Fänger von hochreaktiven freien Radikalen (→ Seite 170). Ein optimaler Harnsäurespiegel ist deshalb essentiell für die Gesundheit und von einem normalen Molybdänhaushalt abhängig.

Eisen-Metabolismus: Die molybdänhaltige Xanthinoxidase ist notwendig für den optimalen Transport und Vorrat von Eisen.

Schwefel-Metabolismus: Das molybdänhaltige Enzym *Sulfitoxidase* ist für den Abbau von schwefelhaltigen Verbindungen (Cystein, Methionin, Taurin, Glutamin, Homocystein usw.) bzw. von toxischen Sulfiten zu Sulfaten verantwortlich.

Ursachen von Mangelzuständen

● *Raffinierte Nahrungsmittel*: Bei der industriellen Verarbeitung von Lebensmitteln geht ein großer Anteil an Molybdän verloren. Bei der Mehlherstellung werden über 40% des Molybdäns abgetrennt. Auch bei der Raffinierung von Zucker verbleibt Molybdän in der Melasse als „Abfall". Einseitige Ernährung, Dosen- und Fertiggerichte usw. führen über Jahre hinweg zu Molybdänmangel. Durch die Trennung von Ackerbau und Viehzucht ist es zu einer weitgehenden Reduzierung des Molybdängehaltes der Böden gekommen. Smog, saurer Regen, Bleibelastungen können weitere Gründe für eine unzureichende Molybdänversorgung sein.

● *Darmerkrankungen*: Entzündliche Darmerkrankungen können die Molybdän-Resorption vermindern und den Molybdänverlust stark erhöhen. Bei Morbus Crohn betragen die Molybdänverluste über den Magen-Darm-Trakt teilweise mehr als 400 μg pro Tag.

Folgen von Mangelzuständen

● Sulfitallergien

● Haarausfall

● Müdigkeit

● Karies

● gewisse Krebsformen (z.B. Speiseröhrenkrebs)

● Nierensteine (Xanthinsteine)

● niedrige Harnsäure in Blut

● Abbauprobleme von schwefelhaltigen Nahrungsmitteln und Aminosäuren (Cystein, Methionin usw.)

● Fertilitätsstörungen

● in der Schwangerschaft, gestörte fetale Entwicklung

Ein Mangel des molybdänhaltigen Enzymes Sulfitoxidase gilt als sehr seltene Erscheinung und führt zu schweren neurologischen Krankheitsbildern bei Kindern (Hirnschäden, Epilepsie, geistige Behinderung, Augenlinsenverschiebungen).

Vorkommen in der Nahrung

Molybdänreiche Nahrungsmittel	Menge	µg
Sojamehl	100 g	180
Rotkohl	100 g	120
Weiße Bohnen	100 g	100
Kartoffeln	100 g	5–85
Reis	100 g	80
Trockenerbsen	100 g	70
Spinat	100 g	50
Hühnerei	1 mittleres	49
Grüne Bohnen	100 g	43
Weizenvollkornbrot	100 g	31
Weizenkeime	25 g	25
Schweinefleisch	100 g	27

Für die Bedarfsdeckung mit Molybdän sind vorwiegend Hülsenfrüchte, Gemüse, Getreideprodukte, Fleisch und Milchprodukte bedeutsam. Der Molybdän-Haushalt der Nahrungsmittel kann je nach Bodenqualität (pH, Schwermetalle), Dünger und Viehfutter variieren.

Erhebungen über die tägliche Zufuhr von Molybdän mit der täglichen Nahrung ergaben Durchschnittswerte von 50–350 µg (Schweiz 220 µg, USA 120–240 µg). Die Resorptionsquoten sollen 40–50 % betragen. Niedrige Molybdänwerte in Haar- und Vollblutanalysen sind relativ häufig zu beobachten.

Anwendungsgebiete

Sulfitempfindlichkeit: Schwefeldioxid und andere Schwefelverbindungen aus Öl- oder Kohleheizungen, Autoabgasen und anderen Verbrennungsvorgängen belasten insbesondere bei nebligem Wetter (Smog) Personen, die wegen eines Molybdänmangels Schwefelverbindungen nicht normal abbauen können. Auch geschwefelte Nahrungsmittel (Wein, Dörrobst usw.) können zu folgenden Symptomen führen.

Allgemeine Symptome der Sulfitempfindlichkeit:

▶ abdominale Krämpfe
▶ Atembeschwerden
▶ Benommenheit
▶ Durchfall
▶ generalisierter Juckreiz
▶ niedriger Blutdruck
▶ Schwellungen an Händen und Füßen und um die Augen
▶ Stimmungsschwankungen
▶ Übelkeit

Darmdysbiosen: Molybdän wird auch eine stimulierende Wirkung auf zelluloseabbauende Mikroorganismen zugeschrieben. Dies könnte bei der unterstützenden Behandlung von Darmdysbiosen von Bedeutung sein.

Karies: In Gegenden mit höheren Molybdän-Konzentrationen in den Böden und im Trinkwasser findet man eine geringere Ka-

Zufuhrempfehlungen

Empfohlene tägliche Molybdänzufuhr (µg)		
Prävention von Molybdänmangel		Therapeutischer Dosierungsbereich
DGE (1995)	US RDA (1989)	Werbach (1990)
Männer 75–250	75–250	100–1.000
Frauen * 75–250	75–250	100–1.000

* mit Ausnahme von schwangeren und stillenden Frauen (→ Seite 245, 249).

rieshäufigkeit. Es gibt Hinweise darauf, daß Molybdän die Resorption und Retention von Fluor erleichtert. Da der Einbau von Fluor Knochen und Dentin stärkt, könnte Molybdän indirekt eine modifizierende Wirkung auf Osteoporose und Karies ausüben.

Krebsprävention und -therapie: Molybdän kann Androgen-, Östrogen-, Progesteron- und Glucocorticoid-Rezeptoren belegen. Daher sollte Molybdän vor allem bei Krebsarten, welche auf eine Hormonzufuhr ansprechen, unterstützend gegeben werden.

Dysbakterie, Meteorismen, Gastroenteritiden, Hautinfektionen, Tumore: Bei fast allen Tumoren finden wir eine Dysbakterie, die oft mit Hilfe einer Gabe von Molybdän beseitigt werden kann, da eine Aktivierung der darmeigenen Flora, besonders Escherichia coli, und eine Reduzierung der Darmgase bewirkt wird. Als Bestandteil der Xanthinoxydase ist Molybdän wesentlich für das blutbildende System. Ein Absinken des Molybdäns finden wir bei fast allen Tumoren, bei Meteorismen, Gastroenteritiden und Hautinfektionen.

Diabetes: Molybdän-Supplemente können eine insulinähnliche, glukosesenkende und glukosestabilisierende Wirkung haben.

Überdosierungen

Molybdän-Vergiftungen mittels Ernährung oder Nährstoffpräparaten sind bisher nicht bekannt. In einigen Gegenden Armeniens ist die Molybdänzufuhr mit 10–15 mg pro Tag – das ist ca. das 20–50fache der üblichen Zufuhr – extrem hoch. Diese hohe Zufuhr soll zu einem häufigen Auftreten von Gicht führen. Auch über leichte Beschwerden im Magen-Darm-Trakt mit Durchfällen wird berichtet. Molybdän wird als härtender Zusatz in rostfreiem Stahl, Legierungen für Panzerschränke verwendet und zudem auch in Schmiermitteln, Keramik, Glühlampenfäden, Farben (Pelze, Federn, Haare/v. a. blaue Pigmente), Düngemitteln und Katalysatoren eingesetzt. Bei der Herstellung dieser Artikel kann Molybdän allenfalls freigesetzt werden und zu Belastungen oder Intoxikationen führen, die mittels Spurenelement-Untersuchungen im Haar oder im Vollblut gemessen werden können. Weitere mögliche Molybdän-Belastungsquellen können sein: Asche, Klärschlamm, Kohleverbrennungsanlagen.

Literatur

Glei, M. et al.: Molybdänaufnahme und Molybdänbilanz Erwachsener in Deutschland. In: *Anke, M. et al.* (Eds.): Defizite und Überschüsse an Mengen- und Spurenelementen in der Ernährung. Verlag Harald Schubert, Leipzig 1994.

Nielsen, F.H.: Trace elements. In: *Ziegler, E.E., Filer, L.J.* (Eds.): Present Knowledge in Nutrition. ILSI Press, Washington DC 1996.

Pfeiffer, C.: Zinc and other Micronutrients Keats Publishing, New Canaan (1978). Molybdän. In: Mineralstoffe und Spurenelemente. Verlag Bertelsmann 1992.

Rajagopalan, K.V.: Molybdenum: An essential trace element. Nutr. Rev. 45 (1987) 321.

Taylor, P.R. et al.: Prevention of esophageal cancer: the nutrition intervention trials in Linxan, China. Cancer. Res. 54 (1994) 2029.

Turnland, J. et al.: Molybdenum absorption, excretion and retention studied with stable isotopes in young men a five intakes of dietary molybdenum. Am. J. Clin. Nutr. 62 (1995) 790.

World Health Organization: Molybdenum. In: Trace elements in human nutrition and health. WHO, Genf 1996.

Chrom

Einleitung

Bereits 1929 war die insulinaktivierende Wirkung durch chromreichen Hefepreßsaft bekannt. 1975 konnten erstmals Chrommangelerscheinungen nachgewiesen und durch gezielte Chromzufuhr wieder behoben werden. Studien der achtziger Jahre zeigten, daß Chrom im Glukosetoleranz-Faktor (GTF) – Insulin-Glukose-Mechanismus – eine bedeutende Rolle spielt, jedoch kein Bestandteil des GTF sein dürfte.

Funktionen

GTF/Kohlenhydrat-Stoffwechsel: Die bis heute wichtigste bekannte Funktion von Chrom besteht in der Interaktivität mit dem Glukosetoleranzfaktor (GTF). GTF besteht nach dem heutigen Wissen aus Nikotinsäure sowie aus z.T. schwefelhaltigen Aminosäuren (Cystein, Glyzin, Glutaminsäure, Gluta-thion). Der gesunde Mensch dürfte den GTF im Organismus selbst bilden können. Viele Diabetiker und evtl. Prädiabetiker sind jedoch dazu nicht mehr in der Lage (auch bei genügendem Chromangebot). Die Mechanismen der Potenzierung der Insulinwirkung durch Chrom sind nicht im Detail bekannt. Chrom scheint jedoch die Bindungsreaktion von Insulin und seinem spezifischen Rezeptor zu katalysieren. Bei Glukose-Intoleranz steigert eine Chrom- oder GTF-Zufuhr die Aufnahme von Glukose in die Zellen. Chrom/GTF ist nicht nur bei einer Hyperglykämie (erhöhte Blutzuckerspiegel), sondern auch bei einer Hypoglykämie (erniedrigte Blutzuckerwerte) wirksam.

Lipidstoffwechsel: Chrom scheint den Gesamt-Cholesterol-Gehalt sowie den Triglyceridspiegel zu senken, der HDL-Anteil wird erhöht.

Proteinstoffwechsel: Chrom ermöglicht den Einbau der Aminosäuren Glycin, Serin, Methionin und alpha-Aminobuttersäure ins Herzgewebe.

Zellteilung: Chrom steigert dosisabhängig die Bildung der Ribonukleinsäure, während die DNA- und Proteinsynthese kaum beeinflußt werden.

Ursachen von Mangelzuständen

● *Zufuhrmangel*: Die industrielle Verarbeitung von Nahrungsmitteln erniedrigt den Chromgehalt. So enthält weißer Kristallzucker weniger als 10% der Chromkonzentration der Melasse. Ähnliches gilt für Getreideprodukte: Ganzer Weizen enthält über zehnmal mehr Chrom als Weißbrot. Ein hoher Anteil an raffinierten Kohlenhydraten in der Nahrung, ein hoher Fettkonsum und Eiweißüberladung können u.a. ebenfalls zu Chrommängeln führen.

● *Streß, Infektionen sowie eine intensive sportliche Betätigung* führen zu einer erhöhten Chromausscheidung via Urin. Während Streßsituationen wird mehr Cortison freigesetzt, was wiederum den Glukoseverbrauch und parallel dazu die Insulin- und Chrommobilisierung anregt. Wird Chrom mobilisiert, wird es nicht wieder rückresorbiert, sondern geht mit dem Urin verloren. Langanhaltender Streß führt zu Insulinresistenz, Chrommangel und Glukose-Intoleranz.

● *Altersprozeß:* Mit zunehmendem Alter wird anorganisches Chrom schlechter verwertet und in geringerem Maße für den Aufbau des GTF verwendet.

Folgen von Mangelzuständen

● Gestörte Glukosetoleranz (erhöhte Blutzucker nach dem Essen), verminderte Insulin-Wirkung

- Hypoglykämie und deren Symptome: Energielosigkeit, Müdigkeit, Kopfschmerzen, Konzentrationsstörungen (→ Seite 339)

- erhöhte Cholesterin- und Triglyceridwerte in Blut

- Nervenstörungen (Neuropathie)

Vorkommen in der Nahrung

Chromreiche Nahrungsmittel	Menge	µg
Schweineschnitzel	100 g	70
Vollkornbrot	100 g	49
Schwarze Melasse	2 EL (= 30g)	36
Hühnerfleisch	100 g	26
Bierhefe	10 g	20
Roh-Rohrzucker	20 g	7

Der Chromanteil in Nahrungsmitteln liefert uns nur eine limitierte Information über die Gesamtzufuhr an Chrom, da bei der Nahrungszubereitung in Chromnickelstahl-Kochgeschirr durch saure Nahrungsmittel und evtl. durch Abrieb Chrom freigesetzt wird. Die Bioverfügbarkeit von Chrom aus der Nahrung sowie auch aus Nährstoff-Supplementen ist äußerst bescheiden. Sie beträgt in Abhängigkeit der zugeführten Menge zwischen 0,4–2%. Wird Chrom in organischer Form (GTF, Aminosäurenverbindungen) zugeführt, kann mit einer Aufnahmerate von etwa 10% gerechnet werden. Die Chromverwertung bei gleichzeitiger Gabe von Vitamin C kann deutlich verbessert werden.

Verschiedenen Untersuchungen zufolge beträgt die durchschnittliche tägliche Chromaufnahme 25–40 µg. Man schätzt den Minimalbedarf an Chrom gemäß bisher vorliegender Erkenntnisse auf etwa 50 µg pro Tag. Aufgrund dieser Zahlen läßt sich leicht erklären, warum in Blut- und Haaranalysen niedrige Chromwerte zu den absolut häufigsten Konstellationen zählen.

Anwendungsgebiete

Diabetes: Diabetiker sind oft nicht mehr in der Lage, aus Chromverbindungen den Glukosetoleranzfaktor (GTF) zu synthetisieren. Nur die direkte Verabreichung des „fertigen" GTF (z.B. in Primärhefe oder aus Hefe isoliert → Seite 55) bewirkt einen positiven Effekt auf den Nüchtern-Blutzuckerspiegel, auf die Glukosetoleranz und auf die Insulinwirkung.

Regulierung der Glukosetoleranz: Personen mit einer gestörten Glukosetoleranz reagieren auf eine Chrom- oder GTF-Supplementierung mit einer Verbesserung der Glukoseaufnahme der insulinabhängigen

Zufuhrempfehlungen

	Empfohlene tägliche Chrom-Zufuhr (µg)		
	Prävention von Chrommangel		Therapeutischer Dosierungsbereich
	DGE (1995)	US RDA (1989)	Werbach (1990)
Männer	50–200	50–200	200–300
Frauen *	50–200	50–200	200–300

* mit Ausnahme von schwangeren und stillenden Frauen (→ Seite 245, 249).

Gewebe sowie der Glukosetoleranz. Hyperglykämie und auch hypoglykämische Schwankungen können normalisiert werden.

Regulierung des Lipidstoffwechsels/Arteriosklerose: Chrom senkt den Gesamtcholesterinspiegel und erhöht das gesunde HDL-Cholesterin. Herzinfarkt- und Angina-pectoris-Patienten haben im Durchschnitt etwa 5–8mal tiefere Blut-Chromwerte als Patienten ohne erkennbare arteriosklerotische Erscheinungen. Als positive Nebenerscheinung einer reichen Chromzufuhr kann eine markante Abnahme des Körperfettes zugunsten eines Zuwachses an Muskelmasse festgestellt werden.

Schwangerschaft: Während der Schwangerschaft besteht ein deutlich erhöhter Chrombedarf. Der Fötus reichert Chrom via plazentaren Transport in seinem Gewebe an. Latente Chrommängel während und nach einer Schwangerschaft sowie das damit verbundene Auftreten einer Glukoseintoleranz und erhöhten Nüchternblut-Konzentrationen sind sehr häufig.

Sport/Leistungsfähigkeit: Die Chromverluste nach sportlichen Leistungen können mehr als das Doppelte von denjenigen eines Ruhetages betragen. Ein ausgeglichener Chrom-Haushalt schützt den Leistungssportler vor einem raschen Abfall der Glykogenvorräte im Muskel während des Trainings oder des Wettkampfes, so daß dem Chrom ein indirekter Einfluß auf die körperliche Leistungsfähigkeit zugeschrieben werden kann. Hypoglykämische Zustände wirken sich beim Sportler nicht nur negativ auf die Ausdauer und den Energie-Stoffwechsel aus. Eine mangelhafte Glukose-Versorgung des Gehirns ist auch im Hinblick auf eine optimale Konzentration und mentale Leistungsbereitschaft unerwünscht.

Überdosierungen

Nebst beruflichen Expositionen (metallverarbeitende Industrie, Ledergerberei, Tiefätzdruck, Farbpigmente, Zahnzement usw.) kommen als Gründe für Chrombelastungen auch metallische Implantate wie Hüftgelenkprothesen in Frage. Es wurde festgestellt, daß dreiwertiges Chrom, das in physiologischen Dosierungen als unproblematisch gilt, in extrem hohen Dosierungen zu einer Aggregation der DNA führen kann. Sechswertige Chromverbindungen (z.B. Bleichromat), die in der Medizin keine Verwendung finden, gelten als krebserregend.

Literatur

Abraham, A.S. et al.: The effects of chromium supplementation on serum glucose and lipids in patients with and without non-insulin-dependent diabetes. Metabolism 41 (1992) 768.

Anderson, R.A.: Nutritional and toxicological aspects of chromium intake: an overview. In: *Mertz, W. et al.* (Eds.): Risk Assessment of Essential Trace Elements. ILSI Press, Washington DC 1994.

Anderson, R.A.: Chrom und körperliche Leistungsfähigkeit. Vita Min Spur 4 (1989) 14.

Ducros, V.: Chromium metabolism: a literature review. Biol. Trace. Elem. Res. 32 (1992) 65.

Hermann, J. et al.: Effect of chromium supplementation on plasma lipids, apolipoproteins and glucose in elderly subjects. Nutr. Res. 14 (1994) 671.

Lukaski, H.C et al.: Chromium supplementation and resistance training: effects on body composition, strength, and trace element status of men. Am. J. Clin. Nutr. 63 (1996) 954.

Mertz, W.: Chromium in human nutrition: a review. J. Nutr. 123 (1993) 626.

Offenbacher, E.G., Pi-Sunyer, F.X.: Chromium in human nutrition. Ann. Rev. Nutr. 8 (1988) 543.

Offenbacher, E.G.: Promotion of chromium absorption by ascorbic acid. Trace Elem. Electrolytes 11 (1994) 178.

Tischler, U.: Chrom - ein essentielles Spurenelement. Vita Min Spur 3,1 (1988) 14; 3,2 (1988) 75.

Jod

Einleitung

Jodmangelkrankheiten stellen ein weltweites Problem dar. Man schätzt, daß rund etwa 800 Millionen Menschen von Jodmangel betroffen und durch dessen Folgekrankheiten bedroht sind. 3 Millionen Menschen leiden an Kretinismus (schwere geistige und physische Behinderung). Obwohl Afrika, Asien und Lateinamerika die größten Endemiegebiete für Jod-Mangelkrankheiten sind, ist auch in Europa der Jodmangel und der daraus entstehende Kropf ein noch ungelöstes Problem. So haben zwar Länder mit einer aktiven, breitangelegten Kropf-Prophylaxe wie Schweden, Norwegen, Finnland, Großbritannien oder Belgien nur noch geringe Jodmangel-Quoten. In Mittelmeerländern, aber auch in Deutschland kommt Jodmangel noch in über 10% der Bevölkerung vor. 25–80% der Schulkinder in Sizilien und über 80% der Erwachsenen in der Toskana haben Jodmangel.

Funktionen

Schilddrüsenhormon-Synthese: Jod ist als lebensnotwendiges Spurenelement zur Bildung der Schilddrüsenhormone notwendig. Die Schilddrüse befindet sich im unteren Bereich des Halses und erzeugt Hormone, die wichtige Körperfunktionen steuern und weitreichenden Einfluß auf das Arbeiten aller Körperzellen haben.

Nichthormonelle Funktionen: Die Funktion des Jodes als Antioxidans und als Fänger von freien Radikalen ist nachgewiesen. Im Zusammenhang mit den Einflüssen auf den Radikal-Abbau hat Jod auch die aktivierenden Wirkungen auf gewisse Immunfunktionen, positive Effekte auf den Fett-stoffwechsel und entzündlich-degenerative Erkrankungen (jodhaltige Bäder und Mineralwässer).

Ursachen von Mangelzuständen

● *Zufuhrmangel:* Hauptgrund des im mitteleuropäischen Raum vorhandenen Jodmangels ist der niedrige Jodgehalt der inländischen pflanzlichen und tierischen Lebensmittel. Da die Böden infolge von Auswaschungen während der Eiszeit an Jod verarmt sind, ist der Jodgehalt in der pflanzlichen Nahrung und auch im Tierfutter vermindert. Das hat zur Folge, daß auch die Jodaufnahme der Nutztiere erniedrigt ist und zu einem niedrigen Jodgehalt des später verzehrten Fleisches führt. Die Folgen eines ernährungsbedingten Jodmangels können während einer Schwangerschaft noch weiter verstärkt werden.

Folgen von Mangelzuständen

Wird über die Nahrung zuwenig Jod zugeführt, so kann daraus ein Schilddrüsenhormon-Mangel und eine Vergrößerung der Schilddrüse (Kropf) resultieren. Ein Mangel an Schilddrüsenhormonen kann zu mancherlei gesundheitlichen Problemen führen (Antriebslosigkeit, Gewichtszunahme, trockene Haut usw. → Seite 343). Im Laufe der Zeit können jedoch zystische Umbauprozesse und krebsartige Veränderungen in Schilddrüsen erfolgen. Bei einem länger bestehenden Kropf können sich auch funktionell autonome Schilddrüsenzellen bilden, welche sich als Schilddrüsen-*Über*funktionssymptome (z.B. Herzprobleme bei älteren Patienten) zeigen.

Im deutschsprachigen Raum ist selbst bei einer Ernährungsweise, die die meisten übrigen Nährstoffbedürfnisse größtenteils

Vorkommen in der Nahrung

Nahrungsmittel	Menge	μg
Krustentiere, Scholle, Seelachs	100 g	200–250
Garnele, Miesmuscheln	100 g	130
Kabeljau, Dorsch	100 g	120
Makrele, Heilbutt, Hering, Thunfisch	100 g	50–75
Jodiertes Speisesalz	1 g	15–25

abzudecken vermag, die notwendige Jodzufuhr nur schwierig zu erreichen. Deshalb ist die Verwendung von jodiertem Speisesalz oder von jodhaltigen Nahrungsergänzungen (z.B. aus Meeresalgen wie Kelp) dringend zu empfehlen.

Eine landesweite Studie zur Jodversorgung in Deutschland ergab eine mittlere tägliche alimentäre Jodzufuhr von 30–70 μg. Durchschnittlich entsteht somit gegenüber den Empfehlungen der DGE ein Jodmanko von 130–170 μg pro Tag.

Anwendungsgebiete

Jod-Prophylaxe: Prinzipiell unterscheidet man zwischen freiwilliger und obligatorischer Jod-Prophylaxe.

● *Freiwillige Jod-Prophylaxe*:
– Einsatz von jodiertem Kochsalz zu Hause oder in Restaurantbetrieben
– Jodzufuhr durch Meerfisch-Konsum
– Verabreichung von jodiertem Öl
– Nahrungsergänzung durch jodhaltige Tabletten

● *Obligatorische Jod-Prophylaxe*:
– allgemeine Jodierung des Kochsalzes, des Trinkwassers oder des Brotgetreidemehls
– Jodierung des Viehfutters

Arteriosklerose: Jod könnte als antioxidativer Cofaktor einen Einfluß auf arteriosklerotische Vorgänge besitzen. Einerseits wird eine direkte antioxidative Wirkung auf Lipide diskutiert, andererseits ist auch eine indirekte Wirkung via Aktivitätserhöhung von antioxidativen Enzymsystemen (→ Seite 172) oder über die Schilddrüsenfunktion möglich.

Immunsystem: Bei Jodmangelzuständen verbessert eine Jodzufuhr die „Killeraktivität" von gewissen weißen Blutkörperchen.

Jodmangelsymptome: Bei offensichtlichen Jodmangelsymptomen (Schilddrüsenunterfunktion → Seite 343)

Zufuhrempfehlungen

Empfohlene tägliche Jodzufuhr (μg)		
Prävention von Jodmangel		Therapeutischer Dosierungsbereich
DGE (1995)	US RDA (1989)	Werbach (1990)
Männer 180–200	150	100–1.000
Frauen * 180–200	150	100–1.000

* mit Ausnahme von schwangeren und stillenden Frauen (→ Seite 245, 249).

Überdosierungen/Toxizität

Hochdosierte Jodgaben sollten bei Akne-Patienten vermieden werden, da sie zu einer Verschlimmerung der Akne (Jodakne) führen können. Ein Jod-Überangebot kann vor allem bei älteren Patienten mit einer sogenannten autonom funktionierenden Schilddrüse zu einer akuten Schilddrüsen-Überfunktion führen. Zufuhrmengen von mehr als 2 mg können jedoch auch eine Unterfunktion der Schilddrüse auslösen (sog. Jodid-Myxödem).

Literatur

Bürgi, H.M. et al.: Iodine deficiency diseases in Switzerland 100 years after Kocher's survey: a historical review with new goitre prevalence data. Acta Endocrinol. 123 (1990) 577.

Delange, F.: The disorders induced by iodine deficiency. Thyroid 4 (1994) 107.

Lederer, J.: L'iode et le manganèse. Editions Nauwelaerts, Beauvechain, Belgien 1989.

Stanbury, J.B.: Iodine deficiency and the iodine deficiency disorders. In: *Ziegler, E.E., Filer, L.J.* (Eds.): Present Knowledge in Nutrition. ILSI Press, Washington DC 1996.

Winkler, R., Moser, M.: Jodid. Vita Min Spur 7 (1992) 124-134.

Zietz, B., Brückner, N.: Die Strumaprophylaxe mit Jodid. Akt. Ernähr. Med. 19 (1994) 12.

Selen

Einleitung

Selen wurde bereits im Jahre 1817 entdeckt. Bekannt wurden zunächst Intoxikationen mit Selen in Gebieten mit äußerst hohen Konzentrationen in den Böden. Noch heute ist der Respekt vor der Toxizität von Selen größer als die Beachtung der wichtigen Funktionen in unserem Stoffwechsel. Nicht zuletzt dank der Verbesserung der Analysetechnik konnte in den letzten 20 Jahren das Wissen über die Eigenschaften und Wirkungen dieses essentiellen Spurenelementes sehr vertieft werden.

Funktionen

Antioxidative Wirkung: Selen ist ein unerläßlicher Bestandteil des Enzyms *Glutathionperoxidase*. Dieses Enzym dient als Zellschutzfaktor gegenüber aggressiven, aktivierten Sauerstoff-Formen, welche durch äußere Einflüsse wie Umweltgifte, Strahlungen, Rauchen usw., aber auch normalerweise im Stoffwechsel selbst gebildet werden. Interessanterweise kann man die Glutathionperoxidase besonders in bestimmten Blutbestandteilen (rote Blutkörperchen, Thrombozyten, Phagozyten), in der Leber und in den Augen in hohen Konzentrationen finden.

Immunsystem: Selen scheint die Antikörperproduktion, insbesondere die Immunglobuline G (IgG) stimulieren zu können. Zudem konnte eine Anregung der Bildung von Gamma-Interferon und des sogenannten Tumor-Nekrose-Faktors (TNF) durch Selen nachgewiesen werden. Neueren Untersuchungen zufolge kann Selen auch die Aktivität von körpereigenen Killerzellen, welche für unser Abwehrsystem von großer Bedeutung sind, stimulieren. Allerdings muß festgehalten werden, daß bei überschüssigen Dosierungen diese Wirkung gerade umgekehrt wird.

Schilddrüsenhormon-Metabolismus: Die Funktion des Enzymes *Typ-I-Jodthyronin-5-Dejodase* ist von Selen abhängig. Dieses Enzym spielt eine wichtige Rolle in der Umwandlung und Aktivierung der Schilddrüsenhormone. Dadurch kann ein Selenmangel zu einer Schilddrüsenunterfunktion führen (→ Seite 343).

Ursachen von Mangelzuständen

● *Zufuhrmangel*: Die Selen-Konzentrationen in den Böden können von Gegend zu Gegend außerordentlich stark schwanken. So finden wir in Gegenden wie im US-Staat North Dakota außerordentlich hohe Selenwerte, während die Böden in den Alpenländern eher als selenarm bezeichnet werden. Diese Ausgangssituation führt zu sehr unterschiedlichen täglichen Selenzufuhrmengen in den einzelnen Ländern. Mitteleuropäische Länder, Skandinavien, China und Neuseeland gelten eher als „Selenmangel-Risikoländer".

● *Magen-Darm-Erkrankungen* können die Selenaufnahme vermindern.

● *Schwermetallbelastungen*

● *Chronische Erkrankungen* wie Entzündungen der Bauchspeicheldrüse, die zystische Fibrose, Morbus Crohn sowie die Colitis ulcerosa sind im Zusammenhang mit der Entwicklung eines Selenmangels zu sehen.

Folgen von Mangelzuständen

● Herzvergrößerung (dilatative Kardiomyopathie) und Herzinsuffizienz

● rheumatisch-arthritische Beschwerden

- Veränderungen der Haarstruktur
- Augenerkrankungen
- Muskelschwäche
- Fertilitätsstörungen
- Schwächung des Immunsystems
- Aufhellung von Haut und Haaren

Vorkommen in der Nahrung

Selenreiche Nahrungsmittel	Menge	µg
Hering	100 g	140
Thunfisch	100 g	130
Sardine	100 g	85
Sojabohnen	100 g	60
Weizenvollkornbrot	100 g	55
Leber (Rind, Schwein, Kalb)	100 g	40–60
Rindfleisch	100 g	35
Schweinefleisch	100 g	31
Dorsch, Lachs, Seezunge	100 g	25
Weiße Bohnen	100 g	22
Milchprodukte	100 g	4–10

Die sich regional stark unterscheidenden Selengehalte in den Böden führen logischerweise auch dazu, daß die Selen-Konzentrationen in den Nahrungsmitteln stark standortabhängig sind und zudem auch noch je nach dem Säuregrad der Böden variieren. In Böden mit basischem pH ist Selen für die Nahrungskette besser verfügbar. Dennoch läßt sich sagen, daß insbesondere Fleisch, Fisch und gewisse Getreideprodukte zu den wichtigsten Selen-Lieferanten gehören.

Die tägliche Aufnahme von Selen schwankt in den verschiedenen Ländern zwischen 10–500 µg. In Deutschland ergaben neuere Untersuchungen eine durchschnittliche Selenzufuhr von 55 µg pro Tag mit einem Spektrum von ca. 25–85 µg.

Anwendungsgebiete

Herz-Kreislauf-Erkrankungen: Herzinfarkt-Patienten haben niedrigere Selenspiegel im Plasma und niedrigere Selenspiegel in den roten Blutkörperchen als gesunde Personen. Eine reiche Selenzufuhr bei Herzinfarkt-Patienten bewirkte eine signifikante Reduktion von Zweitinfarkten und Todesfällen.

Immunsystem: Ein ausgeglichener Selen-Haushalt ist für ein optimal funktionierendes Immunsystem unerläßlich. Bei Selenmangel ist die Antikörper- und Lymphozytenbildung reduziert und die Anfälligkeit gegenüber Infekten erhöht.

Zufuhrempfehlungen

Empfohlene tägliche Selenzufuhr (µg)			
Prävention von Selenmangel		Therapeutischer Dosierungsbereich	
	DGE (1995)	US RDA (1989)	Werbach (1990)
Männer	20–100	70	200–300
Frauen *	20–100	55	200–300

* mit Ausnahme von schwangeren und stillenden Frauen (→ Seite 245, 249).

Kardiomyopathie (Herzinsuffizienz): Seit 1935, als in China die sogenannte *Keshan-Krankheit* ausbrach, ist der Zusammenhang zwischen einer ungenügenden Selenversorgung und Herzmuskel-Erkrankungen bekannt. Bei der Keshan-Krankheit handelt es sich um eine oft ohne Voranmeldung akute Herzinsuffizienz, welche mit Schwindel, Atemnot, Schmerzen im Brustbereich, Erbrechen und einem Blutdruckabfall verbunden ist. Es scheint, daß die Keshan-Krankheit jedoch keine reine Selenmangelkrankheit ist, sondern mit anderen Mangelzuständen (Vitamin E, Methionin) oder chronischen Intoxikationen (Schwermetalle u.a.) einhergehen dürfte. Bei ausgedehnten Präventions-Maßnahmen in China gelang es allerdings mit 60 µg Selen pro Tag das Auftreten der Keshan-Krankheit völlig zu verhindern.

Krebs: Eine erhöhte Exposition gegenüber schädlichen Einflüssen, wie Oxidation, freie Radikale, Aldehyde, UV-Strahlen, ionisierende Strahlung, Übergangsmetalle, Viren usw., führt nebst anderen Ursachen nach dem heutigen Wissen zu einem erhöhten Risiko, an einem Tumor zu erkranken. Das selenhaltige Enzym Glutathionperoxidase stellt neben anderen neutralisierenden Enzymen (z.B. Superoxiddismutase) ein wichtiges „Auffangbecken" für solche Einflüsse dar. Eine genügende Versorgungslage mit Selen ist deshalb eine wichtige Voraussetzung für die Schutzfunktion dieses Enzyms. Folgende Fakten sind belegt: Krebspatienten (auch im frühen Stadium) zeigen niedrigere Selenspiegel als gesunde Personen. Je weiter fortgeschritten die Tumorerkrankung, desto tiefer die Selenspiegel. Interventionsstudien, welche bei Hochrisikogruppen (Leber- und Lungenkrebs) durchgeführt wurden, zeigten die positive Wirkungen der Selen-Therapie.

Rauchen: Raucher sind schlechter mit Selen versorgt als Nichtraucher. Zigarettenrauch fördert das Zusammenklumpen der Blutplättchen und somit das Risiko einer Herz-Kreislauf-Erkrankung. Je höher der Verklumpungsgrad der Blutplättchen, desto niedriger war der Versorgungsstatus mit Selen.

Rheumatische Erkrankungen: Nicht mit der oben beschriebenen Keshan-Krankheit zu verwechseln ist die ebenfalls selenabhängige *Kashin-Beck-Erkrankung*, welche in China und im östlichen Sibirien vor allem bei Kindern zu massiven, degenerativen Gelenksdeformationen führt. Präventions- und Therapieprogramme mit Selen führten zu erfreulichen Erfolgen. Auch in Europa sind einige Untersuchungen gemacht worden, die zeigen, daß rheumatische Erkrankungen oft mit einem niedrigen Selenstatus einhergehen. Dieser Mangel kommt jedoch selten isoliert vor. Bei Selen-Supplementierung konnten in der Regel wesentliche Verbesserungen des klinischen Bildes erzielt werden. Allgemein erachtet man jedoch bei dieser Indikation die zusätzliche Gabe weiterer antioxidativer Nährstoffe wie Zink, Vitamin A, C und E und auch von Omega-3- bzw. Omega-6-Fettsäuren als sinnvoll.

Schwermetallentgiftung: Bei chronischen Quecksilber- oder Bleivergiftungen können Selen-Supplemente die Entgiftung unterstützen.

Selenmangel: Bei Erkrankungen oder Indikationen, die bekanntermaßen mit einem Selenmangel einhergehen, werden tägliche Zufuhrmengen im Bereich von 200–400 µg eingesetzt. Hierzu zählen die Pankreatitis, zystische Fibrose, Morbus Crohn, Colitis ulcerosa sowie die Hämodialyse.

Überdosierungen

Chinesische Studien zeigen, daß bei Langzeitdosierungen von mehr als 750 µg pro Tag eine Verlängerung der Blutgerinnungszeit sowie eine vermehrte Bildung weißer Blutkörperchen erfolgt. Symptome einer chronischen Selen-Überbelastung können Störungen der Haar- und Nagelstruktur, Hautrötungen und Hautschwellungen, Erbrechen, Durchfall, Gewichtsabnahme sowie ein knoblauchartiger Atem sein. Als sicher und nebenwirkungsfrei gelten Langzeitdosierungen bis 350 µg pro Tag, sowie Einmalgaben von max. 3,5 mg Selen.

Literatur

Burk, F.R.: Selenium in biology and human health. Springer Verlag, New York 1993.

Clark, L.C. et al.: Effects of selenium supplementation for cancer prevention in patients with carcinoma of the skin. JAMA 276 (1996) 1957.

Kok, F.J. et al.: Decreased selenium levels in acute myocardial infarction. JAMA 261 (1989) 1161.

Krämer, K. et al.: Selen und Tumorerkrankungen. Akt. Ernähr. Med. 21 (1996) 103.

Kiremidjian-Schumacher, L., Stotzky, G.: Selenium and immune responses. Environment. Res. 42 (1987) 277.

Levander, O.: Human selenium nutrition and toxicity. In: *Mertz,W. et al.* (Eds.): Risk Assessment of Essential Trace Elements. ILSI Press, Washington DC 1994.

Olivieri, O. et al.: Selenium, zinc, and thyroid hormones in healthy subjects: low T3/T4 ratio in the elderly is related to impaired selenium status. Biol. Trace Elem. Res. 51 (1996) 31.

Rilling, S.: Kompendium der Mineralstoffe und Spurenelemente. Karl F. Haug Verlag, Heidelberg 1993.

Schmidt, K., Bayer, W.: Selen - Aktueller wissenschaftlicher Erkenntnisstand. Vita Min Spur, 7 (1992) 1.

Tarp, U.: Selenium and rheumatoid arthritis: a review. Analyst 120 (1995) 877.

Kupfer

Einleitung

Kupfer spielt als Spurenelement in der Ernährung eine wichtige Rolle. Es kann uns Schutz gegenüber Herz-Kreislauf-Erkrankungen sowie gegenüber Arthritis bieten und unterstützt unser Immunsystem. Aber gleichzeitig kann zuviel Kupfer unerwünschte Wirkungen haben. Kupfer und Zink versuchen, sich gegenseitig aus der Zelle oder den Enzymstellen zu verdrängen.

Funktionen

Man kennt heute mindestens 16 Enzyme, für deren Funktion Kupfer mitverantwortlich ist.

Blutbildung: Kupfer erleichtert die Resorption und Mobilisation von Eisen. Kupfer ist zwar kein Bestandteil des Hämoglobins, ist aber für dessen Bildung nötig.

Immunsystem: Kupfer ist an der zellvermittelten Immunantwort mitbeteiligt.

Pigment-Stoffwechsel: Ohne Kupfer ist keine Melanin-Bildung möglich. Melanin ist ein Farbpigment, das in der Haut und im Haar gefunden wird.

Skelett und Bindegewebe: Kupfer ist als Bestandteil des Enzyms Lysyloxidase verantwortlich für die Verflechtung der beiden hauptsächlichen Bindegewebs-Eiweiße, dem Kollagen und Elastin, welche für die Struktur und die Elastizität von Knochen, Bändern, Knorpel, Bindegewebe und Blutgefäßen verantwortlich sind.

Zentralnervensystem: Kupfer hilft, die schützenden sogenannten Myelinschichten rund um die Nervenfasern zu bilden.

Ursachen von Mangelzuständen

- Einseitige Ernährung
- Resorptionsstörungen, insbesondere bei älteren Personen
- Hochdosierte, langdauernde Zink-Therapie
- Nierenfunktionsstörung
- Steroid-Therapie
- Erhöhte Homocysteinspiegel – ein Blutmeßwert – führen nebst Arteriosklerose zu Kupfermängeln und daher zu oxidativen Schäden am Herz

Folgen von Mangelzuständen

- Anämie (Blutarmut)
- Störungen der Nervenzellen
- Haar- und Hautpigmentierungsstörungen (Vitiligo)
- Arteriosklerose
- Schlafstörungen
- Infektanfälligkeit
- Skelett-Strukturstörungen
- Haarstrukturstörungen
- Fertilitäts- und Wachstumsstörungen
- Erhöhte Cholesterinwerte
- Hypertonie
- Appetit- und Gewichtsverlust

Kupfermangel kann auch skorbutähnliche (Vitamin-C-Mangel) Symptome hervorbringen. Ein Mangel von Vitamin C bewirkt eine Störung der Kupferaufnahme und des Kupfertransportes.

Der Beitrag an Kupfer durch das Trinkwasser hängt von der Wasserhärte, vom pH-Wert sowie der Art der Leitung zusammen. Je saurer das Wasser und je geringer die Wasserhärte, desto mehr Kupfer gelangt ins Trinkwasser.

Zufuhrempfehlungen

Empfohlene tägliche Kupferzufuhr (mg)		
Prävention von Kupfermangel		Therapeutischer Dosierungsbereich
DGE (1995)	US RDA (1989)	Werbach (1990)
Männer 1,5–3,0	1,5–3,0	2–4
Frauen * 1,5–3,0	1,5–3,0	2–4

* mit Ausnahme von schwangeren und stillenden Frauen (→ Seite 245, 249).

Anwendungsgebiete

Anämie (Blutarmut): Eine Kupfer-Eisen-Kooperation kann zur Besserung von Blutarmut führen. Eine suboptimale Kupferzufuhr kann Anämien verursachen, welche durch eine verminderte Hämoglobinsynthese bedingt sind.

Arthritis: Wer kennt nicht die Behandlung von entzündlichen rheumatischen Erkrankungen mit Kupfer-Armringen? Kupfer ist ein entzündungshemmendes Spurenelement, das in gewissen Fällen wirksamer als ein Aspirin sein kann (wegen des Hemmeffektes von Kupferkomplexen auf die Bildung von aggressiven Superoxidanionen). Kupfer-Supplemente können den antioxidativen Status verbessern und daher die Morgensteifheit reduzieren und die Gelenkbeweglichkeit erhöhen. Damit kann meist die Schmerzmitteldosierung halbiert oder in gewissen Fällen ganz auf die Einnahme von Analgetika verzichtet werden.

Entzündliche Erkrankungen: Bei akuten sowie auch zum Teil bei chronisch-entzündlichen Erkrankungen wird der Kupferspeicher in der Leber entleert, was zu einem Anstieg der Kupfer-Blutwerte führen kann.

Herzerkrankungen: Kupfermangel soll ein Cofaktor bei der Entstehung von Herzrhythmusstörungen (erhöhte Adrenalinspiegel durch verminderte Ausscheidung), bei der

Vorkommen in der Nahrung

Kupferreiche Nahrungsmittel	Menge	mg
Leber (Rind, Kalb, Schwein)	100 g	3,6–5,5
Portwein, Sherry, Wermut	50 ml	bis 10
Austern	100 g	2,5
Linsen, Erbsen, Bohnen	100 g	0,7–0,8
Sonnenblumenkerne	25 g	0,7
Haselnüsse, Walnüsse, Mandeln	50 g	0,4–0,6
Emmentaler, Edamer	50 g	0,4–0,6
Aprikosen, Pflaumen, Pfirsiche (getrocknet)	50 g	0,2–0,4
Huhn, Gans, Lamm	100 g	0,3–0,4
Meerfische	100 g	0,2

Vergrößerung des Herzens sowie bei Strukturschäden der Gefäßwände (erhöhtes Risiko für Gefäßrupturen) sein.

Schlafstörungen: Kupfermangel führt zu einem längeren, aber qualitativ schlechteren Schlaf (Mühe mit Einschlafen, weniger erholsam).

Schmerzen: Kupfermangel reduziert die Enkephalinspiegel. Enkephaline sind vom Körper gebildete Substanzen, welche die

Schmerzempfindung regulieren. Eine mangelhafte Kupferversorgung könnte also die Schmerzempfindlichkeit erhöhen.

Chronische Kupfer-Vergiftungen

Ursachen

Wie es auch bei den übrigen chronischen Metall-Intoxikationen der Fall ist, werden schleichende Kupferbelastungen oft übersehen und die Symptome nicht der zugrundeliegenden Ursache zugeordnet. Es sind zahlreiche Belastungsquellen für eine chronische Kupfervergiftung bekannt:

- Farbpigmente
- Fungizide, Pestizide (z.B. Kupfervitriol im Obst- und Weinbau)
- Kontaminierung über das Leitungswasser (Säuglinge)
- Kontrazeptiva (die „Pille", Kupfer-Spirale)
- Kupferverarbeitende Industrie
- Langzeiteinnahme von Multivitamin-Mineralpräparaten mit einem ungünstigen Zink-Kupfer-Verhältnis (kleiner als 4:1) bzw. bei einer unkritischen Langzeiteinnahme von mehr als 2 mg Kupfer pro Tagesration. Bei bestehendem Zinkmangel erhöht sich die Empfindlichkeit für eine Kupferüberladung.
- Zigarettenrauch

Symptome und Folgen chronischer Kupfer-Intoxikationen

- Beschleunigt die Entstehung freier Radikale, welche Zellschädigungen verursachen können
- emotionelle Labilität, Nervosität, Schizophrenie, Depressionen nach der Geburt
- entzündliche Prozesse (Darm, Nebenhöhlen, Gelenke, Atemwege, Prostata usw.)
- Epilepsie, Autismus, Hyperaktivität
- Hypertonie, erhöhtes Herzinfarktrisiko
- Leberstörungen

- Müdigkeit, Konzentrations- und Schlafstörungen, Migräne
- Zinkmangel (Symptome)

Maßnahmen

Nebst den Maßnahmen für die Expositions-Prophylaxe können Kupferbelastungen mit speziellen Nährstoffkombinationen therapiert werden. Durchgeführte Eliminationsstudien ergaben für eine Kombination von Zink, Mangan und Vitamin B$_6$ die höchsten Kupferausscheidungsquoten via Urin. Zusätzlich werden alpha-Liponsäure, schwefelhaltige Aminosäuren (Methionin, Cystein) empfohlen. Wie bei allen Maßnahmen zur beschleunigten Ausleitung von Schwermetallen ist es auch bei der Therapie von Kupferbelastungen gelegentlich möglich, daß das aus dem Gewebe (Leber, Gehirn, Nieren) mobilisierte und wieder in den Blutkreislauf gelangende Metall zu erneuten Vergiftungssymptomen führen kann. In diesen Fällen sollte die Dosierung der verabreichten Substanzen bis zu einem vom Patienten tolerierten Maß reduziert werden.

Literatur

Heinitz, M.: Kupfer in der Rheumatologie. Erfahrungsheilkunde 11 (1991) 833.

Johnson, P.E. et al.: Effect of age and sex on copper absorption, biological half-life, and status in humans. Am. J. Clin. Nutr. 56 (1992) 917.

Lederer, J.: Cuivre et Chrome. Editions Nauwelaerts, Brüssel (1987) 9.

Linder, M.C. et al.: Copper: biochemistry and molecular biology. Am. J. Clin. Nutr. 63 (1996) 797.

Lukasewycz, O.A., Prohaska, J.R.: The immune response in copper deficiency. Ann. NY Acad. Sci. 587 (1990) 147.

Petruhkin, K., Gilliam, T.C.: Genetic disorders of copper metabolism: a review. Curr. Opin. Pediatr. 6 (1994) 698.

Reiser, S. et al.: Effect of copper intake on blood cholesterol and its lipoprotein distribution in men. Nutr. Rep. Intl. 36 (1987) 641.

Rilling, S.: Kompendium der Mineralstoffe und Spurenelemente. Karl F. Haug Verlag, Heidelberg 1993.

Potentielle essentielle Spurenelemente

Fluor

Einleitung

Fluor wird noch nicht als essentielles Spurenelement anerkannt. Trotzdem findet es aufgrund seiner präventiven Wirkung gegenüber Zahnkaries breite Anwendung. In vielen Ländern wird das Trinkwasser oder das Kochsalz zur Kariesprophylaxe mit Fluorid angereichert. Jedoch besitzt Fluor eine relativ schmale Spanne zwischen Wirkung und Toxizität.

Funktionen

Karies: Fluor hat seine große Beachtung wegen der wichtigen Rolle bei der Verminderung der Zahnkaries erhalten (→ Seite 309).

Skelettstruktur: Neben seiner antikariogenen Wirkung dürfte Fluor auch an der Erhaltung der Skelettstruktur beim Erwachsenen beteiligt sein.

Ursachen und Folgen von Mangelzuständen

Da die Essentialität von Fluor noch nicht belegt ist, kann auch nicht von eigentlichen Mangelzuständen gesprochen werden. Bei niedriger Fluoridzufuhr steigt das Risiko, an Karies zu erkranken. Neuere Beobachtungen zeigen eine Bedeutung von Fluor für das Wachstum im früheren Lebensalter.

Vorkommen in der Nahrung

Lebensmittel, die einen wesentlichen Beitrag zur Fluorversorgung liefern, sind *Meeresfische*, *Fleisch*, *Eier* und *Schwarztee*.

Ebenso weisen einige Mineralwasser beachtliche Fluorkonzentrationen auf (in der Schweiz: Aqui®; in Deutschland: Bad Liebenzeller Paracelsusquelle, Alexanderquelle Bad Peterstal).

Zufuhrempfehlungen

Die Deutsche Gesellschaft für Ernährung empfiehlt folgende Richtwerte (1995):

Alter	Bereich der Gesamtzufuhr (mg/Tag)	Supplemente (mg/Tag*)
Säuglinge		
0–4 Monate	0,1–0,5	0,25
4–12 Monate	0,2–1,0	0,25
Kinder		
1–2 Jahre	0,5–1,5	0,25
2–3 Jahre	0,5–1,5	0,5
3–6 Jahre	1,0–2,5	0,75
6–15 Jahre	1,5–2,5	1,0
Jugendliche/ Erwachsene ab 15 Jahre	1,5–4,0	1,0

* Bei Fluorid-Konzentrationen im Trinkwasser von 0,3–0,7 mg Fluorid/l ist die Supplementmenge jeweils zu halbieren. Bei höherer Fluorid-Konzentration als 0,7 mg/l wird kein Fluorid-Supplement empfohlen.

Anwendungsgebiete

Kariesprävention: Fluorid wird in der Zahnheilkunde zur Kariesprävention verwendet. Nebst der Zufuhr mittels Fluorid-Tabletten (0,25–1 mg), Kochsalz (250 mg Fluorid/kg) und mittels Trinkwasser-Anreicherung wird das Fluorid auch äußerlich mit Mundspüllösungen, Zahnpasten, Gelees,

Suspensionen usw. auf die Zahnoberfläche gebracht.

Osteoporose: Klinische Studien Anfang der achtziger Jahre ließen vermuten, daß eine hochdosierte Natriumfluorid-Therapie eine kräftige Wirkung auf die Knochenneubildung und auf die Verbesserung der Knochenstruktur hat. Spätere kontrollierte Studien zeigten jedoch, daß der Wirkungsbereich von Natriumfluorid beschränkter ist als ursprünglich angenommen. Langzeituntersuchungen an Patienten offenbaren sogar eine Erhöhung der Knochenbrüchigkeit.

Überdosierungen

Wie erwähnt, sind Nebenwirkungen einer Fluoridtherapie häufig.

● Hemmungen der sauren Phosphatase, eines Enzyms, das für die Verwertung und für den Einbau von Kalzium und anderen Mineralstoffen verantwortlich ist.

● Bereits bei einer langfristigen Überdosierung von 2–4 mg/Tag können sich vor allem bei Kindern in den ersten 8 Lebensjahren Zahnschäden in Form von bleibenden Flekken im Zahnschmelz (Dentalfluorose) zeigen.

● Bei hochdosierter Natriumfluoridzufuhr zur Osteoporose-Therapie kann es zusätzlich zu Störungen der Skelettstruktur (Osteomalazie, erhöhte Knochenbrüchigkeit) sowie zu einer Kalzifizierung von Sehnen und Bändern kommen.

Literatur

Fischer, C. et al.: The cariostatic mechanism of action of fluorides: a review. Schweiz. Monatschr. Zahnmed. 105 (1995) 311.

Kleerekorper, M.: Fluoride and the skeleton. Crit. Rev. Clin. Lab. Sci. 33 (1996) 139.

Ismail, A.I.: Fluoride supplements: current effectiveness, side effects and recommendations. Comm. Dent. Oral Epidemiol. 22 (1994) 164.

Lederer, J.: Le Fluor et le Molybdène. Editions Nauwelaerts, Brüssel (1993) 3.

Richmond, V.L.: Thirty years of fluoridation: A review. Am. J. Clin. Nutr. 41 (1985) 129.

Whitford, G. M.: The metabolism and toxicity of fluoride. Monographs in Oral Science. Vol.16. Karger, Basel 1996.

Bor

Einleitung

Bis 1981 wurde Bor als unwichtig für die menschliche Ernährung betrachtet – ja die Anwendung von Borwasser für die Augen wurde sogar verpönt, da immer wieder Bor-Vergiftungen gemeldet wurden. Zunächst wurde herausgefunden, daß Bor für verschiedene Tiere ein lebensnotwendiges Element ist. Heute vermutet man, daß Bor auch für den Menschen essentiell ist – der letzte Beweis dafür steht jedoch noch aus.

Funktionen

Bildung von Hormonen: Bor-Verbindungen sind Lieferanten von sogenannten Hydroxylgruppen (-OH), welche für die körpereigene Bildung von gewissen Steroidhormonen (Östrogen, Testosteron, Vitamin D) unerläßlich sind. Es gibt Vermutungen, daß Bor die Steroidhormone zudem vor dem vorzeitigen Abbau im Stoffwechsel schützt.

Hirnstoffwechsel: Bor scheint auch eine Funktion innerhalb des Gehirnstoffwechsels zu haben. In Elektroenzephalogrammen (Hirnstrommessungen) konnte bei unzureichender Borzufuhr ein Abfall bei bestimmten Wellenlängen beobachtet werden, bei denen die untersuchten Personen weniger aufmerksam waren und eine deutlich verschlechterte Motorik zeigten.

Membrankatalysator und -stabilisator: Bor scheint, als eine Art „Wächter", anderen Ionen zu erlauben, in die Zelle einzufließen. Dies wird unter anderem auch dem energiereichen ATP (Adenosintriphosphat) ermöglicht, welches der Zelle Energie für die Zellteilung und für Reparaturprozesse (Arthritis) liefert. Bor ist zusammen mit Vitamin C und Bioflavonoiden in der Lage, den Abbau der Schutzsubstanz Hyaluronsäure durch das Enzym Hyaluronidase weitgehend zu hemmen. Dieser Wirkungsmechanismus dürfte den (nicht nur bakterienhemmenden) Effekt von Borwasser in der Augenheilkunde erklären.

Ursachen von Mangelzuständen

Es wird vermutet, daß Borverluste durch gechlortes Wasser, halogenierte Kohlenwasserstoffe (z.B. in Holzschutzmitteln), Schnaps und Liköre sowie durch chlorhaltige Antibiotika gefördert werden und damit die Stabilität der Zellmembranen reduziert wird.

Folgen von Mangelzuständen

Auch bei Bor sollte man noch nicht von Mangelzuständen sprechen, solange dessen Lebensnotwendigkeit nicht definitiv erwiesen ist. Dennoch ist es interessant zu beobachten, daß in Ländern (Jamaika, Mauritius), deren Böden wenig Bor enthalten, Arthritis signifikant häufiger auftritt und umgekehrt (Israel).

Vorkommen in der Nahrung

Borreiche Nahrungsmittel	Menge	mg
Soja	100 g	2,8
Pflaumen	100 g	2,7
Rotwein	0,1 l	0,85
Rosinen	25 g	0,6–0,7
Erdnüsse, Haselnüsse, Mandeln	25 g	0,4–0,6
Datteln	25 g	0,25

Da Bor vorwiegend in Früchten und Gemüsen reichlich enthalten ist, liegt der Schluß nahe, daß Vegetarier tendenziell mehr Bor über die Nahrung erhalten (und somit vielleicht weniger an Osteoporose und Arthritis leiden) müßten. In der Natur kommt Bor meist in komplexen Verbindungen mit Zuckern, Vitamin B₂ (Riboflavin), B₆ und C vor.

Zufuhrempfehlungen

Untersuchungen zufolge werden in Ländern mit einem hohen Arthritisanteil in der Bevölkerung 1–2 mg Bor mit der täglichen Nahrung zugeführt. In Gebieten mit einer geringen Arthitisquote beträgt der durchschnittliche Borgehalt der Nahrung 5–10 mg pro Tag. Borhaltige Präparate sind in vielen Ländern derzeit noch nicht zugelassen. Bei der Verwendung von borhaltigen Lösungen, wie beispielsweise Borwasser, das in Apotheken erhältlich ist, ist bezüglich Dosierung Vorsicht geboten. Lassen Sie sich stets von einem Apotheker beraten.

Anwendungsgebiete

Arthritis: Die oben genannten epidemiologischen Untersuchungen lassen eine Borzufuhr im Bereich von 5–10 mg pro Tag als sinnvoll erscheinen. Auch diese Empfehlung sollte durch weitere kontrollierte Langzeitstudien gestützt werden.

Osteoporose: Bei der Verabreichung von 3 mg Bor an eine Versuchsgruppe von Frauen nach der Menopause wurde festgestellt, daß diese Frauen 40% weniger Kalzium, ein Drittel weniger Magnesium und leicht weniger Phosphor über den Urin verloren als Vergleichspersonen. Alle diese Elemente sind wichtig für den Aufbau und für die Struktur des Knochens. Bei Frauen, die Bor

erhielten, konnte ein doppelt so hoher Blutspiegel des aktivsten Östrogens (17-Beta-Östradiol) gemessen werden, als er während einer Östrogen-Therapie gefunden wird. Auch die Testosteronspiegel (männliches Geschlechtshormon) und Östradiolvorstufen erschienen in doppelter Konzentration im Blut. Die bisherigen Erkenntnisse mit Bor bestätigen unsere seit Jahren vertretene Meinung, daß es sich bei der Osteoporose um ein multifaktorielles Problem handelt, das sich mit Kalzium (aber auch mit Hormonbehandlungen) alleine nicht lösen läßt. Um wissenschaftlich absichern zu können, daß Bor vor Osteoporose schützen kann, sind noch weitere Langzeitstudien erforderlich.

Überdosierungen

Überschüssiges Bor hemmt viele wichtige Enzymaktivitäten. Es werden weitere Studien notwendig sein, um den Sicherheitsbereich von Borgaben genau definieren zu können. Die therapeutische Breite von Bor scheint verglichen mit anderen Spurenelementen eher gering.

Literatur

Di Fabio, A.: Treatment and prevention of osteoarthritis. Townsend Letter for Doctors. Feb. (1990) 143.

Fischer, R.: Unser Organismus benötigt Bor-Komplexverbindungen. Sanum-Post 8 (1989) 29.

Nielsen, F.H.: Biochemical and physiologic consequences of boron deprivation in humans. Environ. Health Perspect. 102 (1994) 59.

Nielsen, F.H. et al.: Boron enhances and mimics some effects of estrogen therapy in postmenopausal women. J. Trace Elem. Exp. Med. 58 (1992) 237.

Newnham, R.E.: Essentiality of boron for healthy bones and joints. Environ. Health Perspect. 102 (1994) 83.

Woods, W.G.: An introduction to boron: history, sources, uses and chemistry. Environ. Health Perspect. 102 (1994) 5.

Vanadium

Einleitung

Das Interesse für Vanadium wurde in der Fachwelt 1985 geweckt, als ein Artikel in der angesehenen Fachzeitschrift *Science* von der stabilisierenden Wirkung von Vanadium bei Diabetes berichtete. Diese Daten waren deshalb von Interesse, da Vanadium in Form von Tabletten wirksam war, während ja Insulin beim Diabetiker gespritzt werden muß, um wirksam zu sein.

Funktionen

Noch ist die Essentialität von Vanadium beim Menschen nicht belegt.

Blutzucker: Regulierung des Blutzuckerspiegels.

Fettstoffwechsel: Schützt vor stark erhöhten LDL-und Triglycerid-Werten.

Knochen und Zähne: Unterstützende Wirkung bei der Knochenmineralisierung bzw. Osteogenese.

Ursachen und Folgen von Mangelzuständen

Aufgrund der noch nicht erwiesenen Essentialität, kann noch nicht von Vanadium-Mangelzuständen und deren möglichen Auswirkungen gesprochen werden.

Vorkommen in der Nahrung

Vanadium finden wir vor allem in Fetten, pflanzlichen Ölen, Gelatine und Buchweizen. Vanadium wird durch das Verbrennen von Kohle und gewissen Rohölqualitäten in der Umwelt freigesetzt.

Zufuhrempfehlungen

Bis jetzt gibt es keine offiziellen Dosierungsempfehlungen für eine optimale tägliche Vanadiumzufuhr. Unsere tägliche Durchschnittsnahrung enthält etwa 2 mg Vanadium. Die Bioverfügbarkeit, also der verwertbare Anteil, beträgt etwa 5–10%. Auch aus den bisher vorliegenden wissenschaftlichen Arbeiten ist keine einheitliche Empfehlung für die Vanadiumdosierung herauszulesen. Einige Studien haben mit 22,5 mg Vanadiumsulfat täglich während 16 Monaten gearbeitet, ohne toxische Effekte zu beobachten, während andere Autoren der Meinung sind, daß tägliche Dosierungen über 15 mg keinen weiteren therapeutischen Nutzen bringen.

Vanadiumhaltige orthomolekulare Präparate sind bei uns derzeit noch nicht verfügbar. Bevor nicht weitere klinische Forschungsresultate vorliegen, erscheint uns eine breite, kritiklose Anwendung von Vanadium zum jetzigen Zeitpunkt verfrüht.

Anwendungsgebiete

Diabetes mellitus: Vanadium ist in der Lage, viele Wirkungen von Insulin zu imitieren. Während Chrom die Insulinwirkung steigern kann, scheint Vanadium sogar in Abwesenheit von Insulin wirksam zu sein.

Sport: Vanadium fördert die Glykogenspiegel (= Speicherform der Glukose) in der Leber und verbessert die Traubenzuckeraufnahme durch den Muskel. Dies könnte für den Sportler eine Verbesserung der Leistungsfähigkeit bedeuten.

Überdosierungen

Zu viel Vanadium kann zu Depressionen und Psychosen führen. Vanadium hemmt die

Aktivität des Enzyms Superoxiddismutase (SOD), das für den Abbau von zellschädigenden freien Radikalen sorgt. Dies könnte ein Grund für die Karzinogenität und die weiteren unerwünschten Vanadium-Wirkungen bei Überdosierungen sein.

Literatur

Anonymous: Vanadium, vitamin C and depression. Nutr. Rev. 40 (1982) 293.

Crans, D.C. et al.: Vanadium chemistry and biochemistry of relevance for use of vanadium compounds as antidiabetic agents. Mol. Cell Biochem. 153 (1995) 17.

Hartland, B.F. et al.: Is vanadium of human nutritional importance yet? J. Am. Diet. Assoc. 94 (1994) 891.

Nielsen, F.H.: How should dietary guidance be given for mineral elements with beneficial actions or suspected of being essential? J. Nutr. 126 (1996) 2377.

Nielsen, F.H.: Vanadium in mammalian physiology and nutrition. Met Ions Biol. Syst. 31 (1995) 543.

Shainkin-Kestenbaum, R. et al.: Vanadium and oxygen free radicals. Trace Element Med. 8 (1991) 6.

World Health Organization: Vanadium. In: Trace elements in human nutrition and health. WHO, Genf 1996.

Silizium

Einleitung

Silizium ist mengenmäßig das zweithäufigste Element in der Erdkruste. Es kommt in der Natur vor allem als Quarz und in Form von Silikatverbindungen vor.

Funktionen

Bindegewebe- und Skelett-Metabolismus: Silizium ist ein wichtiges Strukturelement für Knorpel, Haut und Bindegewebe. Es spielt bei der Knochenkalzifikation eine frühe, physiologische Rolle. Silizium beschleunigt den Mineralisierungsprozeß der Knochen. Silizium sorgt für die normal gestreiften trabekulären Muster der Knochenmatrix. Die Wirkung von Silizium auf die Knochenbildung ist von Vitamin D unabhängig. Silizium ist ein Hauptelement der knochenbildenden Zellen. Silizium besitzt jedoch nicht nur für die Knochenstruktur, sondern auch für die Glykosaminoglykan- und Kollagenbildung (Quervernetzung) im Knorpel und im Bindegewebe eine wichtige Funktion.

Ursachen von Mangelzuständen

Der Siliziumgehalt nimmt in verschiedenen Geweben (Blutgefäße, Haut usw.) mit dem Alter ab. Obwohl Silizium vor allem in pflanzlichen Nahrungsmitteln überall vorkommt, dürfte eine ausreichende Zufuhr durch die industrielle Verarbeitung der Lebensmittel stark gefährdet sein. Chronische Belastungen mit Aluminium scheinen die Bioverfügbarkeit von Silizium zu beeinträchtigen.

Folgen von Mangelzuständen

● *Nagelbrüchigkeit* bei chronischen Erkrankungen, Lungenerkrankungen (Tuberkulose).

● Bei *Haarausfall* werden niedrige Haar-Siliziumwerte beobachtet.

● *Kollagenbildungsstörungen:* Siliziummangel führt generell zu einer verminderten Kollagenbildung. Die Elastizität der Haut und von Blutgefäßwänden scheint vom Siliziumgehalt abhängig zu sein. Auch bei Neurodermitis sind Veränderungen der Silizium-Konzentrationen bekannt.

● *Osteoporose:* Verminderte Siliziumwerte im Haar sind statistisch signifikant häufiger bei Osteoporose-Patienten festzustellen. Im Tierversuch äußert sich ein Siliziummangel unter anderem mit einer geringeren Knochenflexibilität und mit Veränderungen des Knorpelgewebes.

● *Erhöhtes Krebsrisiko:* In vereinzelten Fällen konnten wir bei Krebspatienten isolierte, ausgeprägt niedrige Siliziumwerte im Haar beobachten. Es gibt wenige Berichte, wonach Silizium bei der unterstützenden Behandlung gewisser Krebsarten von Nutzen sein könnte. Der Wirkmechanismus soll darauf beruhen, daß Silizium den optimalen kolloidphysikalischen Gewebezustand und die optimale Membranpolarität wiederherstellen kann.

● *Augenkrankheiten:* In einem weiteren Fall ging ein extrem tiefer Siliziumwert im Haar mit einer Netzhaut-Degeneration einher.

Zufuhrempfehlungen

Für Silizium gibt es keine offiziellen Zufuhrempfehlungen. Basierend auf der via Urin, Stuhl, Haaren, Nägeln und Hautschuppen ausgeschiedenen Mengen werden 10–40 mg

Silizium pro Tag empfohlen. Silizium ist beispielsweise in Form von Kieselerde oder in kieselerdehaltigen Basenmischungen erhältlich. Daneben gibt es auch Silizium-Gel oder Pflanzen, in denen Silizium in bereits assimilierter Form vorliegt wie, z.B. Brennessel oder Schachtelhalm (als Tee, Extrakt usw.).

Anwendungsempfehlungen

Mögliche Anwendungsgebiete liegen in der Behandlung von **Haarausfall, Nagelbrüchigkeit, fehlender Hautelastizität, Osteoporose,** welche durch eine ungenügende Siliziumversorgung mitbedingt sind. Inwieweit ein Einsatz von Siliziumpräparaten zur Prävention des Gewebe-Alterungsprozesses sinnvoll ist, kann zum heutigen Zeitpunkt nicht beantwortet werden.

Vorkommen in der Nahrung

Kieselsäuregehalt* in mg pro 100 g Nahrungsmittel			
Hafer	595,0	Kümmel	5,0
Hirse	500,0	Spinat	4,0
Gerste	233,0	Sellerie	3,8
Kartoffeln	200,0	Erbsen	2,1
Weizenkorn	158,0	Paprika	1,7
Mais	18,9	Grünkohl	1,6
Kohlsaat	16,0	Erdbeeren	6,1
Sonnenblume	14,7	Trauben	3,6
Petersilie	13,0	Johannisbeeren	2,5
Meerrettich	12,7	Birne	1,5
Blumenkohl	8,7	Aprikose	1,1
Kürbis	7,0	Apfel	1,1

* Kieselsäure ist eine siliziumreiche Verbindung. Sie besteht etwa zu einem Drittel aus Silizium.

Überdosierungen/Überbelastungen

Die historisch bekannteste Silizium-Intoxikation ist die Silikose. Sie tritt und trat bei Minenarbeitern auf, welche quarzhaltigen Feinstaub inhalieren, welcher zu ausgeprägten Veränderungen des Lungengewebes führen kann. Silikate finden in der Medizin in Form von Antazida (gegen Magenbrennen) breite Anwendung. Obwohl die Bioverfügbarkeit solcher Verbindungen als gering beurteilt wird, sollten Langzeitgaben im Hinblick auf eine eventuell mögliche Harnsteinbildung oder Silizium-Überbelastung geprüft werden.

Literatur

Bottu, M.: Silizium als Schlüsselelement. Orthomolekular 5 (1988) 202.

Carlisle, E.M.: Silizium als essentielles Spurenelement. Vita Min Spur, 3 (1988) 125.

Edwardson, J.A. et al.: Effect of silicon on the absorption of aluminum. Lancet 342 (1993) 211.

Eisinger, J., Clairet, D.: Effects of silicon, fluoride etidronate and magnesium on bone mineral density: a retrospective study. Magnes. Res. 6 (1993) 247.

Markson, H.: Silicium. Orthomolekular 3 (1988) 94.

Pennington, J.A.T.: Silicon in foods and diets. Foods Addit. Contam. 8 (1991) 97.

Seaborn, C.D., Nielsen, F.H.: Silicon: a nutritional beneficence for bones, brains and blood vessels? Nutr. Today 28 (1993) 13.

Seaborn, C.D., Nielsen, F.H.: Effects of germanium and silicon on bone mineralization. Biol. Trace Elem. Res. 42 (1994) 151.

Antioxidantien und freie Radikale

Einleitung

So wie bestimmte Bakterien, Viren und Pilze unsere Gesundheit angreifen können, wenn wir ihnen erlauben, sich in unserem Körper zu vermehren, kann die unkontrollierte Produktion von sogenannten freien Radikalen unserer Gesundheit schaden. Während der letzten 30 Jahre haben Wissenschaftler nach und nach entdeckt, daß freie Radikale eine wichtige Rolle bei vielen Krankheiten und im Alterungsprozeß spielen. Zur gleichen Zeit ist durch Forschungsarbeit herausgefunden worden, daß eine Gruppe von Nährstoffen, die sogenannten Antioxidantien helfen können, uns vor Schäden durch freie Radikale zu schützen.

Freie Radikale

Was sind freie Radikale?

Freie Radikale sind unvollständige Moleküle, die gefährlich instabil sind, weil sie ein partnerloses, „freies" Elektron besitzen. (Die meisten Moleküle sind chemisch stabil, weil ihre Elektronen paarweise vorkommen, so daß sie einander im Gleichgewicht halten.) Freie Radikale sind höchst instabil und reagieren leicht mit benachbarten Molekülen, indem sie ein Elektron stehlen. Das Molekül, das ein Elektron verliert, wird dabei gewöhnlich beschädigt. Außerdem wird das Molekül, dem ein Elektron gestohlen wurde, selbst zum freien Radikal, das wiederum ein Elektron von einem dritten Molekül stehlen könnte, wodurch eine Kettenreaktion von schädigenden Prozessen gestartet wird. Freie Radikale werden auch Oxidantien genannt.

Woher kommen freie Radikale?

● Wenn unsere Zellen Sauerstoff zur Energieproduktion benutzen, entsteht eine kleine Zahl von veränderten Sauerstoffverbindungen als Nebenprodukte, von denen viele freie Radikale enthalten. Sport, Streß und Krankheiten erhöhen die sauerstoffabhängigen Reaktionen in unseren Zellen und steigern so die Zahl der entstehenden freien Radikalen.

● Unser Immunsystem produziert freie Radikale und gebraucht sie, um Bakterien und Viren zu zerstören. Auch Entzündungen als Reaktion auf Allergene und andere fremde Substanzen erhöhen die Produktion von freien Radikalen erheblich. Unter diesen Umständen ist es lebenswichtig, den Fluß der freien Radikalen zu kontrollieren, um benachbarte gesunde Zellen schützen zu können.

● Freie Radikale kommen auch aus der Umwelt. Der erhöhte Gebrauch von gefährlichen Chemikalien und Technologien hat die Zahl der freien Radikalen in unserer Umwelt enorm gesteigert. Zum Beispiel ist Ozon ein reaktives Verschmutzungsprodukt, das durch Autoabgase entsteht. Wenn wir das Ozon einatmen, entstehen in unserer Lunge freie Radikale. Andere Quellen von freien Radikalen in der Umwelt werden in der folgenden Tabelle genannt.

Quellen für freie Radikale in der Umwelt

▶ Industrielle Chemikalien und Lösungsmittel
▶ Gewisse Lebensmittelzusätze: Konservierungsmittel und Farbstoffe
▶ Luftverschmutzung
▶ Gewisse Medikamente und Drogen
▶ Pflanzenschutzmittel (Herbizide und Pestizide) in Lebensmitteln
▶ Strahlen
▶ Übertriebenes Sonnenbaden
▶ Zigarettenrauch

Im Gewebe bewirken freie Radikale verschiedene Schädigungen. Sie beschädigen Fettverbindungen (besonders einfach ungesättigte Fette), indem sie eine Kettenreaktion beginnen, die die Fette „ranzig" werden läßt und weitere freie Radikale freisetzt. Die Aktivität der freien Radikalen bewirkt auch das Verschmelzen von Proteinen und/oder Desoxinucleinsäure (DNS)-Molekülen, wodurch ihre Funktion beeinträchtigt wird. Mit der Zeit verursachen die freien Radikalen die Anhäufung von geschädigten Proteinen, Fetten und anderen Zellresten, so daß die Zellchemie und -funktion gestört wird.

Antioxidantien

Indem wir atmen und Sauerstoff aufnehmen, setzen wir uns ständig der Gefahr von Schädigungen durch freie Radikale aus. Glücklicherweise hat unser Körper mehrere Verteidigungsstrategien entwickelt, die mit Hilfe von Antioxidantien genannten Verbindungen zum Einsatz kommen. Antioxidantien können mit freien Radikalen eine Verbindung eingehen und sie „neutralisieren", indem die Radikalen zu stabilen, nicht toxischen Stoffwechselprodukten umgeformt werden und so die Zellschädigung verhindert wird (→ Abb. 19).

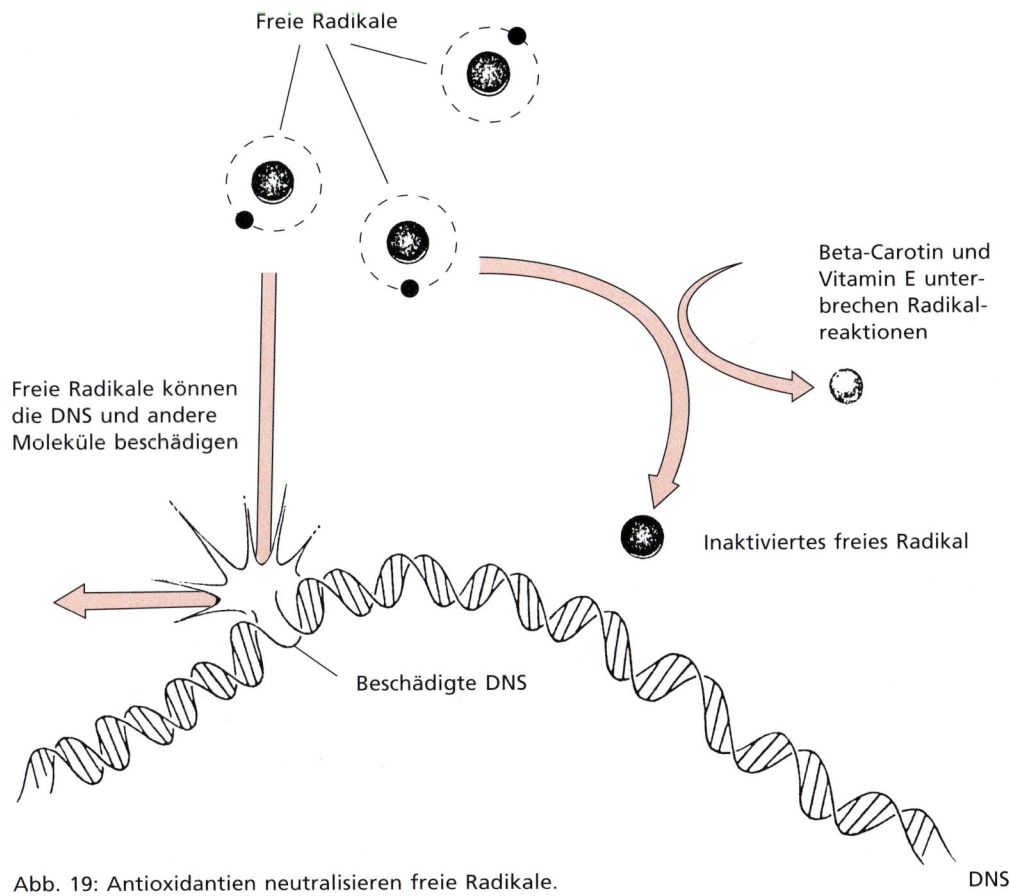

Freie Radikale

Beta-Carotin und Vitamin E unterbrechen Radikalreaktionen

Freie Radikale können die DNS und andere Moleküle beschädigen

Inaktiviertes freies Radikal

Beschädigte DNS

DNS

Abb. 19: Antioxidantien neutralisieren freie Radikale.

Es gibt zwei Wege bei der Verteidigung des Körpers gegen Oxidation: antioxidatives Enzymsystem und einzelne antioxidative Verbindungen. Nährstoffe spielen eine zentrale Rolle bei beiden Wegen. Spurenelemente sind unerläßlich für die Funktion von antioxidativen Enzymen. Die drei wichtigsten antioxidativen Enzyme ersehen Sie aus der folgenden Tabelle.

Antioxidatives Enzym	Komponente des Spurenelements
Glutathionperoxidase	Selen
Katalase	Eisen
Superoxiddismutase	Zink, Mangan, Kupfer

Außerdem gibt es sieben antioxidative Hauptverbindungen, die den Körper vor freien Radikalen schützen. Fünf davon sind wichtige Bestandteile der Nahrung (Vitamine A, C, E, Beta-Carotin, Cystein), während zwei in kleinen Mengen vom Körper synthetisiert werden können (Glutathion und Coenzym Q10).

Zusammenwirken von Antioxidantien

Antioxidantien findet man in jeder Zelle und in größeren Mengen in Körperflüssigkeiten und im Blut. Verschiedene Zellkomponenten werden durch verschiedene Antioxidantien geschützt. Strukturen, die Lipide enthalten (Zellwände, Lipoproteine im Blut, Nervenscheiden), sind besonders reich an Vitamin E und A und dem Coenzym Q10. Vitamin C, Cystein und Beta-Carotin zirkulieren in Körperflüssigkeiten außer- und innerhalb der Zellen. Die meisten dieser Antioxidantien entgiften freie Radikale, indem sie den „elektronhungrigen", freien Radikalen ein Elektron spenden, und diese so in stabile, reaktionsschwache Verbindungen verwandeln. Das Antioxidans wird durch diesen Prozeß allerdings „aufgebraucht" oder oxidiert. Deshalb müssen die Körperspeicher für Antioxidantien ständig nachgefüllt werden.

Antioxidantien arbeiten zusammen. Ihre Wirkungsweise hat einen Synergie-Effekt, d.h. die Wirksamkeit als Gruppe ist größer als die Summe der individuellen Aktivitäten. Gute Gesundheit bleibt erhalten, wenn die Produktion von freien Radikalen durch Antioxidantien ausgeglichen wird, wodurch Zellschädigungen vermieden werden. Erhöhter oxidativer Streß kann dieses delikate Gleichgewicht von Oxidantien (freien Radikalen) und Antioxidantien zugunsten der Oxidantien stören. Wenn dies geschieht, richten die freien Radikalen Zellschäden in größerem Umfang an, die zu degenerativen Krankheiten und vorzeitigem Altern führen.

Haupt-Antioxidantien*

In Zellwänden und Fettverbindungen (fettlöslich)	In Blut, Körperflüssigkeiten und im Zellkern (wasserlöslich)	Fett- und wasserlöslich
Vitamin E	Vitamin C	Beta-Carotin
Coenzym Q10		Glutathion
Vitamin A		Cystein

* Die detaillierte Beschreibung der Funktion und Wirkungsweise der einzelnen Antioxidantien finden Sie in den einzelnen Abschnitten in diesem Kapitel.

Krankheiten, die mit Schäden durch freie Radikale in Verbindung gebracht werden

- Abnormalität der Spermien
- Allgemeiner Alterungsprozeß
- Allergie und Überempfindlichkeit
- Arthritische Gewebeschäden
- Entzündliche Darmerkrankungen (z.B. Dickdarmgeschwür, Colitis ulcerosa, Morbus Crohn)
- Entzündungen im Zusammenhang mit Operationen, Verletzungen oder chronischen Infektionen
- Herz-Kreislauf-Erkrankung
- Katarakt und Maculadegeneration
- Komplikationen bei Diabetes mellitus
- Krebs
- Leberschäden durch Alkoholkonsum
- Nebenwirkungen von Medikamenten
- Neurologische Degenerationen (z.B. Multiple Sklerose, Parkinsonsche Krankheit, Altersdemenz, amyotrophe Lateralsklerose)
- Oxidative Schäden durch intensives Körpertraining
- Schäden durch Strahlen, toxische Chemikalien und Schwermetalle
- Schädigung durch Ischämie (Blutleere)/Reperfusion nach Herzinfarkt oder Schlaganfall

Zufuhrempfehlungen

Um einen optimalen Antioxidantien-Spiegel im Körper zu erhalten, werden gewöhnlich die folgenden täglichen Zufuhrdosen für gesunde Erwachsene empfohlen:

▶ Vitamin C	0,5–2 g
▶ Vitamin E	200–400 mg
▶ Beta-Carotin	15 mg
▶ L-Cystein	500–1.500 mg
▶ Coenzym Q10	30–100 mg
▶ Selen	50–100 µg
▶ Zink	15 mg
▶ Mangan	5–7,5 mg

Da Glutathion-Supplemente teuer und ihre Resorption ungewiß ist, werden gewöhnlich Cystein-Supplemente empfohlen. Cystein wird im Körper zur Bildung von Glutathion gebraucht (→ Seite 203). In ähnlicher Weise kann Beta-Carotin im Körper zu Vitamin A umgewandelt werden, so daß Beta-Carotin-Supplemente den Beta-Carotin- und den Vitamin-A-Spiegel im Körper optimieren können.

Quellen von Antioxidantien

Überlegen Sie sich einmal, warum wir in Pflanzen Antioxidantien finden? Sicherlich nicht, damit wir sie für die Medizin nutzen können! Deren Samen und Keimlinge müssen im Sauerstoff und Sonnenlicht überleben können und fruchtbar bleiben. So finden wir vor allem im Bereich der Samen- und Fruchtschalen eine Vielzahl von bekannten (aber auch von noch unbekannten) Antioxidantien. Deshalb ist es wichtig, daß wir wenn möglich das ganze Getreidekorn, den ungeschälten Apfel und die ganze Weintraube essen. Nur so können wir das Optimum, aus dem was uns die Natur anbietet, auch für unsere Gesunderhaltung nutzen. Wenn die Nahrung reich an frischen Früchten und Gemüsen, Vollkornprodukten, Nüssen und Samen ist, kann eine ausgewogene Zufuhr von Antioxidantien erreicht werden. Einige Lebensmittel enthalten außerdem nicht nährende Antioxidantien, die für den Schutz gegen oxidativen Streß von Bedeutung sein könnten (→ Tabelle auf Seite 174).

Es ist jedoch schwierig, die empfohlene Menge von Antioxidantien nur aus Nahrungsquellen zu entnehmen, für einige Antioxidantien sogar fast unmöglich. Um beispielsweise 200 mg Vitamin E zu erhalten, müßte man 2 kg Erdnüsse oder 300 g Sonnenblumenöl zu sich nehmen. Um 500 mg Vitamin C pro Tag zuzuführen, müßte man mehr als 2 kg Orangen oder Brokkoli essen. Die tägliche Einnahme von ausreichend und

Lebensmittel	Nicht nährende Antioxidantien
▶ Oliven	Polyphenole
▶ Rosmarin, Salbei und andere Gewürze	Karnosinsäure, Rosmarinsäure
▶ Rotwein, Trauben (blaue)	Phenole, Anthocyane
▶ Sojabohnen	Isoflavone, Folsäure
▶ Tee	Polyphenole, Katechine
▶ Zitrus- und andere Früchte	Bioflavonoide, Chalcone
▶ Zwiebeln	Bioflavonoide, Kämpferol

ausgewogen dosierten Antioxidans-Komplexen, zusammen mit einer möglichst naturbelassenen Ernährung, ist der beste Weg, um den Antioxidantien-Spiegel im Körper zu erhalten.

Literatur

Ames, B.N. et al.: Oxidants, antioxidants and the degenerative diseases of aging. Proc. Nat. Acad. Sci. 90 (1993) 7915.

Baker, H. et al.: Human plasma patterns during 14 days of ingestion of vitamin E, beta-carotene, ascorbic acid and their various combinations. J. Am. Coll. Nutr. 15 (1996) 159.

Block, G., Patterson, B., Subar, A.: Fruit, vegetables and cancer prevention: a review of the epidemiological evidence. Nutr. Cancer. 18 (1992) 1.

Christensen, H.N.: Riboflavin can protect tissues from oxidative injury. Nutr. Rev. 51 (1993) 149.

Diplock, A.T.: Safety of antioxidant vitamins and beta-carotene. Am. J. Clin. Nutr. 62 (1995) 1510.

Eichholzer, M., Stähelin, H.B.: Antioxidative Vitamine und Krebs: eine Übersicht. Akt. Ernähr. Med. 19 (1994) 2.

Fahn, S.: An open trial of high-dosage antioxidants in early Parkinson's disease. Am. J. Clin. Nutr. 53 (1991) 380.

Hertog, M.G.L. et al.: Dietary antioxidant flavonoids and risk of coronary heart disease. Lancet 342 (1993) 1007.

Hesecker, H.: Antioxidative Vitamine und Katarakte in Alter. Z. Ernährunswiss. 34 (1995) 167.

Kontush, A. et al.: Antioxidative activity of ubiquinol-10 at physiological concentrations in human low density lipoprotein. Biochem. Biophys. Acta. 1258 (1995) 177.

Kushi, L.H. et al.: Dietary antioxidant vitamins and death from coronary heart disease in postmenopausal women. N. Engl. J. Med. 334 (1996) 1156.

Manson, J.E., Stampfer, M.J., Willett, W.C. et al.: Antioxidant vitamin consumption and incidence of stroke in women. Circulation 87 (1993) 678.

McAlindon, T.E., Jacques, P., Zhang,Y. et al.: Do antioxidant nutrients protect against development and progression of knee osteoarthritis? Arthritis. Rheum. 39 (1996) 648.

Rock, C.L.: Update on the biological characteristics of the antioxidant micronutrients: vitamin C, vitamin E and the carotenoids. J. Am. Diet. Assoc. 96 (1996) 693.

Stephens, N.G., Parsons, A., Schofield, P.M.: Randomised controlled trial of vitamin E in patients with coronary disease: Cambridge Heart Antioxidant Study. Lancet 347 (1996) 781.

Frei, B. et al.: Ubiquinol Q-10 is an effective lipid-soluble antioxidant at physiological concentrations. Proc. Natl. Acad. Sci. USA 87 (1990) 4879.

Fette

Essentielle Fettsäuren (Omega-3- und Omega-6-Fettsäuren)

Einleitung

Wenn wir unseren Körper über die Nahrung mit einer grundlegenden Menge an Fett versorgen, kann er all die verschiedenen, notwendigen Fettsäuren selbst synthetisieren, mit Ausnahme von Linolsäure und Linolensäure. Diese mehrfach ungesättigten Fette müssen als fertig vorgeformte Moleküle aus der Nahrung stammen und werden daher **essentielle Fettsäuren** genannt.

Funktionen

Essentielle Fettsäuren haben zwei wichtige Funktionen im Körper, die eine ist strukturell, die andere funktionell:

Bestandteile der Zellwände: Linol- und Linolensäure werden zum Aufbau und Unterhalt der Zellwände gebraucht. Wenn die Zellen älter werden, verlieren ihre Wände Geschmeidigkeit und werden dadurch starrer und die Funktion der Zelle wird behindert. Zellen, die durch Fette aus Linol- und Linolensäure (zusammen mit Lezithin und Cholin, die wir später erörtern) entstanden, sind elastischer. Eine regelmäßige und reichhaltige Zufuhr an Linol- und Linolensäure aus der Nahrung ist äußerst wichtig. Wenn diese essentiellen Fette in der Nahrung fehlen, aber eine große Menge an gesättigten Fetten aus tierischen Lebensmitteln vorhanden ist, werden die gesättigten Fette anstelle von Linol- und Linolensäure in den Zellwänden eingelagert, wodurch die Wände an Geschmeidigkeit, Reaktionsbereitschaft und Funktion abnehmen.

Bildung von Eicosanoiden: Linol- und Linolensäure können zu Eicosanoiden umgeformt werden. *Eicosanoide* sind hormonähnliche Substanzen, die vom Gewebe im gesamten Körper synthetisiert werden und ein weites Spektrum an Funktionen haben. Sie haben die Fähigkeit, alle Zellfunktionen zu regeln, die lebenswichtig sind für Zellwachstum und -regeneration, für die Regulierung der Blutfette und des Cholesterins, des Blutdrucks, die Verklumpung der Blutplättchen, für die Erhaltung einer gesunden Haut, zur Verminderung von Entzündungen und Autoimmun-Erkrankungen und auch für die Erhaltung von geistigen Funktionen.

● Linolsäure kann zu **Gamma-Linolensäure (GLS)** umgeformt werden. GLS ist auch in einigen natürlichen Quellen zu finden, z.B. ist das Öl von der Nachtkerze besonders reich an GLS. GLS wiederum wird zu einem äußerst wichtigen Eicosanoid umgewandelt, dem *PGE₁*, einem Eicosanoid, das die Reaktion des Körpers auf Entzündungen regulieren hilft (→ Abb. 21).

● Linolensäure kann im Körper zu den **Omega-3-Fettsäuren Eicosapentaensäure (EPA)** und **Docosahexaenosäure (DHA)** umgewandelt werden (→ Abb. 20).

Diese Umwandlungsprozesse sind beim Menschen langsam und wenig effizient. Außerdem können die Vorgänge durch Krankheiten und Nährstoffmangel (z.B. Mangel an Vitamin B₆, Zink oder Magnesium) weiter behindert werden. Darum ist der effektivste Weg, um den Körper mit GLS, EPA und DHA zu versorgen, die Zufuhr aus der Nahrung oder aus Nährstoff-Supplementen. Präparate von Omega-3-Fettsäuren werden als **Fischöl** angeboten, das reich an EPS und DHS ist, während GLS in Präparaten aus dem **Nachtkerzenöl** (**EPO** = „Evening Primrose Oil") enthalten ist.

Ursachen von Mangelzuständen

Bis vor kurzem betrachtete man die Entwicklung eines Mangels an essentiellen Fettsäuren als eine Seltenheit. Der Grund dafür war, daß klinische Anzeichen wie Haut- und Haarveränderungen erst klar zu erkennen sind, wenn es sich um eine ernste Mangelerscheinung handelt. Mit der Entwicklung von empfindlicheren Diagnose-Methoden hat man jedoch herausgefunden, daß ein Mangel an essentiellen Fettsäuren häufiger vorkommt als früher angenommen wurde.

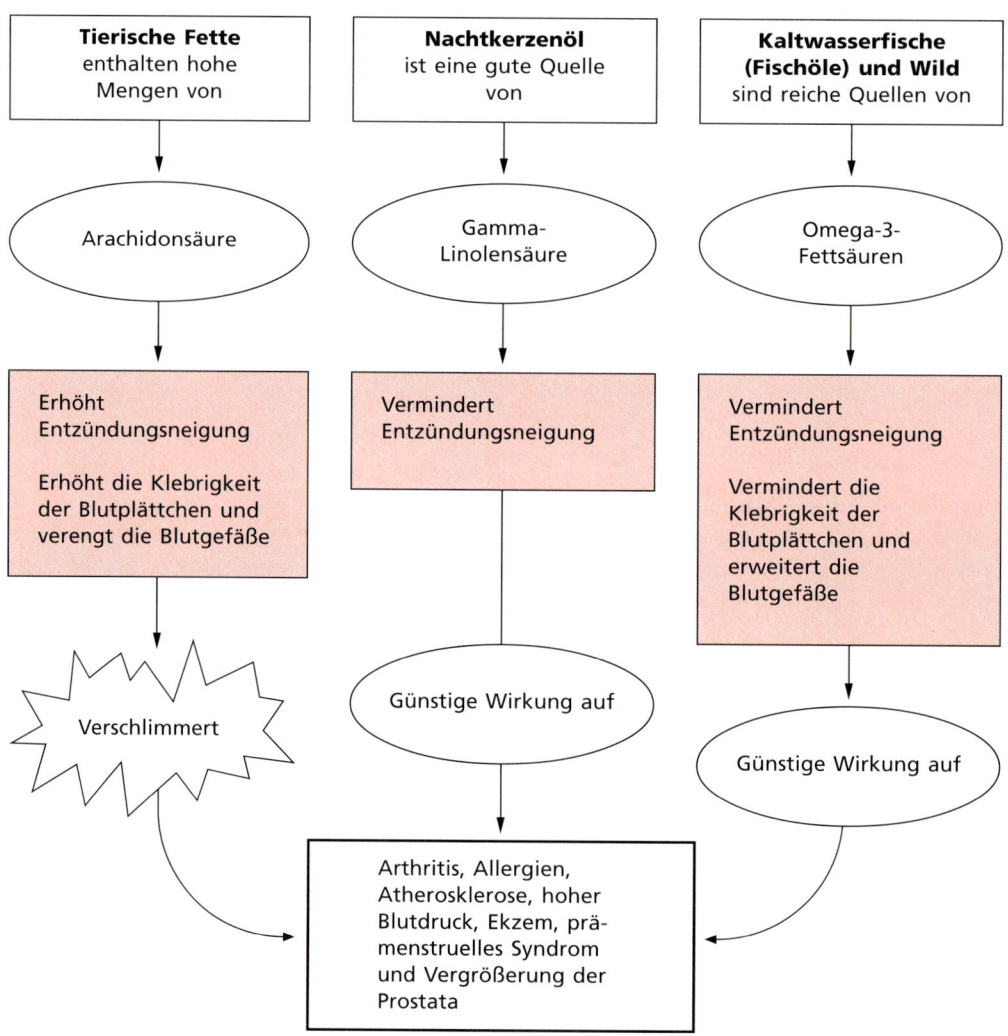

Abb. 20: Herkunft und Wirkungen von mehrfach ungesättigten Fettsäuren.

● *Unausgewogene Ernährung:* Menschen, die viel rotes Fleisch, Eier und Milch konsumieren, aber wenig Fisch und Meeresfrüchte.

● *Verdauungsstörungen:* Menschen, die wegen Funktionsstörungen an Leber, Gallenblase oder Bauchspeicheldrüse Fette schlecht aufnehmen können.

● *Diät-Kuren* mit geringer Energie- und Fettaufnahme über einen längeren Zeitraum, um eine Gewichtsreduktion zu bewirken.

● *Verletzungen oder Operationen:* Patienten, die nach Verletzungen, großen Operationen und schwerwiegenden Verbrennungen physiologischem Streß ausgesetzt sind, weil eine umfangreiche Heilung und Regeneration von Zellen erforderlich ist.

● *Wachstum:* Schnelles Zellwachstum während der Schwangerschaft, Kindheit und Jugend.

Vorkommen in der Nahrung

An essentiellen Fettsäuren reiche Nahrungsmittel

▶ **Linolsäure**
Pflanzenöle (Mais, Distel, Sojabohnen, Sesam, Sonnenblumen)

▶ **Linolensäure**
Sojabohnen, Walnüsse, Weizenkeime, Leinsamen und die daraus hergestellten Öle

▶ **Gamma-Linolensäure (GLS)**
Nachtkerzenöl, Borretschöl, Öl aus schwarzen Johannisbeeren

▶ **Omega-3-Fettsäuren: EPA und DHA**
Fische und Muscheln (siehe rechts)

An Omega-3-Fettsäuren reiche Fische und Muscheln (mg/100g)

	EPA	DHA
Hering	2.700	450
Thunfisch	1.070	2.280
Lachs	700	2.140
Makrele	690	1.300
Heilbutt	190	500
Bachforelle	150	335
Hummer	280	130
Garnele	215	150
Hecht	65	175
Miesmuscheln	50	100

Folgen von Mangelzuständen

Folgen eines Mangels an essentiellen Fettsäuren

▶ Geschwächtes Immunsystem, erhöhte Anfälligkeit für Infektionen

▶ Gestörter Herzrhythmus

▶ Gestörte Sehkraft

▶ Gestörte Wundheilung

▶ Haarausfall

▶ Hoher Blutdruck

▶ Nierenschäden und Blut im Urin

▶ Reduzierte Funktionstüchtigkeit der roten Blutkörperchen

▶ Trockene, schuppige Haut

▶ Unfruchtbarkeit bei Männern und Frauen

▶ Verminderte Leberfunktion

▶ Vermindertes Ganzkörperwachstum und Entwicklung des Gehirns

▶ Verringerung der Lernfähigkeit; neurologische Störungen

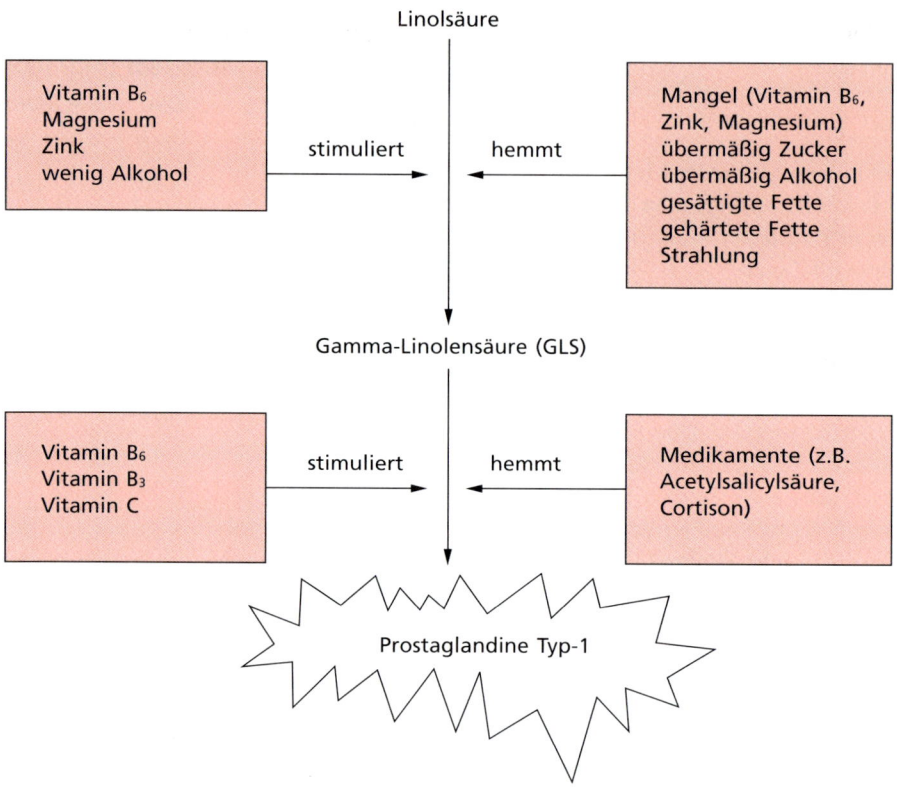

Abb. 21: Einflußfaktoren des Gamma-Linolensäure-Stoffwechsels.

Um eine reiche Zufuhr von essentiellen Fettsäuren und besonders von Omega-3-Fettsäuren zu erreichen, sollte man diese Empfehlungen befolgen:

- Zufuhr von rotem Fleisch, Geflügel und Milchprodukten einschränken
- Gebrauch von Sojabohnen-, Walnuß-, Leinsamen- und Weizenkeimöl für Salatsaucen
- Zufuhr von Fisch erhöhen (2-3 Mahlzeiten pro Woche mit Meeresfischen, die reich an Omega-3-Fettsäuren sind)
- Zufuhr von Gemüse und Bohnen erhöhen
- Zufuhr an Wild erhöhen (Reh, Hase, usw.)
- Vermeiden von industriell verarbeiteten Lebensmitteln; die meisten enthalten verschwindend wenig Omega-3-Fettsäuren

Werden hohe Dosen an Nachtkerzenöl oder Fischöl eingenommen, sollte zusätzlich die Vitamin-E-Zufuhr erhöht werden. Wird nämlich die Speichermenge an diesen mehrfach ungesättigten Fetten erhöht, ist zusätzliches Vitamin E nötig, um den Schutz vor Oxidation zu gewährleisten.

Anwendungsgebiete

Gamma-Linolensäure (GLS) in Form vom Nachtkerzenöl

Alkoholismus: Nachtkerzenöl vermindert die depressiven Phasen beim Alkoholiker. Dadurch kann das Verlangen nach Alkohol oft stark reduziert werden.

Allergien: In Familien mit Veranlagung zu Allergien (z.B. atopisches Ekzem oder Asthma) kann die Umwandlung von Linolsäure in GLS gestört sein, wodurch der Spiegel an GLS und ihrem Folgeprodukt PGE$_1$ gesenkt wird. GLS (als Nachtkerzenöl) kann positiv wirken, indem die allergische Reaktion abgeschwächt wird. Zum Beispiel bei atopischem Ekzem reduziert Nachtkerzenöl die Schuppenbildung, den Juckreiz sowie die Hautempfindlichkeit bei Kindern und Erwachsenen.

Diabetes: Bei Diabetikern ist die Fähigkeit, Linolsäure in GLS zu verwandeln, gestört. GLS (als Nachtkerzenöl) kann Nervenstörungen bei Diabetikern abschwächen, indem die Funktion von Bewegungs- und Tastnerven verbessert wird.

Haut- und Haarerkrankungen: Nachtkerzenöl kann trockene Haut, vorzeitiges Altern und Schrumpfen der Haut und trockenes, brüchiges Haar verbessern.

Hyperaktivität: Nachtkerzenöl kann sich positiv auswirken. Bei Kleinkindern kann anstelle der Kapseln reines Nachtkerzenöl auf den Rücken einmassiert werden.

Prämenstruelles Syndrom: Nachtkerzenöl vermag die Symptome des PMS zu mildern, besonders Depression und Gereiztheit, Empfindlichkeit der Brüste und die Ödembildung.

Rheumatische Arthritis: Nachtkerzenöl kann die Bildung von PGE$_1$ begünstigen und so Entzündungen und Versteifungen in den Gelenken vermindern.

Omega-3-Fettsäuren: EPA und DHA in Form von Fischöl

Allergien: Omega-3-Fettsäuren kann allergische Reaktionen (z.B. atopisches Ekzem) mildern. Sie reduzierten in Untersuchungen deutlich die Schuppenbildung, den Juckreiz und die Empfindlichkeit der Haut, sowohl bei Erwachsenen als auch bei Kindern.

Asthma: Omega-3-Fettsäuren reduzieren chronische Entzündungen der Atemwege, die bei Asthma typisch sind.

Haut- und Haarpflege: Omega-3-Fettsäuren können trockene Haut, vorzeitiges Altern der Haut, Ekzeme und trockenes, brüchiges Haar verbessern.

Zufuhrempfehlungen

Empfohlene Menge an täglicher Zufuhr von essentiellen Fettsäuren	
Nährstoff	**empfohlene tägliche Dosis**
Linolsäure	7–10% der täglichen Energieaufnahme als Linolsäure und Derivate
Linolensäure	2–3% der täglichen Energieaufnahme als Linolensäure und Derivative
Nährstoff	**Therapeutischer Dosierungsbereich**
Gamma-Linolensäure	1–4 g pro Tag als **Nachtkerzenöl**
Omega-3-Fettsäuren (EPA und DHA)	1–5 g pro Tag als **Fischöl-Kapseln**

Herz-Kreislauf-Erkrankungen: Die zusätzliche Einnahme von Omega-3-Fettsäuren kann bei der Behandlung und Prävention von Arteriosklerose hilfreich sein. Indem die Produktion von Eicosanoiden durch Omega-3-Folgesubstanzen angeregt wird, reduziert sich die Neigung zur Verklumpung von Blutplättchen, Bildung von Blutgerinnseln und Blutgefäßspasmen (Raynaud-Syndrom). Außerdem werden der Blutfettspiegel und der Blutdruck gesenkt, womit zwei weitere Risikofaktoren für Arteriosklerose beeinflußt wären.

Hoher Blutdruck: Omega-3-Fettsäuren sind in der Lage, bei Menschen mit Hypertonie den Blutdruck zu senken.

Krebs: Das erhöhte Krebsrisiko durch Zufuhr von großen Mengen an gesättigten Fetten und Omega-6-Fettsäuren kann gesenkt werden, indem die Zufuhr von Omega-3-Fettsäuren durch die Nahrung erhöht wird. Außerdem können Omega-3-Fettsäuren gegen Krebs wirksam sein – in Tierversuchen wurde das Tumorwachstum verlangsamt und die Überlebenszeit verlängert, nachdem Supplemente mit Omega-3-Fettsäuren verabreicht worden waren.

Migräne: Omega-3-Fettsäuren können die Häufigkeit und Intensität von Migräneanfällen reduzieren.

Multiple Sklerose: Omega-3-Fettsäuren sind in der Lage, die Symptome der Krankheit zu mildern.

Osteoarthritis: Omega-3-Fettsäuren vermögen Schmerzen zu mildern und Beweglichkeit zu fördern.

Störungen des Immunsystems und rheumatische Entzündungen: Bei Menschen mit rheumatischer Arthritis können durch Supplementierung mit Omega-3-Fettsäuren Schmerzen, Entzündungen und Gelenkversteifungen vermindert werden. Auch andere Störungen wie entzündliche Darmerkrankungen (Colitis ulcerosa) können durch Omega-3-Fettsäuren positiv beeinflußt werden. Indem die Produktion von Eicosanoiden durch Omega-3-Folgesubstanzen erhöht wird, reagiert der Körper weniger stark mit Entzündungen.

Schuppenflechte (Psoriasis): Omega-3-Fettsäuren-Supplemente sind imstande, Hautentzündungen, Rötungen und Schuppenbildung zu vermindern.

Überdosierung

Hohe Dosen von Omega-3- und Omega-6-Fettsäuren können ohne zusätzliche Vitamin-E-Zufuhr die Vitamin-E-Speicher reduzieren und so gewisse Funktionen des Immunsystems leicht stören. Dies kann durch eine angemessene Vitamin-E-Zufuhr verhindert werden. Bei einigen Diabetikern kann eine hochdosierte Zufuhr von Omega-3-Fettsäuren die Wirkung des Insulins reduzieren und den Blutzuckerspiegel erhöhen. Bei vereinzelten Menschen, die zu Blutungen neigen (z.B. bei vererbter Blutungsstörung oder bei Einnahme von Medikamenten zur Blutverdünnung), können Supplemente mit Omega-3-Fettsäuren in hohen Dosen die Blutgerinnungsfähigkeit weiter herabsetzen. Bei Menschen mit Epilepsie oder manisch-depressiven Störungen ist GLS mit Vorsicht anzuwenden; diese Erkrankungen könnten unter Umständen durch eine hohe Dosis von Supplementen verschlimmert werden.

Literatur

Belch, J.J.F. et al.: Effects of altering dietary essential fatty acids on requirements for non-steroidal anti-inflammatory drugs in patients with rheumatoid arthritis: A double-blind placebo controlled study. Ann. Rheum. Dis. 47 (1988) 96.

Hansen, H.S.: New biological and clinical roles for the n-6 and n-3 fatty acids. Nutr. Rev. 52 (1994) 162.

Innis, S.M.: Essential fatty acids in growth and development. Prog. Lip. Res. 30 (1991) 39.

Kendler, B.S.: Gamma-linolenic acid: Physiological effects and potential medical applications. J. Appl. Nutr. 39 (1987) 79.

Joe, L.A., Hart, L.L.: Evening primrose oil in rheumatoid arthritis. Ann. Pharmacother. 27 (1993) 1475.

Melnik, B.C., Plewig, G.: Is the origin of atopy linked to deficient conversion of omega-6-fatty acids to prostaglandin E1? J. Am. Acad. Derm. 21 (1989) 557.

Oliwiecki, S., Burton, J.L.: Evening primrose oil and marine oil in the treatment of psoriaisis. Clin. Exp. Dermatol. 19 (1994) 127.

Sassen, L.M. et al.: Fish oil and the prevention and regression of atherosclerosis. Cardiovasc. Drugs Ther. 8 (1994) 179.

Sellmayer, A. et al.: n-3-Fettsäuren in der Prävention kardiovaskulärer Erkrankungen. Ernähr.-Umschau 43 (1996) 122-8.

Wainwright, P.E.: Do essential fatty acids play a role in brain development? Neurosci. Biobehav. Rev. 16 (1992) 193.

Ziboh, V.A.: Essential fatty acids/eicosanoid biosynthesis in the skin: biological significance. Proc. Soc. Exp. Biol. Med. 205 (1994) 1.

Lezithin/Cholin

Einleitung

Cholin ist eine fettähnliche Substanz, die für gute Gesundheit wichtig und in allen Körperzellen zu finden ist. Obwohl eine geringe Menge an Cholin in der Leber synthetisiert werden kann, können auf diesem Weg nicht alle Bedürfnisse des Körpers gestillt werden. Wenn wir zu wenig Cholin mit der Nahrung aufnehmen, können wir nur wenig Cholin speichern und bringen so die Funktion der Leber aus dem Gleichgewicht. Darum sind Nahrungsmittel als Quelle von Cholin wichtig. Die häufigste Form von Cholin in Lebensmitteln ist *Phosphatidylcholin*. Der größte Teil des Cholins, das aus der Nahrung aufgenommen wird, wird in der Leber, im Gehirn und in den Nieren absorbiert.

Der Ausdruck Lezithin wird in zweifacher Bedeutung gebraucht. In der Chemie ist Lezithin ein anderer Name für Phophatidylcholin (die häufigste Form von Cholin in Lebensmitteln). In der Ernährung wird Lezithin als Name für eine Substanz gebraucht, die häufig aus Sojabohnen gewonnen wird und eine Mischung aus Phosphatidylcholin, Inositol und anderen Phospholipiden enthält. Lezithingranulat ist ein wertvolles Nährstoff-Supplement, weil es Cholin und Inositol in relativ großen Mengen enthält.

Funktionen

Entgiftung und Ausscheidung von Chemikalien: Cholin unterstützt das Enzymsystem der Leber, das das Blut entgiftet und Medikamente und toxische Umweltchemikalien ausscheidet.

Fett-Metabolismus in der Leber: Cholin ist notwendig für den Transport von Triglyceriden und anderen Fetten aus der Leber in das Gewebe. Ein niedriger Cholin-Status ist gleichbedeutend mit der Anhäufung von Fett in den Leberzellen und mit einer gestörten Leberfunktion.

Struktur der Zellwände: Cholin ist nötig, um Zellwände im ganzen Körper aufzubauen und um Myelin herzustellen, die Markscheide der Nervenbahnen.

Synthese von Acetylcholin: Cholin wird in den Nerven und im Gehirn zu Acetylcholin umgewandelt. Acetylcholin ist einer der Hauptneurotransmitter, der Emotionen und Verhalten im Gehirn steuert.

Ursachen von Mangelzuständen

● *Mangel an B-Vitaminen*: Niedrige Folsäure- oder Vitamin-B_{12}-Zufuhr erhöht den Bedarf an Cholin beträchtlich.

● *Chronische Erkrankungen*: Krankheiten, wie zum Beispiel AIDS, entzündliche Darmerkrankungen oder Arthritis, erhöhen das Risiko für einen Cholinmangel.

● *Hoher Alkoholkonsum*: Regelmäßiger Alkoholkonsum senkt den Cholinspiegel im Körper.

● *Verdauungsstörungen*: Menschen, die eine Bauchspeicheldrüsen- oder andere Fett-Verdauungsstörung haben, nehmen Cholin schlecht auf und können deswegen Mangelerscheinungen entwickeln.

● *Wachstum*: Während der Schwangerschaft und Stillzeit ist der Bedarf an Cholin erhöht.

Cholin findet man in vielen Lebensmitteln. Trotzdem ist die tägliche Zufuhr von Cholin in Westeuropa und den USA mit 0,2–1,0 g pro Tag niedrig. Lezithin-Supplemente sind eine besonders gute Quelle von Cholin. Sie enthalten gewöhnlich ca. 20% Phosphatidylcholin. Folglich enthalten 5 g Lezithin ca. 1 g Phosphatidylcholin.

Folgen von Mangelzuständen

Folgen eines Cholinmangels

▶ Erhöhtes Risiko für Leberkrebs

▶ Fetteinlagerung in der Leber, was zu Leberschäden führt

▶ Gestörte Nierenfunktion

▶ Gestörter Carnitin-Metabolismus

▶ Gestörtes Wachstum

▶ Hoher Blutdruck

▶ Lern- und Gedächtnisstörungen

▶ Unfruchtbarkeit

▶ Verminderte Produktion von roten Blutkörperchen

Vorkommen in der Nahrung

Cholinreiche Nahrungsmittel	Menge	mg
Rindsleber	100 g	520
Hühnerei	1 mittleres	270
Erdnüsse	100 g	95
Rindfleisch, Filet	100 g	66
Blumenkohl	100 g	42
Eisbergsalat	100 g	31
Vollkornbrot	100 g	13
Kartoffeln	100 g	8
Vollmilch	1 dl	3

Zufuhrempfehlungen

Die übliche Dosierungsempfehlung beträgt 2–10 g Lezithin pro Tag. Für Cholin beträgt die AI Empfehlung (1998): 425 mg für Frauen, 550 mg für Männer.

Anwendungsgebiete

Alzheimer-Krankheit: Ein Zeichen für Alzheimer-Krankheit ist ein niedriger Acetylcholin-Spiegel im Gehirn. Cholin und Lezithin vermögen Menschen mit Alzheimer und anderen Formen von Demenz (→ Seite 393) zu helfen, indem der Acetylcholin-Spiegel im Gehirn angehoben wird.

Bewegungsstörungen: Unregelmäßigkeiten des Acetylcholin-Systems im Gehirn können zu Bewegungsstörungen führen. Deshalb kann Menschen mit Huntington-Krankheit und anderen Nervenstörungen, die sich in abnormalen Bewegungen äußern, durch die Verabreichung eines Cholin- und Lezithin-Supplementes geholfen werden.

Entgiftung der Leber und Ausscheidung von Medikamenten und Chemikalien: Cholin stimuliert das Enzymsystem der Leber, das das Blut entgiftet und Medikamente, Alkohol und toxische Umweltchemikalien wie z.B. Pestizide, Lebensmittelzusätze und Schwermetalle ausscheidet.

Entzündung der Leber: Durch Cholin- und Lezithin-Supplemente können Symptome von viralen Leberentzündungen (Hepatitis) abgeschwächt werden sowie ihre Dauer reduziert und Rückfällen vorgebeugt werden.

Funktion des Gehirns: Lezithin- und Cholin-Supplemente vermögen den Acetylcholin-Spiegel im Gehirn zu erhöhen. Acetylcholin ist beteiligt, wenn unser Gedächtnis Erinnerungen speichert und abruft. Cholin und Lezithin können folglich die Gedächtnisleistung steigern, besonders bei älteren Menschen.

Gallensteine: Lezithin kann die Ablagerung von Cholesterin in Form von Gallensteinen verhindern. Cholin- und Lezithin-Supplemente vermögen das Risiko einer solchen Störung zu senken.

Herz-Kreislauf-Erkrankungen: Lezithin-Supplemente vermögen Triglyceride und Gesamt- und LDL-Cholesterin zu senken sowie HDL-Cholesterin im Blut zu erhöhen. Dadurch wird das Risiko von Arteriosklerose gesenkt (→ Seite 329).

Hoher Alkoholkonsum: Durch Alkoholkonsum werden Cholinspiegel in Blut und Leber gesenkt. Schwerer Alkoholmißbrauch kann zu Fettleber und Leberstörungen führen. Cholin-Supplemente können den durch Alkoholkonsum verursachten Schaden reduzieren und die Heilung beschleunigen.

Schwangerschaft: Der Cholinbedarf ist während einer Schwangerschaft erheblich erhöht. In den letzten Phasen der Schwangerschaft können Schwangere einen niedrigen Cholinspiegel im Blut entwickeln und Fettablagerungen in der Leber erhöhen. Supplemente können die geleerten Cholinspeicher füllen und die Leber schützen.

Überdosierung

Sehr hohe Dosen von Cholin (≥ 20 g pro Tag über mehrere Wochen) können Übelkeit, Erbrechen, Schwindel und eine nach Fisch riechende Körperausdünstung verursachen. Bei niedrigeren Dosierungen (1–10 g) wurden keine toxischen Reaktionen beobachtet. Bei vereinzelten Personen kann hochdosiertes Cholin Depressionen auslösen.

Literatur

Bierer, L.M. et al.: Neurochemical correlates of dementia severity in Alzheimer's disease relative importance of cholinergic deficits. J. Neurochem. 64 (1995) 749.

Canty, D.J., Zeisel, S.H.: Lecithin and cholin in human health and disease. Nutr. Rev. 52 (1994) 327.

Cohen, B.M. et al.: Lecithin in the treatment of mania: Double-blind, placebo-controlled trials. Am. J. Psychiatry. 139 (1982) 1162.

Cohen, B.M. et al.: Decreased brain choline uptake in older adults. JAMA 274 (1995) 902.

Chen, C., Loo, G.: Effect of peroxyl radicals on lecithin/cholesterol acyltransferase activity in human plasma. Lipids 30 (1995) 627.

Feldheim, W. et al.: Cholin und Phosphatidylcholin (Lecithin): lebensnotwendige Faktoren der Ernährung. Ernähr.-Umschau 41 (1994) 339.

Growdon, J.H.: Use of phosphatidylcholine in brain diseases: An overview. In: Hanin, I., Ansell, G.B. (Eds.): Lecithin: Technological, Biological and Therapeutic Aspects. Plenum Press, New York 1987.

Zeisel, S.H., Blusztajn, J.K.: Choline and human nutrition. Ann. Rev. Nutr. 14 (1994) 269.

Alpha-Liponsäure

Einleitung

Alpha-Liponsäure (Thioctsäure) ist eine physiologische Substanz mit vitaminähnlicher Wirkung, die bereits in den fünfziger Jahren aus Lebergeweben isoliert und bezüglich Struktur, chemischen Eigenschaften und physiologischen Funktionen ausführlich beschrieben wurde. Die Liponsäure erhielt ihren Namen wegen der strukturellen Verwandtschaft mit Fettsäuren. Bakterien, Pflanzen und höhere Organismen sind in der Lage, Liponsäure selbst herzustellen. Ob auch der Mensch dazu befähigt ist, ist zur Zeit noch nicht bekannt.

Funktionen

Coenzym-Funktion: Alpha-Liponsäure kann bei der Fettsäuresynthese das Coenzym A teilweise ersetzen und wirkt als Cofaktor für verschiedene Enzyme (Pyruvatdehydrogenase, alpha-Ketoglutaratdehydrogenase).

Antioxidans-Funktion: Aufgrund seiner fettsäureähnlichen Struktur kann die alpha-Liponsäure bzw. Dehydroliponsäure (aktive Form) sowohl in den Membranen als auch in den eher wäßrigen Kompartimenten (Blut, Zellflüssigkeit und dem Extrazellulärraum) zur Wirkung kommen. Es spielt deshalb eine Vermittlerrolle zwischen dem Vitamin E (in Membranen) und dem Vitamin C (in wäßrigen Kompartimenten).

Komplexbildner mit Schwermetallen: Alpha-Liponsäure kann eine Komplexbindung mit Metallen wie Blei, Cadmium, Quecksilber, Kupfer, Arsen, Zink, Mangan und Eisen eingehen. Da die alpha-Liponsäure im Gewebe stets im Gleichgewicht mit der Dihydroliponsäure liegt, können auch deren Bindungskapazitäten mit Kobalt, Nickel, Kupfer, Blei und Quecksilber mit in die Betrachtung einbezogen werden.

Die Metalle können auf diese Weise aus Membranen und Geweben heraus mobilisiert werden.

Vorkommen in der Nahrung

Liponsäure kommt in den meisten Lebensmitteln nur in geringen Mengen vor. Höhere Konzentrationen sind in Fleisch enthalten (5–10 mg/100 g Fleisch). Höchste Liponsäure-Konzentrationen werden in Herz, Leber und Nieren gefunden.

Zufuhrempfehlungen

Bei Untersuchungen zeigte sich bei peroraler Applikation eine Bioverfügbarkeit von 70%, so daß diese Darreichungsform empfehlenswert erscheint. Die gewöhnliche Supplementierung mit alpha-Liponsäure beträgt 0,2 bis 1,0 g pro Tag.

Anwendungsgebiete

Diabetes: Nebst der regulierenden Wirkung von alpha-Liponsäure auf diverse Fehlsteuerungen des diabetischen Stoffwechsels (z.B. erhöhte Glukose-Neubildung, verminderte Glukoseverwertung, erhöhter Fettsäureabbau), steht insbesondere seine Anwendung bei der Behandlung und Prävention der diabetischen Nervenstörungen (Polyneuropathie) im Vordergrund: alpha-Liponsäure bewirkt eine signifikante Verminderung der Schmerzintensität und der Nervenleitgeschwindigkeit (für die Verbesserung der Symptome ist eine Behandlungsdauer von mindestens vier Monaten angezeigt).

Grauer Star (Katarakt): Alpha-Liponsäure kann für die Prävention und Behandlung des grauen Stars wirksam sein.

Entgiftung von Metallen: Der prinzipielle Vorteil von alpha-Liponsäure bei der Therapie von chronischen Metallintoxikationen im Vergleich mit anderen Komplexbildnern wie Penicillamin, BAL usw. ist, daß wir hier einerseits die Möglichkeit haben, eine orthomolekulare bzw. körpereigene Substanz zu verabreichen. Zudem kann die belastende parenterale Applikation (Infusion, Injektion) oft durch eine perorale Gabe ersetzt werden. Drittens scheint die Verträglichkeit wesentlich besser zu sein. Zinkmangelerscheinungen, wie Haarausfall, Hyperkeratosen (Verhornung der Haut) usw., die nach Penicillamin-Therapien nicht selten auftreten, sind nach Liponsäure-Gaben nicht bekannt. Die Verbesserung oder Normalisierung folgender Parameter kann mit alpha-Liponsäure nachgewiesen werden:

● Verbesserung der klinischen Symptomatik
● Erhöhung der Schwermetall-Ausscheidung im Urin
● Verbesserung der Leberfunktionswerte

Überdosierung

Auch in höheren Dosierungen sind Nebenwirkungen bei der Verabreichung von alpha-Liponsäure nicht zu erwarten. Bei Langzeitzufuhr werden 200 mg/kg Körpergewicht noch als sicher angesehen.

Literatur

Bayer, W., Schmidt, K.: Vitamine in Prävention und Therapie. Hippokrates-Verlag, Stuttgart 1991.

Busse, E. et al.: Influence of alpha-lipoic acid on intracellular glutathione in vitro and in vivo. Arzneimit. Forsch. 42 (1992) 829.

Conference Report. Thioctic acid - a rational remedy for the treatment of diabetic polyneuropathy. Exp. Clin. Endocrinol. 104 (1995) 126.

Europäische Gesellschaft für Diabetologie: Pressekonferenz: Diabetische Polyneuropathie - Diagnose und Therapie. Neueste Erkenntnisse zur alpha-Liponsäure. 30. Jahrestagung, Düsseldorf 1994.

Handelman, G.J. et al.: Stereospecific protection by alpha-lipoic acid in diabetic cataract modeled in vitro. Diabetes 45 (1996) 106.

Low, P.A. et al.: alpha-lipoic acid improves experimental diabetic neuropathy in vitro and in vivo. Diabetes 45 (1996) 896.

Packer, L. et al.: alpha-lipoic acid as a biological antioxidant. Free Radical Biol. Med. 19 (1995) 227.

Podda, M. et al.: Alpha-lipoic acid supplementation prevents symptoms of vitamin E deficiency. Biochem. Biophys. Res. Commun. 204 (1994) 98.

Schmidt, K. et al.: Entgiftung von Metallen durch alpha-Liponsäure. Vita Min Spur 6 (1991) 143.

Streeper, R.S. et al.: alpha-Lipoic acid enhances glucose metabolism. Diabetes 45 (1996) 549.

Wagh, S.S. et al.: Mode of action of lipoic acid in diabetes. J. Biosci. 11 (1987) 59.

Aminosäuren und Proteine

Phenylalanin und Tyrosin

Einleitung

Die essentielle Aminosäure Phenylalanin (PA) kann in der Leber zu Tyrosin umgeformt werden. Beide Aminosäuren spielen eine wichtige Rolle beim Hormon- und Neurotransmitter-Metabolismus. In bestimmten Situationen (z.B. bei ernsthaften Entzündungen und bei Lebererkrankungen) wird die Fähigkeit der Leber zur Umwandlung von PA zu Tyrosin gestört, so daß Tyrosin eine essentielle Aminosäure in der Nahrung wird.

Vorkommen in der Nahrung

Phenylalaninreiche Nahrungsmittel	Menge	mg
Sojabohnen	100 g	1.970
Erdnüsse	100 g	1.540
Mandeln	100 g	1.140
Thunfisch	100 g	1.050
Rindfleisch, Filet	100 g	930
Forelle blau	100 g	920
Hüttenkäse	100 g	635
Weizenkeime	50 g	600
Emmentaler Käse	30 g	540
Hühnerei	1 mittleres	400

Gute Quellen für PA und Tyrosin sind Gemüse, Nüsse und Samen, Weizenkeime, Milchprodukte und Fleisch.

Funktionen

Neurotransmitter-Synthese: PA und Tyrosin wandern leicht mit der Blutzirkulation zum Gehirn und synthetisieren die Neurotransmitter *Tyramin*, *Dopamin*, *Norepinephrin* und *Epinephrin*.

Schmerzlinderung: PA verlangsamt den Abbau von Zellverbindungen wie der *Enkephaline* im Gehirn, die opiumähnliche, schmerzlindernde Eigenschaften haben.

Hormon-Synthese: Tyrosin ist auch ein Vorläufer des Hautpigments Melanin, und es wird bei der Herstellung des Schilddrüsenhormons gebraucht.

Zufuhrempfehlungen

Der tägliche Bedarf bei gesunden Erwachsenen, um den normalen Phenylalanin-Verbrauch zu kompensieren:

	täglicher Bedarf
Phenylalanin plus Tyrosin	14 mg/kg Körpergewicht

Die natürlich vorkommenden Formen von Aminosäuren und die körpereigenen Formen sind **L-Formen (Isomere)**. Aminosäuren-Supplemente sollten fast immer in der L-Form wie z.B. L-Tyrosin verabreicht werden. PA bildet die Ausnahme zu dieser Regel, da der Körper D-Isomere zu L-Isomeren verwandeln kann. Da die D-Form von PA eine einzigartige, schmerzlindernde Wirkung hat, können PA-Supplemente in der Form von D,L-Phenylalanin eingenommen werden. Zur Behandlung von Depressionen, als Appetitzügler und in anderen Situationen ist L-PA alleine wirkungsvoll.

PA und Tyrosin-Supplemente werden ziemlich effizient absorbiert, wenn sie auf nüchternen Magen eingenommen werden, wobei PA besser verwertet wird als Tyrosin. Die Umwandlung dieser Aminosäuren im Gehirn zu Neurotransmittern kann unterstützt werden, wenn sie zusammen mit Vitamin B6 verabreicht werden.

PA-Supplemente werden in Dosen von 200 mg bis zu 8 g pro Tag abgegeben. Die Supplementierung mit Tyrosin ist in täglichen Dosen von 200 mg bis 6 g üblich. Präparate mit PA und Tyrosin sollten normalerweise nicht gleichzeitig gegeben werden, da das Risiko von Nebenwirkungen erhöht werden könnte.

Anwendungsgebiete

Appetit: Tyrosin-Supplemente sind als milde Appetitzügler verwendet worden.

Depression: Depressiven Patienten kann mit PA oder Tyrosin geholfen werden. Präparate erhöhen den Norepinephrin- und Epinephrin-Spiegel im Gehirn, wodurch die Stimmung verbessert wird.

Multiple Sklerose: PA vermag bei Multipler Sklerose positiv zu wirken.

Prämenstruelles Syndrom: Tyrosin kann Gereiztheit, Depression und Müdigkeit reduzieren, die mit diesem Syndrom in Zusammenhang gebracht werden.

Parkinsonsche Krankheit: Parkinson-Patienten leiden an Dopamin-Mangel in bestimmten Bereichen des Gehirns. PA und Tyrosin, als Vorläuferstoffe von Dopamin, können helfen, den Dopamin-Spiegel zu heben und so die Symptome zu mildern.

Schmerzen: Das D-Isomer in PA ist ein effektiver, schmerzlindernder Stoff. Es ist in Supplementen von D,L-Phenylalanin (DLPA) enthalten. Es fördert die Wirkung von natürlichen, schmerzhemmenden Peptiden im Gehirn, den Enkaphalinen. Es vermag die Schmerzen des prämenstruellen Syndroms zu lindern und kann die schmerzlindernde Wirkung der Akupunktur unterstützen. Da der Wirkungseintritt einige Tage beanspruchen kann, ist DLPA nur bei chronischen Schmerzzuständen sinnvoll.

Störungen des Wach-/Schlafzustandes: Es wurde festgestellt, daß Tyrosin Schläfrigkeit bei Tag und Einschlafen bei Nacht verhindert. Es ist das Gegenteil von Tryptophan (→ Seite 190). Tyrosin und Tryptophan konkurrieren beim Eindringen in das Gehirn. Wenn Tryptophan gewinnt, gehen Epinephrin und Norepinephrin zurück und es kommt zu Schlaf oder Schläfrigkeit. Wenn Tyrosin gewinnt, herrscht Wachzustand.

Streß: Tyrosin-Supplemente können in akuten oder chronischen Streßsituationen Leistung und Energie steigern (z.B. Sport). Chronischer Streß kann den Norepinephrin-Spiegel senken, der von der Nebenniere so gesteuert wird, daß der Körper mit Streßsituationen umgehen kann. Tyrosin ist ein Vorläuferstoff von Norepinephrin in der Nebenniere.

Störungen, die durch PA- oder Tyrosin-Einschränkung positiv beeinflußt werden können:

– *Phenylketonurie:* Eine PA-arme Ernährungsform wird gebraucht, um Phenylketonurie zu behandeln, eine vererbte Störung, die bei einer von 20–40.000 Geburten auftritt. Da das Leberenzym, das PA zu Tyrosin verwandelt, nicht vorhanden ist, sind in Blut und Gewebe sehr hohe Werte für PA zu finden (> 400 mal höher als normal), wodurch Schäden im Gehirn entstehen, die für Anfälle und Verlangsamung der geistigen Entwicklung verantwortlich sind. Eine spezielle, sehr

PA-arme Diät verhindert den Anstieg des PA-Spiegels im Körper und damit Schäden im Gehirn.

– *Lebererkrankungen:* Sehr hohe PA- und Tyrosin-Spiegel findet man im Blut von Menschen mit schwerer Lebererkrankung. Sie könnten zu Funktionsstörungen des Gehirns und zum Koma bei diesen Patienten beitragen. PA- und tyrosinarme Ernährung in Verbindung mit großen Mengen an verzweigtkettigen Aminosäuren (PA und Tyrosin konkurrieren beim Transport zum Gehirn) kann die geistige Funktion dieser Patienten verbessern.

– *Hyperaktivität:* Hohe PA- und Tyrosin-Spiegel können zur Hyperaktivität bei einigen Kindern beitragen. PA- und tyrosinarme Ernährung könnte hier helfen.

Überdosierung

Phenylalanin- und Tyrosin-Supplemente können vereinzelt Kopfschmerzen, Angstzustände oder Bluthochdruck verursachen. Sie sollten nicht an Schwangere, stillende Frauen, Patienten mit schwerem Leberleiden oder Menschen mit vererbter Phenylketonurie verabreicht werden. Wenn der Patient bestimmte Antidepressiva (MAO-Hemmer) nimmt, können PA und Tyrosin den Blutdruck in gefährlicher Weise erhöhen. PA- und Tyrosin-Supplemente sollten bei diesen Patienten gemieden werden. Sie sollten auch nicht bei Schizophrenen eingesetzt werden, besonders bei Patienten mit hohem Dopamin-Spiegel, denn Supplemente könnten Dopamin im Gehirn ansteigen lassen und den Zustand verschlechtern.

Literatur

Gelenberg, A.J. et al.: Tyrosine for depression: a double blind trial. J. Affect. Disord. 19 (1990) 125.

Lucini, V. et al.: Predictive value of tryptophan/large neutral amino acids ratio to antidepressant response. J. Affect. Disord. 36 (1996) 129.

Mouret, J. et al.: L-Tyrosine cures immediate and long term, dopamine dependent depressions. Clinical and polygraphic studies. C. R. Acad. Sci. III 306 (1988) 93.

Reimherr, R.W. et al.: An open trial of L-tyrosine in the treatment of attention deficit disorders, residual type. Am. J. Psychiatry. 144 (1987) 1071.

Sabelli, H.C., Javaid, J.I.: Phenylethylamine modulation of affect: therapeutic and diagnostic implications. J. Neuropsychiatry Clin. Neurosci. 7 (1995) 6.

Sze, P.Y.: Pharmacological effects of phenylalanine on seizure susceptibility: an overview. Neurochem. Res. 14 (1989) 103.

Walsh, N.E. et al.: Analgesic effectiveness of D-phenylalanine in chronic pain patients. Arch. Phys. Med. Rehab. 67 (1986) 436.

Young, S.N.: The use of diet and dietary components in the study of factors controlling affect in humans: a review. J. Psychiatr. Neurosci. 18 (1993) 235-44.

Tryptophan

Einleitung

Tryptophan ist eine essentielle Aminosäure. Sie wird zum Aufbau von Zellprotein gebraucht und ist der Vorläuferstoff von zwei lebensnotwendigen Verbindungen in unserem Körper: Serotonin (ein Neurotransmitter) und Niacin (Vitamin B_3).

Funktionen

Niacin-Synthese: Niacin (Vitamin B_3) kann aus Tryptophan umgeformt werden, wenn die Nahrung reich an Tryptophan ist. Für die Produktion von 1 mg Niacin braucht man allerdings 60 mg Tryptophan.

Serotonin-Metabolismus: Serotonin ist eine Verbindung, die eine wichtige Rolle bei der Übermittlung von Neuronen und bei der Blutgerinnung spielt. Eine erhöhte Zufuhr von Tryptophan über die Nahrung erhöht den Serotonin-Spiegel in Gehirn und Gewebe. Durch seine Wirkung im Gehirn kann Serotonin leichte Schläfrigkeit verursachen, die Stimmung aufhellen und den Appetit zügeln.

Zinkaufnahme: Ein Metabolit von Tryptophan, *Picolinsäure*, begünstigt die Aufnahme von Zink aus der Nahrung. Die erhöhte Zufuhr von Tryptophan vermag die Aufnahme von Zink zu erhöhen, indem die Produktion von Picolinsäure gesteigert wird.

Tryptophan ist die Aminosäure, die in unserer Nahrung am wenigsten vorkommt. Viele Nahrungsproteine haben einen Mangel an Tryptophan. Da die durchschnittliche Ernährung weniger Tryptophan als andere Aminosäuren enthält, erhöht schon ein Zusatz von 1 Gramm die Zufuhr erheblich. Im Gegensatz dazu müssen die meisten anderen

Vorkommen in der Nahrung

Tryptophanreiche Nahrungsmittel	Portionengröße	mg
Cashew-Nüsse	100 g	450
Kalbfleisch, Filet	100 g	350
Sonnenblumensamen	100 g	310
Thunfisch	100 g	300
Huhn, Brust	100 g	270
Rindfleisch, Filet	100 g	260
Haferflocken	100 g	190
Hühnerei	1 mittleres	165
Weizenkeime	50 g	165
Emmentaler Käse	30 g	150

Aminosäuren, die in reichlichen Mengen mit der Nahrung zugeführt werden, in viel größeren Dosen verabreicht werden, um einen signifikanten Anstieg der Aufnahme zu erzielen.

Zufuhrempfehlungen

Der tägliche Bedarf bei gesunden Erwachsenen, um den normalen Tryptophan-Verbrauch zu kompensieren:

	täglicher Bedarf
Tryptophan	3,5 mg/kg Körpergewicht

Für eine effektive, orale Supplementierung mit Tryptophan sind gewöhnlich Dosen von 0,5 g–3 g nötig. Fünf andere Aminosäuren (Phenylalanin, Tyrosin, Leucin, Isoleucin und Valin) konkurrieren mit Tryptophan bei der Aufnahme im Gehirn. Wenn man die Zufuhr dieser Aminosäuren steuert, kann die Aufnahme von Tryptophan im Gehirn positiv beeinflußt werden. Die Fähigkeit von Tryptophan, den Serotoninspiegel im Gehirn anzuheben, kann durch die gleichzeitige

Zufuhr von kleinen Kohlenhydratmengen gefördert werden (Insulin, das durch Kohlenhydrate freigesetzt wird, befördert Valin, Leucin und Isoleucin aus dem Blut in die Muskeln, wodurch die Konkurrenz bei der Aufnahme von Tryptophan im Gehirn reduziert wird). Für die Produktion von Serotonin (oder Niacin) aus Tryptophan ist eine ausreichende Menge an Vitamin B$_6$ und Riboflavin (Vitamin B$_2$) nötig.

Anwendungsgebiete

Arthritis: Tryptophan-Supplemente vermögen Entzündungen und Schmerzen bei rheumatischer Arthritis zu mildern.

Depressionen und Manie: Wenn die Wirksamkeit von Serotonin im Gehirn gestört ist, werden dadurch bestimmte Fälle von Depressionen beeinflußt. Deshalb können Tryptophan- und Vitamin-B$_6$-Supplemente Depressionen mildern, besonders wenn sie durch Erregung und Selbstmordabsichten gekennzeichnet sind. Manische Depressionen wurden erfolgreich mit Tryptophan-Supplementen behandelt. Tryptophan-Supplemente haben zusammen mit Vitamin B$_6$ eine beruhigende Wirkung und können die Aggressivität senken.

Hoher Blutdruck: Tryptophan kann helfen, Bluthochdruck zu senken. Es ist besonders wirksam, wenn es zusammen mit Kalzium-Präparaten verabreicht wird.

Schizophrenie: Bei einigen Formen von Schizophrenie kann Tryptophan positiv wirken, indem es die Produktion von Serotonin anregt, welches wiederum einen Überschuß an Dopamin ausgleicht, einem Neurotransmitter, der in zu großen Mengen Schizophrenie hervorrufen kann.

Schlafstörungen: Tryptophan wirkt sich positiv auf die Behandlung von Schlaflosigkeit aus, indem es die Einschlafzeit signifikant verkürzt.

Schmerzen: Tryptophan-Supplemente vermögen Schmerzen der verschiedensten Art zu lindern, auch solche, die durch chronische Kopfschmerzen und Krebs bedingt sind.

Senkung des Appetits: Durch die vermehrte Zufuhr an Tryptophan können Appetit und Heißhungeranfälle auf Kohlenhydrate reduziert werden. Dies wirkt sich regulierend auf den Blutzuckerspiegel aus.

Unerwünschte Nebenwirkungen von oralen Kontrazeptiva: Die „Pille" kann den Metabolismus von Tryptophan zu Serotonin beeinträchtigen (durch Verschlechterung des Vitamin-B$_6$-Status), so daß Depressionen und Stimmungsschwankungen, die mit der Einnahme der Pille assoziiert werden, durch Tryptophan-Supplemente gemildert werden können.

Zittern: Tryptophan kann das Zittern (Tremor) vermindern, das typisch für die Parkinsonsche Krankheit ist.

Überdosierung

Der Gebrauch von Tryptophan-Supplementen wird mit dem Eosinophilie-Myalgie-Syndrom (EMS) in Zusammenhang gebracht. Dieses Syndrom ist durch ungewöhnliche Anhäufung von Eosinophilen (einer Art weißer Blutkörperchen) im Bindegewebe, durch Muskel- und Gelenkschmerzen und durch ungewöhnliche Kollagen-Ablagerungen in der Haut gekennzeichnet. Die Tryptophan-Präparate, die EMS verursachten, kamen von einem einzigen Produzenten; bei der Herstellung des Rohstoffes scheinen Verunreinigungen entstanden zu sein, wozu auch veränderte, abnormale Formen von Tryptophan gehörten, die für die Entstehung des Syndroms verantwortlich ge-

wesen sein könnten. Es ist unwahrschein-
lich, daß reines Tryptophan EMS hervorruft,
aber Tryptophan-Supplemente sind in der
Folge in vielen Ländern verboten worden.

Literatur

Cowen, P.J. et al.: Decreased plasma tryptophan levels in major depression. J. Affect Disord. 16 (1989) 27.

Hertzman, P.A. et al.: The eosinophilia-myalgia syndrome: status of 205 patients and results of treatment 2 years after onset. Ann. Intern. Med. 122 (1995) 851.

Sandyk, R.: L-tryptophan in neuropsychiatrc disorders: a review. Int. J. Neurosci. 67 (1992) 127.

Schneider-Helmert, D., Spinweber, C.L.: Evaluation of L-tryptophan for treatment of insomnia: a review. Psychopharmacology Berl 89 (1986) 1.

Young, S.N.: The use of tryptophan in combination with other antidepressant treatments: a review. J. Psychiatry Neurosci. 16 (1991) 241.

Young, S.N.: Some effects of dietary components (amino acids, carbohydrate, folic acid) on brain serotonin synthesis, mood and behavior. Can J. Physiol. Pharmacol. 69 (1991) 893.

Verzweigtkettige Aminosäuren: Leucin, Isoleucin und Valin

Einleitung

Die verzweigtkettigen Aminosäuren *("branched-chain amino acids, BCAAs")* Leucin, Isoleucin und Valin sind essentielle Aminosäuren, deren chemische Struktur an einer Verzweigung zu erkennen ist. Diese drei Aminosäuren kommen in vielen Lebensmitteln in großen Mengen vor: Sie machen ungefähr die Hälfte der essentiellen Aminosäuren in einer durchschnittlichen Ernährung aus. Im Körper sind besonders die Muskeln mit BCAAs angereichert. Man nennt die BCAAs oft auch die Streß-Aminosäuren, weil sie eine wichtige Rolle im Energie-Metabolismus und bei der Reaktion des Körpers auf Streßsituationen spielen.

Funktionen

Energiequelle für Muskeln: BCAAs sind insofern einzigartig, als sie im Gegensatz zu den anderen Aminosäuren, die nach der Resorption in der Leber metabolisiert werden, an der Leber vorbei direkt in die Muskeln gelangen; die Muskelzellen gebrauchen sie dann als Energiequelle.

Neurotransmitter-Metabolismus: BCAAs werden auf dem gleichen Weg zum Gehirn transportiert wie die Aminosäuren Phenylalanin, Tyrosin und Tryptophan. Da sich die Aminosäuren um die Aufnahme im Gehirn konkurrieren, senken BCAA-Supplemente den Spiegel dieser Aminosäuren im Gehirn. Und da Phenylalanin, Tyrosin und Tryptophan Vorläuferprodukte für bestimmte Neurotransmitter wie *Serotonin* und *Dopamin* sind, können BCAAs die Aktivität dieser Neurotransmitter im Gehirn behindern.

Protein-Synthese: BCAAs regulieren Protein-Synthese und den Abbau in den Muskeln. Zu Zeiten von erhöhtem physischem Streß, wie z.B. bei Verletzungen, Krankheit oder Operationen, baut der Körper Proteine in hohem Maße ab. Reichliche Mengen an BCAAs senken den Protein-Abbau und erleichtern Protein-Einlagerung und -Synthese unter diesen Bedingungen. BCAAs, besonders Leucin, stimulieren die Freisetzung von Insulin durch die Bauchspeicheldrüse; Insulin wiederum stimuliert die Protein-Synthese und behindert den Protein-Abbau.

Zufuhrempfehlungen

Der tägliche Bedarf bei gesunden Erwachsenen, um den normalen BCAA-Verbrauch zu kompensieren:

	täglicher Bedarf
Valin	10 mg/kg Körpergewicht
Isoleucin	10 mg/kg Körpergewicht
Leucin	14 mg/kg Körpergewicht

Zu Zeiten erhöhten physischen Stresses kann der Bedarf an BCAAs stark ansteigen, bis zu 5 g pro Tag. BCAA-Supplemente werden gewöhnlich in Dosen von 1–10 g pro Tag verabreicht. BCAA-Präparate werden am besten absorbiert, wenn sie auf nüchternen Magen eingenommen werden. Intravenöse Dosen reichen von 0,5–1,5 mg/kg pro Tag.

Vorkommen in der Nahrung

BCAA-reiche Nahrungsmittel (mg)	Menge	Valin	Leucin	Isoleucin
Erdnüsse	100 g	1.450	2.030	1.230
Thunfisch	100 g	1.420	2.170	1.210
Lachs	100 g	1.390	1.770	1.160
Rindfleisch, Filet	100 g	1.150	1.700	1.090
Kalbfleisch, Filet	100 g	1.120	1.660	1.110
Kichererbsen	100 g	980	1.460	1.140
Weizenkeime	50 g	840	1.085	660
Hüttenkäse	100 g	825	1.230	790
Reis, unpoliert	100 g	500	690	340
Vollmilch	1 dl	230	350	210

Anwendungsgebiete

Lebererkrankungen: Patienten mit einer schweren Lebererkrankung leiden oft an einer Funktionsstörung des Gehirns, weil Tyrosin- und Tryptophan-Spiegel erhöht sind. BCAAs stehen in Konkurrenz mit diesen Aminosäuren beim Transport ins Gehirn. Deshalb senken BCAA-Supplemente (oral oder intravenös verabreicht) in Verbindung mit Vitamin B_6 die Tyrosin- und Tryptophan-Spiegel im Gehirn und verbessern so die geistige Funktion.

Schizophrenie: BCAA-Supplemente senken die Phenylalanin- und Tyrosin-Spiegel im Blut. Diese Aminosäuren sind Vorläuferprodukte des Neurotransmitters Dopamin, dessen Spiegel im Gehirn durch die Wirkung von BCAAs gesenkt wird. Auf diesem Weg können BCAAs bei Störungen positiv wirken, die durch eine Überaktivität von Dopamin gekennzeichnet sind, wie z.B. bestimmte Formen der Schizophrenie.

Störung der Nervenmuskulatur: Eine Supplementierung in Kombination mit Valin, Leucin und Isoleucin vermag bei amytropher Lateralsklerose (ALS) zu helfen. Eine andere Störung der Nervenmuskulatur mit Namen Chorea Huntington ist durch einen niedrigen BCAA-Spiegel in der Blutzirkulation gekennzeichnet und kann durch BCAA-Supplemente positiv beeinflußt werden.

Streß: Zu Zeiten von erhöhtem physischem Streß ist der Bedarf an BCAAs, verglichen mit anderen Aminosäuren, erheblich erhöht, und es ist unerläßlich, diesen Bedarf zu decken. BCAAs werden gebraucht, um die Reserven des Körpers an Protein zu erhalten und den Abbau von Protein während chronischer Krankheiten, bei Magersucht, während einer kalorienarmen Diät, bei Verletzungen, Operationen, Verbrennungen oder Entzündungen zu verlangsamen.

Sportliche Aktivität: Anstrengende physische Belastung und sportliches Trainieren erhöhen den Bedarf an BCAAs erheblich. BCAA-Supplemente können die Energie für die arbeitenden Muskeln liefern und die Leistungsfähigkeit bei Sport steigern, besonders bei Ausdauersportarten wie Langstreckenlauf oder Radfahren. Da BCAAs die Protein-Synthese fördern, können sie den Muskelaufbau beim Gewichttraining und anderen Sportarten unterstützen.

Überdosierung

Hohe Dosen von BCAAs können den Transport der Aminosäuren, die Vorläuferstoffe für Serotonin sind, zum Gehirn behindern. Menschen, deren Zustand sich durch einen gesenkten Serotonin-Spiegel verschlechtern könnte (bei Schlaf- und Stimmungsstörungen oder Migräne), sollten bei hohen Dosen von BCAAs vorsichtig sein.

Literatur

Anonymous: Branched-chain amino acids reverse hepatic encephalopathy. Intern. Med. News. 18 (1985) 5.

Blomstrand, E. et al.: Effect of branched-chain amino acid and carbohydrate supplementation on the exercise-induced change in plasma and muscle concentration of amino acids in human subjects. Acta Physiol. Scand. 153 (1995) 87.

Cerra, F.B. et al.: Branched chains support postoperative protein synthesis. Surgery 92 (1982) 192.

Harper, A.E. et al.: Branched chain amino acid metabolism. Ann. Rev. Nutr. 4 (1984) 409.

Harris, R.A. et al.: Regulation of branched-chain amino acid catabolism. J. Nutr. 124 (1994) 1499.

MacLean, D.A. et al.: Branched-chain amino acids augment ammonia metabolism while attenuating protein breakdown during exercise. Am. J. Physiol. 267 (1994) 1010.

Morgan, M.Y. et al.: Plasma ratio of valine, leucine and isoleucine to phenylalanine and tyrosine in liver disease. Gut 19 (1978) 1068.

Plaitakas, A. et al.: Pilot trial of branched-chain amino acids in amyotrophic lateral sclerosis. Lancet 1 (1988) 1015.

Lysin

Einleitung

Lysin ist eine essentielle Aminosäure, die in ausreichenden Mengen aus der Nahrung aufgenommen werden muß. Ein Mangel führt zu Wachstumsstörungen und zu einer reduzierten Immunfunktion.

Funktionen

Anti-Viren-Wirkung: Lysin wehrt Viren ab und hilft bei der Behandlung von Herpes-Infektionen.

Immunität: Lysin spielt eine wichtige Rolle bei der Aufrechterhaltung des Immunsystems.

Carnitin-Synthese: Lysin ist ein Vorläuferprodukt von Carnitin (→ Seite 216) und Lysin-Supplemente können die Carnitin-Synthese fördern.

Zufuhrempfehlungen

Der tägliche Bedarf bei gesunden Erwachsenen, um den normalen Lysinverbrauch zu kompensieren:

	täglicher Bedarf
Lysin	14 mg/kg Körpergewicht

Bei Kindern ist Lysin in viel größeren Mengen notwendig. Die Empfehlung für Kinder im Alter von ungefähr 10–12 Jahren beträgt 44 mg/kg Körpergewicht. Lysin-Supplemente werden am besten absorbiert, wenn sie auf nüchternen Magen und nicht in Verbindung mit anderen Aminosäuren eingenommen werden. Gewöhnlich betragen die Dosen von Lysin-Supplementen 0,5 bis 5 g pro Tag.

Vorkommen in der Nahrung

Lysinreiche Nahrungsmittel	Menge	mg
Thunfisch	100 g	2.210
Schweinefleisch, Filet	100 g	2.120
Garnele	100 g	2.020
Rindfleisch, Filet	100 g	2.020
Sojabohnen	100 g	1.900
Linsen	100 g	1.890
Huhn, Schlegel	100 g	1.790
Erdnüsse	100 g	1.100
Parmesan-Käse	30 g	950
Weizenkeime	50 g	950

Anwendungsgebiete

Herpes und andere Virusinfektionen: Lysin-Supplemente können helfen, den wiederholten Ausbruch einer einfachen Herpes-Infektion an Lippen oder Genitalien zu verhindern und können virusabweisende Eigenschaften gegenüber anderen Viren zeigen.

Immunsystem: Da ein Lysinmangel mit einer gestörten Immunfunktion in Zusammenhang gebracht werden muß, vermögen Supplemente das Immunsystem zu stärken, besonders bei Menschen, die nur wenig Lysin über die Nahrung zu sich nehmen.

Carnitin-Metabolismus: In Situationen, in denen der Carnitin-Spiegel im Körper niedrig ist, können Lysin-Supplemente die Carnitin-Synthese fördern und helfen, die Körperspeicher wieder zu füllen.

Überdosierung

Es gibt keine Berichte über toxische Reaktionen bei gesunden Erwachsenen, die Lysin in Dosen von 1–4 g pro Tag eingenommen haben. Personen, die über längere Zeit eine lysinreiche Nahrung (Diäten basierend auf tierischen Lebensmitteln) zu sich nehmen, könnten ein erhöhtes Risiko für Arteriosklerose haben.

Literatur

Algert, S.J. et al.: Assessment of dietary intake of lysine and arginine in patients with herpes simplex. J. Am. Diet Assoc. 87 (1987) 1560.

Civitelli, R. et al.: Dietary L-lysine and calcium metabolism in humans. Nutrition 8 (1992) 400.

Gater, D.R. et al.: Effects of arginine/lysine supplementation and resistance training on glucose tolerance. J. Appl. Physiol. 72 (1992) 1279.

Griffith, R.S. et al.: Success of L-lysine therapy in frequently recurrent herpes simplex infection. Dermatologica 175 (1987) 183.

Pauling, L.: Lysine/ascorbate related amelioration of angina pectoris. J. Orthomol. Med. 6 (1991) 144.

Rebouche, C.J. et al.: Utilization of dietary precursors for carnitine synthesis in human adults. J. Nutr. 119 (1989) 1907.

Wright, E.F.: Clinical effectiveness of lysine in treating recurrent aphthous ulcers and herpes labialis. Gen. Dent. 42 (1994) 40.

Arginin und Ornithin

Einleitung

Der Bedarf an den beiden eng verwandten Aminosäuren Arginin und Ornithin kann entweder durch die Synthese im Körper oder über die Nahrung gedeckt werden. In besonderen Situationen ist die Zufuhr über die Nahrung kritisch, nämlich zu Zeiten von vermehrtem Wachstum (während Schwangerschaft, Säuglingsalter und Kindheit), bei Verletzungen, Verbrennungen und chronischen Erkrankungen. Dann ist es besonders wichtig, daß der Bedarf durch die Ernährung gedeckt wird. Diese beiden Aminosäuren können leicht in unserem Körper umgeformt werden.

Funktionen

Hormon-Metabolismus: Arginin kann die Freisetzung von verschiedenen wichtigen Hormonen auslösen: das Wachstumshormon aus der Hirnanhangsdrüse (Hypophyse), Insulin aus der Bauchspeicheldrüse (Pankreas) und Norepinephrin aus der Nebenniere.

Immunität: Arginin kann die Produktion von weißen Blutkörperchen anregen.

Krebshemmende Wirkung: Arginin vermag Tumorwachstum zu reduzieren und hat damit krebshemmende Eigenschaften.

Protein-Metabolismus: Arginin und Ornithin bilden Stationen des Harnstoff-Zyklus in der Leber, dem metabolischen Weg, um den Körper von überschüssigem Stickstoff zu befreien. Arginin nimmt eine Schlüsselstellung in diesem Prozeß ein. Nimmt man eine proteinreiche Nahrung ein und führt damit dem Körper mehr Protein zu als er braucht, wird die überschüssige Aminosäure in Energie verwandelt und der in den Amino-

säuren enthaltene Stickstoff muß durch den Harnstoff-Zyklus mit dem Urin ausgeschieden werden.

Stickoxid-Metabolismus: Arginin spielt eine entscheidende Rolle bei der Produktion von Stickoxid (einem wichtigen, regulativen Stoff in Blutgefäßen und im Gehirn). Stickoxid hat eine Kontrollfunktion bei der Produktion von weißen Blutkörperchen, der Erweiterung von Blutgefäßen (Dilatation) und Neuronenübermittlung im Gehirn.

Vorkommen in der Nahrung

Argininreiche Nahrungsmittel	Menge	mg
Erdnüsse	100 g	4.360
Sojabohnen	100 g	2.200
Haselnüsse	100 g	2.030
Garnele	100 g	1.740
Hammelfleisch, Filet	100 g	1.400
Huhn, Brust	100 g	1.350
Thunfisch	100 g	1.250
Weizenkeime	50 g	1.150
Haferflocken	100 g	870
Hühnerei	1 mittleres	450

Arginin kommt in besonders großen Mengen in Nüssen und Samen vor, in Fleisch und Fisch und in einigen Getreidekörnern, z.B. Hafer.

Zufuhrempfehlungen

Arginin- und Ornithin-Supplemente sind gewöhnlich in Dosen von 0,5 g erhältlich. Die empfohlene Menge für Arginin-Supplemente beträgt 1,5–6 g pro Tag. Da die Resorption von Arginin in höheren Dosen schlecht ist, sollte das Mittel in Portionen über den Tag verteilt werden. Ornithin-Supplemente werden meistens in kleineren Dosen von ungefähr 2–3 g pro Tag verabreicht. Diese Supplemente werden am besten absorbiert, wenn sie auf nüchternen Magen eingenommen werden. Die Resorption und der Metabolismus von Lysin und Arginin behindern sich gegenseitig, so daß die Wirkung von Arginin-Supplementen im Körper positiv beeinflußt wird, wenn außerdem eine Diät gehalten wird, die wenig Lysin enthält.

Anwendungsgebiete

Arteriosklerose: Ein niedriger Arginin-Spiegel in den von Arteriosklerose befallenen Körperteilen trägt zur Verengung der Blutgefäße rund um die arteriellen Ablagerungen bei und behindert so den Blutkreislauf. Arginin-Supplemente vermögen die Produktion von Stickoxid zu erhöhen und die Blutzirkulation zu verbessern. Außerdem kann Arginin zur Senkung des Blut-Cholesterinspiegels beitragen.

Diabetes: Arginin unterstützt die Wirkung von Insulin bei Diabetes und hilft, den normalen Blutzucker- und Fettspiegel im Blut zu erhalten. Arginin vermag auch positiv zu wirken, indem es die Blutplättchen daran hindert zu verklumpen und den Blutfluß verbessert, was bei Diabetikern mit Problemen an Augen und Nieren besonders wichtig ist.

Entgiftung: Arginin- und Ornithin-Supplemente können die Leber vor Schäden durch Medikamente und Chemikalien schützen und die Regeneration der Leber anregen.

Fruchtbarkeit des Mannes: Normale männliche Samen sind reich an Arginin und bei der Behandlung von Unfruchtbarkeit beim Mann kann Arginin positiv wirken. Bei Männern mit einer geringen Spermienmenge kann ein Supplement die Zahl der Spermien erhöhen und deren Bewegungsfähigkeit fördern.

Gestörtes Körperwachstum bei Kindern: Hohe Dosen von Arginin und/oder Ornithin können die Ausschüttung des Wachstumhormons anregen. Supplemente vermögen Kindern zu helfen, die wegen eines Mangels an Wachstumhormonen klein geblieben sind.

Immunsystem: Supplemente mit Arginin und Ornithin stärken die Immunabwehr, da sie die Produktion von aktiveren und wirkungsvolleren weißen Blutzellen anregen.

Krebs: Arginin hat krebshemmende Eigenschaften, da es das Wachstum eines durch Chemikalien oder Viren verursachten Tumors verlangsamt. Diese Wirkungsweise ist darauf zurückzuführen, daß Arginin das Immunsystem zur Abwehr von krebsfördernden Stoffen anregt.

Muskelbildung und Sport: Da diese Aminosäuren die Ausschüttung des Wachstumhormons anregen und Wachstumhormone ihrerseits Muskelaufbau und vermehrten Fettabbau zur Folge haben, kann die Einnahme von Arginin und Ornithin für Athleten und Bodybuilder von Vorteil sein. Zusammen mit Körpertraining durch Gewichte und allgemeinen physischen Übungen vermögen Supplemente, das Anwachsen der Muskelmasse zu steigern.

Streß: Arginin-Supplemente helfen, Proteinspeicher im Körper zu erhalten, selbst wenn, wie z.B. bei Verletzungen, größeren Operationen oder chronischen Krankheiten, ein typischer, schneller Abbau von Protein im Körper stattfindet. Während Zeiten akuten Stresses bewirkt ein ausreichender Argininspiegel, daß die Nebenniere die Streßhormone Norepinephrin und Epinephrin ausschüttet.

Wundheilung: Arginin-Supplemente können den Wundheilungsprozeß und die Erneuerung von Gewebe fördern, indem sie die Ablagerung von Kollagen an der Wunde anregen.

Überdosierung

Mengen von 1–6 g pro Tag werden von gesunden Erwachsenen normalerweise gut vertragen. Hohe Dosen von Arginin-Supplementen können Diarrhöe verursachen, was auf die schlechte Resorption von Arginin zurückzuführen ist. Ornithin-Supplemente können bei einzelnen Patienten Schlaflosigkeit auslösen.

Literatur

Castillo, L. et al.: Plasma arginine, citrulline and ornithine kinetics in adults, with observations on nitric oxide synthesis. Am. J. Physiol. 268 (1995) 360.

Cynober, L.: Can arginine and ornithine support gut functions? Gut 35 (1994) 42.

Daly, J.M. et al.: Immune and metabolic effects of arginine in the surgical patient. Ann. Surg. 208 (1988) 512.

Hurson, M. et al.: Metabolic effects of arginine in a healthy elderly population. JPEN 19 (1995) 227.

Mendez, C. et al.: Effects of supplemental dietary arginine, canola oil and trace elements on cellular immune function in critically injured patients. Shock 6 (1996) 7.

Moriguchi, S. et al.: Functional changes in human lymphocytes and monocytes after in vitro incubation with arginine. Nutr. Res. 7 (1987) 719.

Visek, W.J.: Arginine needs, physiological state and usual diets. J. Nutr. 116 (1986) 36.

Wu, C.W. et al.: Can daily dietary arginine supplements affect the function and subpopulation of lymphocytes in patients with advanced gastric cancer? Digestion 54 (1993) 118.

Zieve, L.: Conditional deficiencies of ornithine or arginine. J. Am. Coll. Nutr. 5 (1986) 167.

Methionin

Einleitung

Methionin ist eine essentielle Aminosäure (→ Seite 42). Sie kann von unserem Körper nicht synthetisiert werden und ist die Vorstufe zu Cystein und Taurin auf der Nahrungsebene. Wie Cystein und Taurin ist sie dadurch zu erkennen, daß sie eine Schwefelgruppe enthält. Die aktive Form von Methionin ist S-Adenosyl-Methionin (SAM).

Funktionen

Protein- und Hormon-Synthese: Methionin spielt eine entscheidende Rolle bei der Synthese von vielen wichtigen Verbindungen im Körper. Dazu gehören Carnitin, Cholin, Epinephrin und Melatonin.

Psychische Störungen: Methionin ist besonders aktiv in der Leber sowie im Gehirn und ist für eine optimale Gehirnfunktion unerläßlich. Ein niedriger Spiegel von SAM im Gehirn kann sogar Angst und Depression hervorrufen.

Nahrungsmittel, die reich an Methionin und Cystein sind	Menge	mg
Lachs	100 g	700
Garnele	30 g	670
Truthahn, Brust	100 g	630
Huhn, Brust	100 g	620
Sojabohnen	100 g	580
Rindfleisch, Filet	100 g	570
Cashew-Nüsse	100 g	330
Weizenkeime	50 g	280
Emmentaler-Käse	30 g	250
Hühnerei	1 mittleres	240

Vorkommen in der Nahrung

Der Gehalt an den schwefelhaltigen Aminosäuren Methionin und Cystein in der Nahrung wird normalerweise zusammen angegeben.

Zu den Gemüsesorten, die reich an Methionin und Cystein sind, gehören Brokkoli, Rosenkohl, Spinat und grüne Erbsen.

Zufuhrempfehlungen

Der tägliche Bedarf bei gesunden Erwachsenen, um den normalen Methionin-Verbrauch zu kompensieren:

täglicher Bedarf	
Methionin-Cystein	13 mg/kg Körpergewicht

Der Methioningehalt von Supplementen liegt normalerweise bei 0,5–5,0 g, sie enthalten oft auch Vitamin B_6. Diese Präparate werden gut absorbiert, wenn sie auf leeren Magen eingenommen werden.

Anwendungsgebiete

Allergien: Dank der Methylgruppen kann Methionin histaminsenkend wirken und dadurch Allergien verbessern.

Depression: Methionin geht schnell in die Hirnzellen und wird zur aktiven Form SAM umgewandelt. Methionin-Supplemente vermögen bei Patienten mit Depressionen Hilfe zu bringen, indem sie die Stimmung heben und das Wohlsein fördern.

Entgiftung: Zusammen mit Zink kann Methionin Schwermetalle wie z.B. Blei entgiften und ihre Ausscheidung fördern.

Harnwegsinfekte: Methionin hat eine harnansäuernde Wirkung, welche bewirkt, daß die Bakterien, die Harnwegsinfekte verursachen, in ihrem Wachstum gehemmt werden. Zudem verhindert Methionin die Bildung von Phosphatsteinen in den Harnwegen als Folge von chronischen Harnwegsinfektionen.

Hepatitis: Methionin vermag Leberentzündungen, die auf Medikamenten- und Alkoholmißbrauch zurückzuführen sind, positiv zu beeinflussen.

Parkinsonsche Krankheit: Eine Behandlung mit L-Dopa (allgemein zur Behandlung von Parkinsonscher Krankheit verwendet) senkt den SAM-Spiegel im Gehirn. Wenn L-Dopa zusammen mit Methionin eingenommen wird, kann der SAM-Spiegel im Gehirn aufrechterhalten bleiben, was für den Patienten von Vorteil ist. Das Methionin kann die Bewegungsfähigkeit und Aktivität erhöhen, Zittern reduzieren sowie Schlaf und Stimmung verbessern.

Überdosierung

Hohe Dosen von Methionin können zu Homocystein metabolisiert werden, einem toxischen Stoffwechselprodukt. Wenn Methionin zusammen mit Vitamin B_6 eingenommen wird, kann die Produktion von Homocystein auf ein Minimum reduziert werden. Hohe Dosen von Methionin erhöhen die Kalzium-Ausscheidung mit dem Urin. Dies ist bei Frauen mit Osteoporose oder mit einem erhöhten Osteoporose-Risiko zu beachten. Da Methionin den Blut-pH-Wert senken kann, soll es von Gichtpatienten nur unter strikter ärztlicher Kontrolle genommen werden.

Literatur

Crome, P. et al.: Oral methionine in the treatment of severe paracetamol overdose. Lancet 2 (1976) 829.

Fava, M. et al.: Rapidity of onset of the antidepressant effect of S-adenosyl-methionine. Psychiatr. Res. 56 (1995) 295.

Bressa, G.M.: S-adenosyl-methionine as an antidepressant: meta analysis of clinical studies. Acta Neurol. Scand. Suppl. 154 (1994) 7.

Reynolds, E.H. et al.: Methylation and mood. Lancet 1 (1984) 196.

Stegink, L.D. et al.: Plasma methionine levels in normal adult subjects after oral loading with L-methionine and N-acetyl-L-methionine. J. Nutr. 110 (1980) 42.

Young, S.N.: The use of diet and dietary components in the study of factors controlling affect in humans: a review. J. Psychiatr. Neurosci. 18 (1993) 235.

Cystein und Glutathion

Einleitung

Drei Aminosäuren, Methionin, Taurin und Cystein, enthalten Schwefel im Molekül. Dieser ermöglicht ihre antioxidative Wirkung (→ Seite 170). Zusammen mit Glutaminsäure und Glycin bildet Cystein Glutathion. Glutathion ist das wichtigste wasserlösliche Antioxidans, das auch im Blut aufzufinden ist. Glutathion, das zusammen mit dem Enzym *Glutathionperoxidase* (einem selenhaltigen Enzym) wirksam wird, entgiftet freie Radikale und kann oxidiertes Vitamin E und Vitamin C zur Wiederverwendung aufbereiten. Auf diese Weise werden die Körperreserven dieser Antioxidantien erhalten. Die Zufuhr von Cystein aus der Nahrung bestimmt, wieviel Glutathion vom Körper produziert wird. Ein Cystein-Supplement kann den Glutathion-Spiegel im Gewebe anheben (→ Abb. 22).

Funktionen

Antioxidative Wirkung: Cystein allein, als Bestandteil von Glutathion oder von anderen Zellproteinen, hat eine starke antioxidative Wirkung, indem es vor Schäden durch freie

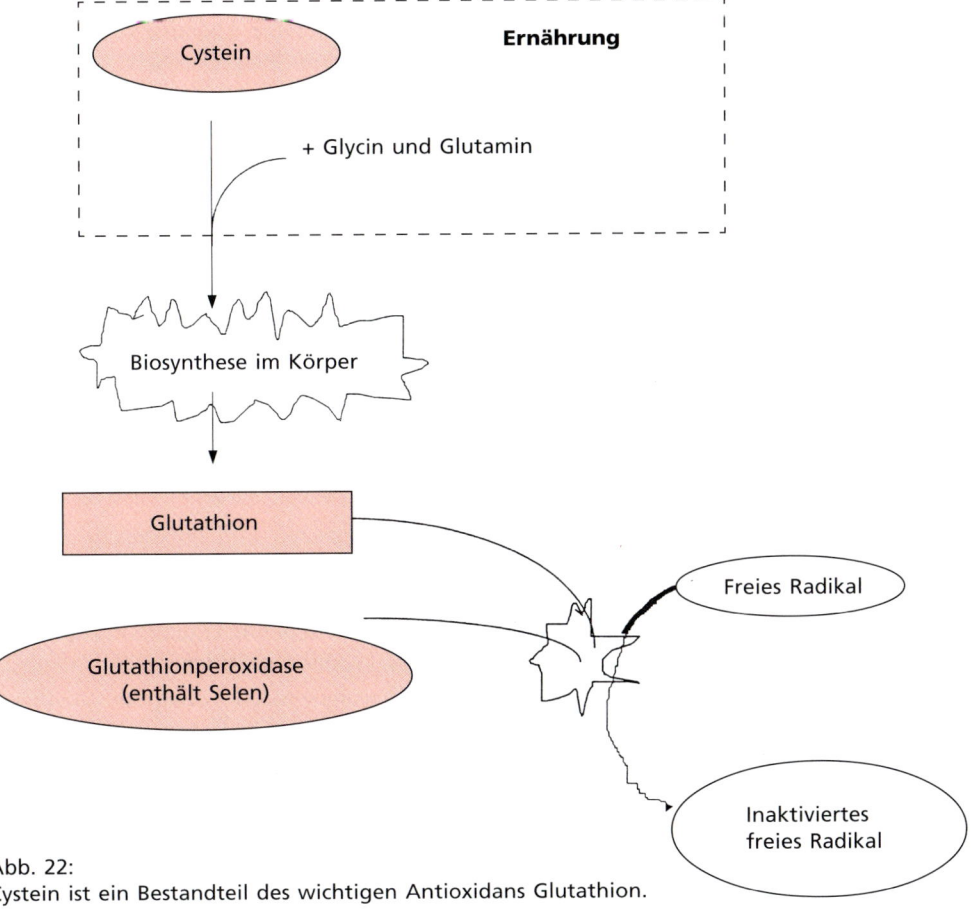

Abb. 22:
Cystein ist ein Bestandteil des wichtigen Antioxidans Glutathion.

203

Radikale und damit vor vielen degenerativen Krankheiten schützt. Cystein und Glutathion helfen auch, die toxische Wirkung von Medikamenten und Chemikalien zu reduzieren.

Bindegewebestruktur: Im Strukturprotein des Bindegewebes, der Muskeln und der Knochen sind zwei Cystein-Moleküle durch ihre Schwefelgruppe über die sogenannten Disulfidbrücken verbunden. Diese sehr stabile und starke Brücke gibt diesen Geweben Festigkeit.

Fettsäure-Synthese: Cystein spielt in der Zusammenarbeit mit Pantothensäure eine entscheidende Rolle bei der Synthese von wichtigen Fettsäuren, die zur Produktion von Zellwänden und Myelin (dem Hauptbestandteil der Nervenmarkscheide) gebraucht werden.

Immunität: Glutathion spielt eine wichtige Rolle bei der Produktion von Leukotrienen, Verbindungen, die als chemische Mittler bei der Abwehr des Immunsystems gegenüber Entzündungen wirken, indem sie die Funktion der weißen Blutkörperchen lenken und verstärken.

Taurin-Synthese: Cystein kann zu Taurin umgeformt werden, einem Stoff, der eine wichtige Rolle im Nerven-, Verdauungs- und Herz-Kreislauf-System spielt (→ Seite 207).

Vorkommen in der Nahrung

Da der Cystein-Gehalt von Lebensmitteln schwierig zu messen ist, und da Methionin die Vorläufersubstanz beim Menschen ist, wird der Gehalt von diesen beiden schwefelhaltigen Aminosäuren meistens zusammen angegeben. Die Liste der besten Quellen für diese wichtigen Aminosäuren ist auf Seite 201 zu finden.

Zufuhrempfehlungen

Der tägliche Bedarf bei gesunden Erwachsenen, um den normalen Cystein-Verbrauch zu kompensieren:

	täglicher Bedarf
Cystein und Methionin	13 mg/kg Körpergewicht

Da die Resorption von oralem Glutathion unsicher ist, werden gewöhnlich Cystein-Supplemente in Dosen von 0,5–1,5 g pro Tag empfohlen. Cystein wird besonders effizient absorbiert, wenn es auf nüchternen Magen und auf mehrere Portionen verteilt eingenommen wird.

Wenn das Ziel der Therapie darin besteht, den Glutathion-Spiegel zu heben, sollte Cystein zusätzlich mit Glutamin eingenommen werden. Außerdem unterstützt eine ausreichende Selen-Zufuhr zusammen mit diesen Aminosäuren die optimale Wirkung von Glutathion bei der Entgiftung. Cystin (eine Verbindung, die durch das Zusammenfügen von zwei Cystein-Molekülen gebildet wird) sollte nicht eingesetzt werden, da es keine der antioxidativen Effekte von Cystein besitzt und das Risiko von Nierensteinen erhöhen könnte.

Anwendungsgebiete

Alterungsprozeß und chronische Krankheiten: Der Glutathion-Spiegel in den Zellen nimmt mit dem Alter normalerweise drastisch ab. Cystein und Glutathion können als wirkungsvolle Antioxidantien den vorzeitigen Alterungsprozeß verlangsamen, indem sie DNS (Erbmaterial) vor Schäden durch freie Radikale schützen. Sie vermögen vor vielen Krankheiten zu schützen, in denen Oxidationsschäden eine Rolle spielen, wie z.B. Krebs, Arthritis, Parkinsonsche Krankheit und Arteriosklerose.

Arthritis: In Kombination mit Pantothensäure vermag Cystein Menschen mit rheumatischen Gelenkentzündungen und mit Osteoarthritis (Knochenentzündungen) zu helfen.

Entgiftung: Cystein und Glutathion sind in der Lage, die toxischen Wirkungen von Medikamenten, bakteriellen Giften, peroxidierten Fetten, Schwermetallen (z.B. Blei, Kadmium und Arsen), Luftverschmutzung, Autoabgasen, Lebensmittelzusatzstoffen und Pestiziden zu reduzieren. Dies gilt auch gegenüber Formaldehyd und Acetaldehyd, zwei der zahlreichen toxischen Komponenten im Zigarettenrauch.

Grauer Star (Katarakt): Mit zunehmendem Alter fällt der Glutathion-Gehalt auch in der Augen-Linse ab. Dadurch wird die Linse anfällig für oxidative Schäden, die durch ultraviolettes Licht verursacht werden und zu Katarakt führen. Cystein spielt wegen seiner antioxidativen Wirkung (in Zusammenarbeit mit Riboflavin) daher eine wichtige Rolle bei der Prävention des grauen Stars.

Haarpflege: Cystein kommt in übergroßen Mengen in Proteinen vor, die das Haarwachstum bewirken. In einigen Fällen von Haarausfall und Glatzenbildung ist der Cystein-Gehalt im Haar reduziert. Supplemente können den Durchmesser, die Festigkeit des Haares und die Dichte des Haarwuchses erhöhen.

Hoher Alkoholkonsum: Cystein und Glutathion schützen die Leber und andere Gewebe vor Schäden durch hohen Alkoholkonsum, indem sie die toxische Wirkung von Acetaldehyd aufheben, dem wichtigsten toxischen Abbauprodukt von Äthanol (Alkohol).

Immunität: Cystein kann über Glutathion das Immunsystem stärken, indem es die Produktion der wichtigen Immunsystemregler (Leukotriene) anregt und die Funktion der weißen Blutkörperchen aufrechterhält.

Lebererkrankungen: Bei schweren Leberkrankheiten und Zirrhose ist die Produktion von Cystein gestört. Man findet daher oft erniedrigte Cystein-Spiegel im Körper. Cystein-Supplemente vermögen den Cystein-Status bei Leberkranken im Gleichgewicht zu halten.

Lungenkrankheit: Cystein ist für Patienten mit Bronchitis und Asthma von Nutzen, da es den Schleim in den Bronchien löst und verdünnt. Damit wird das Abhusten der Schleimschicht erleichtert.

Magenentzündung und -geschwür: Das Gewebe der Mageninnenwand ist reich an Glutathion und ist so gegen Schäden durch die Magenflüssigkeit geschützt. Cystein- oder Glutathion-Supplemente können diese Schutzfunktion unterstützen und werden daher bei Magenentzündungen und -geschwüren eingesetzt.

Psoriasis (Schuppenflechte): Cystein kann eine positive Wirkung für Patienten mit Psoriasis haben.

Überdosierung

Große Mengen von Cystein-Supplementen können zu Cystin umgewandelt werden, was das Risiko für Nieren- und Blasensteine erhöhen könnte. Eine ausreichende Vitamin-C-Zufuhr (2–3mal soviel Vitamin C wie Cystein) kann die Umwandlung von Cystein zu Cystin verhindern helfen und somit auch die Nebenwirkungen reduzieren.

Hohe Cystein-Dosen können die Wirkung von Insulin stören und so die Kontrolle des Blutzuckers bei Diabetes verschlechtern; Diabetiker müssen ihren Arzt konsultieren, bevor sie hohe Mengen Cystein einnehmen.

Literatur

Bray, T.M., Taylor, C.G.: Tissue glutathione, nutrition and oxidative stress. Can. J. Physiol. Pharmacol. 71 (1993) 746.

Burr, I.M. et al.: Superoxide dismutases, glutathione peroxidase, and catalase in neuromuscular disease. Muscle Nerve 10 (1987) 150.

Flagg, E.W. et al.: Dietary glutathione intake in humans and the relationship between intake and plasma total glutathione level. Nutr. Cancer 21 (1994) 33.

Kretzschmar, M., Muller, D.: Aging, training and exercise. A review of effects of plasma glutathione and lipid peroxides. Sports Med 15 (1993) 196.

Lomaestro, B.M., Malone, M.: Glutathione in health and disease: pharmacotherapeutic issues. Ann. Pharmacol. 29 (1995) 1263.

Neve, J.: Human selenium supplementation as assessed by changes in blood selenium and glutathione peroxidase activity. J. Trace Elem. Med. Biol. 9 (1995) 65.

Ohlenschläger, G.: Das Glutathionsystem. Verlag für Medizin Dr. E. Fischer, Heidelberg 1991.

Smith, T.K.: Dietary modulation of the glutathione detoxification pathway and the potential for altered xenobiotic metabolism. Adv. Exp. Med. Biol. 289 (1991) 165.

Sastre, J. et al.: Exhaustive physical exercise causes oxidation of glutathione status in blood: prevention by antioxidant administration. Am. J. Physiol. 263 (1992) 992.

Taurin

Einleitung

Taurin ist insofern ungewöhnlich, als es im Gegensatz zu den anderen Aminosäuren keine strukturellen Proteine zu bilden pflegt (z.B. Muskel- oder Bindegewebsfasern). Es kommt meistens in freier, ungebundener Form vor; es ist die Aminosäure, die in freier Form am häufigsten in Blutplättchen, im Nervensystem und in den Muskeln zu finden ist. Der Bedarf des Körpers an Taurin wird durch die Ernährung und die Synthese in unseren Zellen gedeckt. Der Mensch kann Taurin relativ schlecht synthetisieren und wenn man eine taurinarme Nahrung zu sich nimmt, ist der Taurinspiegel im Körper niedrig. Besonders zu Zeiten eines erhöhten Taurinbedarfs ist die Zufuhr aus der Nahrung (und aus Supplementen) von höchster Bedeutung.

Funktionen

Antioxidative Wirkung: Taurin ist ein wirksames Antioxidans.

Entgiftung: Taurin kann Chemikalien, Medikamente und Gifte in der Leber binden und entgiften, wodurch der Körper in einem gewissen Umfang vor ihren schädlichen Wirkungen geschützt wird.

Entwicklung und Funktion des Gehirns: Taurin spielt eine wichtige Rolle beim Wachstum, bei der Entwicklung des Gehirns und der Augen. Taurin ist aus verschiedenen kleinen Proteinen und Neurotransmittern zusammengesetzt, die für die richtige Funktion des Nervensystems wichtig sind.

Funktion der Gallensäure: Gallensäure, die von der Leber in den Verdauungstrakt abgesondert wird, ist für eine effiziente Fettaufnahme notwendig. Taurin (zusammen mit Glycin) wird der Gallensäure in der Leber zugefügt, bevor sie in den Verdauungstrakt gelangt, so daß Taurin für die Wirkung der Gallensäure und für die Fettresorption unerläßlich ist.

Stabilität der Zellmembrane: Zusammen mit Kalzium hat Taurin eine stabilisierende, „beruhigende" Wirkung auf leicht reizbare Zellmembranen, wie sie bei Herz, Nerven und Blutplättchen zu finden sind.

Vorkommen in der Nahrung

Taurinreiche Nahrungsmittel	Menge	mg
Muscheln, frisch	100 g	240
Thunfisch	100 g	70
Austern	100 g	70
Schweinefleisch, Filet	100 g	50
Hammelfleisch, Keule	100 g	47
Rindfleisch, Filet	100 g	36
Huhn, Schlegel	100 g	34
Dorsch	100 g	31
Vollmilch	1 dl	6

Die Taurinzufuhr aus der Nahrung beträgt gewöhnlich 40–400 mg pro Tag. Da Taurin in pflanzlichen Lebensmitteln nicht vorkommt, nehmen Vegetarier sehr geringe Mengen an Taurin zu sich. Sie haben ein erhöhtes Risiko für Taurinmangel, wenn ihr Bedarf gesteigert ist.

Zufuhrempfehlungen

Man schätzt, daß der Körper täglich 50–125 mg Taurin bildet. Taurin wird gewöhnlich in Dosen von 0,5–4,0 g pro Tag verabreicht. Taurin wird effizient absorbiert, wenn es auf leeren Magen eingenommen wird. Da Taurin von Cystein abgeleitet werden kann, vermag auch ein Cystein-Supplement die Synthese von Taurin im Körper zu verbessern und die Taurinspeicher zu füllen. Vitamin B$_6$ ist ein wichtiger Cofaktor bei verschiedenen Schritten dieser Synthese, so daß Cystein am wirkungsvollsten ist, wenn zusätzlich Vitamin-B$_6$-Präparate dazu kombiniert werden.

Anwendungsgebiete

Aminosäuremangel: Wenn die Zufuhr von Methionin und Cystein, den Vorläuferstoffen von Taurin, beschränkt ist, oder wenn zu wenig Vitamin B$_6$ eingenommen wird, ist die Synthese von Taurin im Körper limitiert und ein Mangelzustand wahrscheinlich.

Antioxidative Wirkung: Taurin kann freie Radikale neutralisieren und Lipide vor Peroxidation schützen. Taurin reduziert das Risiko gegenüber vielen chronisch-degenerativen Krankheiten, wie z.B. Krebs, Arteriosklerose und Arthritis.

Arteriosklerose: Taurin vermindert das Verklumpen der Thrombozyten (Blutplättchen) in den Gefäßen und somit auch das Risiko für Herzinfarkte und Schlaganfälle. Diese Wirkung ist besonders bei Diabetes zu beobachten. Taurin schützt auch vor Augen- und Nierenerkrankungen, die als Spätfolgen bei Diabetikern gefürchtet sind.

Chronische Lebererkrankungen: können die Bildung von Taurin behindern und so das Risiko einer Mangelerscheinung erhöhen.

Entgiftung: Taurin schützt den Körper vor Schäden durch toxische Stoffe aus Umwelt und Nahrung. Taurin bindet Chemikalien, Pestizide und andere Umweltgifte, entzieht ihnen die Toxine und fördert ihre Ausscheidung aus dem Körper.

Epilepsie: In den Nervenzellen findet sich Taurin in einer Verbindung mit Zink, wo es stabilisierend auf die Nervenzellen wirkt. Auf diesem Wege kann Taurin zusammen mit Zink Epilepsie positiv beeinflussen. Epilepsie-Patienten haben oft einen sehr niedrigen Taurin-Status.

Fett-Verdauungsstörungen: Aufgrund seines Einflusses auf die Gallensäure kann Taurin die Aufnahme von Fett und fettlöslichen Vitaminen aus der Nahrung erleichtern, besonders bei Menschen, die wegen Leber-, Gallenblasen- oder Bauchspeicheldrüsen-Erkrankungen Fett nur mit Mühe absorbieren können.

Herzerkrankungen: Taurin hat eine mehrfach positive Wirkung auf die Funktion des Herzens. Es stabilisiert die Herzzellen, wodurch die Gefahr von Herzrhythmusstörungen verringert wird. Es steigert auch die Aktivität des Herzmuskels. Daher kann Taurin bei arteriellen Herzerkrankungen, Herzrhythmusstörungen und Herzmuskel-Erkrankungen, die zu Herzinsuffizienz führen, günstig wirken.

Hoher Blutdruck: Taurin kann helfen, Bluthochdruck zu reduzieren, und ist besonders wirksam, wenn es zusammen mit Kalziumpräparaten verabreicht wird.

Neugeborene: Kinder haben einen erhöhten Taurinbedarf, da sie schnell wachsen und Taurin nicht in genügendem Maß gebildet werden kann. Muttermilch enthält große Mengen an Taurin, Baby-Flaschennahrung nicht in jedem Fall. Deshalb haben Neugeborene, besonders wenn sie mit der Flasche ernährt werden, ein hohes Risiko für Taurinmangel.

Überdosierung

Taurin kann Magenverstimmungen und bei Kindern Schläfrigkeit provozieren. Sonst gibt es keine Berichte über toxische Wirkungen von Taurin.

Literatur

Azuma, J. et al.: Therapeutic effect of taurin in congestive heart failure: A double-blind crossover trial. Clin. Cardiol. 8 (1985) 276.

Fujita, T., Sato, Y.: Hypotensive effect of taurine. J. Clin. Invest. 82 (1988) 993.

Kendler, B.S.: Taurine: an overview of its role in preventive medicine. Prev. Med. 18 (1989) 79.

Lampson, W.G., Kramer, J.H., Schaefer, S.W.: Potentiation of the actions of insulin by taurine. Can. J. Physiol. Pharmacol. 61 (1983) 457.

McCarty, M.F.: Complementary vascular protective actions of magnesium and taurine: a rationale for magnesium taurate. Med. Hypotheses 46 (1996) 89.

Sturman, J.A., Chesney, R.W.: Taurine in pediatric nutrition. Pediat. Clin. North. Am. 42 (1995) 879.

Takahashi, R., Nakane, Y.: Clinical trial of taurine in epilepsy. In: *Barbeau, A., Huxtable, R.J.* (Eds.): Taurine and Neurological Disorders. Raven Press, New York 1978.

Trautwein, E.A. et al.: Taurinkonzentration in Plasma und Gesamtblut bei normaler Ernährung sowie nach Taurinsupplementierung und Taurinmangel. Z. Ernährungswiss. 34 (1995) 137.

Zamboni, G. et al.: Influence of dietary taurine on vitamin D resorption. Acta. Pediatr. 82 (1993) 811.

Threonin und Glycin

Einleitung

Threonin ist eine für das Wachstum essentielle, lebenswichtige Aminosäure. Threonin-Mangel verursacht Appetitlosigkeit, Gewichtsverlust, Fettleber, Zurückbleiben der Knochenentwicklung. Threonin kann im Körper zu **Glycin** umgewandelt werden, welches eine wichtige, nicht essentielle Aminosäure aus der Nahrung ist.

Funktionen

Harnsäure-Metabolismus: Glycin erhöht die Ausscheidung von Harnsäure durch die Nieren und kann den Spiegel von Harnsäure im Blut senken.

Stärkung des Immunsystems: Threonin hilft bei der Unterstützung einer optimalen Funktion des Immunsystems und erhält die Gesundheit der Thymusdrüse, die für die Reifung der weissen Blutkörperchen verantwortlich ist.

Neurotransmitter-Wirkung: Glycin ist ein wichtiger, abschwächender Neurotransmitter im Gehirn und in der Wirbelsäule. Glycin besitzt eine beruhigende Wirkung und kann hyperaktive Nervenaktivität dämpfen und die neuromuskuläre Kontrolle verbessern.

Zufuhrempfehlungen

Der tägliche Bedarf bei gesunden Erwachsenen, um normalen den Threonin-Verbrauch zu kompensieren:

	täglicher Bedarf
Threonin	7 mg/kg Körpergewicht

Vorkommen in der Nahrung

Threoninreiche Nahrungsmittel	Menge	mg
Sojabohnen	100 g	1.490
Linsen	100 g	1.120
Bachforelle	100 g	1.080
Hammelfleisch, Filet	100 g	1.010
Huhn, Brust	100 g	890
Erdnüsse	100 g	850
Weizenkeime	50 g	780
Hüttenkäse	100 g	640
Sonnenblumensamen	50 g	455
Hühnerei	1 mittleres	355

Glycin ist in fast allen proteinhaltigen Nahrungsmitteln vorhanden. Ein durchschnittlicher Erwachsener konsumiert ca. 3–5 g Glycin pro Tag.

Supplemente enthalten normalerweise 1–4 g Threonin pro Tag. Glycinpräparate können in höheren Dosen gegeben werden, im Bereich von 1–10 g pro Tag. Wenn man den Glycinspiegel im Gehirn erhöht, tritt eine leichte Beruhigung und Entspannung ein, Eigenschaften, die bei bestimmten Krankheiten (siehe unten) nützlich sind. Glycin gelangt jedoch im Vergleich zu Threonin sehr langsam ins Gehirn. Da Threonin im Gehirn zu Glycin umgewandelt werden kann, mag die Zufuhr von Threonin der bevorzugte Weg sein, um den Glycinspiegel im Gehirn zu erhöhen. Threonin und Glycin werden auf nüchternen Magen besser absorbiert.

Anwendungsgebiete

Gicht: Glycin senkt den Harnsäurespiegel im Blut, da es die Ausscheidung von Harnsäure fördert. Es vermag so die Prävention und Behandlung von Gicht zu unterstützen.

Infektion: Threonin stimuliert das Immunsystem, indem es die Reaktion der weißen Blutkörperchen gegenüber Infektionen und Krebszellen fördert.

Manie und Angstzustände: Glycin-Supplemente haben beruhigende und besänftigende Eigenschaften und können daher für die Behandlung von manischen Phasen, Angstzuständen und Reizbarkeit von Nutzen sein.

Störungen des Nervensystems: Glycin und/oder Threonin vermögen Spasmen, welche mit anderen Störungen des Nervensystems einhergehen, zu reduzieren, darunter auch Multiple Sklerose. Die zusätzliche Zufuhr von Threonin kann Patienten mit amyotropher Lateralsklerose (ALS) helfen, ihre Sprechweise und ihre Schluckfähigkeit zu verbessern und andererseits Ermüdung und spastische Zuckungen zu reduzieren.

Überdosierung

Es gibt keine Berichte über toxische Reaktionen auf Threonin oder Glycin beim Menschen.

Literatur

Barbeau, A. et al.: Pilot study of threonine supplementation in human spasticity. J. Can. Sci. Neurol. 9 (1982) 141.

Barbeau, A. et al.: Preliminary study of glycine administration in patients with spasticity. Neurol. 24 (1974) 392.

Davidoff, R.A.: Antispasticity drugs: Mechanism of action. Ann. Neurol. 17 (1985) 107.

Deutsch, S.I. et al.: Effect of lithium on glycine levels in patients with affective disorders. Am. J. Psychiatry 138 (1981) 683.

Kasai, K. et al.: Glycine stimulates growth hormone release in man. Acta. Endocrinol. 93 (1980) 283.

Zhao, X.H. et al.: Threonine kinetics at graded threonine intakes in young men. Am. J. Clin. Nutr. 43 (1986) 795.

Histidin

Einleitung

Obwohl unser Körper Histidin in kleinen Mengen synthetisieren kann, ist der tägliche Bedarf viel höher (ca. 0,5–1 g), wodurch Histidin eine essentielle Aminosäure für die Ernährung wird.

Funktionen

Hämoglobin-Synthese: Histidin spielt eine Rolle bei der Synthese von Hämoglobin (das Sauerstoff transportierende Protein) in den roten Blutkörperchen.

Histamin-Synthese: Histidin ist das Vorläuferprodukt für die Synthese von Histamin.

Stärkung des Immunsystems: Histidin-Supplemente können die Aktivität der weißen Blutkörperchen unterstützen.

Vorkommen in der Nahrung

Histidinreiche Nahrungsmittel	Menge	mg
Thunfisch	100 g	1.090
Schweinefleisch, Filet	100 g	890
Rindfleisch, Filet	100 g	740
Huhn, Brust	100 g	840
Sojabohnen	100 g	810
Erdnüsse	100 g	710
Linsen	100 g	710
Lachs	100 g	660
Weizenkeime	50 g	420
Emmentaler Käse	30 g	330

Da die meisten pflanzlichen Lebensmittel, Eier und Milch nur kleine Mengen an Histidin enthalten, könnten Vegetarier Gefahr laufen, zu wenig Histidin zuzuführen. Bei Mangelerscheinungen vermag Histidin zu helfen, die entsprechenden Körperspeicher wieder aufzufüllen.

Zufuhrempfehlungen

Der tägliche Bedarf bei gesunden Erwachsenen, um den normalen Histidin-Verbrauch zu kompensieren:

	täglicher Bedarf
Histidin	8–12 mg/kg Körpergewicht

Histidin wird normalerweise im Bereich von 1–4 g pro Tag eingenommen. Histidin wird auf nüchternen Magen besser absorbiert.

Anwendungsgebiete

Anämie (Blutarmut): Ein niedriger Histidin-Status kann die Hämoglobinbildung beeinträchtigen. Hisitidin kann daher bei gewissen Anämieformen helfen, bei denen die Produktion von Hämoglobin gestört ist.

Arthritis: Da bei Personen mit rheumatischer Arthritis Histidin vermehrt abgebaut wird, haben diese oft einen niedrigen Histidinspiegel im Blut und in den Gelenkflüssigkeiten. Je niedriger der Histidinspiegel ist, um so stärker sind die Gelenkschmerzen und -versteifungen. Histidin-Supplemente können helfen, indem sie Entzündungen und Schmerzen reduzieren, besonders bei schwer erkrankten Patienten.

Streß (wie auch chronische Erkrankungen, Operationen oder Verletzungen) erhöhen den Bedarf an Histidin. Zu Zeiten von vermehrtem Streß wird Histidin zu 3-Methyhistidin umgewandelt, einem Stoffwechsel-Abbauprodukt, das im Urin ausgeschieden wird und als Marker für einen ungewöhnlich hohen Abbau von Muskelmasse und Proteinreserven dient.

Überdosierung

Es gibt keine Berichte über toxische Reaktionen, wenn Histidin an Erwachsene in Dosen von 1–4 g pro Tag verabreicht wird.

Literatur

Cho, E.S. et al.: Long term effects of low histidine intake on men. J. Nutr. 114 (1984) 369.

Gerber, D.A.: Treatment of rheumatoid arthritis with histidine. Clin. Res. 17 (1969) 351.

Pinals, R.S. et al.: Treatment of rheumatoid arthritis with L-histidine: A randomized, placebo-controlled, double-blind trial. J. Rheumatol. 4 (1977) 414.

Rennie, M.J. et al.: Urinary excretion and efflux from the leg of 3-methylhistidine before and after surgical operation. Metabolism 33 (1984) 250.

Glutaminsäure, Glutamin und Gamma-Aminobuttersäure (GABS)

Einleitung

Glutaminsäure kann in kleinen Mengen im Körper gebildet werden. Der größte Teil unseres Bedarfs an Glutaminsäure wird jedoch durch die Nahrung geliefert. Glutaminsäure wird hauptsächlich für die Proteinsynthese und für die Umwandlung zu Glutamin verwendet. Glutamin ist die Aminosäure, die im Körper in den größten Mengen vorkommt und die viele wichtige Funktionen hat, unter anderem die Umwandlung zu Gamma-Aminobuttersäure (GABS) im Gehirn.

Funktionen

Antioxidative Wirkung: Glutamin dient zusammen mit Cystein als Ausgangsmaterial zur Synthese von Glutathion, einem lebenswichtigen Antioxidans im Gewebe.

Beruhigende Wirkung: Glutamin wird (im Unterschied zu Glutaminsäure) vom Gehirn ohne Schwierigkeit aufgenommen und zu Gamma-Aminobuttersäure (GABS) umgewandelt. GABS ist eine wichtige Substanz, die eine beruhigende, besänftigende Wirkung auf die Nervenbahnen hat. Valium und andere benzodiazepinhaltige Medikamente üben ihre beruhigende Wirkung aus, indem sie die Aktion von GABS im Gehirn stimulieren.

Energieproduktion: Glutamin ist die wichtigste Energiequelle in den Zellen und wird in vielen Geweben des Körpers abgebaut, um Energie zu produzieren. Es ist als Energielieferant unentbehrlich für Darmwände und weiße Blutkörperchen.

Stabilisierung des Blutzuckerspiegels: Glutamin kann von der Leber aufgenommen und in Glukose umgewandelt werden und so den Blutzuckerspiegel im Gleichgewicht halten.

Vorkommen in der Nahrung

Glutaminsäurereiche Nahrungsmittel	Menge	mg
Schinken	100 g	2.660
Käse, Cheddar	30 g	1.600
Truthahn	100 g	1.330
Huhn, Brust	100 g	990
Vollmilch	1 dl	820
Hühnerei	1 mittleres	800

Viele proteinhaltige Lebensmittel sind reich an Glutaminsäure, aber Glutamin und GABS sind in der Nahrung nur in Spuren enthalten.

Zufuhrempfehlungen

Glutaminpräparate werden normalerweise in Dosierungen zwischen 2–12 g pro Tag verabreicht, während GABS-Supplemente gewöhnlich nur im Bereich von 1–3 g pro Tag eingenommen werden. Um die Synthese von Glutathion (→ Seite 203) und den Schutz vor Oxidation zu erhöhen, sollte Glutamin zusammen mit Cystein und Vitamin B_6 supplementiert werden.

Anwendungsgebiete

Alkoholismus: Glutamin kann Alkoholikern helfen, indem sie das Verlangen nach Alkohol unterdrücken und Angstzustände verringern.

Antioxidative Wirkung: Wird Glutamin zusammen mit Cystein eingenommen, kann der Glutathion-Spiegel in der Leber und im

Darm angehoben werden, was die antioxidative Wirkung dieser Gewebe erhöht.

Beruhigende Wirkung: GABS kann leicht beruhigende und besänftigende Wirkung haben, und deshalb kann durch Zufuhr von Glutamin reizbaren, nervösen, ängstlichen oder schlaflosen Menschen geholfen werden.

Hoher Blutdruck: GABS kann erhöhten Blutdruck senken.

Immunsystem: Da Glutamin die Hauptenergiequelle für Immunzellen darstellt, kann es das Immunsystem stärken. Die Produktion von weißen Blutkörperchen wird angeregt und ihre Funktion, besonders unter körperlichem Streß, positiv beeinflußt.

Magen-Darm-Trakt: Da Glutamin prinzipiell eine wichtige Energiequelle für die Darmzellen ist, kann Glutamin bei Patienten mit Morbus Crohn, Colitis ulcerosa, entzündlichem Durchfall oder nach einer Darmoperation günstig sein. Glutamin vermag auch Schäden an der Innenwand des Verdauungstraktes, wie Magengeschwüre oder Gastritis (Magenentzündung), die auf Aspirin oder Alkohol zurückzuführen sind, entgegenzuwirken.

Streß: Zu Zeiten physischen Stresses – z.B. nach Verletzungen, größeren Operationen, Verbrennungen und bei chronischen Krankheiten – kommt es zu einem deutlich erhöhten Bedarf an Glutamin im Darm, in der Leber und für die Versorgung des Immunsystems. In solchen Situationen ist die körpereigene Glutaminsäure-Bildung im allgemeinen bereits nicht ausreichend, um den erhöhten Bedarf zu decken. Besonders wichtig wird die Supplementierung jedoch, wenn der Patient nur geringe Proteinreserven hat.

Überdosierung

Sehr hohe Dosen von Glutamin können den Glutamat-Spiegel im Körper erhöhen, was in manchen Fällen Manie und Epilepsie verschlimmern kann. Menschen mit diesen Problemen sollten daher hohe Dosen an Glutamin meiden. Hohe Dosen an GABS verursachen Rötungen und Kribbeln der Haut.

Literatur

Curthoys, N.P., Watford, M.: Regulation of glutaminase activity and glutamine metabolism. Ann. Rev. Nutr. 15 (1995) 134.

De-Deyn, P.P. et al.: Epilepsy and the GABA-hypothesis: a brief review and some examples. Acta Neurol. Belg. 90 (1990) 65.

Hall, J.C. et al.: Glutamine. Br. J. Surg. 83 (1996) 305.

Hertz, L. et al (Eds.): Glutamine, glutamate and GABA in the central nervous system. Alan Liss, New York 1983.

McEntee, W.J., Crook, T.H.: Glutamate: its role in learning, memory, and the aging brain. Psychopharmacology Berl 111 (1993) 391.

Moskovitz, B. et al.: Glutamine metabolism and utilization: relevance to major problems in health care. Pharmacol. Res. 30 (1994) 61.

Petty, F.: GABA and mood disorders: a brief review and hypothesis. J. Affect Disord. 34 (1995) 275.

Stehle, P. et al.: Glutamin – ein unentbehrlicher Nährstoff bei metabolischem Streß. Ernähr.-Umschau 43 (1996) 318.

Squires, R.F., Saedrup, E.: A review of evidence for the GABergic predominance/glutaminergic deficit as a common etiological factor in both schizophrenia and affective psychoses. Neurochem. Res. 16 (1991) 1099.

Carnitin

Einleitung

Carnitin ist eine Aminosäure, die eine entscheidende Rolle bei der Verbrennung von Fett zu Energie spielt. Über 95% des Carnitingehaltes unseres Körpers sind in der Herz- und Skelettmuskulatur enthalten. Dies sind Gewebe, die besonders auf eine ausreichende Energieproduktion angewiesen sind. Carnitin kann aus der Nahrung aufgenommen oder in den Zellen aus Methionin und Lysin gebildet werden. Für diese Biosynthese werden Vitamine C, B_6 und Niacin mitbenötigt. In Zeiten eines erhöhten Bedarfs oder erhöhten Verbrauchs kann durch die Synthese von Carnitin im Körper nur eine unzureichende Versorgung geleistet werden und die Zufuhr von Carnitin aus der Nahrung (oder aus Supplementen) wird unerläßlich.

Funktionen

Energie-Stoffwechsel: Carnitin ist ein „Transport"-Molekül, das Fettsäuren in das Mitochondrium (das Zellorgan, in dem die Energieproduktion stattfindet) trägt, so daß sie zu Energie abgebaut werden können. Dieser Vorgang ist für die optimale Funktion des Herzmuskels und anderer Muskelzellen höchst wichtig.

Entgiftung: Carnitin spielt auch eine wichtige Rolle bei der Entgiftung der Leber und der Ausscheidung von körperfremden Sustanzen und Medikamenten. Carnitin transportiert die toxischen Stoffe aus der Leber, durch die Niere und mit dem Urin aus dem Körper.

Tierische Nahrungsmittel sind im Gegensatz zu pflanzlichen Lebensmitteln reich an Carnitin. Gemüse, Früchte und Cerealien enthal-

Vorkommen in der Nahrung

Carnitinreiche Nahrungsmittel	Menge	mg
Schaffleisch	100 g	210
Rindfleisch, Filet	100 g	60
Schweinefleisch, Filet	100 g	30
Huhn, Brust	100 g	7,5
Vollmilch	1 dl	2,0
Brot, Weizenvollkorn	100 g	0,2

ten kaum meßbare Carnitinmengen. Eine durchschnittliche Ernährung mit Fleisch, Milch und Eiern liefert ungefähr 100-300 mg Carnitin pro Tag. Da Vegetarier fast kein Carnitin mit der Nahrung zu sich nehmen, gehen sie ein erhöhtes Risiko für Mangelerscheinungen ein.

Zufuhrempfehlungen

Carnitin wird normalerweise im Bereich von 1,0–3,5 g pro Tag verabreicht. Es wird am besten auf nüchternen Magen absorbiert. Es sollte nur reines L-Carnitin als Supplement verwendet werden; D-Carnitin kann die Wirkung von L-Carnitin beeinträchtigen.

Anwendungsgebiete

Alzheimer-Krankheit: Carnitin (als Acetyl-Carnitin) kann Symptome bei Alzheimer-Demenz verbessern.

Diabetes: Carnitin erleichtert die Kontrolle über den Blutzuckerspiegel und erhöhte Blutfettwerte (besonders Triglyceride) werden gesenkt.

Entgiftung: Muß die Leber große Mengen an Chemikalien, Medikamenten und Alkohol über einen langen Zeitraum entgiften, können Carnitinspeicher in der Leber geleert werden und ein Carnitinmangel entsteht. Durch eine Supplementierung kann ein optimaler Carnitin-Status aufrechterhalten werden, der für diese Funktion so wichtig ist.

Herzkrankheiten: Carnitinpräparate fördern die Energieumwandlung im Herzmuskel und können deshalb Menschen mit Koronarsklerose und Angina pectoris helfen. Sie können die Zahl der Angina-pectoris-Erkrankungen reduzieren, Herzrhythmusstörungen vorbeugen und die Leistungsfähigkeit erhöhen, ohne daß krankhafte Symptome auftreten. Menschen mit Herzmuskelschwäche (Kardiomyopathie) und dekompensierter Herzinsuffizienz leiden oft unter einem Carnitinmangel und Supplemente können positive Wirkung haben.

Hohe Blutfettwerte: Menschen mit einem hohen Blutfett- und Cholesterinspiegel können positiv auf eine hohe Carnitinzufuhr reagieren. Carnitin kann den Triglycerid- und Gesamtcholesterin-Spiegel senken und gleichzeitig den HDL-Cholesterinwert (die schützende, gesunde Form des Cholesterins) anheben.

Körperliche Aktivität: Carnitin fördert den Abbau von Fett zu Energie und kann somit die Ausdauer erhöhen. Besonders bedeutsam kann es für Ausdauer-Sportarten sein, bei denen Fett ein wichtiger Energielieferant ist, wie z.B. bei Radtouren, Lauf- und Schwimmwettkämpfen über lange Distanzen.

Lebererkrankungen: Da die Carnitin-Biosynthese hauptsächlich in der Leber stattfindet, kann sie durch Zirrhose und Hepatitis beeinträchtigt werden. Menschen, die unter diesen Krankheiten leiden, kann mit Carnitin geholfen werden.

Müdigkeit: Bei Personen mit chronischer Müdigkeit kann Carnitin nützlich sein.

Muskelerkrankungen, wie z.B. Muskeldystrophie sind von einer gestörten Carnitin-Synthese gekennzeichnet; Carnitin kann helfen, die Speicher im Körper gefüllt zu halten.

Neugeborene sind der Gefahr eines Carnitinmangels ausgesetzt, da sie in hohem Maß auf Fettsäuren für die Energieproduktion angewiesen sind und weil die Fähigkeit zur Carnitin-Synthese bei ihnen noch nicht voll entwickelt ist. Im Gegensatz zu Muttermilch, die große Mengen an Carnitin enthält, kann Baby-Flaschennahrung wenig Carnitin liefern. Mit der Flasche ernährte Säuglinge können Carnitin benötigen, um Mangelerscheinungen vorzubeugen.

Schwangerschaft: Schwangere und stillende Frauen haben einen erhöhten Bedarf an Carnitin. Wenn die Nahrung zu kleine Mengen an Carnitin enthält, kann ein Mangel mit den Symptomen Müdigkeit und Schwäche entstehen.

Ungenügende Zufuhr von Bausteinen für die Carnitin-Biosynthese: Wenn die Bausteine für die Carnitin-Synthese (die Aminosäuren Lysin und Methionin, die Vitamine C, B_6 und Niacin) in unzureichenden Mengen vorhanden sind, ist die Carnitin-Bildung verschlechtert und Mangelzustände wahrscheinlich. Zum Beispiel kann die extreme Muskelschwäche bei Skorbut (die klassische Vitamin-C-Mangel-Krankheit) die Folge eines Carnitinmangels sein.

Überdosierung

Wird L-Carnitin in täglichen Dosen bis zu 4 g eingenommen, sind außer gelegentlichen und vorübergehenden Durchfällen keine Nebenwirkungen bekannt. Es gibt Berichte, wonach DL-Carnitin, das das potentiell toxische D-Isomer enthält, Muskelschwäche hervorrufen kann. Daher sollte nur L-Carnitin als Supplement verwendet werden.

Literatur

Brass, E.P., Hiatt, W.R.: Carnitine metabolism during exercise. Life Sci. 54 (1994) 1383.

Bowman, B.: Acetyl-carnitine and Alzheimer's disease. Nutr. Rev. 50 (1992) 142.

Carter, A.L. et al.: Biosynthesis and metabolism of carnitine. J. Child Neurol. 10 S2 (1995) 3.

Chierchia, S.L., Fragasso, G.: Metabolic management of heart disease. Eur. Heart J. 14 (1993) 2.

Goa, K.L., Brogden, R.N.: Carnitine: a preliminary review of its pharmacokinetics, and its therapeutic use in ischemic heart disease and primary and secondary carnitine deficiencies in relationship to its role in fatty acid metabolism. Drugs 34 (1987) 1.

Krahenbuhl, S.: Carnitine metabolism in chronic liver disease. Life Sci. 59 (1996) 1579.

Mintz, M.: Carnitine in HIV-1 infection / AIDS. J. Child. Neurol 10 S2 (1995) 40.

Pons, R., DeVivo, D.C.: Primary and secondary carnitine deficiency syndromes. J. Child Neurol. 10 S2 (1995) 8.

Schek, A. et al.: L-Carnitin: Sinn und Unsinn der Substitution einer körpereigenen Substanz. Ernähr.-Umschau 41 (1994) 9.

Starling, R.D. et al.: Relationships between muscle carnitine, age and oxidative status. Eur. J. Appl. Physiol. 71 (1995) 143.

Rebouche, C.J.: Carnitine function and requirements during the life cycle. FASEB J. 6 (1992) 3379.

Niedermolekulares Protein

Einleitung

Die gleichzeitige Verfügbarkeit aller essentiellen Aminosäuren ist für den ungestörten Gewebeaufbau unerläßlich – sie müssen jeden Tag in einer bestimmten Menge und einem bestimmten Verhältnis zugeführt werden. Fehlt nur eine essentielle Aminosäure, erfolgt ein Stillstand der anabolen Reaktionen und der Widerstand gegen pathogene, krankmachende Einflüsse sinkt. Die herkömmlichen Nahrungsproteine mit Molekulargewichten zwischen 2 und 6 Millionen (entsprechend Ketten von 20.000–50.000 Aminosäuren) werden im Darm nur zu 40–70 % aufgeschlossen und resorbiert. Bei Streß, Verletzungen und chronischen Krankheiten, also in Zeiten, in denen der Körper zusätzliche, qualitativ hochwertige Proteine braucht, kann die Aufnahme und die Bioverfügbarkeit von herkömmlichen, langkettigem Protein aus der Nahrung sogar in hohem Maße reduziert sein.

Niedermolekulares Protein (NP) ist ein Gemisch von kurzkettigen Proteinen (gewöhnlich aus Milch, Soja und/oder Bindegewebsprotein) mit einem Molekulargewicht zwischen 2.000 und 15.000 (entsprechend Ketten von 20–150 Aminosäuren). NP ist ein hochwertiges, komplettes Protein; die Ausnutzung von niedermolekularem Protein beträgt nahezu 100 %, da zu dessen Resorption nur ein stark reduzierter enzymatischer Aufwand durch den menschlichen Verdauungstrakt notwendig ist, der auch von stark geschwächten Patienten meist noch geleistet werden kann. Die Verwertung des NP ist daher um den Faktor 1,5–2 besser als diejenige üblicher Nahrungsproteine wie z.B. Fleisch.

Funktionen

Die durch enzymatischen Abbau aus hochmolekularen Nahrungsproteinen hergestellten Oligopeptide werden fast so schnell wie Glukose metabolisiert. Sie werden nach der Resorption sehr schnell zu Aminosäuren abgebaut; der Resorptionsmechanismus unterscheidet sich aber grundsätzlich von demjenigen der Resorption eines Gemisches freier Aminosäuren, die viel langsamer resorbiert werden und bei denen infolge gegenseitiger Behinderung auch Resorptionsstörungen vorkommen können.

NP regt die Verdauung durch vermehrten Speichelfluß, erhöhte Salzsäure-, Galle- und Dünndarmsekretion an und mobilisiert den Fettstoffwechsel. Es kommt daher vielfach zu einem Gewichtsverlust durch Fettabbau bei gleichzeitiger Steigerung des Muskelansatzes.

Zufuhrempfehlungen

Empfohlene Tagesmenge für das NP liegt bei ca. 0,4 g pro kg Körpergewicht, verteilt auf 2 Mahlzeiten. Sie beträgt also für einen 70 kg schweren Menschen etwa 28 g. 30 g NP entsprechen 200–750 g Tierfleisch je nach Herkunft oder Zubereitung oder 200–300 g Käse.

Der Gesamtproteinbedarf eines gesunden Erwachsenen, der normalerweise bei ca. 0,8 g pro Tag/kg Körpergewicht liegt, also für eine Durchschnittsperson bei ungefähr 45–55 g pro Tag, kann in gewissen Fällen (Operationen, Infektionen, Verbrennungen, grosse sportliche Leistungen etc.) bis auf 100–125 g pro Tag ansteigen.

Anwendungsgebiete

Die zusätzliche Zufuhr von NP bei eiweißunterversorgten Menschen hat eine positive

Wirkung auf Körpergewicht, Gesamteiweiß im Serum, das Serumalbumin, sowie auf den Serumspiegel der Gamma-Globuline, wodurch die Funktion des Immunsystems, die Blutzirkulation und auch die Resorption und Verwertung von Vitaminen und Mineralstoffen unterstützt werden.

NP ist angezeigt in allen Fällen, bei denen die Verdauungsfunktion oder das Resorptionsvermögen des Darms aus irgendeinem Grund gestört ist, bei Sonderernährung, bei Personen mit Kauschwierigkeiten, insbesondere auch in der Geriatrie und Pädiatrie.

Ganz allgemein ist es angezeigt in allen Fällen, bei denen es darauf ankommt, eine optimale Versorgung mit Aminosäuren zu gewährleisten, um geschädigten Organen die zu ihrer Regeneration notwendigen Bausteine zuzuführen, sowie in allen Fällen, bei denen der Proteinbedarf erhöht ist:

- in der Rekonvaleszenz
- bei allgemeinem Streß
- bei erhöhter Muskelarbeit (z.B. im Leistungssport)
- bei intensiver geistiger Arbeit
- bei starker psychischer Anstrengung
- bei Störungen der Haut und deren Anhangsgebilden (Haarausfall, brüchige Nägel)
- bei Arthritis
- bei schwer heilenden Wunden

Überdosierung

Eventuelle Überschüsse an NP werden der Energieerzeugung zugeführt und der überflüssige Stickstoff wird ausgeschieden. Da sowohl die Ausgangsmaterialien eßbar als auch die zur Herstellung verwendeten Abbaumethoden rein biologisch sind, bestehen gegen die Anwendung von NP keinerlei Bedenken.

Literatur

Biesalski, H.K. et al. (Eds.): Ernährungsmedizin. Georg Thieme Verlag, Stuttgart 1995.

Grimble, G.K.: The significance of peptides in clinical nutrition. Ann. Rev. Nutr. 14 (1994) 419.

Millward, D.J.: Can we define indispensable amino acid requirements and assess protein quality in adults? J. Nutr. 126 (1994) 1509.

Webb, K,E.: Intestinal absorption of protein hydrolysis products: a review. J. Anim. Sci. 68 (1990) 3011.

Weitere orthomolekulare Supplemente

Coenzym Q10

Einleitung

Coenzym Q10 ist eine körpereigene, orthomolekulare Substanz und wird auch „Ubiquinon" genannt. Es ist eine natürlich vorkommende Verbindung, die in unserer Nahrung in den meisten tierischen und pflanzlichen Lebensmitteln gefunden werden kann. Es wird auch von unseren Zellen synthetisiert (deshalb wird es normalerweise nicht als Vitamin betrachtet). Coenzym Q10 ist eine lebenswichtige Komponente der energieproduzierenden Zellreaktionen und ist in allen Körperzellen vorhanden, besonders große Mengen finden sich in Herz, Nieren und Leber. Der Bedarf des Gewebes an Coenzym Q10 wird durch Zellsynthese und durch Nahrungsquellen gedeckt.

Funktionen

Antioxidative Wirkung: Coenzym Q10 ist ein wichtiges fettlösliches Antioxidans (→ Seite 73); es hilft, Fette im ganzen Körper vor Peroxidation und Schäden durch freie Radikale (auch die, die mit Lipoproteinen im Blut und in den Zellwänden zu finden sind) zu schützen. Es wirkt im Zusammenspiel mit anderen Oxidationsabwehrprozessen, z.B. kann es „gebrauchtes" Vitamin E wiederherstellen, so daß das Vitamin erneut als Antioxidans genutzt werden kann.

Energie-Stoffwechsel: Coenzym Q10 spielt eine lebenswichtige Rolle bei der sauerstoffabhängigen Energieproduktion in den Mitochondrien (den „Brennöfen" der Zelle). Die Geschwindigkeit und Wirksamkeit des Atemzyklus für die Mitochondrien ist in hohem Maße von einem optimalen Coenzym-Q10-Spiegel abhängig. Deshalb ist der Coenzym-Q10-Spiegel in jenen Geweben am höchsten, welche die größte metabolische Aktivität haben (Herz, Leber, Nieren, Muskeln).

Vorkommen in der Nahrung

Coenzym Q10 ist in vielen Lebensmitteln zu finden, aber immer nur in kleinen Mengen. Sojabohnen, Walnüsse und Mandeln (einschließlich ihrer Öle), Fleisch, bestimmte Fischsorten (besonders reich in Makrelen und Sardinen), Nüsse, Weizenkeime und einige Gemüsearten (z.B. grüne Bohnen, Spinat, Kohl und Knoblauch) sind die besten Quellen. Sardinen enthalten zwar besonders viel Coenzym Q10, aber man müßte 1,6 kg Sardinen verzehren, um 100 mg Coenzym Q10 (die normale therapeutische Dosis) zu sich zu nehmen. Deshalb sind in Zeiten eines erhöhten Bedarfes Coenzym-Q10-Präparate der beste Weg, um die erforderliche Menge zuzuführen.

Zufuhrempfehlungen

Normalerweise nimmt man orale Coenzym-Q10-Zubereitungen in Dosierungen von 30–120 mg pro Tag. Eine orale Zufuhr von 60–100 mg Coenzym Q10 pro Tag verdoppelt den Spiegel im Blut. Supplemente beeinträchtigen die endogene Synthese von Coenzym Q10 nicht, d.h. der Körper erhält die gleiche Produktion aufrecht, auch wenn Nahrungsergänzungen eingenommen werden. Coenzym Q10 wird am besten absorbiert, wenn es in Form von Gelatinekapseln mehrmals täglich mit den Mahlzeiten eingenommen wird.

Anwendungsgebiete

AIDS: Menschen, die an AIDS erkrankt sind, haben oft einen niedrigen Coenzym-Q10-Spiegel. Supplemente können die Speicher im Körper füllen, Infektionen reduzieren und das Immunsystem stärken.

Diabetes: Coenzym Q10 vermag die Wirkung des Insulins zu unterstützen und hilft so, den Blutzuckerspiegel bei Diabetikern zu kontrollieren; Diabetiker haben oft einen niedrigen Coenzym-Q10-Spiegel.

Herzerkrankungen: Coenzym Q10 verbessert bei Patienten mit Herzinsuffizienz die Herzfunktion und den Herzrhythmus. Der Coenzym-Q10-Spiegel in Herzmuskelzellen ist bei Herzpatienten oft unnatürlich tief; Supplemente können helfen, einen optimalen Spiegel zu erhalten. Coenzym Q10 hilft, die myokardialen Zellen vor Schäden durch Mangel an Sauerstoff und Nährstoffen zu schützen. Coenzym Q10 kann von Vorteil für Menschen sein, die an Angina pectoris leiden (Coenzym Q10 kann die Häufigkeit und Heftigkeit von Angina-pectoris-Erkrankungen herabsetzen) und vermögen das Risiko für einen Herzinfarkt zu senken. Coenzym-Q10-Präparate können auch die Wahrscheinlichkeit einer gefährlichen Herzrhythmusstörung bei Menschen mit koronarer Herzerkrankung herabsetzen. Personen, die mit HMG-CoA-Reduktasehemmern behandelt werden, sollten Coenzym Q10 zusätzlich erhalten, da diese Medikamente sowohl die Cholesterin- als auch die Coenzym Q10-Synthese hemmen.

Hoher Blutdruck: Coenzym Q10 kann helfen, den Blutdruck bei Bluthochdruck-Patienten zu senken.

Krebs: Coenzym Q10 vermag die toxischen Nebenwirkungen von bestimmten Formen der Chemotherapie zu mildern. Es ist besonders wirkungsvoll, wenn es darum geht, durch Chemotherapie verursachte Schäden am Herzen zu minimalisieren.

Muskelschwächen: Bei Menschen, die an bestimmten Formen der Muskeldystrophie leiden, ist die Fähigkeit der Mitochondrien (Zellorgane) gestört, Sauerstoff zur Herstellung von Energie zu verwenden. Coenzym Q10 kann bei diesen Störungen helfen, indem es die Funktion der Muskelzelle stärkt und ihre Aktivität erhöht.

Körperlicher Streß aufgrund von Verletzungen, Operationen und chronischen Krankheiten erhöht den Bedarf an Coenzym Q10 erheblich. In diesen Situationen kann Coenzym Q10 helfen, einen optimalen Spiegel im Gewebe und die damit optimale Zellfunktion zu erhalten.

Sport: Coenzym Q10 kann eine positive Wirkung auf Personen haben, die intensiv trainieren, besonders wenn das Training über einen längeren Zeitraum ausgedehnt wird. Ausdauersportler haben einen deutlich erhöhten Bedarf an Coenzym Q10. Ausreichend gefüllte Körperspeicher können die maximale Sauerstoffaufnahme erhöhen, ein wichtiger Vorgang, der erlaubt, Sauerstoff zur Energieproduktion während des Trainings zu gebrauchen. Coenzym Q10 kann die Muskelschädigung bei Leistungssport verhindern und Muskelschmerzen verringern.

Übergewicht: Coenzym Q10 ist in der Lage, den Gewichtsverlust während einer energiereduzierten Diät zu fördern.

Zahnfleischentzündung und Parodontose: Coenzym Q10 kann Zahnfleischentzündungen, Zahnfleischbluten und Kieferknochenschwund bessern.

Überdosierung

Sogar bei sehr hohen Coenzym-Q10-Dosie-rungen (≥ 600 mg pro Tag) wurde über keine

signifikanten Nebenwirkungen berichtet. Einzelne Patienten können eine milde Form von Übelkeit oder Magen-Darm-Beschwerden spüren, wenn sie Coenzym Q10 einnehmen.

Literatur

Biomedical and Clinical Aspects of Coenzyme Q10. Volumes 1-7. Elsevier Scientific Publishers.; 1977 - 1993.

Coenzyme Q10. Mol. Aspects Med. 15. Suppl. 1994.

Digiesi, V. et al.: Effect of coenzyme Q10 on essential arterial hypertension. Curr. Ther. Res. 47 (1990) 841.

Edlund, C. et al.: Ubiquinon 10 protects neurons from virus-induced degeneration. J. Neurochem. 63 (1994) 634.

Folkers, K., Simonsen, R.: Two successful double-blind trials with coenzyme Q10 on muscular dystrophies and neurogenic atrophies. Biochem. Biophys. Acta 1271 (1995) 281.

Greenberg, S., Frishman, W.H.: Coenzyme Q10: A new drug for cardiovascular disease. J. Clin. Pharmacol. 30 (1990) 596.

Kamikawa, T. et al.: Effects of coenzyme Q10 on exercise tolerance in chronic stable angina pectoris. Am. J. Cardiol. 56 (1985) 247.

Kontush, A. et al.: Antioxidative activity of ubiquinol-10 at physiological concentrations in human low density lipoprotein. Biochem. Biophys. Acta 1258 (1995) 177.

Langsjoen, P.H. et al.: Effective and safe therapy with coenzyme Q10 for cardiomyopathy. Klin. Wochenschr. 66 (1988) 583.

Langsjoen, P.H., Folkers, K.: Long-term efficacy and safety of coenzyme Q10 therapy for idiopathic dilated cardiomyopathy. Am. J. Cardiol. 65 (1990) 521.

Mohr, D. et al.: Dietary supplementation with coenzyme Q10 results in increased levels of ubiquinol-10 within the circulating lipoproteins and increased resistance of human LDL to the initiation of lipid peroxidation. Biochem. Biophys. Acta 1126 (1992) 247.

Dimethylglycin

Einleitung

Dimethylglycin (DMG) ist eine körpereigene Substanz, die in den Zellen aller Pflanzen und Tiere gefunden werden kann. Der menschliche Körper bildet DMG nur in sehr geringen Mengen. Man weiß heute, daß die Anreicherung der Nahrung mit DMG das Umfeld der Zelle markant verbessern kann. DMG ist jedoch keine essentielle Substanz, es besitzt keine Vitaminfunktion und somit sind auch keine eigentlichen Mangelerscheinungen bekannt. Wie Cholin, Inositol, PABA und Orotsäure wird es als „vitaminähnliche Substanz" bezeichnet.

Funktionen

Aminosäure-Metabolismus: DMG ist an der Formierung der Aminosäuren Glycin und Serin, und weiter zu Kollagen (Bindegewebe-Protein) beteiligt.

Homocystein-Entgiftung: DMG fördert mit Hilfe der weiteren Cofaktoren wie Vitamin B_6, B_{12} und Folsäure die Umwandlung des Arteriosklerose-Risikofaktors Homocystein zu Methionin (→ Seite 201).

Vorkommen in der Nahrung

Als Abbauprodukt des sogenannten intermediären Stoffwechsels kommt DMG nur in geringen Konzentrationen in Nahrungsmitteln (z.B. Fleisch, Körnern und Samen) vor.

Zufuhrempfehlungen

Mittels kombinierter Nahrungsergänzungs-Präparate werden 20–50 mg DMG zugefügt. Für therapeutische Anwendungen sind tägliche Dosierungen von 100–300 mg (in gewissen Fällen bis 800 mg) empfohlen. DMG sollte zusammen mit dessen Cofaktoren Riboflavin (Vitamin B_2), Vitamin B_6, B_{12}, Niacinamid, Folsäure, Cholin und Magnesium, also zusammen mit einem orthomolekularen Multivitamin-Mineralpräparat, genommen werden.

Anwendungsgebiete

Arteriosklerose: DMG verbessert den Lipidstoffwechsel (Cholesterin, Triglyceride).

Diabetes und Hypoglykämie: DMG hilft den Zuckerstoffwechsel zu regulieren.

Immunität: DMG stimuliert das Immunsystem und kann Allergien und Asthma verbessern.

Leberstörungen: DMG vermindert Leberentzündungen bei Hepatitis oder hohem Alkoholkonsum.

Müdigkeit: DMG verbessert den Energie-Stoffwechsel und die Sauerstoff-Verwertung, DMG kann daher die Leistungsfähigkeit von Personen, welche unter Streß stehen, erhöhen und auch chronische Müdigkeit vermindern.

Überdosierung

DMG gilt als Substanz mit einer großen therapeutischen Breite – unerwünschte Nebenerscheinungen werden auch in höheren Dosierungen und bei Langzeitanwendungen kaum beschrieben.

Literatur

Allen, R.H. et al.: Serum betaine, N,N-DMG, and N-methylglycine levels in patients with cobalamin and folate deficiency and related inborn errors of metabolism. Metabolism 42 (1993) 1448.

Graber, C.D. et al.: Immunomodulating properties of dimethylglycine in humans. J. Infect. Diseases 43 (1981) 101.

Kendall, R.: N,N-dimethylglycine - A vital component of human metabolism. Da Vinci, Essex Jct., USA, 1983.

Reap, E.A., Lawson, J.W.: Stimulation of the immune response by DMG, a nontoxic metabolite. J. Lab. Clin. Med. 115 (1990) 481.

Para-Aminobenzoesäure

Einleitung

Para-Aminobenzoesäure (PABA) ist eine wasserlösliche Verbindung, die einen Teil der Folsäure-Struktur bildet.

Funktionen

Folsäure-Struktur: PABA ist eine unerläßliche Komponente von Folsäure.

Haar und Haut: PABA spielt eine wichtige Rolle bei der Erhaltung der Gesundheit von Haut und Haar.

Folgen von Mangelzuständen

- Verdauungsstörungen und Verstopfung
- Depression
- Müdigkeit
- Gereiztheit
- Kopfschmerzen
- Ergrauen der Haare

Vorkommen in der Nahrung

Die besten Quellen in der Nahrung sind: Leber, Vollkorn, Hefe, Weizenkeime, Melasse, brauner Reis und Weizenkleie. Muskelfleisch enthält nur kleinere Mengen.

Zufuhrempfehlungen

Obwohl man PABA in hohen Dosen bis zu 12 g pro Tag verabreicht hat, um schwere Autoimmun-Erkrankungen zu behandeln, können bei diesen Zufuhrmengen gegensätzliche Nebenwirkungen auftreten (siehe weiter unten). Als orthomolekulares Supplement zur Erhaltung der Gesundheit von Haut und Haar wird PABA gewöhnlich in oralen Dosen von 30–300 mg pro Tag verabreicht.

Anwendungsgebiete

Autoimmun-Störungen: PABA wird bei Menschen mit bestimmten Autoimmun-Erkrankungen unterstützend eingesetzt. Bei Lupus erythematodes kann PABA Hautverletzungen vermindern. PABA kann Menschen mit Sklerodermie helfen, indem sie die Versteifung von Haut und Bindehaut und die Folgesymptome reduziert.

Haut- und Haarpflege: PABA vermag eine positive Wirkung für Menschen mit Vitiligo (pigmentfreie Hautflecken) zu haben, eine Störung, die durch Pigmentverlust in der Haut gekennzeichnet ist. PABA hilft in Verbindung mit Pantothensäure, die Farbe von ergrauendem Haar zu erhalten oder wiederherzustellen.

Sonnenschutz: PABA ist ein wirksamer äußerlicher Sonnenschutz, der die Haut vor Schäden durch ultraviolette Strahlen abschirmt. Sie kann auch zur Schmerzlinderung nach Sonnenbrand und anderen Verbrennungen eingesetzt werden.

Überdosierung

Die chronische Einnahme von extrem hohen Dosen von PABA (> 5 g pro Tag) kann Hautrötung, Magersucht (Anorexia) und Übelkeit verursachen. Die Anreicherung der Leber mit PABA kann zu Leberschäden führen. PABA steht in Wechselwirkung mit Sulfonamiden (Antibiotika), deren Wirksamkeit durch hohe Dosen von PABA herabgesetzt wird. Bei äußerlicher Anwendung von PABA wird nicht selten über Allergien berichtet.

Literatur

Esposito, M. et al.: PABA suppression of cis-diammine-dichloroplatinum nephrotoxicity. Carcinogenesis 14 (1993) 2595.

Flindt-Hansen, H. et al.: The inhibitory effect of PABA on photocarcinogenesis. Arch. Dermatol. Res. 282 (1990) 38.

Shaw, A.A. et al.: The photochemistry of p-aminobenzoic acid. Photochem. Photobiol. 55 (1992) 647.

Inositol

Einleitung

Obwohl eine gewisse Menge Inositol in unserem Körper synthetisiert werden kann (der größte Teil im Gehirn, in den Nieren, in der Leber und in den Hoden), braucht der Mensch unter bestimmten Umständen Inositol aus der Nahrung oder in Form von Nahrungsergänzungen. Zur Synthese von Inositol wird eine ausreichende Menge von Niacin und Magnesium benötigt. Die aktive Form von Inositol ist **Myoinositol**.

Funktionen

Funktion der Zellmembranen: Myoinositol kommt in den Zellwänden des ganzen Körpers in größeren Mengen vor. Es hat strukturelle (Verankerung der Proteine in der Zellmembran) und funktionelle Aufgaben (Regulierung des Kalzium- und Natriumflusses durch die Zellmembranen).

Fett-Metabolismus: Myoinositol spielt eine wichtige Rolle bei der Regulierung des Fett-Metabolismus und der Fettausscheidung durch die Leber.

Neurotransmitter-Produktion: Myoinositol reguliert die Produktion von mehreren wichtigen Neurotransmittern. Dazu gehört auch die Umwandlung der Ausgangssubstanzen für die Aminosäuren Phenylalanin und Tyrosin zu den Neurotransmittern Dopamin und Norepinephrin.

Nervensystem: Myoinositol befindet sich in den Zellmembranen der Nervenstränge und nimmt so an der Übermittlung von Nervenimpulsen in die peripheren Nervenzellen teil.

Spermaproduktion: In den Hoden befindet sich besonders viel Myoinositol. Es spielt eine wichtige Rolle bei der Herstellung und im Reifungsprozeß der Spermien. Ein Inositolmangel hat eine deutliche Verminderung der Anzahl reifer Spermien zur Folge.

Folgen von Mangelzuständen

Anzeichen eines Inositol-Mangels
Fetteinlagerung in der Leber und erhöhter Blutfettspiegel
Gestörtes Wachstum bei Kindern
Haarausfall
Rötung der Haut
Nervöse Störungen bei Diabetikern

Vorkommen in der Nahrung

Inositolreiche Nahrungsmittel	Menge	mg
Melone	ein Viertel einer mittelgroßen Melone	335
Orange	1 mittlere	307
Vollkornbrot	1 Scheibe	288
Grapefruit	eine halbe mittlere	200

Am reichsten an Inositol sind Früchte, Nüsse, Bohnen und Samen. Frisches Gemüse und Früchte enthalten gewöhnlich mehr Inositol als gefrorene und in Dosen konservierte Produkte. Inositol findet man auch in Fleisch. Es wird aus tierischen Lebensmitteln sehr gut aufgenommen. Lezithin-Granulat enthält erhebliche Mengen an Inositol, zum größten Teil in der Form von Inositol-Phospholipiden.

Zufuhrempfehlungen

Die Inositol-Supplemente sollten in der Form von Myoinositol, der aktiven Form, verabreicht werden oder als sofort verfügbares Inositol-Phospholipid, wie es in Lezithin-Granulat vorkommt. Zur Behandlung von Krankheiten sollte Inositol (0,5–3,0 g pro Tag) verabreicht werden.

Anwendungsgebiete

Diabetes: Der Inositol-Metabolismus ist bei Diabetikern empfindlich gestört. Der Abbau von Myoinositol ist erhöht und der Transport von Myoinositol in die Zelle erschwert, wenn der Blutzuckerspiegel hoch ist. Die Menge von Myoinositol in den Nerven ist bei Diabetikern ungewöhnlich gering, was zur schlechten Funktion der peripheren Nervenbahnen beiträgt. Inositol-Supplemente können den Tastsinn und die Bewegungskoordination bei Diabetikern mit Nervenstörungen verbessern. Außerdem können Supplemente die Funktion von Nieren und Blutgefäßen schützen sowie den Vitamin-C-Metabolismus verbessern, der bei Diabetikern oft gestört ist.

Hoher Alkoholkonsum: Inositol-Supplemente vermögen Fettablagerungen in der Leber und Leberschädigungen vorzubeugen, die durch starken Alkoholkonsum verursacht werden.

Hohe Blutfettwerte: Myoinositol bewirkt zusammen mit Niacin die Senkung des LDL-Cholesterins und die Erhöhung des HDL-Cholesterins (→ Seite 329).

Schlaflosigkeit: Inositol kann als natürliches Mittel zum Einschlafen versucht werden, insbesondere wenn es zusammen mit Kalzium und Magnesium eingenommen wird.

Überdosierung

Es gibt keine Berichte über toxische Reaktionen auf Inositol bei gesunden Erwachsenen. Bei der normalen Dosis von 3 g pro Tag wurden keine unerwünschten Wirkungen von Myoinositol festgestellt, und selbst wenn sehr hohe Dosen von 20 g pro Tag über einen kurzen Zeitraum eingenommen wurden, zeigten sich keine schädlichen Nebenwirkungen.

Literatur

Aukema, H.M., Holub, B.J.: Inositol. In: *Shils, M.E., Olsen, J.A., Shike, M.* (Eds.): Modern Nutrition in health and disease. Lea & Febiger, Philadelphia PA 1994.

Clements, R.S.: Review of myo-inositol and sorbinil studies. Clin. Physiol. 5 (1985) 90.

Downes, C.P. et al.: Myo-inositol metabolites as cellular signals. Eur. J. Biochem. 193 (1990) 1.

Holub, B.J.: Metabolism and function of myo-inositol and inositol phospholipids. Ann. Rev. Nutr. 6 (1986) 563.

Maresh, C.M. et al.: Dietary supplementation and improved anaerobic performance. Int. J. Sports Nutr. 4 (1994) 387.

Simmons, D. et al.: Abnormal myo-inositol influx in human leucocytes in diabetes but not specifically in diabetic neuropathy. Diabetes 41 (1992) 760.

Melatonin

Einleitung

Melatonin ist ein Hormon, das von der *Zirbeldrüse* produziert wird, einer kleinen erbsenförmigen Drüse im Gehirn. Melatonin reguliert den Schlaf-Wach-Rhythmus; es ist unser innerer Zeitgeber, der uns sagt, wann wir schlafen oder wach sein müssen. Außerdem hat die neuere Forschung noch andere Wirkungsweisen von Melatonin entdeckt, wozu ein weitreichender Effekt als Antioxidans im ganzen Körper und die Regulation des Reproduktions- und Immunsystems gehören. Der Melatoninspiegel ist während der Kindheit und im Jugendalter am größten. Mit dem Alter fällt der Melatoninspiegel: im Alter von 60 Jahren produziert die Zirbeldrüse ungefähr noch die Hälfte der Menge, die sie mit 20 Jahren ausschüttet.

Funktionen

Antioxidative Wirkung: Melatonin ist ein wichtiges, fettlösliches Antioxidans. Es ist im Zusammenspiel mit anderen Antioxidantien wirksam, z.B. stimuliert es die Aktivität von Glutathionperoxidase (einem wichtigen antioxidativen Enzym).

Alterungsprozeß: Die verminderte Produktion von Melatonin durch die Zirbeldrüse bei älteren Menschen (die Melatonin-Ausscheidung sinkt besonders nach dem 50. Lebensjahr) mag zu den degenerativen Veränderungen beitragen, die mit dem Alterungsprozeß verbunden sind. Bei Tieren vermag Melatonin die Lebenserwartung zu erhöhen, die Zelldegeneration zu stoppen und den Zusammenbruch des Zellerneuerungssystems und der Schilddrüsenfunktion zu verhindern.

Auswirkung auf den Stoffwechsel: Melatonin spielt eine Rolle bei der Steuerung des Stoffwechsels, des Blutdrucks und der Körpertemperatur. Melatonin kann die Körpertemperatur und den Blutdruck senken. Es kann als Bote wirken, der den Metabolismus an eine veränderte Nahrungsaufnahme anpaßt: Verlangsamung des Stoffwechsels bei geringer Energieaufnahme, erhöhte Stoffwechselaktivität in Zeiten hoher Energieaufnahme.

Immunsystem: Tierversuche geben Hinweise darauf, daß Melatonin das Immunsystem stärkt, indem die Reaktion der Körperzellen und der Antikörper auf Bakterien, Viren und fremdes Protein angeregt wird.

Schlaf-Wach-Rhythmus: Mit der Ausscheidung von Melatonin kontrolliert die Zirbeldrüse die biologische Uhr des Körpers, den inneren Mechanismus, der unseren Wach- und Schlafzustand reguliert. Die Ausschüttung von Melatonin erfolgt zyklisch; hohe Dosen während der Nacht (der Blutspiegel erhöht sich in der Nacht um mehr als das 10fache, mit Spitzenwerten zwischen 2.00 und 4.00 Uhr). Melatonin hat leicht einschläfernde und beruhigende Wirkungen und führt zu Schläfrigkeit und Schlaf.

Zufuhrempfehlungen

Melatonin wird gut absorbiert, wenn es oral eingenommen oder unter der Zunge aufgelöst wird. Gewöhnlich werden Melatonin-Supplemente von 0,5–5 mg angeboten. Wenn es wegen seiner schlaffördernden Wirkung verabreicht wird, sollte es eine halbe bis eine Stunde vor dem Schlafengehen auf leeren Magen eingenommen werden.

Anwendungsgebiete

Jet-lag: Melatonin kann die Symptome des „Jet-lags" wirkungsvoll reduzieren. Melatonin sollte eine Woche bis zehn Tage lang eingenommen werden, nachdem man in die neue Zeitzone gereist ist. Es hilft so, die innere Uhr auf den richtigen Schlaf-Wach-Rhythmus zu stellen.

Krebs: Bei In-vitro- und Tierversuchen hat sich Melatonin als wirkungsvolles Mittel gegen das Wachstum von bestimmten Krebszellen gezeigt (besonders Brustkrebszellen). Es bietet Schutz gegen einige Krebsarten, die durch Chemikalien und Strahlung verursacht werden. Obwohl die Mechanismen im einzelnen noch unklar sind, könnten sie in einem Zusammenhang mit der antioxidativen Wirkung von Melatonin auf das Immunsystem stehen.

Medikamente: Häufig verwendete Medikamente können den Melatonin-Metabolismus und die Melatonin-Wirkung beeinträchtigen. Betablocker, die zur Behandlung von Bluthochdruck und/oder Herzerkrankungen eingenommen werden, beeinflussen die Melatonin-Produktion negativ. Benzodiazepine (wie z.B. Valium) unterbrechen den gewöhnlichen Melatonin-Zyklus während Schlaf- und Wachphasen und können bei manchen Menschen eine entgegengesetzte Wirkung haben, obwohl sie oft als Schlafmittel verschrieben werden. Menschen mit Schlafstörungen, die diese Medikamente benutzen, können positiv auf Melatonin reagieren.

Schlafstörungen: Melatonin ist ein mildes Schlafmittel. Es ist besonders wirksam bei älteren Menschen, deren Melatonin-Ausschüttung während der Nacht reduziert ist und die deshalb an Durchschlafstörungen leiden. Melatonin verkürzt die Einschlafzeit, reduziert das Aufwachen während der Nacht und vermindert Schläfrigkeit während des Tages. Bei den meisten Menschen verursacht es keinen „Kater" am Morgen (Stimmung und Leistungsfähigkeit am Morgen sind nicht beeinträchtigt).

Strahleneinwirkung: Melatonin hilft durch seine antioxidative Wirkung unser DNS (Erbmaterial) vor Schäden durch Strahlungen (Umweltstrahlungen, Sonnenlicht, Röntgenstrahlen) zu schützen.

Verzögerung des Alterungsprozesses: Ältere Menschen, bei denen die körpereigene Produktion von Melatonin durch die Zirbeldrüse aufgehört hat, können positiv auf Melatonin-Supplemente reagieren. Der normale tägliche Schlaf-Wach-Rhythmus kann wiederhergestellt werden, Zellkomponenten (z.B. DNS) werden vor dem vorzeitigen, altersbedingten Abbau geschützt und Melatonin hilft, ein gesundes Funktionieren der Gonaden (Geschlechtsdrüsen) und der Schilddrüse aufrechtzuerhalten.

Überdosierung

Bei der Einnahme von Dosen in der Höhe von 1–5 mg wurden seltene, milde Nebenwirkungen festgestellt: Schlaflosigkeit (9%), Kopfschmerzen (3%), Schwindel (3%), Übelkeit (1%). Melatonin wurde den Patienten jedoch in den meisten Studien während einer begrenzten Zeit verabreicht – gewöhnlich während Tagen oder einigen Wochen. Die Auswirkungen einer Zufuhr über Monate und Jahre sind unbekannt. Sehr hohe Dosen können zur Unterbrechung des Menstruationszyklus bei jungen Frauen oder bei einzelnen, anfälligen Personen zu Depressionen führen. Wenn Melatonin während des Tages eingenommen wird, kann es leichte Ermüdungserscheinungen und Schläfrigkeit hervorrufen.

Literatur

Brzezinski, A.: Melatonin in humans. N. Engl. J. Med. 336 (1997) 186.

Cohen, M. et al.: Hypotheses: Melatonin/steroid combination contraceptives will prevent breast cancer. Breast Cancer Res. Treat. 33 (1995) 257.

Conti, A., Maestroni, G.J.: The clinical neuroimmunotherapeutic role of melatonin in oncology. J. Pineal Res. 19 (1995) 103.

Dollins, A.B. et al.: Effect of pharmacological daytime doses of melatonin on human mood and performance. Psychopharmacol. Berl. 112 (1993) 490.

Garfinkel, D. et al.: Improvement of sleep quality in elderly people by controlled release melatonin. Lancet 346 (1995) 541.

Lewy, A.J. et al.: Phase shifting of the human circadian clock using melatonin. Behav. Brain Res. 73 (1996) 131.

Morrey, K.M. et al.: Activation of human monocytes by melatonin. J. Immunol. 153 (1994) 2671.

Petrie, K. et al.: A double-blind trial of melatonin as treatment for jet-lag in an international cabin crew. Biol. Psychiatry 33 (1993) 526.

Pfitzer, S., Boll, M.: Vom Sein und Schein des Melatonins. Ernähr.-Umschau 43 (1996) 398.

Reiter, R.J. et al.: A review of the evidence supporting melatonin's role as an antioxidant. J. Pineal Res. 18 (1995) 1.

Ronco, A.L., Halberg, F.: The pineal gland and cancer. Anticancer Res. 16 (1996) 2033.

Ernährung durch die verschiedenen Lebensabschnitte

Schwangerschaftsplanung

Die Bedeutung der Ernährung vor der Empfängnis

Bei der Planung einer Schwangerschaft spielt die Ernährung lange vor der Empfängnis eine wichtige Rolle. Obwohl der Ernährung während der eigentlichen Schwangerschaft sehr viel Beachtung zukommt, ist die beste Möglichkeit, für einen günstigen Schwangerschaftsverlauf und ein gesundes Baby zu sorgen, die, *zum Zeitpunkt der Empfängnis in gesundheitlicher Bestform zu sein*, vor allem, was die Ernährung anbelangt. Der richtige Zeitpunkt, mit der Ernährung Ihres Babies anzufangen, liegt Jahre vor seiner Geburt (→ Abb. 23).

Eine entsprechende Ernährung während der *präkonzeptionellen Periode* – d.h. einige Monate vor der Empfängnis und in den ersten paar Schwangerschaftswochen – kann für eine erfolgreiche Schwangerschaft ausschlaggebend sein. Ein Großteil der entscheidenden Entwicklung des Fötus geht in den ersten acht Wochen der Schwangerschaft vor sich, also zu einer Zeit, wo viele Frauen überhaupt noch nicht wissen, daß sie schwanger sind. Während der ersten Schwangerschaftswochen reagiert der winzige, sich langsam entwickelnde Embryo besonders empfindlich auf Mangelernährung, Alkohol, Umweltgifte und andere schädliche Einflüsse. Es kann zu spät sein, mit einem gesunden Ernährungsprogramm anzufangen und sich von Drogen, Medikamenten und Giften fernzuhalten, wenn die Schwangerschaft – meistens erst im Laufe des ersten Trimesters – bestätigt wird. Daher sollten Frauen, die eine Schwangerschaft erwägen, lange vor der eigentlichen Empfängnis für eine Ernährung von hoher Qualität sorgen und sich möglichst wenigen Umweltgefahren aussetzen.

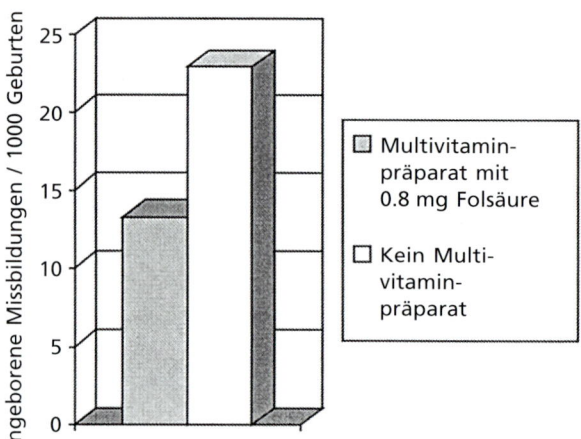

In einem randomisierten, kontrollierten Versuch erhielten 4150 Frauen, die eine Schwangerschaft planten, entweder ein Multivitaminpräparat mit 0,8 mg Folsäure oder ein Kontrollpräparat. Das Präparat wurde mindestens 1 Monat vor der Konzeption bis wenigstens zum Datum der zweiten ausgebliebenen Menstruation genommen. **Geburtsfehler waren in der Kontrollgruppe, die kein Multivitaminpräparat erhielt, häufiger als in der supplementierten Gruppe.** Es wurden 6 Fälle von Neuralrohrdefekten in der nichtsupplementierten Gruppe, jedoch kein entsprechender Fall in der Vitamingruppe beobachtet. Aus: Czeizel AE et al, N Engl J Med 327 (1992) 1832.

Abb. 23: Vitamin-Supplemente reduzieren Risiko für Geburtsfehler

Ernährung und Geburtsfehler

Der Nährstoff Folsäure ist für Frauen, die schwanger werden möchten, von großer Bedeutung. Ein Folsäuremangel zum Zeitpunkt der Empfängnis und während der ersten Schwangerschaftswochen erhöht ganz erheblich die Häufigkeit von Geburtsfehlern. Im besonderen steigt bei Folsäuremangel die Wahrscheinlichkeit von Entwicklungsstörungen, von denen das Nervensystem und die Wirbelsäule betroffen sind. Diese Störungen heißen *Neuralrohrdefekte* und sind als Geburtsfehler weit verbreitet. Sie zählen zu den Hauptursachen für Fehlgeburten. In Westeuropa ist etwa eine von hundert Schwangerschaften von Neuralrohrdefekten betroffen.

Folsäure-Supplemente während der Monate vor der Empfängnis und in den ersten Monaten der Schwangerschaft vermindern das Risiko eines Neuralrohrdefektes oder eines anderen Geburtsfehlers beträchtlich. Wer während dieser Zeit ein Multivitamin-Supplement mit 0,4–0,8 mg Folsäure nimmt, senkt dadurch das Risiko um ein Drittel bis zur Hälfte. Alle Frauen im gebärfähigen Alter, die eine Schwangerschaft erwägen, sollten mindestens 0,4 mg Folsäure pro Tag zu sich nehmen, um das Risiko klein zu halten. In Westeuropa nimmt aber nur etwa jede zehnte Frau im gebärfähigen Alter 0,4 mg Folsäure über ihre gewohnte Ernährung auf.

Die Unterversorgung der Mutter mit einigen anderen Nährstoffen, unter anderem Thiamin, Riboflavin, Vitamin B_{12}, Vitamin A und Zink, kann das Risiko verschärfen, so daß andere Arten von Geburtsfehlern auftreten. Als Beispiel sei hier die sogenannte Hasenscharte genannt. Es ist für Frauen, die sich auf eine Schwangerschaft vorbereiten, von größter Bedeutung, vor der Empfängnis reichlich Nährstoffreserven anzulegen. Eine ausgewogene Ernährung mit einem Multivitamin-Mineral-Supplement von hoher Qualität zu verbinden ist eine gute Möglichkeit, dieses Ziel zu erreichen.

Nährstoff-Supplemente für Frauen, die eine Schwangerschaft erwägen	
Nährstoff	Empfohlene Tagesdosis
Vitamine	
Vitamin A	2.500 IE
Vitamin D	10–15 µg
Vitamin E	15–20 mg
Vitamin K	75–150 µg
Thiamin (B_1)	1,5–2,0 mg
Riboflavin (B_2)	1,6–2,2 mg
Niacin/Niacinamid	20 mg
Vitamin B6	2,5–5,0 mg
Pantothensäure	5–10 mg
Biotin	75–150 µg
Folsäure	0,8 mg
Vitamin B_{12}	3–5 µg
Mineralien	
Kalzium	1.200–1.500 mg
Magnesium	600–800 mg
Eisen	10–15 mg
Zink	15–20 mg
Jod	200 µg
Selen	75–150 µg
Kupfer	1,5–2,0 mg
Mangan	2–5 mg
Fluor	1–3 mg*
Chrom	100–200 µg
Molybdän	100–250 µg

* Nur dort, wo die Wasser- und Salzversorgung nicht fluoridiert ist.

Das Gewicht während der Schwangerschaft

Frauen, die eine Schwangerschaft planen, sollten bestrebt sein, ein normales Körpergewicht zu halten. Das Körpergewicht einer Frau *vor* der Schwangerschaft hat großen Einfluß auf das Wachstum des Fötus und auf den Schwangerschaftsverlauf.

Untergewicht

Frauen, die untergewichtig sind (< 90% des Idealgewichts), wenn sie schwanger werden, leben, selbst wenn sie im Laufe der Schwangerschaft entsprechend zunehmen, mit einem größeren Frühgeburten-Risiko. Auch ist die Wahrscheinlichkeit höher, daß ihre Babys kleiner und kränklicher zur Welt kommen als die Babys normalgewichtiger Frauen. Eine untergewichtige Frau sollte ihr Gewicht langsam erhöhen, indem sie auf eine ausgewogene Ernährung achtet, die sich aus nährstoffreichen, gehaltvollen Nahrungsmitteln zusammensetzt.

Übergewicht

Übergewichtige Frauen haben ebenfalls das höhere Risiko eines schwierigen Schwangerschaftsverlaufs zu tragen. Bei Frauen, deren Gewicht mehr als 30% über ihrem Idealgewicht liegt, treten weit häufiger schwerwiegende Gesundheitsprobleme der Mutter, beispielsweise Diabetes und Bluthochdruck während der Schwangerschaft, auf. Da von einer Gewichtsabnahme während der Schwangerschaft – selbst bei stark übergewichtigen Frauen – unbedingt abzuraten ist, sollten diese Frauen vor der Empfängnis abnehmen. Übergewichtige Frauen, die eine Schwangerschaft planen, *sollten schnelle „Blitzdiäten" vermeiden*, denn sie führen häufig zu Fehlernährung und können ernste Mängel an lebenswichtigen Nährstoffen zur Folge haben.

Das Absetzen der „Pille" vor der Schwangerschaft

Verhütungspillen können der ernährungsbedingten Gesundheit beträchtliche Schäden zufügen ($\rightarrow$ die Ausführungen dazu auf Seite 409). Sie beeinträchtigen die Aufnahme von Vitamin C, Vitamin B$_6$, Vitamin B$_{12}$ und Folsäure. Eine Frau, die eine Schwangerschaft plant, *sollte die Pille mindestens drei bis sechs Monate vor der geplanten Empfängnis absetzen* und sie durch andere Verhütungsmittel ersetzen. Während dieser Zeit sollte sie zusätzlich Vitamin C (etwa 500 mg pro Tag) und ein ausgewogenes Multivitamin-Präparat mit Mineralien nehmen, das reichlich B-Vitamine und mindestens 0,4 mg Folsäure enthält. So kann sie ihre Vitaminreserven aufstocken.

Die Ernährung des Vaters

Der Ernährungszustand des Vaters ist für die Planung der Empfängnis ebenso wichtig. Es ist wichtig, daß der Körper über reichlich Zink und Vitamin A, C und E verfügt, damit er große Mengen von gesunden, gleichmäßig ausgebildeten Samenzellen hervorbringen kann. Rauchen und übermäßiges Trinken verursachen Mißbildungen der Samenzellen und vermindern deren Anzahl. Wenn der Körper stark mit Blei, Quecksilber oder Cadmium belastet ist, kann das einen ungünstigen Einfluß auf die Qualität der Samenzellen haben und die Empfängnis beeinträchtigen.

Schwermetalltests

Paare, die eine Schwangerschaft in Erwägung ziehen und in Städten oder Industriegegenden leben, wo die Umwelt stark belastet ist, sollten gemeinsam darüber nachdenken, ob sie sich auf Schwermetalle hin untersuchen lassen sollten. Dies kann duch Haar- oder Bluttests geschehen. Eine Entgiftung, die den Körper von Schwermetallablagerungen befreit, kann die Chancen auf Empfängnis und auf eine gesunde Schwangerschaft erhöhen.

Literatur

Bendich, A.: Lifestyle and environmental factors that can adversely affect maternal nutritional status and pregnancy outcomes. Ann. NY Acad. Sci. 678 (1993) 255.

Block, G., Abrams. B.: Vitamin and mineral status of women of childbearing potential. Ann. NY Acad. Sci. 678 (1993) 245.

Centers for Disease Control: Recommendations for the use of folic acid to reduce the number of cases of spina bifida and other neural tube defects. MMWR 41 (1992) 14.

Gerhard, I., Runnebaum, B.: Schadstoffe und Fertilitätsstörungen, Genußgifte. Geburtsh. u. Frauenheilk. 52 (1992) 509.

Gerhard, I., Runnebaum, B.: Schadstoffe und Fertilitätsstörungen, Schwermetalle und Mineralstoffe. Geburtsh. u. Frauenheilk. 52 (1992) 383.

Institute of Medicine: Nutrition during Pregnancy. National Academy Press, Washington DC, 1990.

Keen, C.L., Zidenberg-Cherr, S.: Should vitamin-mineral supplements be recommended for all women of childbearing potential? Am. J. Clin. Nutr. 59 (1994) 532.

Pietrzik, K., Prinz-Langenohl, R.: Folsäure. In: *Biesalski H.K. et al.* (Eds.): Vitamine. Georg Thieme Verlag, Stuttgart 1997.

Rothman, K.J.: Teratogenicity of high vitamin A intake. N. Engl. J. Med. 333 (1995) 1369.

Ernährung während der Schwangerschaft

Eine Frau hat zu keinem anderen Zeitpunkt in ihrem Leben einen höheren Nährstoffbedarf, als während ihrer Schwangerschaft, denn jetzt „ißt sie für zwei". Der sich entwickelnde Fötus wird ausschließlich aus Nährstoffen gebildet, die aus der Nahrung der Mutter stammen, und daher ist die bestmögliche Ernährung eine zwingende Voraussetzung für das Wachstum des Fötus. Die Lebensgewohnheiten der Mutter gewinnen während der Schwangerschaft eine neue Bedeutung: Der Fötus reagiert sehr empfindlich auf Chemikalien aus der Umwelt, Schwermetalle, Drogen, Alkohol und Zigarettenrauch.

Die Rolle der Plazenta

Nährstoffe und Sauerstoff aus der Blutbahn der Mutter gelangen über die *Plazenta* (Mutterkuchen) zum Fötus. Ungeheure Mengen von Blut werden zur Plazenta befördert – gegen Ende der Schwangerschaft bis zu 30 Liter pro Stunde.

Die Plazenta ist weit mehr als ein einfacher Filter. Sie ist ein lebendiges Organ, das selbständig Nährstoffe aus dem Blut der Mutter zieht und sie an den Fötus weiterleitet. Viele Vitamine sind im Blut des Fötus in größeren Konzentrationen vorhanden als im Blut der Mutter. Zum Beispiel ist der Vitamin-C-Spiegel im Blut des Fötus etwa 50% höher als im Blut der Mutter. Überdies steuert die Plazenta sorgfältig die Konzentration der Mineralien, die zum Fötus gelangen – der Zinkspiegel ist beim Fötus höher als bei der Mutter, während man Kupfer im Blut des Fötus in geringeren Konzentrationen vorfindet als in dem der Mutter. Die Nährstoff-

übertragung wird während der letzten sechs Schwangerschaftswochen beschleunigt, damit das Baby bei der Geburt genügend Reserven hat: beispielsweise werden an jedem Tag des letzten Monats über 300 mg Kalzium via Plazenta zum Fötus weitergeleitet.

In der Vergangenheit wurde oft fälschlicherweise angenommen, daß die Plazenta den Fötus gegen alle schädlichen Stoffe abschirmen würde. Das Gegenteil ist der Fall: viele Drogen, Schwermetalle oder Medikamente, Industriechemikalien, Alkohol, Stoffe, die aus dem Rauch von Zigaretten stammen, und andere Gifte können die Plazenta vergleichsweise leicht durchqueren und dem Fötus Schaden zufügen.

Das Wachstum des Fötus

In den ersten beiden Monaten der Schwangerschaft entwickeln sich die Körperteile und Organe des Fötus sehr schnell. Nach neun bis zehn Wochen sind alle wichtigen Organsysteme vorhanden, das Herz beginnt zu schlagen und der Fötus kann sich bewegen. All das, obwohl er erst etwa sechs Gramm wiegt. Optimale, ausgewogene Ernährung ist in dieser Zeit sehr wichtig, denn der Embryo ist außerordentlich empfindlich auf Veränderungen in der Nährstoffzufuhr und die schädlichen Auswirkungen von Umweltgiften. Das Fehlen von Mikronährstoffen wie Folsäure und Zink während dieser heiklen Zeitspanne kann die Entwicklung beeinträchtigen und zu Geburtsfehlern und Fehlgeburten führen. In diesem Schwangerschaftsabschnitt müssen die werdenden Mütter sich nicht in erster Linie darüber

Gedanken machen, wieviel mehr sie essen, sondern vielmehr darüber, wie hoch die Qualität ihrer Nahrung ist und wie sie möglichen Umweltgiften aus dem Weg gehen können.

Während der verbleibenden Schwangerschaftsmonate bilden sich diejenigen Organe und Gewebe vollständig aus, die in den ersten beiden Monaten angelegt worden sind. Das Gewicht des sich entwickelnden Fötus steigt während des zweiten und dritten Trimesters von 6 g auf über 3000 g – also das Fünfhundertfache! – an. In der zweiten Hälfte der Schwangerschaft beansprucht das Wachstum des Fötus die Nährstoffreserven der Mutter sehr stark. Während dieser Zeit sind sowohl die Quantität als auch die Qualität der Nahrung wichtig.

Eines der Hauptziele einer Schwangerschaft besteht darin, ein Geburtsgewicht zu erreichen, das über 2500 g liegt. Babies, die bei der Geburt weniger als 2500 g wiegen, werden als Säuglinge mit niedrigem Geburtsgewicht (*low birth weight oder kurz LBW-Säuglinge*) eingestuft. Sie sind viel kränklicher als normalgewichtige Babies, haben häufiger Atembeschwerden und die Wahrscheinlichkeit, daß sie in den ersten Wochen ihres Lebens einen frühen Kindstod sterben, ist 40mal höher. Darüber hinaus gelingt es vielen LBW-Säuglingen nicht, „aufzuholen" – selbst bei ausreichender Ernährung nach der Geburt bleiben die meisten ein Leben lang kleiner als der Durchschnitt, und bei vielen zeigen sich längerfristig Störungen in der geistigen Entwicklung und Beeinträchtigungen des Intellekts. LBW-Säuglinge entwickeln auch eher im Laufe ihres weiteren Lebens chronische Gesundheitsprobleme. Schlechte Ernährung im Mutterleib kann also durchaus tiefgreifende Auswirkungen haben, die nach der Geburt nicht mehr rückgängig gemacht werden können.

Der Nährstoffbedarf während der Schwangerschaft

Gewichtszunahme

Eine normale, gleichmäßige Gewichtszunahme ist ein Merkmal eines reibungslosen Schwangerschaftsverlaufs. Im Durchschnitt nehmen Frauen in den mittleren Monaten der Schwangerschaft etwa 450 g pro Woche, in den letzten drei Monaten rund 400 g pro Woche zu. Die gesamte Gewichtszunahme während der Schwangerschaft bewegt sich zwischen 10,5 und 12,5 kg.

In Westeuropa nehmen viele Frauen während der Schwangerschaft zu stark zu. Dies kann sowohl dem Baby als auch der Mutter schaden. Eine übermäßige Gewichtszunahme erhöht die Wahrscheinlichkeit, ein größeres Baby zur Welt zu bringen, was die Niederkunft verlängern kann und wiederum die Wahrscheinlichkeit erhöht, daß das Baby während der Entbindung nicht mit genügend Sauerstoff versorgt wird. Bei der Mutter erhöht die starke Gewichtszunahme das Risiko von Bluthochdruck während der Schwanger-

Gewichtszunahme während der Schwangerschaft: Wie verteilt sich das Gewicht?	
	Gewicht (kg)
Säugling	3
Plazenta	0,5
Fruchtwasser	1
Vergrößerte Gebärmutter	1
Vergrößerte Brüste	1,5
Zusätzliches Blut der Mutter	2
Proteinreserven	1
Fettdepots der Mutter (Energiereserven für die Stillzeit)	1,5

schaft und erschwert die Rückkehr zum Normalgewicht nach der Entbindung, was wiederum das Risiko einer späteren Fettleibigkeit mit sich bringt.

Energie, Protein und Fett

Obwohl eine werdende Mutter „für zwei ißt", muß sie nicht gleich das Doppelte essen. Eine durchschnittliche Schwangere benötigt während der letzten sechs Schwangerschaftsmonate nur 300 zusätzliche Kilokalorien (kcal) pro Tag. Als Quelle von 300 zusätzlichen kcal pro Tag wären zwei Tassen Vollmilch, dazu ein Apfel oder eine Banane völlig ausreichend. Für die meisten schwangeren Frauen ist die Qualität der Nahrung weit wichtiger als deren Quantität. Eine Gewichtszunahme, die sich innerhalb der empfohlenen Skala (siehe oben) bewegt, ist das beste Anzeichen dafür, daß die Energiezufuhr angemessen ist. Eine Gewichtszunahme von mehr als einem halben kg pro Woche kann darauf hinweisen, daß zu viele Kalorien aufgenommen werden.

In der zweiten Schwangerschaftshälfte verdoppelt sich der Proteinbedarf – eine Frau, die vor der Schwangerschaft 40–50 g täglich benötigte, braucht jetzt 70–90 g Protein pro Tag. Hauptquellen für Nahrungsproteine in der Schwangerschaft sind Fisch, Fleisch, Milch und Milchprodukte, Eier und Getreideprodukte auf Vollkornbasis.

Die Ernährung einer Schwangeren sollte reich an den Omega-3-Fettsäuren EPA (Eicosapentaensäure) und DHA (Docosahexaensäure) sein. Diese Fettsäuren sind wichtige Bausteine für den Aufbau des Gehirns und der Augen des sich entwickelnden Babies. Während die meisten Gewebe im Laufe der Kindheit und der Pubertät weiterwachsen und sich fortwährend entwickeln, werden die Hirnzellen eines Menschen fast aus-

schließlich während der Schwangerschaft und im ersten Lebensjahr gebildet. Daher ist eine gute Versorgung mit essentiellen Fettsäuren (besonders mit Linolensäure und ihren Abkömmlingen EPA und DHA) während dieser Zeit lebensnotwendig. Erwachsene sind in der Lage, aus Linolensäure ein wenig EPS und DHS zu bilden, aber der Fötus kann das noch nicht, weil die dazu notwendigen Stoffwechsel-Werkzeuge noch nicht voll ausgebildet sind. Diese Fettsäuren müssen also von der Mutter an den Fötus weitergegeben werden.

Fettlösliche Vitamine

Der tägliche Bedarf an Vitamin D ist während der Schwangerschaft mehr als doppelt so hoch wie sonst. Schwangere Frauen sollten darauf achten, daß sie mehr Nahrungsmittel essen, die reich an Vitamin D sind. Darüber hinaus sollten sie sich regelmäßig im Freien aufhalten, da Sonnenlicht die Bildung von Vitamin D in der Haut fördert. Der Vitamin-E-Bedarf steigt ebenfalls, besonders in den letzten acht bis zehn Wochen der Schwangerschaft. Das Baby legt während dieser Zeit wichtige Fettreserven an, und zum Schutz dieser Fettdepots des Fötus wird Vitamin E benötigt. Gutgenährte Mütter verfügen über reichlich Vitamin-A-Reserven, mit denen sie den wachsenden Fötus versorgen können. (Selbst wenn der gesamte Vitamin-A-Bedarf des Fötus aus den mütterlichen Reserven gedeckt werden müßte, würden im Laufe der Schwangerschaft nur etwa 10% dieser Reserven aufgebraucht.) Daher ist es nicht notwendig, während der Schwangerschaft bedeutend mehr Vitamin A zu sich zu nehmen. Obwohl neugeborene Säuglinge oft an einem Vitamin-K-Mangel leiden und es empfohlen wird, Neugeborenen zusätzlich Vitamin K zu geben, hat es wenig Sinn, die Ernährung der Mutter damit anzureichern. Es läßt sich schlecht von der Mutter auf den Fötus übertragen und ergänzende Gaben von Vitamin K bei der Mutter haben keinen erkennbaren Einfluß auf den Vitamin-K-Spiegel des Fötus.

Wasserlösliche Vitamine

Eine Schwangerschaft treibt den Bedarf an allen B-Vitaminen regelrecht in die Höhe. Der Körper braucht jetzt etwa 50% mehr Thiamin, Riboflavin, Niacin und Vitamin B_{12} als vor der Schwangerschaft, und der Bedarf an Vitamin B_6, Folsäure und Vitamin C verdoppelt sich sogar. Mit Vitamin B_6 zum Beispiel muß der Fötus gleichmäßig versorgt werden – der Vitamin B_6 Spiegel im Blut des Fötus ist zwei- bis fünfmal höher als derjenige im Blut der Mutter. Weil der Fötus die Vitamin-B_6-Reserven der Mutter geradezu „auslaugt", werden diese zwischen dem vierten und dem achten Schwangerschaftsmonat, wenn der Fötus am schnellsten wächst, zusehends abgebaut, was bei vielen schwangeren Frauen zu Anzeichen eines Vitamin-B_6-Mangels führt. Auch sinkt bei den meisten Frauen der Folsäurespiegel während der Schwangerschaft um etwa ein Drittel, und ein gestörter Folsäure-Haushalt ist eine verbreitete Ursache für eine schwangerschaftsbedingte Anämie. Um das Wachstum des Fötus unterstützen zu können, ohne dabei Raubbau an den eigenen Reserven zu treiben, brauchen werdende Mütter mehr als doppelt soviel Folsäure wie Frauen, die nicht schwanger sind.

Mineralien und Wasser

Kalzium: Es werden während einer Schwangerschaft insgesamt 30–40 g Kalzium an den Fötus weitergegeben, der Großteil davon in der zweiten Schwangerschaftshälfte. Um diesen großen Bedarf abdecken zu können, verdoppelt der Körper für die Dauer der Schwangerschaft seine Aufnahmefähigkeit für Kalzium aus Nahrungsmitteln. Allerdings kann es selbst unter diesen Umständen sein, daß das Kalzium, das die Frauen aus ihrer Nahrung beziehen können (bei den meisten sind das etwa 600 mg pro Tag), nicht ausreicht, um den wachsenden Anforderungen des Fötus während des letzten Schwangerschaftsabschnittes gerecht werden zu können. Kalzium für den Fötus muß in diesem Fall aus den Knochen der Mutter bezogen werden. Wenn allerdings während der ganzen Schwangerschaft 1,0–1,2 g Kalzium pro Tag aufgenommen werden, kommt es zu keinem schwangerschaftsbedingten Knochenschwund. Bei dieser Versorgung werden schon früh in der Schwangerschaft, bevor sich die Bedürfnisse des Fötus bemerkbar machen, Kalziumreserven angelegt, die später dem Fötus zugänglich gemacht werden können. Daher ist eine Versorgung mit reichlich Kalzium schon zu Beginn der Schwangerschaft unentbehrlich - der Bedarf an Kalzium ist während der Schwangerschaft doppelt so hoch wie vorher.

Eisen: Weil der Körper der werdenden Mutter Millionen von neuen roten Blutkörperchen bildet, steigt der Eisenbedarf in der Schwangerschaft steil an. Die Mutter stellt sich auf diesen erhöhten Bedarf ein, indem sie die Aufnahmefähigkeit des Darms für Eisen stark erhöht. Schwangere Frauen können aus Nahrungsmitteln drei- bis fünfmal soviel Eisen schöpfen wie Frauen, die nicht schwanger sind. Trotzdem kann Eisen aus Nahrungsquellen bei den meisten Frauen den Schwangerschaftsbedarf nicht abdecken. Die mütterlichen Reserven werden stark strapaziert – in den letzten Schwangerschaftsmonaten sind sie oft kaum mehr vorhanden oder gar völlig aufgezehrt. Für die meisten Nährstoffe gilt, daß ein Mangel bei der Mutter mit einem Mangel beim Fötus einhergeht. Der Eisen-Stoffwechsel bildet insofern eine Ausnahme, als der Eisen-Haushalt beim Fötus selbst dann noch möglichst nah am Normalzustand gehalten wird, wenn die Eisendepots der Mutter schon erschöpft sind und sie anämisch wird.

Der Eisenbedarf ist während der Schwangerschaft doppelt so hoch wie sonst. Er wird bei etwa 30 mg pro Tag angesetzt. Soviel Eisen ist selbst aus der ausgewogensten Ernährung sehr schwer zu beziehen, und die meisten werdenden Mütter nehmen nicht annähernd soviel Eisen aus ihrer gewohnten Ernährung auf wie sie benötigen. Wenn der Eisenbedarf nicht abgedeckt wird, entwickelt sich sehr schnell eine Anämie. Die Folgen von Anämie sind Erschöpfung und Reizbarkeit bei der Mutter und gehemmtes Wachstum beim Fötus. Daher sind tägliche Eisen-Supplemente – als Teil eines Multivitamin-/Mineralpräparates – für schwangere Frauen sehr wichtig. Ergänzende Gaben von Eisen sollten gemeinsam mit Nahrungsmitteln eingenommen werden, die die Eisenaufnahme verbessern (Fisch und Fleisch, Vitamin-C-reiches Obst und Gemüse).

Magnesium: Während der Schwangerschaft sollte eine Magnesiumzufuhr von etwa 600 mg pro Tag beibehalten werden. Viele schwangere Frauen kommen aber nicht zu solchen Mengen. Besonders in der zweiten Schwangerschaftshälfte entwickeln viele Schwangere einen Magnesiummangel, der das Risiko von Bluthochdruck bei der Mutter und die Gefahr einer Frühgeburt erhöht. Ausdruck eines Mangelzustandes können nächtliche Wadenkrämpfe als Folge einer Übererregbarkeit der Muskeln sein.

Zink: Eine ungenügende Versorgung mit Zink erhöht die Risiken von niedrigem Geburtsgewicht, Geburtsfehlern und Beein-

trächtigungen in der Entwicklung des Gehirns beim Baby. Der Zinkbedarf steigt während der Schwangerschaft um etwa 50% und die Ernährung vieler Frauen kann diesen erhöhten Bedarf nicht abdecken. Bei den meisten Schwangeren sinkt der Zinkspiegel im Haar und Blut im Laufe der zweiten Schwangerschaftshälfte ab, was auf eine Erschöpfung der Reserven im Gewebe hindeutet.

Wasser: Der Wasserbedarf schnellt in der Schwangerschaft regelrecht in die Höhe, denn Wasser wird beim Ausbau des Blutvolumens der Mutter, zur Erhaltung des Fruchtwassers und zur Versorgung des Fötus benötigt. Etwa zwei Drittel des Gewichts, das während der Schwangerschaft zugenommen wird, ist Wasser. Werdende Mütter sollten acht bis zehn Tassen Flüssigkeit pro Tag trinken, wobei sie darauf achten sollten, daß diese Flüssigkeiten ihren Nährstoffbedürfnissen entsprechen (Fruchtsaft zum Beispiel ist ideal). Getränke, die Koffein, nährwertlose Süßstoffe und Alkohol enthalten, sollten vermieden werden (→ auch folgende Ausführungen über diese Stoffe in diesem Kapitel).

Mikronährstoffmangel und seine Auswirkungen auf die Schwangerschaft

In seinem schnellen Wachstum ist der Fötus sehr empfindlich auf ungenügende Mikronährstoff-Versorgung - die Entwicklung des Fötus kann selbst dann in Mitleidenschaft gezogen werden, wenn die Mutter keine erkennbaren Mangelerscheinungen zeigt. Die folgende Tabelle führt mögliche negative Auswirkungen eines Mikronährstoffmangels in der Schwangerschaft auf, sowohl für die Mutter als auch für das Baby.

Auswirkungen von Mikronährstoff-Mangel in der Schwangerschaft

Nährstoff	Auswirkungen auf die Mutter	Auswirkungen auf den Fötus bzw. den Säugling
▶ Eisen	Anämie	Niedriges Geburtsgewicht, Frühgeburt, erhöhte Kindersterblichkeit
▶ Folsäure	Anämie	Niedriges Geburtsgewicht, Geburtsfehler
▶ Jod	Beeinträchtigung der Schilddrüsenfunktion (Hypothyreose)	Schwerwiegende geistige und motorische Entwicklungsstörungen
▶ Kalzium	Bluthochdruckbedingte Schwangerschaftsstörungen (Toxämie), verminderte Knochendichte, erhöhtes Risiko einer späteren Osteoporose	Beeinträchtigte Entwicklung von Knochen und Zähnen, niedriger Kalziumspiegel im Blut, Rachitis
▶ Magnesium	Bluthochdruckbedingte Schwangerschaftsstörungen	Frühgeburt
▶ Thiamin (B$_1$)		Beri-Beri bei Säuglingen (Schwerer Thiaminmangel, der zu Herzversagen führt)
▶ Vitamin A	Anämie	Niedriges Geburtsgewicht, Frühgeburt
▶ Vitamin B$_6$	Bluthochdruckbedingte Schwangerschaftsstörung (Toxämie)	
▶ Vitamin D	Verminderte Knochendichte, erhöhtes Risiko einer späteren Osteoporose bei der Mutter	Beinträchtigte Entwicklung von Knochen und Zähnen, niedriger Kalziumspiegel im Blut, Rachitis
▶ Vitamin E		Geburtsfehler, spontaner Abort
▶ Zink		Geburtsfehler, Frühgeburt, niedriges Geburtsgewicht

Gefahren für die Schwangerschaft, die in Nahrung und Umwelt lauern

Alkohol

Regelmäßiger Alkoholgenuß während der Schwangerschaft kann verheerende Auswirkungen auf den Säugling haben. Alkohol verursacht eine ganze Reihe von Geburtsfehlern, die unter dem Oberbegriff *fötales Alkoholsyndrom (FAS)* zusammengefaßt werden. FAS ist durch einen abnormalen Gesichtsaufbau (kleine Augen, unterentwik-kelte Nase und Oberlippe und ungenügend ausgebildeter Oberkiefer), Beeinträchtigungen des Wachstums und der geistigen Entwicklung gekennzeichnet.

FAS ist in den Industrienationen die häufigste Ursache für geistige Zurückgebliebenheit bei Kindern. Sowohl Alkohol als auch sein giftiges Spaltprodukt *Acetaldehyd* können die Plazenta leicht überwinden und zum Fötus gelangen. Weil der Fötus nicht über Enzymsysteme verfügt, mit denen er Alkohol und Acetaldehyd abbauen könnte, zirkulieren diese Stoffe im Baby, während sie darauf warten, die Plazenta wieder zu überqueren und im Stoffwechsel der Mutter abgebaut zu werden. Dadurch wird der Fötus über lange Zeit hinweg hohen Alkoholkonzentrationen ausgesetzt.

Obwohl schweres FAS für gewöhnlich bei Babies von schweren Trinkern (mehr als sechs Drinks pro Tag) vorkommt, können kleinere Mengen Alkohol ebenfalls ungünstige Auswirkungen haben. Werdende Mütter, die sich mehr als drei Drinks pro Tag gönnen, verdoppeln dadurch das Risiko einer geistigen Entwicklungsstörung ihrer Kinder. Bereits ein bis zwei Drinks pro Tag erhöhen das Risiko einer Wachstumsstörung. Eine entsprechende Versorgung mit Vitaminen, Mineralien und essentiellen Fettsäuren kann Müttern, die weiterhin trinken, möglicherweise helfen, die üblen Folgen von Alkohol zu mildern. Da jedoch bis jetzt noch kein restlos sicherer Grenzwert für den Alkoholkonsum ermittelt werden konnte, sollte der Alkoholgenuß während der Schwangerschaft eingeschränkt oder – noch besser – unterlassen werden.

Koffein

Schwangere sollten möglichst wenig Koffein zu sich nehmen. Die Fähigkeit der Mutter, Koffein abzubauen, läßt während der Schwangerschaft nach – Abbau und Ausscheidung von Koffein durch den Stoffwechsel nehmen zwei- bis dreimal soviel Zeit in Anspruch wie sonst. Daher bleibt der Koffeinspiegel im Blut der Mutter über längere Zeitspannen hinweg erhöht. Koffein kann die Plazenta leicht überwinden und zum Fötus gelangen. Die Einnahme von mehr als 300 mg Koffein pro Tag (mehr als drei Tassen Kaffee pro Tag) während der Schwangerschaft ist schädlich für den Fötus – es beeinträchtigt dessen Wachstum und Entwicklung und erhöht das Risiko einer Fehlgeburt. Selbst wenn geringere Mengen

(etwa soviel, wie in zwei Tassen Kaffee enthalten ist) aufgenommen werden, verengt Koffein die Blutgefäße in der Plazenta und kann die Durchblutung bedeutend verschlechtern. Unter einer schlechten Durchblutung der Plazenta kann die Versorgung des Fötus mit Sauerstoff und Nährstoffen leiden. Schwangere Frauen sollten ihren Koffeinkonsum auf ein Mindestmaß beschränken, indem sie auf Kaffee, Schwarztee, Schokolade und Cola-Getränke verzichten.

Nahrungsmittelzusätze

Die nährwertlosen Süßstoffe Saccharin, Cyclamat und Aspartam sollten von Schwangeren gemieden werden. Saccharin kann die Plazenta überwinden und ist krebsfördernd, besonders wenn man ihm vom Mutterleib bis ins Erwachsenenalter ausgesetzt ist. Obwohl Aspartam selbst die Plazenta nicht überwinden kann, können es all seine Spaltprodukte. Aspartam wird von der Mutter in Aspartat, Phenylalanin und kleine Mengen Methanol aufgespalten. Die Auswirkungen von Methanol, einem stark giftigen Stoff, auf die Gesundheit des Fötus sind noch nicht erforscht.

Schwermetalle

Der sich entwickelnde Fötus ist sehr empfindlich auf die Giftigkeit von Quecksilber, Blei, Cadmium und Nickel. Auch Chemikalien, die in Industrie und Landwirtschaft zum Einsatz kommen, können ihm gefährlich werden. Schon geringe Mengen Blei, die von der Mutter über Nahrungsmittel und Wasser aufgenommen werden, können die Plazenta leicht überwinden. Wenn der Fötus mit Blei in Kontakt kommt, steigen die Risiken einer Frühgeburt und anderer Probleme. Darüber hinaus können die schädlichen Auswirkungen eines Kontakts mit Bleispuren im

Mutterleib lange nach der Geburt fortdauern und die geistige und motorische Entwicklung während der ganzen Kindheit beeinträchtigen und den IQ senken. Die Auswirkungen eines Kontakts mit Quecksilber während der Schwangerschaft sind noch verheerender und können schwerwiegende Geburtsfehler zur Folge haben. PCBs (Polychlorierte Biphenyle) sind häufig verwendete Industriechemikalien, die das Wachstum des Fötus verlangsamen und Geburtsfehler verursachen können.

Vitamin-A-Überschuß

Die Einnahme großer Mengen von Vitamin A während der Schwangerschaft kann Geburtsfehler zur Folge haben, darunter Mißbildungen des Schädels, des Gesichts, des Herzens und des zentralen Nervensystems. Die ständige Einnahme von mehr als 8.000 IE/Tag während der ganzen Schwangerschaft erhöht das Risiko, daß einer dieser Geburtsfehler auftritt. Schwangere Frauen sollten darauf achten, daß sich ihre gesamte tägliche Vitamin-A-Zufuhr um 2.500 IE bewegt. Ein Mangel an Cholin und Vitamin E kann die Giftigkeit von großen Mengen Vitamin A während der Schwangerschaft verstärken.

Tabak

Zigarettenrauch ist auch während der Schwangerschaft giftig. 22–47% der schwangeren Frauen sind Raucherinnen, und Mütter, die rauchen, leben mit einem größeren Früh- und Fehlgeburtenrisiko. Kinder, deren Mütter während der Schwangerschaft geraucht haben, können unter Umständen langfristig Störungen des körperlichen Wachstums und der geistigen Leistungsfähigkeit beibehalten. Diese negativen Auswirkungen hängen davon ab, wieviel geraucht wurde. Je größer die Anzahl der in der Schwanger-

schaft gerauchten Zigaretten, desto größer ist die Wahrscheinlichkeit, daß sie Schaden angerichtet haben. Rauchen kann die Durchblutung der Plazenta verschlechtern und damit die Versorgung des Fötus mit Sauerstoff und Nährstoffen einschränken. Auch senkt Rauchen während der Schwangerschaft bei der Mutter die Zink-, Vitamin-C-, Vitamin-B_6-, Folsäure- und Vitamin-B_{12}-Spiegel. Dies spiegelt sich auch im Nährstoff-Haushalt des Fötus wider – Plazenta und Fötus verfügen bei Raucherinnen über weit weniger Vitamin C und E als bei Nichtraucherinnen.

Schwangerschaftsbeschwerden

Sodbrennen, Übelkeit und Verstopfung

In der Schwangerschaft wird die Darmtätigkeit verlangsamt. Der Vorteil dieser Einrichtung besteht darin, daß eine langsamere Beförderung der Nahrung eine größere Nährstoffausbeute ermöglicht. Der Wirkungsgrad der Aufnahme von Eisen, Kalzium und Vitamin B_{12} ist während der Schwangerschaft wesentlich höher als sonst. Diese Umstellung bringt aber auch Probleme mit sich. Die verminderte Anspannung des Muskelrings am Ende der Speiseröhre führt dazu, daß Magensäure in die Speiseröhre gelangen kann, wo sie Reizungen und Beschwerden („Sodbrennen") verursachen kann. Sodbrennen kann durch kleine, über den Tag verteilte Mahlzeiten auf ein Mindestmaß beschränkt werden. Scharf gewürzte Speisen sollten vermieden werden, und es ist ratsam, unmittelbar vor körperlichen Anstrengungen oder sportlicher Betätigung keine Mahlzeiten zu sich zu nehmen. Weil der Rückfluß im Liegen in der Regel stärker ist, kann es hilfreich sein, das Kopfende des Bettes zu erhöhen und drei Stunden vor der Schlafenszeit nichts mehr zu essen oder zu trinken.

Übelkeit ist bei schwangeren Frauen verbreitet, besonders in der ersten Schwangerschaftshälfte. Normalerweise ist sie morgens schlimmer. Einfache Veränderungen der Eßgewohnheiten können die Symptome mildern helfen. Es kann nützlich sein, mehrmals kleinere Mahlzeiten zu essen. Es kann auch von Vorteil sein, den Umfang der Mahlzeiten zu verkleinern, indem man zwischen den Mahlzeiten viel Flüssigkeit trinkt. Viele Frauen schaffen bei Übelkeit Abhilfe, indem sie trockenen Toast und Kräcker essen, um ihren Magen zu beruhigen. Wenn diese Veränderungen nichts nützen, spricht die zusätzliche Einnahme von Vitamin B$_6$ (25–75 mg pro Tag) und Magnesium (200–500 mg pro Tag) bei Übelkeit oft gut an.

Weil die Darmtätigkeit verlangsamt ist und dem Stuhl mehr Wasser entzogen wird, ist Verstopfung ein Problem für viele schwangere Frauen. Dazu tragen auch andere Faktoren (darunter Bewegungsmangel) bei. Eine Versorgung mit reichlich Flüssigkeit und Nahrungsfasern kann helfen. (Die Nahrungsfaserzufuhr sollte nach und nach auf mindestens 25–30 g pro Tag erhöht werden. Dies geschieht am besten durch frisches Obst, Gemüse und Vollkornprodukte.) Zusätzliches Vitamin C (100–500 mg pro Tag) und regelmäßige, maßvolle sportliche Betätigung können ebenfalls hilfreich sein. Hämorrhoiden, eine weitere verbreitete Schwangerschaftsbeschwerde, können ebenfalls durch eine Anreicherung der Ernährung mit reichlich Nahrungsfasern und Flüssigkeit gemildert werden.

Hypoglykämie

Weil die Plazenta laufend Glukose für den Fötus aus dem Blut der Mutter zieht, entsteht bei schwangeren Frauen – morgens vor dem Frühstück oder wenn Mahlzeiten ausgelassen werden – viel schneller eine Hypoglykämie (leichter Schwindel, Benommenheit, nahende Ohnmacht oder Kopfschmerz). Darüber hinaus erhöht das Auslassen von Mahlzeiten das Keton-Niveau im Körper (Ketone sind Verbindungen, die beim Abbau von Fett zwecks Energiegewinnung entstehen). Ketone können die Plazenta überwinden und einen ungünstigen Einfluß auf die Entwicklung des Fötus ausüben. Werdende Mütter sollten auf regelmäßige Mahlzeiten und Zwischenverpflegung achten und lange Fastenzeiten vermeiden.

Diabetes

Eine Schwangerschaft stört das Insulin in seiner Fähigkeit, den Blutzuckerspiegel zu steuern. Die meisten schwangeren Frauen scheiden deshalb mehr Insulin aus, um diese Beeinträchtigung auszugleichen. Trotzdem werden etwa 5% der Schwangeren semidiabetisch (entwickeln einen hohen Blutzuckerspiegel) oder entwickeln einen echten Diabetes (und benötigen Insulinspritzen). Diabetes in der Schwangerschaft kann sowohl dem Baby als auch der Mutter schaden und das Risiko von Komplikationen während der Entbindung erhöhen. Weil Diabetes auftreten kann, ohne daß sich klar erkennbare Symptome zeigen, sollten sich alle Frauen in der Mitte der Schwangerschaft auf Diabetes hin untersuchen lassen. Ernährung und maßvolle sportliche Betätigung sind die Eckpfeiler der Vorsorge und der Behandlung von Schwangerschaftsdiabetes. Es kann helfen, regelmäßige kleine Mahlzeiten zu sich zu nehmen und mehr komplexe Kohlenhydrate und Nahrungsfasern, dafür weniger raffinierte Kohlenhydrate zu essen. Maßvolle sportliche Betätigung erhöht die Insulintätigkeit, und ergänzende Gaben von Zink, Chrom und

B-Vitaminen können von Nutzen sein. Bei etwa 98% der Frauen mit Schwangerschaftsdiabetes bildet sich die Störung nach der Niederkunft zurück.

Bluthochdruck und Toxämie in der Schwangerschaft

Etwa jede zehnte Frau entwickelt in der Schwangerschaft Bluthochdruck. Bei vielen ist er leicht und vorübergehend, aber eine bedeutende Anzahl unter ihnen entwickeln eine *Toxämie* – eine ernste Störung, die durch sehr hohen Blutdruck, Proteinverlust im Urin und Ödeme gekennzeichnet ist. Toxämie kann für Mutter und/oder Fötus tödlich sein. Glücklicherweise kann eine optimale Ernährung diese Störung vermeiden helfen. Sowohl eine zu große als auch eine zu geringe Gewichtszunahme kann das Risiko eines Bluthochdrucks während der Schwangerschaft erhöhen. Salzmangel kann ebenfalls das Risiko erhöhen, weshalb Schwangere nicht versuchen sollten, ihre Salzaufnahme einzuschränken. Eine schlechte Versorgung mit Kalzium und/oder Zink verschärft die Gefahr einer Toxämie. Ein Kalzium-Supplement von 2 g pro Tag während der Schwangerschaft kann das Risiko einer Toxämie um mehr als ein Drittel senken. Zusätzliches Vitamin B_6 (25–50 mg pro Tag) und/oder Nachtkerzenöl (GLS) kann ebenfalls gute Dienste bei der Vorsorge gegen bzw. der Behandlung von Toxämie leisten.

Vitamin- und Mineral-Supplemente in der Schwangerschaft

Nährstoffzusätze während der Schwangerschaft können eine ausgewogene, gesunde Ernährung nicht ersetzen. Andererseits kann eine ausgewogene Nahrung allein nicht garantieren, daß alle Bedürfnisse der Schwangeren in vollem Umfang abgedeckt sind. Wie gut können Schwangere den erhöhten Mikronährstoff-Bedarf, den die Schwangerschaft mit sich bringt, abdecken? In Westeuropa können viele werdende Mütter nicht genügend Mikronährstoffe aus ihrer Ernährung beziehen. Häufig reicht ihre Versorgung mit den Vitaminen B_6, D und E, mit Folsäure sowie den Mineralien Eisen, Kalzium, Zink und Magnesium nicht aus. Die durchschnittliche Eisenzufuhr zum Beispiel beträgt etwa 10 mg pro Tag, also weit weniger als die erforderlichen 30 mg pro Tag. Es vermag kaum zu überraschen, daß über drei Viertel der schwangeren Frauen Anzeichen von einem oder mehreren Nährstoffmängeln zeigen.

Es ist von entscheidender Bedeutung, sorgfältig auf die Ernährung zu achten – während die Nahrungsaufnahme nur um 15–20 % erhöht werden sollte, erhöht sich der Bedarf an manchen Mikronährstoffen um 50–200 %. Es ist wissenschaftlich erwiesen, daß ein ausgewogenes Multivitamin-/Mineralpräparat das Risiko von Geburtsfehlern (z.B. Neuralrohrdefekte und Hasenscharten) senkt. Darüber hinaus hilft es, gegen mögliche schwangerschaftsbedingte Störungen bei der Mutter (z.B. Anämie, Diabetes und Bluthochdruck) vorzusorgen.

Der Schlüssel zur Ernährungsergänzung während der Schwangerschaft heißt Ausgewogenheit. Vielen Frauen wird zum Beispiel ein Supplement verschrieben, das höhere Dosen Eisen und Folsäure enthält, aber ungenügend Zink. Sowohl Folsäure als auch Eisen vermindern die Aufnahmefähigkeit des Körpers für Zink - und ein Zinkmangel kann das Risiko von Komplikationen in der Schwangerschaft erhöhen. Auch die Versorgung mit Mineralien sollte ausgeglichen sein, mit den jeweils günstigsten Verhältnissen zwischen Zink und Kupfer, zwischen Kalzium und Phosphor bzw. Magnesium, etc.

Zusammenfassung

Eine optimale Ernährung – in Verbindung mit einem liebevollen und gesunden Umfeld, regelmäßiger körperlicher Betätigung und reichlich Ruhepausen – kann einer Frau dazu verhelfen, eine problemlose Schwangerschaft zu genießen. Hier noch einige Hinweise für gesundes Essen in der Schwangerschaft:

● Achten Sie auf eine ausgewogene Ernährung, die reichlich Nährstoffe enthält. Stellen Sie Ihre Mahlzeiten und Snacks jeden Tag aus Obst, Gemüse, Körnern, Milchprodukten und Proteinlieferanten (Fleisch, Eier, Hülsenfrüchte, Nüsse und Tofu) zusammen. Legen Sie Wert auf Nahrungsmittel, die viel Eisen, Kalzium, Vitamin D, Zink, Folsäure und Nahrungsfasern enthalten. Essen Sie in regelmäßigen Abständen kleine bis mittelgroße Mahlzeiten und wählen Sie nahrhafte Snacks.

● Essen Sie genug, um in einem wünschenswerten Tempo zuzunehmen. Die Gewichtszunahme sollte sich zwischen 10 und 12,5 kg bewegen, das entspricht etwa einem halben kg pro Woche im zweiten und dritten Trimester. Bei Frauen, die vor der Schwangerschaft untergewichtig waren, sollte die Gewichtszunahme am oberen Ende dieser Skala angesiedelt sein, bei vormals übergewichtigen Frauen am unteren Ende.

● Um zu genügend Kalzium und Vitamin D zu kommen, nehmen Sie mindestens dreimal täglich Milchprodukte (Vollmilch, Joghurt, Quark) zu sich, mit oder zwischen den Mahlzeiten.

● Damit Sie mehr Eisen aufnehmen können, ergänzen Sie Ihre Mahlzeiten mit Fleisch, Geflügel, Fisch oder Nahrungsmitteln, die reich an Vitamin C sind (z.B. Orangensaft, Brokkoli oder Erdbeeren).

● Salzen Sie Ihr Essen nach Belieben, aber übertreiben Sie nicht. Gesunde Frauen brauchen ihre Salzaufnahme während der Schwangerschaft nicht einzuschränken.

● Meiden Sie raffinierte Kohlenhydrate und Nahrungsmittel, die „mikronährstofflos" sind.

● Meiden Sie Nahrungsmittelzusätze und waschen bzw. schälen Sie frisches Obst und Gemüse gründlich, um landwirtschaftliche Chemikalien zu entfernen (wenn Sie keine biologisch angebauten Feldfrüchte bekommen können).

● Verzichten Sie auf Kaffee und andere koffeinhaltige Getränke oder schränken Sie zumindest Ihren Konsum (besonders um die Essenszeit) ein. Koffein beeinträchtigt die Aufnahme von Eisen, Zink und Mineralien.

● Meiden Sie Mikronährstoffe in Megadosen. Dies ist nicht der Zeitpunkt, um mit Unmengen von Nährstoffen zu experimentieren, denn optimale Ernährung ist eine Frage des Gleichgewichts. Sowohl zuviel als auch zuwenig können Schaden anrichten.

● Die einzige Möglichkeit, mögliche negative Auswirkungen von Alkohol auf den Fötus zu vermeiden, ist ganz auf alkoholische Getränke zu verzichten.

Empfohlene Nährstoffe während der Schwangerschaft

Nährstoffe	Empfohlene Tagesmenge (die sich aus Nahrungsquellen und Supplementen zusammensetzt)
Energie	2.400–2.600 kcal (für eine Frau, die 60 kg wiegt und durchschnittlich aktiv ist)
Protein (qualitativ hochstehende Quellen: siehe Text)	70–90 g
Mehrfach ungesättigte Fettsäuren (die die essentiellen Fettsäuren Linolsäure und Linolensäure liefern)	25–30 g
Omega-3-Fettsäuren (Linolensäure, EPS und DHS)	3–6 g
Nahrungsfasern	25–30 g
Vitamine	
Vitamin A	2.500 IE
Vitamin D	10–15 µg
Vitamin E	15–20 mg
Thiamin (B$_1$)	1,5–2,0 mg
Riboflavin (B$_2$)	1,6–2,2 mg
Niacin / Niacinamid	20 mg
Vitamin B$_6$	2,5–5,0 mg
Pantothensäure	5–10 mg
Biotin	75–150 µg
Folsäure	0,8 mg
Vitamin B$_{12}$	3–5 µg
Mineralien	
Kalzium	1.200–1.500 mg
Phosphor	1.200–1.500mg
Magnesium	600–800 mg
Eisen	30 mg
Zink	15–20 mg
Jod	200 µg
Selen	75–150 µg
Kupfer	1,5–2,0 mg
Mangan	2–5 mg
Fluor	1–3 mg*
Chrom	100–200 µg
Molybdän	100–250 µg

* Nur dort, wo die Wasser- und Salzversorgung nicht fluoridiert ist.

Literatur

Andrews, K.W. et al.: Prenatal lead exposure in relation to gestational age and birthweight: a review. Am. J. Indust. Med. 26 (1994) 13.

Baron, T.H. et al.: Gastrointestinal motility disorders during pregnancy. Ann. Int. Med. 118 (1993) 366.

Beattie, J.O.: Alcohol exposure and the fetus. Eur. J. Clin. Nutr. 46 (1992) 7.

Belizan, J.M., Villar, J., Gonzalez, L. et al.: Calcium supplementation to prevent hypertensive disorders of pregnancy. N. Engl. J. Med. 325 (1991) 1399.

Crawford, M.A.: The role of essential fatty acids in neural development: implications for perinatal nutrition. Am. J. Clin. Nutr. 57 (1993) 703.

Floyd, R.L. et al.: A review of smoking in pregnancy: effects on pregnancy outcomes and cessation efforts. Ann. Rev. Pub. Health. 14 (1993) 379.

Hinds, T.S. et al.: The effect of caffeine on pregnancy outcome variables. Nutr. Rev. 54 (1996) 203.

Institute of Medicine: Nutrition during Pregnancy. National Academy Press, Washington DC 1990.

Jovanovic-Peterson, L., Peterson, C.M.: Vitamin and mineral deficiencies which may predispose to glucose intolerance of pregnancy. J. Am. Coll. Nutr. 15 (1996) 14.

Keen, C.L. et al. (Eds.): Maternal Nutrition and Pregnancy Outcome. Ann. NY Acad. Sci. 678 (1993) 1-367.

Rothman, K.J.: Teratogenicity of high vitamin A intake. N. Engl. J. Med. 333 (1995) 1369.

Sahakian, V. et al.: Vitamin B_6 is effective therapy for nausea and vomiting of pregnancy: A randomized double-blind placebo-controlled study. Obstet. Gynecol. 78 (1991) 33.

Swanson, C.A., King, J.C.: Zinc and pregnancy outcome. Am. J. Clin. Nutr. 46 (1987) 763.

Viteri, F.E.: The consequences of iron deficiency and anemia in pregnancy. In: *Allen, L., King, J., Lonnerdal, B.* (Eds.): Nutrient Regulation during Pregnancy, Lactation and Infant Growth. Plenum Press, New York 1994.

Stillzeit und Säuglingsernährung

Die *Milchdrüsen* sind weit mehr als passive Milchreservoirs. Sie ziehen aus dem Blut der Mutter Wasser, Aminosäuren, Fette, Vitamine, Mineralien und andere Stoffe. Sie erzeugen auch viele neue Nährstoffe und Verbindungen und sondern eine einzigartige und komplexe Flüssigkeit ab, die auf die Bedürfnisse des menschlichen Säuglings geradezu maßgeschneidert ist. Die Milchdrüsen stimmen die Milchproduktion sorgfältig auf die Nachfrage beim Säugling ab. Im Durchschnitt produzieren die Milchdrüsen etwa 750 ml Milch pro Tag, aber stillende Mütter können unter Umständen weit mehr produzieren. Mütter, die Zwillinge oder Drillinge zu stillen haben, können 2000 bis 3000 ml Milch pro Tag produzieren.

Die Zusammensetzung der Muttermilch

Muttermilch ist eine bemerkenswert komplexe Substanz – es sind darin über 200 verschiedene Bestandteile gefunden worden.

Muttermilch hat verschiedene wichtige Aufgaben:

- Sie enthält alle Nährstoffe (Energie, Protein, essentielle Fettsäuren, Vitamine und Mineralien), die das Neugeborene braucht, um zu wachsen und sich zu entwickeln.

- Sie enthält Enzyme, die dem Neugeborenen helfen, Nährstoffe zu verdauen und aufzunehmen.

- Sie enthält Immunstoffe, die den Säugling vor Infektionen schützen.

- Sie enthält Hormone und Wachtumsstoffe, die das Wachstum des Säuglings beeinflussen.

Obwohl die Muttermilch grundsätzlich bei allen Frauen aus denselben Stoffen zusammengesetzt ist, unterscheiden sich die Konzentrationen der einzelnen Bestandteile von Frau zu Frau verhältnismäßig stark, was nicht zuletzt von ihrer Ernährung und ihrem Ernährungszustand abhängt.

In der ersten Woche nach der Geburt erzeugen die Milchdrüsen *Colostrum*. Colostrum ist gelblich, etwas dicker als die übliche Muttermilch und nicht so milchig. Die gelbliche Färbung liegt im hohen Beta-Carotin-Gehalt begründet. Colostrum enthält etwa zehnmal soviel Beta-Carotin wie Muttermilch. Große Mengen von Beta-Carotin und Vitamin E schützen das Neugeborene während des ersten Lebensabschnittes vor oxidationsbedingten Schäden. Colostrum ist auch reich an Immunproteinen, die helfen, das Neugeborene vor Infektionen im Verdauungstrakt zu schützen. Diese Immunstoffe legen sich wie eine Decke über die Darmwand und verhindern so das Eindringen von Bakterien und Viren. Diese Schutzmaßnahme wirkt als zeitweiliges Schutzschild, während das Immunsystem des Säuglings noch in der Entwicklung begriffen ist.

Der Nährstoffbedarf der Mutter steigt in der Stillzeit stark an

Es ist sehr wichtig, sich während der Stillzeit gesund zu ernähren – der Nährstoffbedarf ist in der Stillzeit höher als in jedem anderen Abschnitt im Leben einer Frau. Ein gesunder Säugling verdoppelt in den ersten vier bis sechs Monaten nach der Geburt sein Gewicht, und wenn die Mutter beschließt, ihr

Baby ausschließlich mit Muttermilch zu ernähren, muß diese Muttermilch alle Energie, Proteine und Mikronährstoffe liefern, die ein so schnelles Wachstum erfordert. Darüber hinaus muß die Ernährung der Mutter auch ihre Gesundheit erhalten – die stillende Mutter soll das Gewicht, das sie in der Schwangerschaft zugenommen hat, wieder abnehmen können. Die durch die Belastungen der Schwangerschaft erschöpften Nährstoffreserven sollen wieder aufgefrischt werden und die Nährstoffreserven für die Milchproduktion sollen instand gehalten werden. Die Gesundheit von Mutter und Säugling hängen von der Qualität der Ernährung der Mutter in der Stillzeit ab. Wie schon in der Schwangerschaft „ißt sie für zwei".

Stillende Mütter benötigen bedeutend mehr Energie, Proteine und Mikronährstoffe während der Stillzeit, um die Milchproduktion zu unterstützen. Obwohl das Stillen etwa 750 kcal pro Tag verbraucht, sollten Frauen nur etwa 500 zusätzliche kcal pro Tag verzehren - dies erlaubt das Verbrennen von Fettdepots, die in der Schwangerschaft angelegt wurden, und beschleunigt die Gewichtsabnahme. Es werden zusätzlich 15–20 g qualitativ hochwertiges Protein benötigt. Der Bedarf an den meisten Vitaminen und Mineralien ist jetzt 50–100% höher als vor der Schwangerschaft.

* Zusätzlich zum normalen täglichen Energiebedarf.

** Der tägliche Verlust von Eisen mit der Muttermilch wird bei etwa 0,3 mg angesetzt. Bei den meisten Frauen bleibt während der Stillzeit die Periode aus, und so werden die üblichen monatlichen Verluste von Eisen mit dem Menstruationsblut vermieden (über den ganzen Monat verteilt wären das etwa 0,5 mg pro Tag).

*** Nur dort, wo die Wasser- und Salzversorgung nicht fluoridiert ist.

Der tägliche Nährstoffbedarf (Ernährung und Supplemente) einer stillenden Mutter	
Nährstoff	**Täglicher Bedarf**
Energie	+500 kcal*
Protein	70 g
Essentielle Fettsäuren: Linolsäure, Linolensäure	5–10 % 1–3 % des Kalorientotals
Vitamine	
Vitamin A	6.000 IE
Vitamin D	10 µg
Vitamin E	50 mg
Vitamin K	20 µg
Vitamin C	200 mg
Thiamin (B_1)	5 mg
Riboflavin (B_2)	5 mg
Niacin / Niacinamid	25 mg
Vitamin B_6	5 mg
Folsäure	0,4 mg
Vitamin B_{12}	5 µg
Pantothensäure	20 mg
Biotin	100 µg
Mineralien	
Kalzium	2.000 mg
Magnesium	600 mg
Jod	200 µg
Eisen	15 mg**
Zink	30 mg
Selen	100 µg
Kupfer	10 mg
Fluor	4 mg***
Chrom	200 µg
Molybdän	250 µg

Die Qualität der Muttermilch hängt von der Qualität der Ernährung der Mutter ab

Weil die Milch aus Substraten aus der Blutbahn der Mutter zusammengesetzt ist, kann der Ernährungszustand der Mutter großen Einfluß auf das Nährstoffprofil ihrer Milch haben. Mangel an Spurenelementen und Vitaminen in der Ernährung der Mutter zeigt sich prompt in sinkenden Nährstoffspiegeln in der Muttermilch. Wenn über mehrere Tage hinweg zuwenig von einem bestimmten Nährstoff aufgenommen wird, müssen die Reserven der Mutter dies ausgleichen. Kalzium ist ein gutes Beispiel hierfür. Eine erwachsene Frau hat im Durchschnitt etwa ein Kilogramm Kalzium in ihren Knochen eingelagert. Pro Monat werden insgesamt etwa 10 g Kalzium an die Muttermilch abgegeben. Wenn das mit der Milch verlorene Kalzium nicht durch die Aufnahme von zusätzlichem Kalzium ersetzt würde, würde eine Frau innerhalb von sechs Monaten Stillzeit

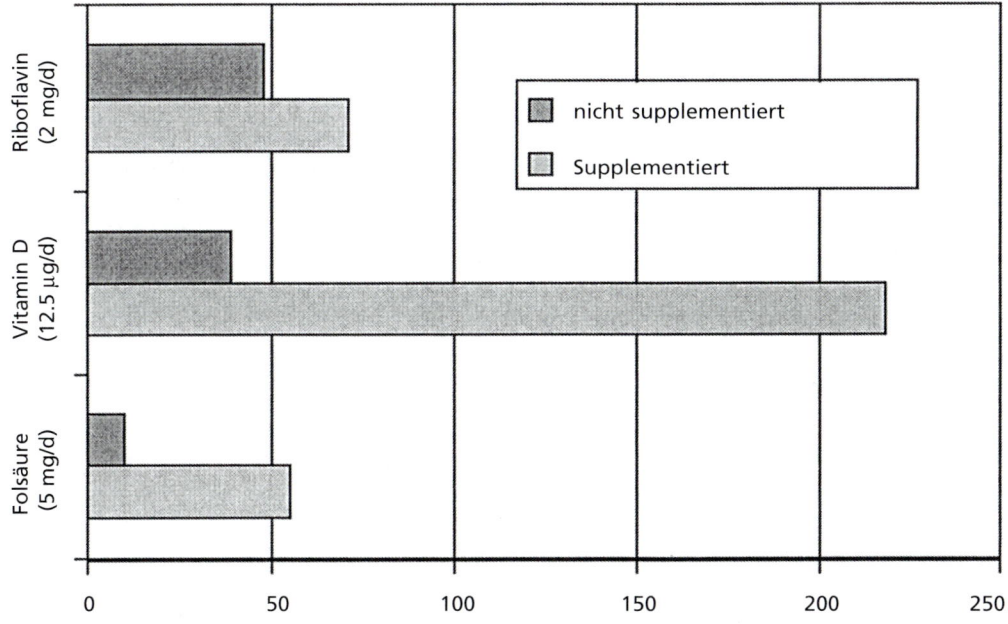

Durchschnittliche Konzentration in der Muttermilch.
Riboflavin in mg/dl; Vitamin D in pg/l; Folsäure in µg/l.

Abb. 24: Anstieg der Vitaminkonzentrationen in der Muttermilch als Antwort einer Supplementierung der Mutter. Aus: Nail PA et al, Am J. Clin. Nutr. 33 (1980) 198; Lönnerdal, JJ, Nutr. 116 (1986) 499; Cooperman: Am J. Clin Nutr. 36 (1982) 576.

über fünf Prozent der Reserven in ihren Knochen für die Milchproduktion opfern! Es liegt auf der Hand, daß es wichtig ist, während der Stillzeit reichlich Kalzium zu sich zu nehmen, damit der Kalzium-Haushalt nicht aus dem Gleichgewicht gerät.

Der Gehalt der Muttermilch an den B-Vitaminen, Vitamin C und Vitamin E ist sehr empfindlich auf die Versorgung der Mutter. Zum Beispiel kann schon ein kleines Vitamin-B_6-Supplement (2,5 mg pro Tag), mit dem eine ausgewogene Ernährung ergänzt wird, den Gehalt der Muttermilch an Vitamin B_6 mehr als verdoppeln. Auch bei Frauen, die unter einem Vitamin-D-Mangel leiden (weil sie sich zu wenig an der Sonne aufhalten und nicht genug Vitamin D über ihre Ernährung aufnehmen), sinkt der Vitamin-D-Spiegel in der Muttermilch sehr schnell ab. Eine Mutter, die viel Vitamin D aufnimmt, wird den Vitamin-D-Gehalt ihrer Muttermilch bedeutend erhöhen und dadurch die Versorgung ihres Säuglings mit Vitamin D in diesem für den Aufbau der Knochen so wichtigen Lebensabschnitt verbessern (→ Abb. 24).

Etwa ein Drittel der Fette in der Muttermilch stammt direkt aus der Ernährung der Mutter. Es ist also wichtig, daß die Mutter ihren Speiseplan mit Sorgfalt zusammenstellt. Eine Frau zum Beispiel, die moderne, industriell verarbeitete Nahrung zu sich nimmt, welche viel gehärtete und oxidierte Fette enthält, gibt diese unter Umständen schädlichen Fette über die Milch an ihren Säugling weiter. Da die essentiellen Fettsäuren (besonders Linolensäure und die Omega-3-Fettsäuren EPS und DHS) für die Entwicklung des Nervensystems des Neugeborenen unentbehrlich sind, sollten stillende Mütter reichlich von diesen Fetten zu sich nehmen.

Auch für die Spurenelemente (insbesondere Zink, Selen und Jod) gilt, daß die Versorgung der Mutter über deren Ernährung großen Einfluß auf den Gehalt der Muttermilch hat. Ein Zink-Supplement (von 15–50 mg pro Tag) während der Stillzeit erhöht z.B. die Zink-Konzentration in der Muttermilch bedeutend. Eine stillende Mutter kann eine ausreichende Versorgung ihres Säuglings mit Spurenelementen sicherstellen, indem sie selbst reichlich davon aufnimmt. Weil das Stillen den Bedarf an den meisten Vitaminen und Mineralien ganz erheblich erhöht, kann ein qualitativ hochwertiges Breitband-Supplement – in Verbindung mit einer ausgewogenen, gehaltvollen Ernährung – in der Stillzeit wichtig sein. Folgende Tabelle listet diejenigen Schlüsselnährstoffe auf, die als zusätzliche Supplemente gute Dienste leisten können.

Nährstoff-Supplemente für stillende Mütter	
Nährstoff	**Empfohlene Tagesdosis**
Omega-3-Fettsäuren	1–1,5 g
Vitamin D	10 µg
Vitamin E	50 mg
Vitamin C	200 mg
Vitamin B_6	5–10 mg
Folsäure	0,4 mg
Kalzium	1 g
Magnesium	400 mg
Zink	30 mg
Jod	200 µg

Stillen und die Gesundheit der Mutter

Die meisten jungen Mütter sind bestrebt, nach der Entbindung zu ihrem ursprünglichen Gewicht zurückzukehren. Das Stillen kann Frauen helfen abzunehmen, denn die Milchproduktion erfordert ziemlich viel Energie (etwa 700 Kilokalorien (kcal) pro Tag – das entspricht der Energie, die eine 50 kg schwere Frau verbraucht, wenn sie 15 km weit läuft!). Diese Energie wird aus Fettdepots bezogen, die der Körper während der Schwangerschaft angelegt hat. Die meisten Frauen verlieren, wenn sie stillen, in den ersten sechs Monaten nach der Geburt etwa 0,6 bis 0,8 kg pro Monat. Langsame, stetige Gewichtsabnahme während der Stillzeit ist gesund, aber das Einhalten einer strengen Diät beeinträchtigt die Fähigkeit der Mutter, genügend nährstoffreiche Milch zu produzieren. Daher sollten alle stillenden Mütter sich ausgewogen ernähren und mindestens 1500 kcal pro Tag zu sich nehmen. Das Stillen hat auch andere Vorteile. Es senkt das Brustkrebsrisiko für das spätere Leben – je mehr Zeit eine Frau in jungen Jahren mit Stillen verbringt, desto geringer ist das Risiko, daß sie später einmal an Brustkrebs erkrankt.

Manche Mütter leiden in den ersten Monaten nach der Geburt ihres Babys unter Depressionen. Schwangerschaft und Stillen laugen die Nährstoffreserven der Mutter aus, was Nährstoffmängel zur Folge hat, die zu diesen postnatalen Depressionen führen können. Mangel an den B-Vitaminen, verbunden mit Kalzium-, Magnesium-, Zink- und Eisenmangel, kann die Ursache dafür sein. Ergänzende Gaben von B-Vitaminen (mit den Schwerpunkten Vitamin B_1 und B_6), dazu ein Mineralsupplement mit Eisen, können einer Frau helfen, ihre Energie zurückzugewinnen und ihre Stimmung aufzuheitern. Ebenso hilfreich sind ausgewogene Ernährung, genügend Ruhe und seelische Unterstützung aus der Umgebung.

Stillen ist für die Gesundheit des Säuglings von großem Vorteil

Muttermilch ist eine ausgezeichnete Nährstoffquelle für Säuglinge. Es gibt keine industriell hergestellte Säuglingsnahrung, die die einzigartige, biologisch maßgeschneiderte physikalische Struktur und Nährstoffzusammensetzung der menschlichen Milch nachahmen könnte. Industriell hergestellte Produkte liefern zwar die wichtigsten Nährstoffe, aber sie reichen niemals auch nur annähernd an die Vielschichtigkeit der Muttermilch heran. Kuhmilch eignet sich hervorragend für Kälber – nicht aber für menschliche Babies. Muttermilch hat gegenüber industriell hergestellten Produkten verschiedenste Vorteile:

● Die Nährstoffe in der Muttermilch sind leichter biologisch verwertbar. Zum Beispiel können Mineralien wie Kalzium, Zink und Eisen aus der Muttermilch 5- bis 10mal leichter aufgenommen werden als aus industriell hergestellten Produkten.

● In der Muttermilch ist eine ganze Reihe von Verdauungsenzymen enthalten. Sie sind insofern sehr wichtig, als sie dem noch nicht voll ausgebildeten Verdauungstrakt des Neugeborenen bei der Verdauung und der Aufnahme der Nährstoffe aus der Milch helfen.

● Stillen schützt den Säugling vor Infektionskrankheiten. Muttermilch enthält verschiedene infektionshemmende Stoffe und Zellen. Bei gestillten Säuglingen tritt Durchfall viel seltener auf als bei Säuglingen, die mit industriell hergestellter Säuglingsnahrung gefüttert werden. Überdies zeigen gestillte Säuglinge auch eine wesentlich heftigere Immunreaktion auf andere Infektionen. Zum Beispiel Ohrenentzündungen und Erkältungen neigen dazu, bei gestillten

Säuglingen weniger schwer und langwierig auszufallen als bei Säuglingen, die mit der Flasche großgezogen werden.

● Stillen hilft auch, den Säugling vor Nahrungsmittelallergien zu schützen (→ auch die Ausführungen dazu weiter hinten in diesem Kapitel).

● Stillen unterstützt eine optimale Entwicklung und ein optimales Wachstum und kann das Risiko von Übergewicht bei Säuglingen senken. Babies, die mit industriell hergestellten Produkten gefüttert werden, nehmen schneller zu als gestillte Babies, wobei das zusätzliche Gewicht vor allem aus Fett besteht. Wenn man die geistige Entwicklung von Kindern die gestillt wurden, mit derjenigen von „Fläschchenbabies" vergleicht, schneiden die gestillten Kinder im Laufe der Kindheit bei Tests der intellektuellen Entwicklung grundsätzlich etwas besser ab.

● Stillen kostet weniger, ist weniger aufwendig, was Vorbereitung und Abwasch anbelangt, und ist garantiert sauber und hygienisch.

Gefahren, die in der Nahrung lauern: Alkohol und Koffein

Etwa 1% der Koffeindosis, die die Mutter (aus Kaffee, Tee, Süßgetränken, Schokolade oder Medikamenten) aufnimmt, wird über die Muttermilch an das Baby weitergegeben. Der Stoffwechsel von Säuglingen kann Koffein nicht so schnell abbauen, wie es der Stoffwechsel von Erwachsenen kann. Wenn dem Neugeborenen häufig Koffein zugeführt wird, kann es sich ansammeln und zu Symptomen wie Reizbarkeit und Schlaflosigkeit führen. Stillende Mütter sollten große Mengen Koffein meiden. Übertriebe-

ner Alkoholkonsum während der Stillzeit kann schwerwiegende schädliche Auswirkungen auf die Entwicklung des Säuglings haben. Alkohol geht sehr leicht in die Muttermilch über, und zwar in Konzentrationen, die fast so hoch sind wie diejenigen im Blut der Mutter. Er kann beim gestillten Säugling Lethargie auslösen. Wenn stillende Mütter sehr viel Alkohol trinken (> 4–5 Drinks pro Tag) kann dies die geistige und motorische Entwicklung ihrer Babies beeinträchtigen.

Nährstoffe, die für Säuglinge von besonderer Bedeutung sind

Das körperliche Wachstum geht in den ersten paar Monaten nach der Entbindung schneller vonstatten als in jedem anderen Lebensabschnitt nach der Geburt. Wenn sie vier Monate alt sind, haben die meisten Säuglinge ihr Geburtsgewicht verdoppelt, und wenn das erste Jahr vorüber ist, wiegen sie das Dreifache ihres Geburtsgewichts. Der Nährstoffbedarf (im Verhältnis zum Körpergewicht) des Babys ist zu keiner anderen Zeit nach der Geburt höher, und optimale Ernährung hat großen Einfluß auf das Wachstum, die Entwicklung und die Abwehrkräfte des Säuglings.

Essentielle Fettsäuren

Im Säuglingsalter ist eine Versorgung mit einer ausreichenden Menge an essentiellen Fettsäuren (EFSs) Linolsäure und Linolensäure lebenswichtig. Weil sie Fett nicht genügend gut aufnehmen können und sie kaum über Fettreserven verfügen, sind Säuglinge besonders anfällig für Mängel an essentiellen Fettsäuren und entwickeln schnell Anzeichen von Unterversorgung, wenn die Fettzufuhr nicht ausreicht. Säuglinge, die während kurzer Zeit – und sei es nur für eine Woche – mit einer Ernährung gefüttert werden, die zu wenig Linolsäure und Linolensäure enthält, können Durchfall, Haarausfall, schlechte Wundheilung und einen trockenen, schuppigen, an ein Ekzem erinnernden Hautausschlag entwickeln. Ein Mangel an essentiellen Fettsäuren kann die Funktion der Blutplättchen beeinträchtigen und die Abwehrkräfte gegen Infektionen schwächen. Daher ist eine regelmäßige, großzügige Versorgung mit EFSs im Säuglingsalter lebensnotwendig. (Muttermilch ist in der Regel reich an EFSs, aber nicht von allen industriell hergestellten Säuglingsnahrungen kann dasselbe behauptet werden.)

Vitamin D

In den Wintermonaten der nördlichen Klimazonen, wenn Mutter und Säugling nur ein Mindestmaß an Sonnenlicht „tanken" können, kann es sein, daß der Vitamin-D-Spiegel in der Muttermilch nicht ausreicht, um beim Säugling optimales Knochenwachstum zu ermöglichen. Säuglinge, denen während der Wintermonate täglich ein Vitamin-D-Supplement von 10 µg (400 IE) verabreicht wird, zeigen ein besseres Knochenwachstum. Beim Einsatz von Vitamin-D-Supplementen ist es geboten, Maß zu halten – bei hohen Dosen Vitamin D können beim Säugling Vergiftungen auftreten.

Vitamin E

Neugeborene haben kaum Reserven an Vitamin E, sie können es nur schlecht aus der Nahrung aufnehmen und ihr Vitamin-E-Bedarf ist hoch. Ein tägliches Supplement von 5–10 mg Vitamin E kann Säuglingen zugute kommen.

Vitamin K

Im Säuglingsalter ist Vitamin K für die normale Blutgerinnung wichtig. Neugeborene, die nicht über genügend Vitamin K verfügen, können abnormale Blutungen entwickeln und sogar an Blutungen im Gehirn und in anderen Organen sterben. Die Mengen an Vitamin K, die im allgemeinen in der Muttermilch vorhanden sind, reichen nicht aus, um den Bedarf des Säuglings zu decken. Daher wird Säuglingen häufig gleich nach der Geburt eine einzige intramuskuläre Spritze mit Vitamin K verabreicht (die übliche Dosis beträgt 0,5–1,0 mg), um Blutungsprobleme zu verhindern und das Neugeborene mit angemessenen Reserven einzudecken.

B-Vitamine

Eine Versorgung mit reichlich B-Vitaminen ist im Säuglingsalter wichtig. Säuglinge, die zu wenig Vitamin B_6 (< 0,1 mg pro Tag) bekommen, können Anzeichen eines Mangels zeigen – Reizbarkeit, Verdauungsprobleme und – wenn der Mangel schwerwiegend ist – Anfälle. Die Reserven des Körpers an Folsäure sind gering und werden durch den hohen Wachstumsbedarf schnell abgebaut. Bei Säuglingen, die von strengen Vegetarierinnen zur Welt gebracht und später gestillt wurden, sind die Vitamin-B_{12}-Reserven oft sehr gering. Säuglinge, die ausschließlich mit Muttermilch gefüttert werden und deren Mütter auch während der Stillzeit gänzlich auf tierische Produkte verzichten, können in den ersten Monaten nach der Geburt Mangelerscheinungen (Anämie und neurologische Störungen) entwickeln. Bei Frauen, die gänzlich auf tierische Produkte verzichten, ist ein Supplement angezeigt, um den Vitamin-B_{12}-Spiegel in der Muttermilch zu erhöhen und Mangelerscheinungen beim Säugling zu verhindern. Daher wird stillenden Müttern, die sich streng vegetarisch ernähren, ein Vitamin-B_{12}-Supplement empfohlen – das Vitamin wird über ihre Milch an den Säugling weitergegeben.

Eisen

Das schnelle Wachstum des Säuglings erfordert große Mengen Eisen. Bei den meisten Säuglingen werden die Eisenreserven im Laufe der ersten vier bis sechs Monate durch die hohen Wachstumsanforderungen aufgebraucht. In der Muttermilch ist nur wenig Eisen vorhanden und die Eisenmenge, die der Säugling beim Stillen aufnehmen kann, reicht nicht aus, um seine Bedürfnisse voll abzudecken. In der zweiten Hälfte ihres ersten Lebensjahres sind gestillte Säuglinge einem großen Eisenmangel- und Anämie-Risiko ausgesetzt – über ein Viertel der ausschließlich gestillten Säuglinge entwickeln tatsächlich eine Anämie. Babies, die unter einem Eisenmangel leiden, sind anfälliger für Infektionen, haben eher Appetitmangel und wachsen langsamer als ihre gesunden Altersgenossen. Auch sind sie oft reizbar und unaufmerksam und nehmen keinen Anteil an dem, was um sie herum geschieht. Eisenmangel in der Kindheit beeinträchtigt auch die intellektuelle Entwicklung. Kinder, die schon als Säuglinge eine Eisenmangel-Anämie haben, sind dem Risiko langfristiger Entwicklungsstörungen ausgesetzt – selbst dann noch, wenn der Eisenmangel behoben

worden ist. Aus diesem Grund ist es wichtig, bei ausgewachsenen, gestillten Säuglingen zwischen dem vierten und sechsten Monat mit Eisen-Supplementen zu beginnen. Nebst den Eisen-Supplementen gehören zu einer eisenreichen Säuglingsnahrung püriertes grünes Blattgemüse, püriertes Fleisch und mit Eisen angereicherte Babybreie.

Die Ernährung des Babies im ersten Jahr

Beim Neugeborenen bilden sich die Verdauungsfunktionen und Enzymsysteme langsam aus. Die Darmwand ist in der Entwicklung begriffen, und wenn während der Stillzeit feste Nahrung eingeführt wird, kann sie allergische Reaktionen hervorrufen. Aus diesem Grund sollte mit Ergänzungsnahrung auf keinen Fall zu früh begonnen werden. Während der ersten vier bis sechs Monate sollte der Säugling ausschließlich mit Muttermilch, oder, falls Stillen nicht möglich ist, mit einer Säuglingsnahrung von hoher Qualität gefüttert werden.

Bei gesunden Babies kann zwischen dem vierten und sechsten Monat mit Ergänzungsnahrung angefangen werden. Es hat keinen Sinn, früher damit zu beginnen. Die Nahrungsmittel sollten eines nach dem anderen in wöchentlichen Abständen gegeben werden. Die Zeitabstände zwischen den neuen Nahrungsmitteln erlauben es, unverträgliche Nahrungsmittel und -allergien zu ermitteln. Reis und Kartoffeln eignen sich besonders gut als erste Versuchsnahrung – sie sind leicht verdaulich und werden von den meisten Babies gut vertragen. Eine mögliche Reihenfolge wäre Getreide, Obst und Gemüse, danach Fleisch, Geflügel und Fisch. Mit der Einführung von Nahrungsmitteln, die häufig Allergien auslösen – z.B. Tomaten und Eier – sollte bis gegen Ende des ersten

Ernährungs-Supplemente für Säuglinge im ersten Jahr	
Nährstoff	**Empfohlene Tagesdosis**
Omega-3-Fettsäuren	0,25–0,5 g
Vitamin D	5 µg*
Vitamin E	5 mg
Eisen	5 mg**

* Besonders während der Wintermonate wichtig für Säuglinge, die gestillt werden.
** Besonders wichtig in der Stillzeit, bevor eisenreiche Ergänzungsnahrung zu einem wichtigen Teil der Ernährung des Säuglings wird.

Jahres zugewartet werden. Auch Vollkornprodukte, Mais, Nüsse und Pilze werden häufig schlecht verdaut, wenn sie zu früh gegeben werden.

Bestimmte Obstsorten und Fruchtsäfte, insbesondere Apfel- und Birnensaft, sollten dem Baby nur in geringen Mengen gefüttert werden. Apfel- und Birnensaft werden, verglichen mit anderen Fruchtsäften, nur schlecht aufgenommen und rufen bei etwa 40% der Babies Durchfall, Blähungen und andere Verdauungsstörungen hervor. Kuhmilch sollte dem Baby während der ersten zwölf Monate, wenn überhaupt, möglichst selten gegeben werden. Erst wenn mindestens zwei Drittel des Baby-Speiseplans aus Ergänzungsnahrung besteht, sollte Kuhmilch eingeführt werden. Es gibt zwei Gründe für diese Empfehlung. Erstens reizt Kuhmilch den Verdauungstrakt des Neugeborenen und kann zu Blutungen und Allergien führen, zweitens enthält Kuhmilch nur wenig Vitamin C, biologisch verwertbares Zink und essentielle Fettsäuren und sie kann zu Mängeln an diesen Nährstoffen führen.

Nahrungsmittelallergien

Nahrungsmittelallergien treten auf, wenn Proteine nicht vollständig verdaut werden und kleine Protein-Bruchstücke aus dem Darm aufgenommen werden. Diese „fremden" Proteine werden vom Immunsystem angegriffen, was allergische Reaktionen auslöst. Etwa 5% aller Kinder leiden unter Nahrungsmittelallergien, meistens im Säuglingsalter. Es wird davon ausgegangen, daß Säuglinge besonders anfällig für Nahrungsmittelallergien sind, weil ihr Darm, der ja noch in der Entwicklung begriffen ist, Proteine noch nicht vollständig verdauen kann.

Eine Stillzeit von vier bis sechs Monaten schützt vor Nahrungsmittelallergien. Muttermilch enthält viele Wachstumsstoffe und andere Substanzen, die dafür sorgen, daß der Darm des Säuglings möglichst früh vollständig ausgebildet wird. Säuglinge, die in den ersten sechs Monaten ausschließlich gestillt werden, entwickeln weit seltener ein atopisches Ekzem (eine allergische Störung, die die Haut befällt) oder andere Nahrungsmittelallergien, als das Säuglinge tun, die in den ersten drei Monaten mit fester Nahrung gefüttert werden. Obwohl jedes Nahrungsmittel eine Allergie auslösen kann, ist Kuhmilchprotein als Auslöser am weitesten verbreitet. Nahrungsmittelallergien können die unterschiedlichsten Symptome verursachen – manche davon im Darm, andere wiederum an anderen Körperteilen (→ Seite 258).

Koliken sind bei Säuglingen weit verbreitet und treten in der Regel zwischen drei Wochen und drei Monaten nach der Geburt auf. Sie sind durch wiederholtes Auftreten von Reizbarkeit und untröstlichem Weinen gekennzeichnet, das mit einem Anziehen der Beine, Gasabgang und Blähungen verbunden ist. Koliken können in der Ernährung des Säuglings begründet liegen. Bei einem Baby, das mit industriell hergestellter Säuglingsnahrung gefüttert wird, kann eine Unverträglichkeit der Proteine in der kuhmilchlastigen Säuglingsnahrung zu Koliken führen. Ein Wechsel zu einer Säuglingsnahrung auf Sojabasis kann Abhilfe schaffen. Manchmal können auch Nahrungsmittel, die die stillende Mutter gegessen hat, beim Säugling Allergien oder Koliken auslösen (→ Seite 258). Bestandteile von Nahrungsmitteln aus der Ernährung der Mutter können in die Muttermilch gelangen und beim Säugling eine unerwünschte Wirkung zeigen; Kuhmilch ist der am weitesten verbreitete „Übeltäter". Besonders in Familien, in denen Allergien häufig auftreten, sollten die üblichen Nahrungsmittelallergene (z. B. Milch, Eier,

Weizen und Erdnüsse) während einer Probezeit von der Mutter gemieden werden, damit geklärt werden kann, ob die Allergie nachläßt oder verschwindet.

Symptome beim Säugling, die von einer Nahrungsmittelallergie herrühren können

▶ Bronchitis
▶ Durchfall
▶ Ekzem
▶ Erbrechen
▶ Koliken
▶ Schnupfen
▶ Urticaria (Nesselfieber)
▶ Windeldermatitis

Nahrungsmittel aus dem Speiseplan der Mutter, die häufig via Muttermilch Allergien beim Säugling auslösen

▶ Eier
▶ Erdnüsse
▶ Kuhmilch
▶ Schokolade
▶ Weizen
▶ Zitrusfrüchte

Literatur

Arshad, S.H. et al.: Effect of allergen avoidance on development of allergic disorders in infancy. Lancet 339 (1992) 1493.

Berger, H. (Ed.): Vitamins and Minerals in Pregnancy and Lactation. NNW Series, Vol.16, Raven Press, New York 1988.

Cross, N.A. et al.: Calcium homeostasis and bone metabolism during pregnancy, lactation and postweaning: a longitudinal study. Am. J. Clin. Nutr. 61 (1995) 514.

Dabeka, R.W. et al.: Survey of lead, cadmium and fluride in human milk and correlation levels with environment and food factors. Food Chem. Toxicol. 24 (1986) 913.

Dagniele, P.C. et al.: Increased risk of vitamin B_{12} and folate deficiency in infants on macrobiotic diets. Am. J. Clin. Nutr. 50 (1989) 818.

Fomon, S.J.: Nutrition of Normal Infants. Mosby-Year Book Inc., St. Louis 1993.

Greer, F.R., Marshall, S.: Bone mineral content, serum vitamin D metabolite concentrations, and ultraviolet B light exposure in infants fed human milk with and without vitamin D_2 supplements, J. Pediatr. 114 (1989) 204.

Hurley, L.S., Lönnerdal, B.: Trace elements in human milk. In: *Hanson, L.A.* (Ed.): Biology of Human Milk. NNW Series, Vol.15, Raven Press, New York 1988.

Institute of Medicine: Nutrition during Lactation. National Academy Press, Washington DC 1991.

Little, R.E. et al.: Maternal alcohol use during breastfeeding and infant mental and motor development at one year. N. Engl. J. Med. 321(1989) 425.

Newman, J.: How breast milk protects newborns. Sci. Am. Dec. (1995) 58.

Rosenberg, A.: Brain damage caused by prenatal alcohol exposure. Sci. Am. Med. Aug. (1996) 42.

Salmenpera, L.: Vitamin C during prolonged lactation: optimal in some infants while marginal in others. Am. J. Clin. Nutr. 40 (1984) 1050.

Sheard, N.F.: Iron deficiency and infant development. Nutr. Rev. 52 (1994) 137.

Sneed, S.M. et al.: The effects of ascorbic acid, vitamin B_6, vitamin B_{12} and folic acid supplementation on the breast milk and maternal nutritional status of low socioeconomic lactating women. Am. J. Clin. Nutr. 34 (1981) 1338.

Walravens, P.A. et al.: Zinc supplements in breastfed infants. Lancet 340 (1992) 683.

Wharton, B.A.: Milk for babies and children; no ordinary cow's milk before 1 year. BMJ 301 (1990) 775.

Kindheit und Jugendjahre

Die Ernährung ist in der Kindheit und den Jugendjahren aus verschiedenen Gründen wesentlich:

● Optimale Ernährung ermöglicht vollständiges körperliches Wachstum und geistige Entwicklung. Durch ungenügende Nährstoffzufuhr in diesen Jahren entstandene Schäden können oft nicht mehr rückgängig gemacht werden. Andererseits kann eine allzu großzügige Ernährung in der Kindheit die Erzeugung einer zu hohen Anzahl von Fettzellen anregen, die ein Leben lang erhalten bleiben, was den Grundstein für Übergewicht im Erwachsenenalter legt.

● In der Kindheit werden Eßgewohnheiten und Vorlieben geprägt. Daher sollte man Wert auf eine gesunde Ernährung legen, denn diese Eßgewohnheiten bleiben oft ein Leben lang erhalten. Es kann sich um Zukker, Salz, Fett, kleine Geschmacksnuancen, die Häufigkeit von Mahlzeiten, das Tempo beim Essen oder die psychologische Bedeutung des Essens (als Belohnung oder seelische Unterstützung) handeln.

● Eine Ernährung, die den Bedürfnissen der Kindheit und der Jugendjahre nicht entspricht, vergrößert die Möglichkeit, daß sich später im Leben chronische Krankheiten – z.B. Osteoporose oder Herzkrankheiten – entwickeln.

Nährstoffbedarf

Energie und Protein

Genügend Energie und Protein ist während des Wachstums außerordentlich wichtig. Der Energiebedarf eines Kindes ist groß, weil der Grundstoffwechsel von Kindern hoch ist, sie sehr aktiv sind und für ihr Wachstum viel Energie brauchen. Ein siebenjähriges Kind benötigt im Durchschnitt ebensoviele Kalorien (kcal) wie seine erwachsene Mutter. Jugendliche brauchen mehr Energie und Protein als alle anderen Altersgruppen. Ein aktiver Fünfzehnjähriger kann ohne weiteres 4.000 kcal am Tag benötigen, also etwa das Doppelte des Energiebedarfs von Erwachsenen.

Fette

Kinder haben kleine Mägen und entsprechend kleinen Appetit, daher sind Fette als Quelle konzentrierter Energie für das Wachstum so wichtig. In der Regel decken Kinder etwa 40–50% ihres täglichen Energiebedarfs mit Fett. Eine übereifrige Einschränkung des Fettverzehrs kann zu ungenügender Energieversorgung und Wachstumsstörungen führen. Andererseits kann übermäßiger Fettverzehr das Risiko für Übergewicht und Herzkrankheiten im späteren Leben erhöhen. Daher ist es ratsam, in der Kindheit mit dem Fett Maß zu halten. Die Sorte Fett ist wichtig: Kinder sollten so wenig wie möglich gesättigtes und gehärtetes Fett verzehren, es ist jedoch wichtig, daß sie regelmäßig essentielle Fettsäuren aus Pflanzenölen und Fisch zu sich nehmen. Die Ernährung der meisten Jugendlichen in Europa enthält zuviel gesättigtes Fett und Cholesterin, was den Grundstein für Übergewicht, Herzkrankheiten und Bluthochdruck im Erwachsenenalter legt. Wer fetthaltige Eßwaren (Kartoffelchips, Pommes frites, Würste und Vollmilch) durch fettarme Milchprodukte und mageres Fleisch oder Fisch ersetzt, kann dadurch die Fettzufuhr einschränken, ohne dabei die Energie- und Mikronährstoffversorgung zu gefährden.

Zucker

Viele Kinder haben eine Vorliebe für süße, kohlenhydratreiche Lebensmittel. Diese Lebensmittel enthalten oft raffiniertes Mehl und raffinierten Zucker. Ihnen fehlen wichtige Mikronährstoffe und Nahrungsfasern, die bei der industriellen Verarbeitung verlorengehen. Ein übermäßiger Verzehr von stark zuckerhaltigen Nahrungsmitteln kann das Karies- und Übergewichtsrisiko erhöhen. Allerdings kann ein Ausmerzen aller zuckerhaltigen Nahrungsmittel aus dem Speiseplan eines Kindes zu ungenügender Energieversorgung und Wachstumsstörungen führen. Auch hier ist es geboten, Maß zu halten. Es kann schwierig sein, den Zuckergehalt der Nahrung eines Kindes einzuschränken, weil die Lieblingsspeisen von Kindern oft mit großen Mengen Zucker gesüßt sind. Eine Möglichkeit wäre es, Zuckermelasse zu verwenden, die Spurenelemente – vor allem Eisen – enthält.

Mikronährstoffe

Der Mikronährstoffbedarf von Jugendlichen ist außerordentlich hoch – insbesondere während des rasanten Wachstums in der frühen Pubertät – und doch ist bei Teenagern unzureichend mikronährstoffhaltige Ernährung weiter verbreitet als in jeder anderen Altersgruppe. Die Nährstoffe, an denen es am häufigsten mangelt, sind die B-Vitamine (insbesondere Vitamin B_6 und Folsäure), Vitamin C und die Mineralien Eisen, Zink und Kalzium.

Vitamine: Der Bedarf an den B-Vitaminen und Vitamin C ist in der Kindheit und der Pubertät besonders hoch. Thiamin, Riboflavin und Niacin werden in der Pubertät mehr gebraucht als in jedem anderen Alter. Das liegt daran, daß der Bedarf an B-Vitaminen mit dem erhöhten Energiebedarf ansteigt

– in der Pubertät ist der Energiebedarf ja am höchsten. Vitamin B_6 spielt beim Protein-Stoffwechsel eine wichtige Rolle, weshalb es für den Aufbau neuer Muskulatur, Knochen und anderer Organe reichlich benötigt wird. Die Bildung von großen Mengen Blut erfordert Unmengen Folsäure, Vitamin B_6 und B_{12}. Wegen seiner großen Bedeutung bei der Bildung von Kollagen (dem Hauptproteinbestandteil von Bindegewebe und Knochen) wird Vitamin C für den optimalen Aufbau von Knorpel, Knochen und Bindegewebe in Haut und Blutgefäßen in großen Mengen benötigt. Bei Kindern und Jugendlichen, die unregelmäßig essen und kaum Obst und Gemüse zu sich nehmen, kann ein ausgewogenes Supplement mit B-Vitaminen und Vitamin C die regelmäßige Versorgung und optimale Gesundheit sicherstellen.

Kalzium: Der Aufbau des Knochengerüsts während der Kindheit und Jugend erfordert viel Kalzium, Phosphor und Magnesium. Ein zweijähriges Kind hat denselben täglichen Kalziumbedarf wie seine erwachsenen Eltern. Das richtige Verhältnis ist bei der Versorgung außerordentlich wichtig. Ein 1:1-Verhältnis von Kalzium zu Phosphor ist ideal. Kinder und Jugendliche neigen dazu, zuviel Phosphor und ungenügend Kalzium und Magnesium zu essen. Fleischwaren, Süßgetränke und Fleisch sind reich an Phosphor und selbst Milch enthält doppelt soviel Phosphor wie Kalzium. Eine einseitige Ernährung mit zu viel Phosphor kann das normale Wachstum des Knochengerüsts beeinträchtigen. Sesamsamen (50 g enthalten 400 mg Kalzium und 300 mg Phosphor) und dunkelgrünes Blattgemüse (z.B. Spinat) sind als ausgewogene Quellen dieser Mineralien gut geeignet.

Eisen: Der Eisenbedarf von Kindern und Jugendlichen ist sehr hoch – ein zwölfjähriger Junge benötigt etwa 25% mehr Eisen als sein erwachsener Vater. Die Ernährung vieler Kinder liefert jedoch nicht genug Eisen. Milch ist in diesem Alter ein wichtiger Energielieferant, enthält aber kaum Eisen. Daher ist Eisenmangel der in dieser Altersgruppe am weitesten verbreitete Nährstoffmangel – in Europa und Nordamerika leidet jedes vierte Kind und jeder vierte Jugendliche darunter. Die Symptome von Eisenmangel sind bei schweren Fällen leicht zu erkennen: Kinder erscheinen lustlos, werden blaß, ermüden leicht und werden anämisch. Anämie ist jedoch nur eine der vielen Erscheinungsformen des Eisenmangels. Kinder, die über zu wenig Eisen verfügen, haben keinen Appetit, sind infektionsanfälliger und wachsen langsamer als ihre gesunden Altersgenossen. Oft sind sie leicht abzulenken, unaufmerksam und reizbar. Eisenmangel beeinträchtigt die Lernfähigkeit und die motorische und geistige Entwicklung. Bei Jugendlichen, die Sport treiben, ist Eisenmangel ein verbreitetes Problem und er schlägt sich auf Leistungsfähigkeit und Ausdauer nieder.

Was kann unternommen werden, um bei Kindern und Jugendlichen eine gute Eisenversorgung zu gewährleisten? Vitamin C verbessert die Eisenaufnahme bedeutend, während Milch sie hemmt. Achten Sie darauf, welches Getränk die Mahlzeiten begleitet: Orangensaft verdoppelt die Aufnahmefähigkeit des Körpers für Eisen aus der Nahrung, während Milch sie stark vermindert. Wenn die Hauptquelle für Protein in einer Mahlzeit Fleisch, Fisch oder Geflügel ist, wird viermal soviel Eisen aufgenommen, wie wenn das Protein in Form von Milchpro-

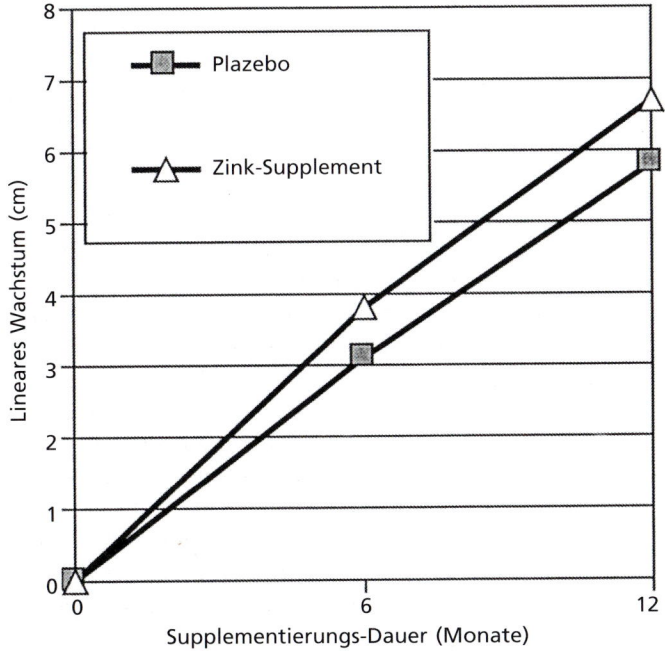

Abb. 25: In einem Versuch bei 40 2–6jährigen Kindern mit leichtem Zinkmangel erhöhte ein Zink-Supplement (10 mg/Tag) die Wachstumsgeschwindigkeit signifikant, besonders bei Knaben. Aus: Walravens, P.A. et al. Am J Clin Nutr. 38 (1983) 195.

dukten oder Eiern auf den Tisch kommt. Um eisenmangelbedingte Anämie bei Kindern und Jugendlichen zu verhindern, sollten sie regelmäßig mit guten Eisenquellen wie grünem Blattgemüse, Fisch, magerem Fleisch oder Geflügel versorgt werden (→ Seite 141). Bei Kindern und Jugendlichen, die diese Lebensmittel nicht regelmäßig essen und deren Eisenversorgung begrenzt ist, ist ein Supplement von 5–10 mg Eisen angezeigt.

Zink: Erheblicher Zinkmangel bei Kindern und Jugendlichen kann das Wachstum nachhaltig beeinträchtigen und die Entwicklung zur Geschlechtsreife hinauszögern. Selbst ein geringfügiger Zinkmangel kann das Wachstum verlangsamen und ein Kind davon abhalten, seine volle Größe zu erreichen. Viele Kinder kommen nicht zu genügend Zink, weil ihre Ernährung nicht genug Vollkornprodukte, Fleisch und Fisch liefert. Bei Kindern, deren Zinkversorgung zu wünschen übrig läßt (5–6 mg pro Tag), kann ein zusätzliches tägliches Zink-Supplement (10 bis 15 mg) Wachstum und Gesundheit bedeutend verbessern (→ Abb. 25).

Gesunde Eßgewohnheiten

Wie man Kindern gesunde Vorlieben und Eßgewohnheiten nahebringt?

Kinder entwickeln, in der Regel in ihrem zweiten oder dritten Lebensjahr, einen verminderten, eher unregelmäßigen Appetit, der im krassen Gegensatz zu dem kräftigen Appetit von Säuglingen steht. Viele Eltern sind über dieses Muster besorgt, weil sie denken, ihr Kind leide unter Appetitmangel. Aufregung, Erschöpfung und Gefühlsleben haben bei normalen, gesunden Kindern Einfluß auf den Appetit. Eltern sollten lernen, dies zu

akzeptieren. Weil der Appetit von Kindern weniger regelmäßig ist, sollten Familien darauf achten, eine Vielfalt von nährstoffreichen Lebensmitteln auf den Tisch zu bringen, damit die Nährstoffversorgung die Bedürfnisse des Kindes vollständig abdecken kann.

Die kulinarischen Vorlieben eines Kindes werden durch verschiedene Faktoren geprägt: welche Nahrungsmittel ihm angeboten werden, wie sie ihm angeboten werden, und die Einstellungen der Eltern und der Gleichaltrigen zum Essen haben Auswirkungen auf die Vorlieben eines Kindes. Bis zum vierten oder fünften Lebensjahr haben die meisten Kinder verschiedenste kulinarische Vorlieben und Abneigungen entwickelt. Kindern gute Eßgewohnheiten anzugewöhnen und unbekannte Lebensmittel schmackhaft zu machen, erfordert Ausdauer – der Appetit von Kleinkindern ist unberechenbar und ihre Vorlieben und Abneigungen beim Essen können sich sehr schnell ändern. Allerdings essen, genießen und bevorzugen sie im allgemeinen das, was ihnen regelmäßig serviert wird.

Einige Möglichkeiten, Kindern neue Nahrungsmittel schmackhaft zu machen, und ihnen gesunde Eßgewohnheiten nahezubringen:

● Essen Sie in einer angenehmen Umgebung, hasten Sie nicht, seien Sie liebevoll und schenken Sie dem Kind Ihre Aufmerksamkeit, während es ißt. Gemeinschaftsgefühl bei gemeinsamen Mahlzeiten ist ungeheuer wichtig. Der Mittagstisch sollte ein Ort der Entspannung und des Ausruhens nach einem hektischen Schultag sein. Eltern sollten ihre Kinder nicht beim Essen tadeln, denn der Appetit kann darunter leiden.

● Halten Sie sich an einigermaßen gleichbleibende Essenszeiten. Mahlzeiten und Zwischenmahlzeiten sollten zu vorhersehbaren Zeiten stattfinden, so daß sich das Kind darauf einstellen kann. Gleichbleibende Essenszeiten ermöglichen es dem Kind, hungrig bei Tisch zu erscheinen. Alle drei bis vier Stunden Essen anzubieten ist oft wirksam.

● Zwingen Sie Kinder nicht zum Essen. Bieten Sie zu jeder Mahlzeit verschiedene nährstoffreiche Lebensmittel an, und lassen Sie das Kind das auswählen, was es mag.

● Versuchen Sie, keine Belohnungsmethoden nach dem Muster „Wenn Du Dein Gemüse ißt, bekommst Du nachher ein Dessert" einzusetzen. Obwohl diese Vorgehensweise kurzfristig wirkt, erkennen Kinder, daß von außen Druck auf sie ausgeübt wird, damit sie etwas essen, was sie nicht sehr mögen. Wenn die Belohnung wegfällt, werden sie die betroffene Speise kaum essen.

● Vorbilder spielen eine wichtige Rolle beim Akzeptieren neuer Lebensmittel. Wenn Eltern und ältere Geschwister eine neue Speise sichtlich genießen, steigt die Wahrscheinlichkeit, daß das Kind ebenfalls davon kosten will. Die kulinarischen Vorlieben der Eltern haben großen Einfluß darauf, welchem Lebensmittel Kinder den Vorzug geben.

● Lassen Sie das Kind an der Zubereitung von Mahlzeiten teilnehmen. Dies kann unter Umständen Interesse an unbekannten Nahrungsmitteln wecken.

● Wenn ein Kind sich weigert, Gemüse zu essen, versuchen Sie, das Gemüse unter vertraute Speisen zu mischen oder es mit schmackhaften, nährstoffreichen Dips zu servieren.

Die Wichtigkeit des Frühstücks

Das Frühstück frischt die Energiereserven auf, die im Laufe der Nacht erschöpft worden sind, und liefert Energie für die Tätigkeiten des Morgens. Das Weglassen des Frühstücks kann die Aufmerksamkeit eines Kindes vermindern und seine morgendlichen Leistungen in der Schule, beim Spielen oder beim Sport beeinträchtigen. Viele Kinder lassen das Frühstück weg, weil ihnen nicht schmeckt, was ihnen vorgesetzt wird. Ein Frühstück muß sich nicht zwangsläufig aus „traditionellen" Speisen wie Frühstücksgetreide, Brot und Marmelade zusammensetzen. Wo nötig, können Kinder dazu ermuntert werden, andere nährstoffreiche Lebensmittel zu finden, die sie morgens gern essen würden.

Der Einfluß der Ernährung auf die Gesundheit von Kindern und Jugendlichen

Karies

Der Aufbau gesunder Zähne wird durch eine vernünftige Ernährung während der Kindheit unterstützt. Reichlich Protein, Kalzium, Phosphat sowie Vitamin C und D sind besonders wichtig. Auch bei der Vorbeugung gegen Karies spielt die Ernährung eine wichtige Rolle. Zahnfäulnis tritt auf, wenn ein anfälliger Zahn mit säurebildenden Bakterien und Zucker in Berührung kommt. Saccharose (Tafelzucker) ist diejenige Zuckerart, die am stärksten kariesverursachend wirkt. Die physikalischen Eigenschaften des Zuckers sind wichtig. Klebrige Formen von Zucker, wie sie in Bonbons, Kuchen und Keksen vorkommen, haften länger an den Zähnen und verursachen mehr Karies. Bakterien können, nachdem sie mit Zucker in Berührung gekommen sind, nur für begrenzte Zeit Säure bilden: die Zeitspanne liegt zwischen ungefähr 20 Minuten und einer Stunde. (Mit der Zeit spült der Speichel die Speisereste weg und darüber hinaus enthält er Stoffe, die die Säure neutralisieren können.) Wer seine Zähne wiederholt mit Zucker in

Berührung bringt, indem er häufig zwischendurch zuckerhaltige Speisen und Getränke nascht, erhöht sein Kariesrisiko erheblich.

Bestimmte Lebensmittel enthalten Stoffe, die die Zähne vor der Bildung von Karies schützen. Protein und Fette aus der Nahrung können vom Stoffwechsel der Bakterien nicht in Säure umgewandelt werden. Protein erhöht die Fähigkeit des Speichels, als Puffer gegen die Säure zu wirken, die von den im Mund lebenden Bakterien produziert wird. Nach dem Verzehr von Kohlenhydraten Nahrungsmittel zu essen, die Protein und Fett enthalten, kann unter Umständen das Kariesrisiko senken. Es kann zum Beispiel von Vorteil sein, zum Nachtisch keine zuckerhaltigen Speisen, sondern Milch oder Käse zu sich zu nehmen.

Die Widerstandsfähigkeit gegen Karies kann durch eine Ernährung, die Fluor in optimalen Mengen enthält, erhöht werden. Fluor ist ein Bestandteil der Kristalle, die den Zahnschmelz bilden, und macht sie widerstandsfähiger gegen Angriffe durch Säure. In vielen Gegenden wird das Trinkwasser mit Fluor angereichert, so daß Kinder mit reichlich Fluor versorgt werden. In Gegenden, wo das Wasser kaum oder gar nicht fluoridiert ist (< 0,3 Anteile mg/l), sind Fluor-Supplemente von Vorteil. Der beste Zeitpunkt für die Verabreichung von Fluor-Supplementen (1–2 mg, in Form von Tabletten oder Tropfen) ist kurz vor dem Zubettgehen, nach dem Zähneputzen.

Verhaltensstörungen

Viele Kinder werden aus scheinbar unerfindlichen Gründen ungezogen, erregbar oder unaufmerksam. Plötzliche Veränderungen dieser Art können eine Folge von Schlaf- oder Bewegungsmangel, seelischem Ungleichgewicht, dem Wunsch nach Aufmerksamkeit, Angst oder vielen anderen Faktoren

sein. Auch die Ernährung kann großen Einfluß auf das Verhalten von Kindern haben. Bei mangelhaft ernährten Kindern treten häufiger Verhaltensstörungen und schlechte Leistungen in der Schule auf. Kinder werden träge und unaufmerksam, wenn sie unter Eisen-, Zink-, Protein-, Vitamin-C- oder Vitamin-B-Mangel leiden. Erhöhte Belastungen durch Schwermetalle – am häufigsten Blei – haben außerordentlich negative Auswirkungen auf das Verhalten von Kindern.

Die Zeitabstände zwischen den Mahlzeiten und Zwischenmahlzeiten können sich ebenfalls auf das Verhalten und die Leistungen von Kindern auswirken. Kinder, die das Frühstück oder andere Mahlzeiten auslassen, können sich in der Schule schlechter konzentrieren und sich wegen des absinkenden Blutzuckerspiegels nur für kürzere Zeit einer bestimmten Aufgabe widmen. Bestimmte Lebensmittelbestandteile spielen bei der Hyperaktivität von Kindern ebenfalls eine Rolle (→ Seite 385).

Bleivergiftung

Millionen von Kindern in Europa und Nordamerika, die weniger als sechs Jahre alt sind, weisen Bleibelastungen auf, die hoch genug sind, um die geistige Leistungsfähigkeit zu beschneiden und anderweitige Gesundheitsprobleme zu verursachen. Unsere Umwelt ist durch und durch mit Blei verschmutzt, das über verunreinigten Boden und verseuchtes Wasser in die Lebensmittel gelangt. Hauptsächlich, weil die Lebensmittelindustrie aufgehört hat, Lebensmitteldosen mit Blei zu verschweißen, und weil der Verschmutzung von Feldern und Wasser durch Blei aus Autoabgasen gesetzlich entgegengewirkt wurde, ist die Bleibelastung von Lebensmitteln heute 90% niedriger als vor 15 Jahren. Trotzdem enthalten Lebensmittel und Getränke nach wie vor Blei. Geschirr ist zum

Beispiel eine mögliche Quelle: Die Glasuren und Malereien auf Keramikgeschirr, Bleikristall und Zinngeschirr können kleine Mengen Blei abgeben. Säurehaltige Flüssigkeiten, z.B. Kaffee, Fruchtsäfte und Tomatensuppe, neigen dazu, diesen Vorgang zu verstärken. Farbe auf Bleibasis stellt eine weitere Gefahrenquelle dar. Außenfarbe enthält sehr viel Blei - die vor 1940 verwendeten Außenfarben enthielten bis zu 50% Blei. Kinder können sich beim Essen von abgeblätterter Farbe (die oft bunt ist und süßlich schmeckt) mit Blei verseuchen. Auch die Aufnahme von bleiverseuchtem Staub oder Dreck kann entsprechende Folgen haben.

Kinder nehmen Blei viel leichter auf und sind auch viel empfindlicher auf seine Wirkung als Erwachsene. Kinder nehmen etwa 50% der Bleimenge, die in ihren Körper gelangt, über ihren Stoffwechsel auf, während Erwachsene nur etwa 10% aufnehmen. Protein-, Eisen- oder Kalziummängel verbessern die Aufnahme von Blei und können bei Kindern die giftige Wirkung von Blei verstärken. Verglichen mit Erwachsenen sind Kinder viel empfindlicher auf Bleivergiftung, weil ihr kleineres Knochengerüst weniger davon aufnehmen kann, weshalb sich ein größerer Anteil der gesamten Bleimenge in den weichen Geweben und im Blut ansammelt, wo seine Giftigkeit stärker zum Tragen kommt. Viele Kinder verschlucken da und dort kleine Mengen Blei, die sich langsam im Körper ansammeln. Blei schädigt fast alle Organsysteme: Nieren, Knochenmark und Gehirn sind besonders empfindlich. Das Wachstum kann verlangsamt, das Gehör beschädigt und Koordination und Gleichgewicht beeinträchtigt werden. Ein Kind mit einer chronischen Bleivergiftung kann unter Umständen lustlos und reizbar sein. Geringfügige Bleibelastung in der Kindheit kann die geistige Entwicklung und die Lernfähigkeit beeinträchtigen und den IQ bedeutend senken. Alle Kinder sollten etwa im Alter von einem Jahr, und von da an in regelmäßigen Zeitabständen, auf Bleibelastungen hin untersucht werden. Diese Untersuchung kann durch Messung der im Blut vorhandenen Bleimenge oder, noch besser, via Haaranalyse vorgenommen werden. Erhöhte Körperbelastungen können durch zusätzliche Gaben von Kalzium, Zink oder anderen entgiftenden Nährstoffen vermindert werden.

Akne

Viele Jugendliche leiden unter Akne. Akne ist eine chronische Entzündung der Drüsen, die sich in der Haut rund um die Haarwurzel befinden. Akne ist eine normale Begleiterscheinung des Wachstums bei Jugendlichen: fast alle Jugendlichen haben früher oder später mit Akne zu kämpfen. Akne kann jedoch durch optimale Ernährung verhindert oder auf ein Mindestmaß beschränkt werden. Man sollte möglichst wenig tierische Fette und Trans-Fettsäuren essen. Stark fetthaltige Lebensmittel, z.B. Pommes frites, Kartoffelchips, Wurst und Schokolade, können Akne verschlimmern, während Supplemente mit Vitamin A (in Form von Beta-Carotin) und Zink sie lindern können. Auf → Seite 287 finden Sie detaillierte Ausführungen über Akne.

Mineralien und ihr Einfluß auf die Gesundheit des Knochengerüsts

Eine Versorgung mit reichlich Kalzium und Mineralien ist für junge Mädchen besonders wichtig. Der Kalziumbedarf ist in der Pubertät höher als in jedem anderen Alter, weil das Knochengerüst in diesem Lebensabschnitt so rasant wächst. Das Knochenwachstum geht bei Jugendlichen besonders schnell vor sich, denn in diesem Alter wird die Hälfte des ausgewachsenen Knochengerüsts aufgebaut. Ob jemand später einmal Osteoporose entwickelt, hängt nicht zuletzt davon ab, ob während des Wachstums genügend Knochenmineralien im Knochengerüst eingelagert werden konnten. Je mehr Kalzium in der Kindheit und Jugend im Knochengerüst eingelagert werden konnte, desto größere Kalziumreserven stehen im Alter zur Verfügung. Eine ungenügende Kalziumversorgung über die Nahrung in der Kindheit und den Jugendjahren kann anhaltende Spätfolgen nach sich ziehen: Sie kann die Gesundheit der Knochen gefährden und die Häufigkeit von Knochenbrüchen, sowohl in der Jugend als auch im späteren Leben, erhöhen.

Leider sind viele Jugendliche, insbesondere Mädchen, sehr schlecht mit Kalzium versorgt. Optimal wäre eine Versorgung mit 1,2–1,5 g Kalzium pro Tag. Die meisten jungen Mädchen nehmen aber nur etwa zwischen einem Drittel und der Hälfte dieser Menge auf. Milch und Milchprodukte stellen die Hauptquellen für Kalzium in der Ernährung von Jugendlichen dar, aber viele Teenager trinken statt Milch lieber Süßgetränke, Kaffee oder alkoholische Getränke. Kalzium-Supplemente können den Jugendlichen helfen, zu genügend Kalzium zu kommen. Wer die Kalziumversorgung verbessert, wird mit der Einlagerung von bedeutend mehr Mineralien in die Knochen, und damit mit widerstandsfähigeren, dichteren Knochen belohnt.

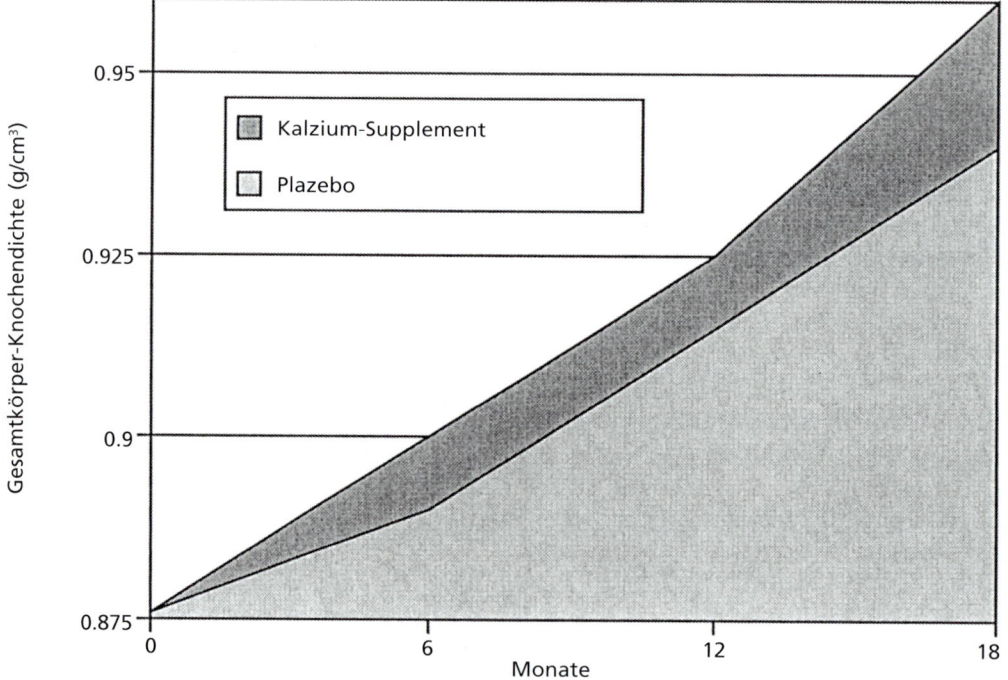

Abb. 26: Kalzium-Supplementierung erhöht die Knochendichte bei jungen Mädchen. In einer plazebokontrollierten Studie bei 94 Mädchen im Teenager-Alter, bewirkte die Supplementierung von täglich 500 mg Kalzium signifikante, zusätzliche Verbesserungen der Gesamtkörper-Knochendichte (1.3%) und der spinalen Knochendichte (2.9%) und des Knochenanteils (4.7%). Aus: Lloyd TL et al. JAMA 270 (1993) 841.

Tägliche Nährstoff-Supplemente für Kinder und Jugendliche	
Nährstoff	Empfohlene Tagesdosis
Vitamine	
Vitamin A (in Form von Beta-Carotin)	3.300 IE
Vitamin D	10 µg
Vitamin E	20–50 mg
Vitamin C	200 mg
Thiamin (B₁)	2–5 mg
Riboflavin (B₂)	2–5 mg
Niacin / Niacinamid	25–50 mg
Vitamin B₆	10–25 mg
Folsäure	0,4 mg
Vitamin B₁₂	2–5 µg
Biotin	50–100 µg
Pantothensäure	5–10 mg
Mineralien	
Kalzium	600 mg
Magnesium	300 mg
Eisen	10–20 mg
Zink	10–20 mg
Kupfer	2–3 mg
Selen	100 µg
Iod	150 µg
Mangan	2–5 mg
Fluor*	1–2 mg
Chrom	100–200 µg
Molybdän	150–250 µg

* Nur dort, wo die Wasser- und Salzversorgung nicht fluoridiert ist.

Übergewicht

Übergewicht in der Kindheit kann sowohl kurzfristige als auch langfristige Auswirkungen auf die körperliche, soziale und psychische Gesundheit haben. Teenager, die deutlich übergewichtig sind, leben mit einem höheren Risiko für Bluthochdruck und erhöhtem Blutzucker- und Cholesterinspiegel. 75–80% aller übergewichtigen Jugendlichen werden zu übergewichtigen Erwachsenen, und im allgemeinen haben sie mehr Übergewicht als diejenigen, die erst im Erwachsenenalter zugenommen haben. Übergewicht in der Kindheit kann die Wahrscheinlichkeit erhöhen, daß im Erwachsenenalter Herzkrankheiten, Diabetes und Krebs auftreten.

Die „Überfütterung" eines Kleinkindes kann die Bildung einer großen Anzahl von fettlagernden Zellen anregen. Wenn diese Fettzellen einmal bestehen, bleiben sie uns ein Leben lang erhalten und können als „nimmersatte Fett-Tanks" Appetit auslösen und uns dazu anregen, zuviel zu essen. Eltern, die Nahrung als Belohnung einsetzen, um das Verhalten ihrer Sprößlinge zu beeinflussen, können dadurch den Grundstein für lebenslange Gewichtsprobleme ihrer Kinder legen – es kann sein, daß diese Kinder im späteren Leben psychischen Streß durch Essen zu bewältigen versuchen. Nährstoffmangel, insbesondere Mangel an Eisen und den B-Vitaminen, kann Antriebslosigkeit verursachen und die Aktivität vermindern, was die Anfälligkeit auf Übergewicht erhöht. Kinder brauchen aktive, regelmäßige sportliche Betätigung, die dafür sorgt, daß das Wachstum dem fettarmen Gewebe und den Muskeln zugute kommt, und nicht der Vergrößerung der Fettreserven. Weitere Ausführungen über Ursachen und Behandlung von Übergewicht finden Sie auf → Seite 323.

Zusammenfassung

Die Ernährung von Kindern ist unregelmäßig und unberechenbar. Oft ist es ein Problem, sie dazu zu bewegen, regelmäßig und „gut" zu essen. Dieser Umstand kann, in Verbindung mit ihrem schnellen Wachstum und ihrem hohen Nährstoffbedarf, zu verschiedenen Nährstoffmängeln führen. Viele Teenager ernähren sich schlecht - bei Jugendlichen sind Nährstoffmängel aufgrund der Ernährung weiter verbreitet als bei jeder anderen Altersgruppe. Die Ernährung der meisten Jugendlichen liefert nicht genug Eisen, Zink und Kalzium, B-Vitamine (insbesondere Vitamin B_6 und Folsäure) und Vitamin C. Teenager zu einer gesunden Ernährung zu bewegen, stellt oft eine echte Herausforderung dar. Ein Beitrag, den Eltern leisten können, um eine Versorgung der Kinder und Jugendlichen mit ausreichend Mikronährstoffen zu gewährleisten, ist es, ein ausgewogenes tägliches Nährstoff-Supplement anzubieten.

Ein Multivitamin-Mineral-Supplement ist lediglich eine Ergänzung zu gesunden Lebensmitteln und Eßgewohnheiten. Der Speiseplan sollte viel Obst, Gemüse, Vollkornprodukte, fettarme Milchprodukte, mageres Fleisch, Geflügel, Fisch und reichlich frisches Wasser umfassen. Man sollte möglichst wenig industriell verarbeitete und raffinierte Lebensmittel essen. Lebensmittelzusätze, Zucker, Farbstoffe, gehärtete Fette und Salz aus industriell verarbeiteten Lebensmitteln haben keinen Nährwert und können schädlich sein. Gesunde Zwischenmahlzeiten sollten immer zur Verfügung stehen: Joghurt, Obst, Nüsse und Vollkorngebäck schmecken gut und sind nahrhaft.

Literatur

Abrams, S.A. et al.: Changes in calcium kinetics associated with menarche. J. Clin. Endocrinol. Metab. 81 (1996) 2017.

Baghurst, P.A. et al.: Environmental exposure to lead and children's intelligence at age of seven years. N. Engl. J. Med. 327 (1992) 1279.

Benton, D.: Vitamin-mineral supplements and intelligence. Proc. Nutr. Soc. 51 (1992) 295.

Birch, L.L. et al.: The variability of young children's energy intake, New Engl. J. Med. 324 (1991) 232-235.

Bruner, A.B. et al.: Randomised study of cognitive effects of iron supplementation in non-anemic iron - deficient adolescent girls. Lancet 348 (1996) 992.

Castillo-Duran, C. et al.: Zinc supplementation increases growth velocity of male children and adolescents with short stature. Acta Paediatr. 83 (1994) 833.

Caulfield, L.E. et al.: Nutritional supplementation during early childhood and bone mineralization during adolescence. J. Nutr. 125 (1995) 1104.

Cusatis, D.C., Shannon, B.M.: Influences on adolescent eating behavior. J. Adolesc. Health 18 (1996) 27.

Fröleke, H., Günster, K.H.: Ernährung im Kindesalter. In: Alters- und leistungsabhängige Ernährung. Pädagogischer Verlag, Baltmannsweiler 1989.

King, J.: Does poor zinc nutriture retard skeletal growth and mineralization in adolescents? Am. J. Clin. Nutr. 64 (1996) 375.

Middleman, A.B. et al.: Nutritional vitamin B_{12} deficiency and folate deficiency in an adolescent patient presenting with anemia, weight loss and poor school performance. J. Adolesc. Health 19 (1996) 76.

Milner, J.A.: Trace elements in the nutrition of children. J. Pediatr. 117 (1990) 147.

National Cholesterol Education Program: Blood cholesterol levels in children and adolescents. NIH Publication No. 91-2732, Bethesda 1991.

Oski, F.A.: Iron deficiency in infancy and childhood. N. Engl. J. Med. 329 (1993) 190.

Simeon, D.T., Grantham-McGregor, S.: Effects of missing breakfast on the cognitive functions of school children of differing nutritional status. Am. J. Clin. Nutr. 49 (1989) 646.

Teegarden, D., Weaver. C.M.: Calcium supplementation increases bone density in adolescent girls. Nutr. Rev. 52 (1994) 171.

Samuelson, G. et al.: Dietary iron intake and iron status in adolescents. Acta Paediatr. 85 (1996) 1033.

Widhalm, K.: Fat nutrition during infancy and childhood. Bibl. Nutr. Dieta 53 (1996) 116.

Erwachsenenalter, Alterungsprozeß und Langlebigkeit

Was ist der Alterungsprozeß, und wie lange können wir leben?

Unsere maximale *Lebensdauer* – das genetisch gegebene Lebenspotential, dessen Begrenzungen wir nicht überschreiten können, es sei denn, wir finden einen Weg, den genetischen Aufbau unserer Zellen grundlegend zu verändern – beträgt etwa 120 Jahre. Obwohl es eine Menge Geschichten über ganz besonders gesunde Volksstämme in den entlegendsten Winkeln der Welt gibt, die angeblich bis zu 130 bis 140 Jahre alt werden, erweisen sich diese Angaben bei sorgfältiger Überprüfung immer als falsch. Beispielsweise wurde behauptet, daß Menschen aus Bergdörfern im Kaukasus bis zu 130 bis 160 Jahre alt werden. Sorgfältige Untersuchungen durch russische Gerontologen (Wissenschafter, die sich mit dem Alterungsprozeß befassen) haben jedoch erwiesen, daß die meisten Bewohner dieser Bergdörfer in Wahrheit etwa 80 Jahre alt werden, wie viele andere Menschen auch.

Obwohl unser genetisches Potential den meisten von uns erlauben würde, 100 Jahre und älter zu werden, erreichen nur wenige von uns ein Alter von 90, geschweige denn 100 Jahren. Verbesserte Lebensbedingungen – darunter bessere Ernährung, medizinische Versorgung und Hygiene – haben es ermöglicht, daß ein größerer Teil unserer Bevölkerung länger lebt. Allerdings heißt länger leben heute nicht zwangsläufig besser leben. Degenerative Erkrankungen – Arthritis, Herzerkrankungen, Osteoporose, Grauer Star – plagen unsere älteren Mitmenschen. Es hat keinen Sinn, unsere maximale Lebensdauer verlängern zu wollen, solange wir nicht in der Lage sind, diese Zeit bei vergleichsweise guter Gesundheit auszukosten, d.h. mit körperlicher und geistiger Vitalität. Anstatt von einer übersteigerten Lebenserwartung von 200 Jahren zu träumen, sollten wir uns damit begnügen, 100–120 Jahre alt zu werden, und dafür aber bis zum Ende unserer Tage grundsätzlich gesund zu sein. Dies ist das Ziel, auf das die Richtlinien in diesem Kapitel ausgerichtet sind.

Der *Alterungsprozeß* ist ein langsamer Abbau der Funktion von Körpersystemen, der im allgemeinen bestimmten voraussehbaren Mustern folgt. Es gibt jedoch, was die Geschwindigkeit, das Timing und die Reihenfolge der Ereignisse anbelangt, große Unterschiede zwischen verschiedenen Individuen. Zum Beispiel arbeitet das Herz oft weniger effizient, wenn wir altern, und die Leistungsfähigkeit des Herz-Kreislauf-Systems nimmt ab. Es kommt jedoch vor, daß 70- und 80-jährige sich ein Herz-Kreislauf-System erhalten haben, das gesünder und jünger wirkt als das Herz-Kreislauf-System manch eines 30jährigen. Dies deutet darauf hin, daß das Herz nicht zwangsläufig mit dem Alter schwächer werden muß. Viele der Erscheinungen, die traditionell dem Alterungsprozeß zugeschrieben werden, sind in Wirklichkeit Folgen angesammelter Belastungen in Form von schlechter Ernährung, zu viel Alkohol und Tabak und zu wenig sportlicher Betätigung. Die Veränderungen, die mit dem Alterungsprozeß einhergehen, sind eher eine Folge unserer Lebensweise als unserer Lebensdauer.

269

Ein weiteres Beispiel: Viele Wissenschaftler sind traditionell davon ausgegangen, daß im Laufe des Alterungsprozesses in unserem Gehirn unaufhörlich Veränderungen vor sich gehen, die nicht rückgängig gemacht werden können, darunter der Verlust von Gehirnzellen und Hirnfunktionen und ein Schrumpfen des Gehirns. Neuere Untersuchungen haben ergeben, daß im Gehirn zwar altersbedingte Veränderungen auftreten, daß diese jedoch weder schwerwiegend noch unausweichlich sind, wie ursprünglich angenommen. Weit wichtiger ist, daß viele gesunde ältere Menschen (darunter auch Menschen, die weit über 90 Jahre alt sind) noch über ein Erinnerungs- und logisches Denkvermögen verfügen, das den Fähigkeiten weit jüngerer Menschen entspricht, und daß bei diesen älteren Menschen die Durchblutung und damit der Sauerstoff-Haushalt im Gehirn ähnlich gut ist wie bei Menschen, die 50 Jahre jünger sind. Der Punkt ist folgender: *Wenn wir uns sorgfältig um unseren Körper kümmern, können wir viele der Veränderungen, die früher als unausweichliche Folgen des Alterungsprozesses betrachtet wurden, verlangsamen oder sogar ganz verhindern.*

Lebensweise, Ernährung und Langlebigkeit

Wir schlucken, verdauen und metabolisieren bis zu unserem 65. Geburtstag etwa 50 Tonnen Lebensmittel und Getränke. Lebenslange schlechte Eßgewohnheiten können große Auswirkungen auf die Gesundheit und den Alterungsprozeß haben. Gesunde Ernährung kann den Alterungsprozeß verzögern oder verlangsamen und uns helfen, unsere maximale Lebensdauer zu erreichen. Die meisten Fachleute aus dem Gebiet der *Gerontologie* betrachten den Abbau von Körperfunktionen, der dem zunehmenden Alter zugeschrieben wird, als Kombination von Schäden, die durch Reaktionen mit freien Radikalen, Abnutzungserscheinungen und Unterbelastung verursacht werden.

Schäden durch freie Radikale und davor schützende Antioxidantien-Supplemente

Im Laufe der letzten zwei Jahrzehnte hat eine regelrechte Forschungsexplosion eine überzeugende Theorie hervorgebracht, die erklärt, weshalb Zellen altern, Funktion verlieren und sterben: die Theorie der Alterung durch freie Radikale (→ Seite 170). *Freie Radikale* sind toxische, stark reaktive Moleküle, die sehr schnell Stoffe in ihrer Umgebung angreifen (oxidieren), was schwere Schäden an Zellmembranen, Fettmolekülen, Proteinen und Desoxinucleinsäure (DNS) zur Folge hat. Viele freie Radikale sind toxische Abkömmlinge von Sauerstoff, die im Zellstoffwechsel (als Nebenprodukte von energieerzeugenden Reaktionen) anfallen, oder aber Umweltgifte (Chemikalien, Strahlung). Sauerstoff ist, obwohl er lebenswichtig ist, ein stark reaktiver Stoff. Wir können Sauerstoff nur deshalb nutzen, weil unsere Zellen mit besonderen Abteilen (den Mitochondrien) ausgestattet sind, in denen die Sauerstoff-Reaktionen sorgfältig abgeschirmt werden. Darüber hinaus haben unsere Zellen zum Schutz vor freien radikalen Sauerstoffteilchen, die aus den Mitochondrien entweichen, eine ganze Reihe von Schutzschildern (oder „Antioxidantien") gegen diese Radikale entwickelt. Sie können die freien Radikalen neutralisieren und die Zelle schützen.

Diese Mechanismen sind jedoch nicht unfehlbar. Gewisse Schäden durch freie Radikale finden bei jedem von uns statt. Diese Schäden vermindern die Zellfunktion und die Fähigkeit der Zelle, sich zu teilen und sich selbst zu ersetzen. In den Zellen findet eine stete Ansammlung von toxischen Abfallprodukten aus Angriffen durch freie Radikale auf Lipide und Proteine statt. Diese Ansammlung beeinträchtigt die Zellfunktion und „erstickt" die Zelle. Ein sichtbares Beispiel hierfür sind die braunen Altersflecken, die sich auf reiferer Haut bilden: Sie sind Ballungen von Fett-Stoffwechselprodukten, die sich in der Haut ansammeln. Schäden durch freie Radikale sind für eine Anhäufung von kleinen Fehlern im genetischen Code der DNS verantwortlich, und schließlich kann die DNS nicht mehr als Vorlage für die Synthese der so lebenswichtigen Proteine dienen. Verstärkte oxidative Belastung kann diesen Vorgang beschleunigen, indem sie die Bildung freier Radikale begünstigt, was zu degenerativen Erkrankungen und verfrühtem Altern führt. Einer der grundlegenden Widersprüche des Lebens an sich besteht darin, daß Sauerstoff uns zwar am Leben hält, uns jedoch gleichzeitig nach und nach umbringt.

An der Theorie der freien Radikale ist besonders faszinierend, daß sie uns eine konkrete Möglichkeit aufzeigt, die Begleiterscheinungen des Alterns hinauszuzögern. Indem wir – durch Nährstoffsupplemente in Verbindung mit einer optimalen Ernährung – dafür sorgen, daß in unseren Zellen reichlich natürliche antioxidative Verbindungen vorhanden sind, die uns weitgehend vor Schäden durch freie Radikale schützen. Die wichtigsten antioxidativen Nährstoffe sind Vitamin A, Beta-Carotin, Vitamin C, Vitamin E, die Mineralien Zink, Mangan und Selen, die Aminosäure L-Cystein und das Coenzym Q10. (→ auch die detaillierten Ausführungen über antioxidative Nährstoffe und empfohlene Dosierungen von Supplementen auf Seite 173).

„Energiesparen" und Langlebigkeit

Ein weiterer faszinierender Zusammenhang zwischen Ernährung und Langlebigkeit zeigt sich in Studien an Tieren, bei denen die Begrenzung der Kalorienzufuhr (aber gleichbleibender Nährstoff-Versorgung) den Alterungsprozeß verlangsamen und die Lebensdauer verlängern kann. Tiere, die mit einer Ernährung aufgezogen werden, die nur etwa drei Viertel der Energie liefert, die diese Tiere normalerweise zu sich nehmen, leben ein Drittel länger als Tiere, die unbeschränkten Zugriff auf Nahrung haben. Kaloriensparen verlängert bei Tieren nicht nur das Leben, sondern verhindert oder verzögert das Eintreten vieler altersbedingter chronischer Krankheiten. Viele Veränderungen, die mit dem Alterungsprozeß in Verbindung gebracht werden, z.B. verminderte Nieren- und Immunfunktion, treten viel später ein – die Tiere bleiben länger gesund.

Niemand weiß, warum Kaloriensparen die Lebensdauer von Tieren verlängert. Forschungsergebnisse legen die Vermutung nahe, daß die Veränderung von Hormonspiegeln, die Verlangsamung des Stoffwechsels oder die Verzögerung des Auftretens chronischer Abnutzungserscheinungen eine Rolle spielen. Ob Kaloriensparen beim Menschen die Langlebigkeit oder den Alterungsprozeß beeinflussen kann, muß noch erforscht werden. Bei Erwachsenen hat eine Begrenzung der Kalorienzufuhr (bei 80% der üblichen Kalorien) keine negativen Auswirkungen auf das körperliche oder geistige Funktionieren, sondern zeigt einige vorteilhafte Auswirkungen: Verminderung des Körperfetts und Senkung des Blutdrucks und der Blutfettwerte. Auf der japanischen Insel Okinawa beträgt die Kalorienversorgung Erwachsener 20% weniger als beim japanischen Landesdurchschnitt, die Ernährung ist grundsätzlich nährstoffreich, fettarm und beeinhaltet reichlich Fisch und Gemüse. Bewohner Okinawas leben bedeutend länger als andere Japaner. Im Verhältnis gibt es dort mindestens 10% mehr Hundertjährige als im restlichen Japan, und die Sterblichkeitsrate aufgrund von Hirnschlägen, Krebs und Herzerkrankungen ist fast halb so hoch wie im Landesdurchschnitt.

Diese Studien machen deutlich, daß übermäßiges Essen und Gewichtszunahme den Alterungsprozeß beschleunigen, während eine Verminderung der Kalorienzufuhr und das Vermeiden von Übergewicht (bei einer Versorgung mit reichlich Protein und Mikronährstoffen) das Altern verlangsamen kann. Dies betont noch einmal die Wichtigkeit einer Ernährung, die auf kalorienreiche, nährstoffarme Lebensmittel verzichtet und stattdessen kalorienarme, jedoch nährstoffreiche Lebensmittel betont.

Sportliche Betätigung

Regelmäßige sportliche Betätigung kann das Leben verlängern. Männer, die während ihres Erwachsenenalters mindestens 2000 kcal pro Woche beim Sport verbrauchen (das entspricht etwa einer halben Stunde Joggen pro Tag), leben länger als solche, die nicht genügend Bewegung haben. Die Sterblichkeitsrate aufgrund von Abnutzungserscheinungen im sechsten, siebten und achten Lebensjahrzehnt ist bei aktiveren Männern ungefähr um ein Drittel niedriger. Die Vorteile von sportlicher Betätigung bleiben im späteren Leben bestehen – selbst im Alter von 75 und mehr Jahren verringert regelmäßiges Sporttreiben die Sterblichkeitsrate. Regelmäßige sportliche Betätigung kann auch altersbedingte Abnutzungserscheinungen auf ein Mindestmaß beschränken und im späteren Leben die Funktion maximieren. Das Abnehmen der Muskelkraft und die Schwä-

chung der Gelenke, die bei vielen älteren Menschen auftreten, werden zwar oft dem Alter zugeschrieben, liegen aber eher in Unterbelastungen als im eigentlichen Altern. Sportliche Betätigung kann das Gleichgewicht und die Beweglichkeit verstärken und die Herzkranzgefäße leistungsfähig halten. Sportliche Betätigung verbrennt Kalorien zur Energiegewinnung, verstärkt den Appetit und erlaubt älteren Menschen mehr zu essen, ohne dabei übermäßig zuzunehmen. Auch hat Sport bedeutende positive Auswirkungen auf viele Alterserkrankungen wie Bluthochdruck, Herzerkrankungen und Diabetes.

Sorgen Sie gegen verbreitete Abnützungserscheinungen vor

Gute Gesundheit im Herbst des Lebens hängt zu einem großen Teil von der Vermeidung der wichtigsten Abnutzungserscheinungen ab, die mit dem Altwerden in Verbindung gebracht werden. Diese verbreiteten Erkrankungen beschleunigen den Alterungsprozeß erheblich – Vorsorge gegen diese Störungen würde vielen von uns ermöglichen, ein langes, vitales Leben weit über das Alter von 100 Jahren hinaus zu leben.

Die am weitesten verbreiteten Erkrankungen, die den Alterungsprozeß beschleunigen:

● **Krebs:** Das Risiko, daß sich ein Krebs entwickelt, verdoppelt sich alle 10 Jahre nach unserem fünfzigsten Lebensjahr. Die Ansammlung der Auswirkungen des Kontakts mit krebserregenden Stoffen und schlechter Ernährung schwächen das Immunsystem und zerstören die Mechanismen der Zellreparatur, wodurch Krebs immer wahrscheinlicher wird, je älter wir werden. Über drei Viertel der Krebserkrankungen sind durch Umweltfaktoren bedingt. Trotzdem können richtige Eßgewohnheiten, Antioxidans-Supplemente und gesunde Lebensweise das Krebsrisiko drastisch senken.

● **Herzkranzgefäß-Erkrankungen:** Die Kurve der Häufigkeit von Herzinfarkten und Schlaganfällen nimmt mit dem Alter stetig zu und wird nach dem sechzigsten Lebensjahr noch steiler. Die Hauptursachen dieser Erkrankung – Nährstoffmängel, übermäßiger Konsum von Fett und Alkohol, Rauchen, Bewegungsmangel – sind allesamt vermeidbar.

● **Altersdiabetes:** Nach dem vierzigsten Lebensjahr verdoppelt sich das Risiko, daß sich ein Diabetes bildet, alle 10 Jahre. Die meisten Erkrankungen treten bei übergewichtigen Menschen auf, die nicht regelmäßig Sport treiben und zuviel Fett essen. Angemessene Ernährung, Sport und ein gleichbleibendes Normalgewicht können das Risiko bedeutend senken.

● **Übergewicht:** Übergewicht erhöht das Risiko vieler chronischer Krankheiten, die in der Regel ältere Menschen treffen. Bluthochdruck ist bei Übergewichtigen dreimal so wahrscheinlich wie bei Normalgewichtigen. Im Blut von übergewichtigen Menschen sind größere Mengen von Arteriosklerose bildenden Fetten vorhanden. Diese Personen werden viel früher von Herzinfarkten und Schlaganfällen betroffen. Bei Übergewichtigen ist das Risiko eines Altersdiabetes drei- bis viermal so hoch wie bei Normalgewichtigen. Zu den altersbedingten Störungen, die mit Übergewicht zusammenhängen, gehören auch Osteoarthritis und erhöhtes Krebsrisiko.

● **Arthritis:** Arthritis ist die häufigste Ursache für Behinderungen bei älteren Menschen – viele dieser Erkrankungen liegen in abnormalen Immunreaktionen begründet. Lebensmittelallergien und unausgewogene Ernährung spielen dabei eine wichtige Rolle.

● **Immunschwäche:** Die Anfälligkeit auf Infektionen und Krebs steigt mit dem Alter stetig an. Das optimale Funktionieren des Immunsystems hängt von vielen lebenswichtigen Nährstoffen ab, darunter Protein, Zink, Selen, Vitamin E und den B-Vitaminen. Die Verbesserung der Versorgung des Körpers mit diesen Nährstoffen kann das Immunsystem bis ins hohe Alter leistungsfähig halten.

● **Demenz:** Viele ältere Menschen sind durch einen langsamen Verlust von Gehirnfunktionen behindert; eine Störung, die als Demenz bezeichnet wird. Etwa 5% der Menschen über 65 Jahren leiden unter Demenz und die Häufigkeit der Erkrankung steigt mit dem Alter steil an. Über 30% der über 85-jährigen sind davon betroffen. Faktoren aus dem Bereich der Ernährung – Nährstoffmängel, übermäßiger Konsum von Fetten und Alkohol – tragen zur Entstehung von bis zur Hälfte der Erkrankungen bei.

Die Forschung über den Alterungsprozeß hat nachgewiesen, daß eine gesunde Ernährung und Supplemente von Mikronährstoffen wertvolle Werkzeuge zur Verlangsamung des Alterns sind. Optimale Ernährung kann viele Beschwerden verhindern, die wir bis dahin für unvermeidlich gehalten haben.

Besondere Nährstoffbedürfnisse älterer Menschen

Energie und Fett

Der gesamte Energiebedarf nimmt typischerweise mit dem Alter ab, weil ältere Menschen zu weniger Aktivität neigen und einen langsameren Grundstoffwechsel aufweisen. Bei älteren Menschen, die sich wenig bewegen, beträgt der Energiebedarf oft nur 1.100

bis 1.400 kcal pro Tag. Bei einem so niedrigen täglichen Energiebedarf ist zur Erhaltung der angemessenen täglichen Nährstoff-Versorgung eine sorgfältige Wahl protein- und nährstoffreicher Lebensmittel (und ein Verzicht auf nährstoffarme, kalorienreiche Nahrung) lebenswichtig. Die Empfehlungen für Energiequellen für ältere Menschen unterscheiden sich nicht von denjenigen für jüngere Menschen. Ein bis zwei Drittel der Kalorien sollten aus Kohlenhydraten bezogen werden, wobei Vollkornprodukte bevorzugt und raffinierte Produkte auf ein Mindestmaß begrenzt werden sollten. Der gesamte Fettkonsum sollte weniger als 30% der Kalorien ausmachen und auf Lebensmittel, die viel gesättigtes Fett und gehärtete Fette enthalten, sollte verzichtet werden. Der Großteil der Fett-Kalorien sollte aus einfach ungesättigten Fetten (Olivenöl) und mehrfach ungesättigten (Pflanzen- und Kernöle) stammen.

Protein

Der Proteinbedarf von älteren Menschen ist um etwa 20% höher als derjenige von jüngeren Erwachsenen. Dieses zusätzliche Protein wird benötigt, um Gewebeverluste auszugleichen und deren Reparatur zu unterstützen. Proteinmangel ist bei älteren Menschen im Krankenhaus weit verbreitet: bis zu zwei Drittel der Patienten leiden aufgrund schlechter Ernährung und chronischer Krankheit darunter.

B-Vitamine und Vitamin C

In Europa beziehen viele ältere Menschen nicht genug B-Vitamine, insbesondere Folsäure und die Vitamine B_6 und B_{12}, aus ihrer Ernährung. Mehr als ein Drittel der Erwachsenen, die über 65 Jahre alt sind, leiden unter Vitamin-B_{12}-Mangel, weil die Fähigkeit, dieses Vitamin aufzunehmen, mit dem Alter stark nachläßt. Verglichen mit jüngeren Menschen weisen 65–80jährige häufig einen weit niedrigeren Vitamin-B_6- und Folsäurespiegel auf. Ältere Menschen können Vitamin B_6 nicht mehr so effizient aufnehmen und müssen deshalb mehr davon zu sich nehmen als in jungen Jahren. Ungefähr ein Viertel der älteren Menschen in Europa haben einen niedrigen Vitamin-C-Spiegel im Blut. Für ältere Menschen ist eine Versorgung mit reichlich Vitamin C und Vitamin B_6 sehr wichtig, weil ein entsprechender Mangel die Immunfunktion schmälert.

Vitamin D

Bei älteren Menschen nimmt die Fähigkeit der Nieren ab, Vitamin D aus der Nahrung in seine aktive Form 1,25-(OH) umzuwandeln (→ Seite 79). Jüngere Menschen können in ihrer sonnenbestrahlten Haut bedeutende Mengen an Vitamin D herstellen, aber bei älterer Haut läßt die Fähigkeit, das Vitamin herzustellen, nach. Der Umstand, daß viele ältere Menschen, insbesondere diejenigen mit Behinderungen, zu wenig Sonnenlicht kommen, verschlimmert dies zusätzlich. Etwa die Hälfte aller älteren Menschen konsumieren ungenügend Vitamin D und fast ein Fünftel weist Mangelerscheinungen auf. Vitamin-D-Mangel kann große Auswirkungen auf die Gesundheit der Knochen haben und das Osteoporose-Risiko erhöhen. Ältere Menschen, die dem Risiko eines Vitamin-D-Mangels ausgesetzt sind, sollten auf eine Ernährung achten, die fettarme Milchprodukte und Fisch bevorzugt. Viele ältere Menschen sollten von Supplementen mit Vitamin D profitieren.

Vitamin A

Ältere Menschen müssen mit hochdosierten Vitamin-A-Supplementen vorsichtig sein. Eine verabreichte Dosis Vitamin A erhöht den Blutspiegel eines älteren Menschen stärker als den Blutspiegel eines jüngeren Erwachsenen. Die Aufnahmefähigkeit für Vitamin A ist bei älteren Personen erhöht und der Vitamin-A-Stoffwechsel in der Leber arbeitet nicht mehr so effizient.

Kalzium

Die durchschnittliche Kalziumversorgung älterer Frauen und Männer liegt weit unter der optimalen Menge. Männer über 65 nehmen durchschnitlich nur 700 mg Kalzium pro Tag zu sich; Frauen sogar noch weniger, nämlich etwa 550 mg pro Tag. Die optimale Menge Kalzium in diesem Alter beträgt mindestens 1.200 mg pro Tag, und Frauen, die einem hohen Osteoporose-Risiko ausgesetzt sind, benötigen noch größere Mengen: bis zu 2.000 mg pro Tag. Erschwerend kommt zum Problem der Unterversorgung hinzu, daß die Aufnahmefähigkeit des Darms für Kalzium mit dem Alter abnimmt. Die verminderte Empfänglichkeit des alternden Darms für Vitamin D (das normalerweise die Aufnahme von Kalzium anregt) ist teilweise für die verminderte Kalziumaufnahme bei älteren Menschen verantwortlich. Schlechte Kalziumversorgung bringt die Gesundheit der Knochen vieler älterer Menschen in Gefahr und erhöht das Risiko von Osteoporose und Oberschenkelhalsbrüchen.

Mineralien und Spurenelemente

Der Ernährung älterer Menschen fehlt es oft an den Mineralien Zink, Magnesium, Kalium, Selen und Chrom. Verglichen mit jüngeren Menschen können sie Zink und Magnesium schlechter aufnehmen. Mängel an Zink und Selen können zu einer altersbedingten Schwächung des Immunsystems beitragen. Geringfügiger Zinkmangel führt darüber hinaus zu verminderter Geschmacksempfindung und langsamerer Wundheilung.

Die altersbedingten Veränderungen im Körper: Einfluß auf die ernährungsbedingte Gesundheit

Verdauungstrakt

Geschmacks- und Geruchssinn stumpfen mit zunehmendem Alter ab, so daß viele ältere Menschen das Aroma von Speisen immer weniger genießen können. Wenn wir altern,

Ernährungsprobleme bei älteren Menschen

Übermäßiger Konsum	Ungenügender Konsum
▶ Fett, gesättigtes und gehärtetes Fett	▶ Essentielle Fettsäuren, insbesondere die Omega-3-Fettsäuren
▶ Zucker und raffinierte Kohlenhydrate	▶ Vollkorn-Kohlenhydrate und Nahrungsfasern
▶ Industriell verarbeitete Lebensmittel und Lebensmittelzusätze	▶ Obst und Gemüse
▶ Salz	▶ Viele lebenswichtige Mineralien und Spurenelemente, insbesondere Kalzium, Magnesium, Zink und Selen
▶ Alkohol und Koffein	▶ Viele Vitamine, insbesondere die Vitamine D, E, C, B_6, B_{12} und Folsäure

nimmt die Anzahl der Geschmacksknospen auf unserer Zunge stetig ab – bei einem durchschnittlichen 70jährigen ist nur noch etwa ein Drittel der Geschmacksknospen vorhanden, die ein z.B. 30jähriger zur Verfügung hat. Dies führt dazu, daß die Schwelle für die Wahrnehmung und das Wiedererkennen von süßen, bitteren, sauren und salzigen Geschmacksnuancen erhöht ist, und dies kann die Lust am Essen bremsen. Um beispielsweise einen salzigen Geschmack wahrnehmen zu können, braucht der typische ältere Mensch ungefähr doppelt soviel Salz in einer Speise wie ein jüngerer Mensch. Ein Abnehmen des Geruchs- und Geschmackssinnes tritt in der Regel im Alter von 60 bis 70 Jahren zu Tage. Nährstoffmängel (z.B. Zinkmangel) können die Geschmacksempfindung zusätzlich beeinträchtigen, was wiederum Rückwirkungen auf die Eßgewohnheiten hat (eine Vorliebe für salzige oder würzige Speisen kann sich einstellen).

Bei vielen älteren Menschen lassen Aktivität und Funktion des Magens nach: Die Magenbeweglichkeit ist vermindert, die Nahrung wird weniger gründlich mit Verdauungssäften gemischt und der Nahrungsbrei wird langsamer an den Darm abgegeben. Von Abnutzung und Funktionsverlust der Sekretionszellen im Magen (die als *atrophische Gastritis* bezeichnet wird) sind ein Viertel aller 60–70jährigen und fast 40% aller 80jährigen betroffen. Diese weit verbreitete Störung ist für zwei bedeutende Probleme in Sachen ernährungsbedingte Gesundheit verantwortlich. Erstens wird dadurch das saure Klima im Magen gedämpft, was die Aufnahmefähigkeit für Eisen, Kalzium, die Vitamine B_6 und B_{12} und Folsäure herabsetzt. Zweitens läßt die Absonderung eines bestimmten Proteins namens intrinsischer Faktor nach, das für die Aufnahme von Vitamin B_{12} benötigt wird. Dadurch wird wiederum weniger Vitamin B_{12} aufgenommen.

Mangel an Vitamin B_{12} kann Anämie, neurologische Schäden, Depressionen und Demenz verursachen.

Viele ältere Menschen klagen über Verstopfung. Bewegungsmangel, zu wenig Flüssigkeitsaufnahme und Lebensmittel ohne nennenswerten Gehalt an Nahrungsfasern tragen zu diesem Problem bei. Vermehrte körperliche Betätigung, der Verzehr von Lebensmitteln, die viele Nahrungsfasern enthalten (Vollkornprodukte, Hülsenfrüchte, Obst und Gemüse), und mindestens sechs bis acht Gläser Wasser pro Tag können von großem Vorteil sein.

Knochengerüst

Osteoporose (abnehmende Knochendichte und Schwächung des Knochengerüsts) ist ein großes Gesundheitsproblem, das vor allem ältere Menschen betrifft. Mit zunehmendem Alter steigt das Osteoporose-Risiko, wobei das Problem bei Frauen sechsmal häufiger auftritt als bei Männern: jede vierte Frau über 65 Jahre ist davon betroffen. Osteoporose ist eine „stille" Erkrankung: Die Symptome machen sich erst spät im Verlauf der Krankheit bemerkbar, wenn das Knochengerüst schon so stark geschwächt ist, daß die Schäden nicht mehr zu beheben sind. Oft wird die Krankheit erst erkannt, wenn man sich bei einem an sich kleinen Unfall einen Knochenbruch in Rücken oder Hüfte zuzieht.

Bei der Erhaltung der Gesundheit der Knochen arbeiten Kalzium und Vitamin D eng zusammen. Osteoporose ist bei Menschen, die nicht genügend Kalzium aufnehmen, weit verbreitet. Bei vielen älteren Menschen nimmt die Knochendichte in den Wintermonaten, besonders in nördlichen Klimazonen, stärker ab. Weniger Sonneneinstrahlung vermindert die Produktion von Vitamin D in der Haut. Wenn zusätzlich die

Versorgung mit Vitamin D aus der Ernährung schlecht ist, stellt sich ein Mangel ein. Eine verstärkte Zufuhr von Vitamin D in den Wintermonaten kann den Knochenschwund verlangsamen. Ältere Menschen, die täglich Supplemente von Vitamin D (10–15 mg) und Kalzium (1–2 g pro Tag) einnehmen, verlieren weniger Knochensubstanz und ziehen sich seltener osteoporotische Brüche zu.

Auch andere Bausteine der Ernährung können im Bezug auf Osteoporose eine Rolle spielen. Starker Koffein-, Alkohol- oder Phosphorkonsum verstärkt den Knochenschwund. Eines der für ältere Menschen wirksamsten Mittel, altersbedingten Knochenschwund zu verlangsamen, besteht darin, an regelmäßigem Bewegungs-Training teilzunehmen. Mechanisches Heben hält die Knochen gesund und unversehrt und verzögert den Verlust von Mineralien aus dem Knochengerüst. (Siehe die Ausführungen über Osteoporose auf → Seite 348.)

Nieren und Wasserhaushalt

Bei den meisten Menschen nimmt die Nierenfunktion mit dem Alter ab. Im Alter von 80 Jahren kann ein durchschnittlicher Mensch seinen Blutkreislauf nur noch halb bis zwei Drittel so schnell filtern wie ein jüngerer Erwachsener. Allerdings läßt nicht bei allen Menschen mit dem Alter die Nierenfunktion nach. Bei fast einem Drittel der gesunden älteren Menschen nimmt die Nierenfunktion mit zunehmendem Alter – sogar bis 70 oder 80 – nicht ab. Ernährung und Krankheiten haben großen Einfluß auf die Nierenfunktion. Der Verlust der Nierenfunktion wird durch Bluthochdruck und Arteriosklerose stark beschleunigt. Eine Ernährung mit einem zu großen Proteinanteil kann die Nierenfunktion vermindern, insbesondere dort, wo die Nieren bereits durch Krankheiten geschwächt sind. Weil die Nierenfunktion abnimmt, dauert es länger, das Blut von Stoffwechselprodukten, überschüssigem Natrium und Medikamenten zu befreien. Aufgrund der geschwächten Nierenfunktion sind ältere Menschen anfälliger auf Austrocknung, insbesondere bei heißem Wetter oder während einer Krankheit. Obwohl Austrocknung viele schädliche Auswirkungen hat, kann es sein, daß sie übersehen wird, weil sie sich langsam einstellt und kein auffälliges Erscheinungsbild aufweist. Starke Austrocknung kann ernste Störungen im Mineralienhaushalt, niedrigen Blutdruck und geistige Verwirrung verursachen. Die meisten älteren Menschen brauchen mindestens sechs bis acht Gläser Flüssigkeit pro Tag (ca. 2 Liter).

Das Immunsystem

Bei vielen Menschen nimmt die immunologische Schlagkraft mit dem Alter ab, weil die Abwehrkräfte des Körpers nachlassen. Die Produktion von Antikörpern ist beeinträchtigt, Immunzellen reagieren zu schwach auf Fremdstoffe und weiße Blutkörperchen zerstören Bakterien weniger effizient. Diese Veränderungen führen dazu, daß viele ältere Menschen infektionsanfälliger sind. Allerdings verfügen nicht alle über ein schwächeres Immunsystem. Manche von ihnen haben ein Immunsystem, das ebenso leistungsfähig ist wie das eines jüngeren Menschen. Der Ernährungszustand ist ein wichtiger Einflußfaktor auf diese Unterschiede.

Wir haben uns damit befaßt, daß es bei der Ernährung älterer Menschen oft an vielen Nährstoffen mangelt. Diejenigen Nährstoffe, die in der Kost fehlen, sind sehr wichtig für das richtige Funktionieren des Immunsystems. In einer neueren Studie wurde eine Gruppe von 100 älteren Menschen in zwei Untergruppen unterteilt: eine Untergruppe erhielt während eines Jahres ein Multivitamin-Multimineral-Supplement, während die andere Untergruppe ein Plazebo (ein Scheinmedikament) bekam. Nach einem Jahr wurden bei der supplementierten Untergruppe bessere Immunfunktion und seltenere Infektionen nachgewiesen, als bei derjenigen, die das Placebo erhalten hatte. Auch Supplemente von einzelnen Nährstoffen können für ältere Menschen von Vorteil sein. Bei gesunden älteren Menschen verbessern Supplemente von Zink, Vitamin B_6 oder Vitamin E die Immunfunktion (→ Seite 277).

Gehirn und geistige Leistungsfähigkeit

Viele Menschen haben Angst vor dem altersbedingten Verlust ihrer geistigen Fähigkeiten. In der Tat verlieren einige nach und nach Gehirnfunktionen, Erinnerungsvermögen und Konzentrationsfähigkeit lassen nach. Bei etwa einem Drittel der Menschen über 85 Jahre sind die geistigen Fähigkeiten erkennbar beeinträchtigt. Andererseits haben sich viele ältere Menschen (darunter solche, die weit über 90 Jahre alt sind) geistige Fähigkeiten erhalten, die es durchaus mit denen einer jüngeren Generation aufnehmen kön-

nen. „Gehirntraining" durch Lesen, Spielen, Kreuzworträtsel lösen und angeregte Unterhaltungen sind von großem Vorteil. Zusätzlich kann optimale Ernährung helfen, unsere geistige Leistungsfähigkeit trotz des Alterungsprozeßes zu erhalten. Gehirnfunktion, Aufmerksamkeit und Leistungsfähigkeit des Nervensystems von älteren Menschen, die optimal mit Thiamin, Riboflavin und Eisen versorgt sind, sind gegenüber Schlechtversorgten überlegen. Geringfügige Mängel an den Vitaminen B_6, B_{12} und Folsäure können die geistige Leistungsfähigkeit beeinträchtigen. Niacin und die Vitamine E und C helfen, die Durchblutung kleiner Blutgefäße im Gehirn zu gewährleisten.

Mikronährstoff-Supplemente für ältere Menschen

Für ältere Menschen sind Mikronährstoff-Supplemente von besonderem Vorteil, weil sie weniger essen und weil ihre Fähigkeit, Mikronährstoffe aus der Nahrung aufzunehmen, nachläßt. Selbst geringfügige Mikronährstoffmängel können das Immunsystem

Risikofaktoren, die zur Unterernährung bei älteren Menschen führen können	
▶ Eßgewohnheiten	Unregelmäßige Mahlzeiten, zu wenig Obst und Gemüse, zu viele raffinierte und industriell verarbeitete Eßwaren, lustloses Essen
▶ Gesellschaftliche/ Wirtschaftliche Faktoren	Ältere Mitbewohner (über 80 Jahre alt), alleine lebend, wenige Sozialkontakte, Depressionen, Einsamkeit oder niedriges Einkommen, wirtschaftliche Benachteiligung, kleines Lebensmittelbudget, ungenügendes Wissen über Ernährung
▶ Körperliche Faktoren	Zahnausfall oder Mühe beim Kauen, chronische Krankheiten, noch nicht lang zurückliegende chirurgische Eingriffe am Verdauungstrakt, Unbeweglichkeit oder körperliche Behinderung, die das Einkaufen oder Zubereiten von Lebensmitteln erschwert
▶ Lebensweise	Mangel an Sonnenlicht, verschiedene Medikamente, Rauchen, starker Alkoholkonsum

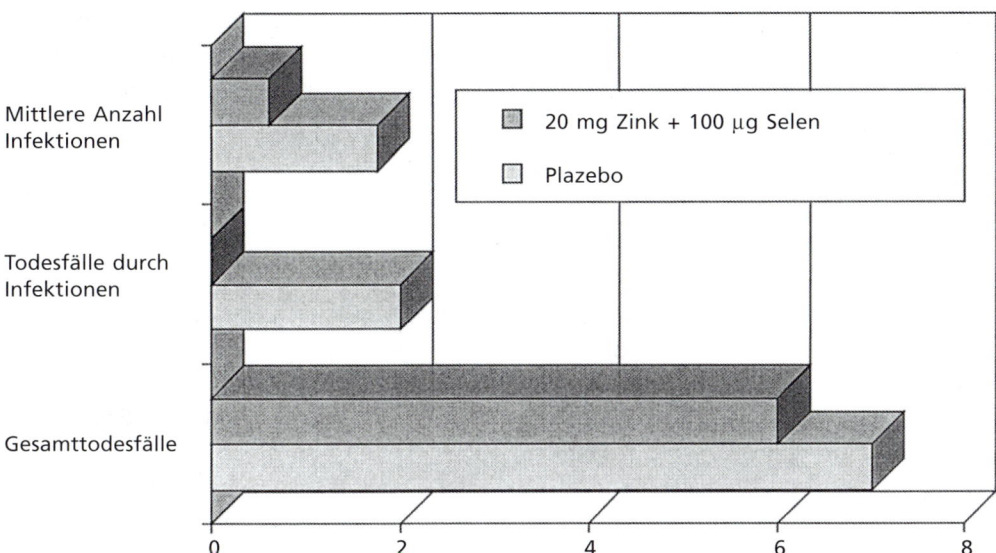

Abb. 27: Verminderte Infektionsrate und Mortalität bei älteren Erwachsenen nach Spurenelementgabe. In einem doppelblinden, plazebokontrolliertem Versuch mit 81 Personen (Durchschnittsalter 84 Jahre), reduzierte ein 20 mg Zink und 100 µg Selen enthaltendes- und während 2 Jahren genommenes- Supplement einerseits die Mortalität von Infektionen, und verminderte andererseits auch die mittlere Infektionshäufigkeit signifikant. Verglichen mit der Plazebogruppe litt die Spurenelementgruppe während der Studie 2-4x weniger an Infektionen. (Aus: Girodon F et al. Ann Nutr Metab 41 (1997) 98.

und die reibungslose Hirnfunktion negativ beeinflussen. Auch erhöhen Mikronährstoffmängel die Anfälligkeit für altersbedingte Abnützungserscheinungen. Bestimmte Mikronährstoffe können helfen, die Vitalität zu erhalten und den Alterungsprozeß zu verlangsamen, wenn sie in größeren Mengen konsumiert werden als dies eine durchschnittliche Ernährung liefern kann (→ Abb. 27).

Zusammenfassung: Optimale Ernährung für ein längeres Leben und mehr Lebensqualität

● Ältere Menschen sollten auf eine gesunde Ernährung achten. Sie sollten abwechslungsreich essen, neue Gerichte ausprobieren und, wenn möglich, in Gesellschaft essen.

● Jeden Tag sollte eine gute Quelle für qualitativ hochstehendes Protein (z.B. mageres Fleisch, Geflügel, Fisch oder Hülsenfrüchte) auf den Tisch kommen. Der Fettgehalt von Fleischgerichten kann auf ein Mindestmaß beschränkt werden, indem man bei der Zubereitung sichtbares Fett abschneidet, die Haut von Geflügel entfernt und möglichst nichts brät, sondern fettarm gart.

● Fettarme Milchprodukte sollten 2-3mal täglich konsumiert werden, weil sie qualitativ hochstehendes Protein und reichlich Mineralien enthalten.

● Man sollte jeden Tag mehrere Portionen frisches Obst und Gemüse essen, insbesondere diejenigen Sorten, die viele Antioxidantien (z.B. Vitamin E und Vitamin C, Beta-Carotin, Zink, Kalzium und Selen) enthalten.

Mikronährstoff-Supplemente für ältere Menschen

Indikation	Nährstoff	Empfohlene Tagesdosis
Ausgleich der altersbedingt schlechteren Nährstoffaufnahme	Vitamin B$_{12}$	5 µg (bei schwer beeinträchtigter Aufnahmefähigkeit mittels Injektionen)
	Vitamin B$_6$	10–25 mg
	Vitamin D	10 µg
	Folsäure	0,4 mg
	Kalzium	1–2 g
	Magnesium	400 mg
	Zink	10 mg
Antioxidantien als Schutz vor Alterserscheinungen	Vitamin C	1–2 g
	Vitamin E	200–400 mg
	Beta-Carotin	15 mg
	Coenzym Q10	60–100 mg
	Selen	100 µg
	Zink	15 mg
	Mangan	5 mg
Unterstützung für das Immunsystem	Vitamin B$_6$	10–25 mg
	Vitamin E	200–400 mg
	Vitamin C	0,5–1 g
	Zink	10–15 mg
	Multivitamin-Multimineral-Supplement	
	Selen	50–100 µg
Erhaltung der Durchblutung und damit der Sauerstoffversorgung im Gewebe	Niacin (am besten in Form von Nikotinsäure)	100 mg
	Vitamin C	0,5–1 g
	Vitamin E	200–400 mg
	Magnesium	400–600 mg
Erhaltung der Gesundheit der Knochen	Vitamin D	10 µg
	Kalzium	1–2 g
	Magnesium	400–600 mg
	Multimineral-Supplement	

● Vollkornprodukte (brauner Reis, Vollkornbrot, Vollkornteigwaren und vollwertiges Frühstücksgetreide) sollten jeden Tag auf den Tisch kommen. Um eine gesunde und regelmäßige Darmtätigkeit zu fördern, sollte man jeden Tag reichlich Nahrungsfasern (Ballaststoffe) zu sich nehmen.

● Mit Salz sollte sparsam umgegangen werden. Konserven, industriell verarbeitete Lebensmittel, in Salzlauge eingelegte oder gepökelte Eßwaren und salzige Snacks sollten gemieden werden.

● Essen Sie so selten wie möglich Geräuchertes, und verzichten Sie auf verkohlte, verbrannte oder zu scharf angebratene Speisen.

● Um ein Austrocknen zu verhindern, achten Sie auf eine gute Versorgung mit reichlich Flüssigkeit. Jeden Tag sollten 6–8 Gläser Wasser oder Saft getrunken werden (ca. 2 Liter). An besonders heißen oder aktiven Tagen empfiehlt es sich, noch mehr zu trinken.

● Als Zwischenmahlzeiten eignen sich frisches oder gedörrtes Obst, Karotten, Vollkorn- oder Grahamkräcker, Feigenriegel, Rosinen, Kleiekekse und Joghurt besonders gut. Ältere Menschen, die hin und wieder zu beschäftigt oder zu müde sind, um eine Mahlzeit zu kochen, können stattdessen eine Zusammenstellung aus diesen einfach zuzubereitenden Snacks essen.

● Wenn Sie Alkohol trinken, sollte Maß gehalten werden: Gönnen Sie sich nicht mehr als zwei Gläser Wein oder Bier bzw. zwei Drinks täglich. Konsumieren Sie möglichst wenig Koffein.

Literatur

Campbell, W.W. et al.: Increased protein requirements in elderly people: new data and retrospective reassessments. Am. J. Clin. Nutr. 60 (1994) 501.

Fröleke, H., Günster, K.H.: Die Ernährung des älteren Menschen. In: Alters- und leistungsabhängige Ernährung. Pädagogischer Verlag, Baltmannsweiler 1989.

Gloth, F.M. et al.: Vitamin D deficiency in homebound elderly persons. JAMA 274 (1995) 1683.

Goodwin, J.S. et al.: Association between nutritional status and cognitive function in a healthy elderly population. JAMA 249 (1983) 2917.

Horwath, C.C.: Dietary intake studies in elderly people. World Rev. Nutr. Diet 59 (1989) 1.

Koehler, K.M. et al.: Vitamin supplementation and other variables affecting serum homocysteine and methylmalonic acid concentrations in elderly men and women. J. Am. Coll. Nutr. 15 (1996): 364.

Meunier, P.: Prevention of hip fractures by correcting calcium and vitamin D insufficiencies in elderly people. Scand. J. Rheumatol. Suppl. 103 (1996) 75.

Monget, A.L. et al.: Effect of 6 month supplementation with different combinations of an association of antioxidant nutrients on biochemical parameters and markers of the antioxidant defense system in the elderly. The Geriatric/Min.Vit.Antiox. Network. Eur. J. Clin. Nutr. 50 (1996) 443.

Morley, J.E. et al. (Eds.): Geriatric Nutrition: A Comprehensive Review. Raven Press, New York 1995.

Ripa, S., Ripa, R.: Zinc and the elderly. Minerva Med. 86 (1995) 275.

Russell, R.M., Suter, P.M.: Vitamin requirements of elderly people: an update. Am. J. Clin. Nutr. 58 (1993) 4.

Sandstead, H.H. et al.: Dietary factors that can impair calcium and zinc nutriture of the elderly. In: *Prinsley, D.M., Sandstead, H.H.* (Eds.).: Nutrition and Aging. Alan R. Liss, New York 1990.

Sahyoun, N.R. et al.: Carotenoids, vitamins C and E, and mortality in an elderly population. Am. J. Epidemiol. 144 (1996) 501.

Tucker, K.: Micronutrient status and aging. Nutr. Rev. 53 (1995) 9.

Tucker, K.L. et al.: Folic acid fortification of the food supply. Potential benefits and risks for the elderly population. JAMA 276 (1996) 1879.

Ward, B.J.: Retinol (vitamin A) supplements in the elderly. Drugs Aging 9 (1996) 48.

Wood, R.J. et al.: Mineral requirements of elderly people. Am. J. Clin. Nutr. 62 (1995) 493.

Orthomolekulare Prävention und Therapie

Hinweis:

Obwohl bei einem gesundheitlichen Problem selten ein isolierter Mangel vorliegt, wurden bei den im folgenden gemachten Nährstoffempfehlungen die Mittel der ersten Wahl mittels Fettdruck hervorgehoben.

Hauterkrankungen

Einführung: Gesunde Haut

Traditionell wurde die Haut als einfache, passive Verpackung betrachtet, die unser empfindliches Innenleben bedeckt. Sie ist jedoch weit wichtiger. Die Haut ist das größte Organ unseres Körpers und übernimmt viele lebenswichtige Aufgaben: Sie ist konzipiert, uns vor Umwelteinflüssen zu schützen, Abfallprodukte auszuscheiden, Vitamin D zu erzeugen und unsere Körpertemperatur zu regeln. In unserer Haut ist ein verzweigtes und dichtes Netz von Nerven, Blutgefäßen und Drüsen verborgen. Ein Stück Haut von der Größe einer Briefmarke enthält ungefähr 3 Millionen Zellen, einen Meter Blutgefäße, 3 Meter Nerven und über 100 Schweiß- und Talgdrüsen. Gesunde, unversehrte Haut ist eine außerordentlich wirksame Barriere, die uns vor schädlichen Bakterien, Viren und Chemikalien schützt. Daher ist die Pflege von Haut, Haar und Nägeln weit mehr als eine Frage der Eitelkeit.

Hautzellen gehören zu den teilungsfreudigsten Zellen unseres Körpers. Unsere Haut erneuert sich laufend, abgestorbene Zellen werden abgestoßen und durch neue Zellen ersetzt, die in tieferen Hautschichten gebildet wurden. Daher ist eine stetige und großzügige Versorgung mit Nährstoffen außerordentlich wichtig für die Erhaltung der Gesundheit und des Erscheinungsbildes der Haut. Wegen ihres hohen Nährstoffbedarfs ist die Haut besonders anfällig für Störungen, die eine unausgewogene oder mangelhafte Ernährung mit sich bringt. Hautprobleme sind oft die ersten Anzeichen eines Nährstoffmangels, und sie können als Warnsignale aufgefaßt werden, die auf tieferliegende Störungen hinweisen. Eine Behandlung mit Crèmes und Salben, die örtlich auf der Haut angewendet werden, ist in der Regel reine Symptombekämpfung; die meisten Hautkrankheiten lassen sich mit Methoden aus der Ernährungsmedizin besser heilen, weil diese zur Wurzel des Problems vordringen.

Haut, Haar und Nägel sind hauptsächlich aus Protein aufgebaut – es ist also eine großzügige, ausgewogene Versorgung mit allen Aminosäuren erforderlich. Ebenso wichtig für die Gesundheit der Haut sind entsprechend große Mengen von denjenigen Nährstoffen, die benötigt werden, um die Aminosäuren zu Proteinen zu verketten, wie zum Beispiel Zink und die Vitamine A, C, und B_6. Verschiedene Nährstoffe, darunter Zink, Folsäure, Vitamin A und Vitamin B_{12}, werden von den schnell wachsenden und teilungsfreudigen Hautzellen in besonders großen Mengen benötigt.

Das Erscheinungsbild der Haut und ihre Unversehrtheit hängt von der ununterbrochenen Bildung und Absonderung von Fetten ab – sie halten die Haut geschmeidig und heil und verhindern allzu große Wasserverluste durch Verdunstung. Die Art der Fette, die wir essen, hat großen Einfluß auf diese natürlichen Hautfette. Ein Zuviel an gesättigten Fetten (tierischen Ursprungs, also z.B. aus Fleisch und Eiern) und ein Zuwenig an ungesättigten Fettsäuren (Linolsäure und Linolensäure) aus Gemüse, Nüssen, Samen und Fisch können die Bildung von Hautfetten stören. Stoffwechselprodukte aus Linol- und Linolensäure sind unentbehrliche Bestandteile unserer natürlichen Hautfette. Besonders wichtig ist Gamma-Linolensäure (GLS), ein Fett, das vom Körper in kleinen Mengen aus Linolsäure aus der Nahrung aufgebaut werden kann, oder aber aus Nachtkerzenöl (Evening Primrose Oil; EPO) einfach und direkt zu beziehen ist. Ohne genügend GLS und deren Abkömmlinge wird die Haut trocken und faltig und altert frühzeitig. Weil unsere Haut Linolsäure nicht effizient genug in GLS umwandeln kann – schon gar nicht bei erhöhtem Bedarf aufgrund von Streß, Reizstoffen, etc. – kann ein GLS-Supplement vorteilhaft sein. (→ auch die detaillierten Auführungen über diese wichtigen Fette – GLS und die EFS – auf Seite 175). Zum Schutz dieser ungesättigten Fette in der Haut wird reichlich Vitamin E und Beta-Carotin benötigt.

Trockene Haut

Um geschmeidig zu bleiben, braucht die Haut Feuchtigkeit. Wenn durch Verdunstung zuviel Feuchtigkeit verlorengeht, wird die Haut spröde, trocken und brüchig. Die für unsere Haut wichtigsten Feuchtigkeitslieferanten sind unsere natürlichen Hautfette – sie halten Wasser in der Haut zurück, bilden eine Barriere gegen allzu große Wasserverluste und machen die Haut feucht. Trockene Haut ist besonders im Winter ein Problem, wenn kalte, trockene Luft, Wind und trockene Heizungsluft die Haut strapazieren und austrocknen.

Ernährungsempfehlungen

→ die Ausführungen in: „Einführung: Gesunde Haut" (Seite 284).

Besondere Hinweise

● Vermeiden Sie übertriebenes Baden und Waschen – heißes Wasser und Seife waschen auch die natürlichen Hautfette aus. Vermeiden Sie antiseptische Seifen – sie verursachen oft trockene Haut und Ausschläge, und sie zerstören darüber hinaus hilfreiche Hautbakterien. Verwenden Sie warmes Wasser und wenig milde Seife, und vergessen Sie nicht, sich gleich nach dem Baden sparsam einzucremen. Auch Schwimmen in chlorhaltigem Wasser trocknet die Haut aus.

● Tragen Sie beim Waschen und Saubermachen Gummihandschuhe – starke Reinigungsmittel greifen die Feuchtigkeitsbarriere der Haut an.

● Eine hochwertige Feuchtigkeits-Crème ist besonders wertvoll.

Nährstoffempfehlungen bei trockener Haut

Nährstoff	Empfohlene Tagesdosis	Kommentare
Vitamin E	200 mg	Schützt die Hautfette und hilft, die Haut feucht zu halten.
Gamma-Linolensäure (GLS)	2–4 Kapseln Nachtkerzenöl (EPO)	Hilft, die natürlichen Feuchtigkeitsbarrieren der Haut zu erhalten.
Essentielle Fettsäuren	1–2 Eßlöffel kaltgepreßtes Leinsamen-, Sesam-, Mais- oder Distelöl	Hilft, die Haut feucht, geschmeidig und zart zu halten.

Hautalterung, Falten und Altersflecken

Wenn wir älter werden, verändert sich die Haut. Mit dem Alter wird die Haut zusehends dünner und trockener. Sie kann auch ihre Elastizität verlieren, was Falten und Augensäcke zur Folge hat. Obwohl die Kosmetik-Industrie für teure Hautpflegeprodukte wirbt, die angeblich die Hautalterung aufhalten, ist die Jugendlichkeit aus dem Crèmetopf bis heute wohl sehr oft eine Illusion. Allerdings kann vieles von dem, was als unausweichlicher Bestandteil des Alterungsprozesses betrachtet wird, verhindert oder in Grenzen gehalten werden. Faltenbildung und andere Hautveränderungen, die dem Alterungsprozeß zugeschrieben werden, sind vor allem Folgen von übermäßiger Sonneneinstrahlung, aggressiven Seifen und Chemikalien aus Luft und Wasser.

Ernährungsempfehlungen

Vorsorge ist der Schlüssel zur Erhaltung einer gesunden, jugendlich aussehenden Haut und dabei spielt optimale Ernährung eine Hauptrolle. Viele der altersbedingten Veränderungen der Haut durch Sonne und Umwelteinflüsse werden durch Oxidation vermittelt (→ die Ausführungen über Antioxidantien und freie Radikale auf Seite 170). Altersflecken auf der Haut zum Beispiel sind Ansammlungen von oxidierten Lipidsub-

Nährstoffempfehlungen bei Hautalterung

Nährstoff	Empfohlene Tagesdosis	Kommentare
Antioxidantien-Präparat (mit Beta-Carotin, Vitamin C, Vitamin E, Zink, Selen und Cystein)	→ die Ausführungen über empfehlenswerte Dosen an Antioxidantien auf Seite 173	Schützt die Haut vor Oxidationsschäden, die u.a. Faltenbildung und Altersflecken verursachen können.
Vitamin A	10.000 IE	Hohe Vitamin-A-Dosierungen nur unter ärztlicher Kontrolle einnehmen. Kann auch als Beta-Carotin genommen werden.
Vitamin-B-Komplex (hochdosiert)	Sollte mindestens 25 mg Vitamin B_6 enthalten, darüber hinaus die anderen B-Vitamine in großzügigen Mengen	Wichtig für die Spannkraft der Haut.
Hochwertiges Protein-Supplement	10–20 g als niedermolekulares Protein (→ Seite 219)	Legen Sie Wert auf Nahrungsmittel, die gute Protein-Lieferanten sind, z.B. Eier, Fisch, fettarme Milchprodukte, mageres Fleisch.
Gamma-Linolensäure (GLS)	2–4 Kapseln Nachtkerzenöl (EPO)	Bewahrt die natürlichen Hautfette.
Essentielle Fettsäuren	1–2 Eßlöffel kaltgepreßtes Sesam-, Leinsamen-, Mais- oder Distelöl	Zusammen mit mindestens 100 mg Vitamin E nehmen.

stanzen. Eine reichliche Versorgung mit antioxidativen Nährstoffen – wie Vitamine A, C, E, Beta-Carotin und die Mineralien Zink und Selen, dazu Cystein und Coenzym Q10 (→ Seite 221) – können den Oxidationsschutz anregen und die Haut vor Beschädigungen, Altersflecken und Falten schützen. Die Unterstützung der ständigen Zellerneuerung in der Haut und die Erhaltung der Elastizität und Spannkraft der Haut erfordern eine gleichmäßige und großzügige Versorgung der Haut mit Nährstoffen. Für die Bildung der elastischen Fasern und Kollagenfasern (→ Abb. 13, S.117), die die Haut unterstützen und zusammenhalten, ist reichlich qualitativ hochwertiges Protein, in Verbindung mit Zink und den Vitaminen C und B6, unentbehrlich. Der Konsum von qualitativ hochstehenden Pflanzenölen, ergänzt durch regelmäßige zusätzliche Gaben von GLS kann in der Haut die Produktion derjenigen Fettsäuren „ankurbeln", aus denen die natürlichen Hautfette zusammengesetzt sind. Vitamin A spielt bei der Steuerung der Zellteilung und des Wachstums der Hautzellen eine wichtige Rolle, weshalb eine optimale Versorgung mit Vitamin A (oder Beta-Carotin) für die Gesundheit der Haut so wichtig ist.

Besondere Hinweise

● Eine der besten Vorsichtsmaßnahmen ist es, sich nicht schutzlos der Sonne auszusetzen. Vermeiden Sie die sengende Mittagssonne, und tragen Sie einen guten Sonnenschutz auf, wenn Sie sich für längere Zeit in der Sonne aufhalten. Kumulierende Schäden, die von einem lebenslangen Zuviel an Sonnenbestrahlung herrühren, sind eine der Hauptursachen für Faltenbildung, Ausdünnung der alternden Haut und Hautkrebs.

● Sportliche Betätigung regt die Zirkulation von sauerstoff- und nährstoffreichem Blut durch die Haut an und hilft, die Gesundheit und das jugendliche Aussehen der Haut zu bewahren. Weitere Faktoren für die Erhaltung einer gesunden Haut sind reichlich frische Luft und wenig Streß.

● Benützen Sie regelmäßig eine hochwertige Feuchtigkeits-Crème.

● Wenn es heiß ist und Sie schwitzen, sollten Sie noch zusätzlich 1–2 Liter frisches Wasser trinken.

Akne

Akne ist eine Hautentzündung, die ihren Ursprung in den winzigen Talgdrüsen der Haut hat. Die Talgdrüsen befinden sich zumeist in den Haarfollikeln und erzeugen Sebum (Talg), ein natürliches Hautfett, das Haut und Haar feucht hält. Wenn die Drüse verstopft ist, kann das Sebum nicht abfließen, und Bakterien vermehren sich in der geschwollenen Drüse, was zu einer Entzündung führt und auf der Haut in verschiedenen Formen in Erscheinung tritt – als Papulae (rote Pickel), Mitesser oder Pusteln. Über drei Viertel der Jugendlichen und jungen Erwachsenen sind von Akne betroffen, und schwere Fälle können zu bleibenden Narben führen. Viele junge Menschen haben Akne, weil die hormonellen Veränderungen der Pubertät die Talgproduktion anregen. Obwohl Akne sehr weit verbreitet ist, ist sie verhältnismäßig schlecht erforscht. Es gibt keine einzelne Ursache, die verantwortlich gemacht werden könnte; viele Faktoren tragen zu Akne bei. Erbliche Vorbelastung, fettige Haut, Hormone (besonders die männlichen Androgene), Verhütungspillen, Nahrungsmittel-Unverträglichkeiten, Streß und Ernährungsfaktoren können eine Rolle spielen.

Um Akne zu verhindern,

essen Sie folgende Nahrungsmittel selten oder gar nicht:

▶ Nahrungsmittel, die viele gesättigte Fette enthalten: Fettes Fleisch, Vollmilch, Käse, Butter, Schokolade

▶ Nahrungsmittel, die viel gehärtetes Fett enthalten: Margarine, industriell verarbeitete Backwaren (Gebäck, Kekse)

▶ Salzige, fettige Eßwaren: Kartoffelchips, Pommes frites

▶ Nüsse: insbesondere gesalzene Mandeln und Erdnüsse

▶ Weißmehl und Zucker, Cola-Getränke

essen Sie folgende Nahrungsmittel häufiger:

▶ Rohes Gemüse und Vollkornprodukte

▶ Frisches Obst und Fruchtsäfte

▶ Frischer Fisch und andere Meeresfrüchte

Nährstoffempfehlungen bei Akne

Nährstoff	Empfohlene Tagesdosis	Kommentare
Vitamin A	50.000–100.000 IE	Hohe Vitamin-A-Dosierungen nur unter ärztlicher Kontrolle einnehmen. Eine Probezeit von 2–4 Monaten wird empfohlen. Um einen Vitamin-A-Überschuß zu vermeiden, senken Sie die Dosis nach und nach, sobald die ersten Anzeichen einer Besserung auftreten, bis die niedrigste Dosis ermittelt ist, die eine vorteilhafte Wirkung hat.
Vitamin E	800 mg	Verlangsamt den Abbau von Vitamin A im Körper und sollte gemeinsam mit Vitamin A genommen werden.
Vitamin B_6 und Magnesium	50 mg Vitamin B_6; 400 mg Magnesium	Wirksames Mittel gegen prämenstruelle Akne-Ausbrüche. Jeweils eine Woche vor und während der Menstruation nehmen.
Zink	50–100 mg	Bei der Behandlung von Pusteln in Verbindung mit Selen besonders wirksam.
Selen	200 µg	Bei der Behandlung von Pusteln in Verbindung mit Zink besonders wirksam.
Gamma-Linolensäure (GLS)	4–8 Kapseln Nachtkerzenöl (EPO)	Gemeinsam mit mindestens 100 mg Vitamin E nehmen.
Chrom	200 µg	Kann in Form von chromreicher Nährhefe genommen werden.

Ernährungsempfehlungen

Übermäßiger Verzehr von gesättigten (z.B. fettes Fleisch, Vollmilch und Schokolade) und gehärteten Fetten (Margarine und industriell verarbeitete Lebensmittel) können die Akne fördern, indem sie die Talgproduktion steigern. Nahrungsmittel, die viele raffinierte

Kohlenhydrate (besonders Saccharose) und wenig Nahrungsfasern enthalten, können ebenfalls die Talgproduktion anregen, die Abwehr gegen Bakterien hemmen und Akne hervorrufen. Nahrungsmittel-Unverträglichkeiten (besonders Nüsse, Cola-Getränke und Schokolade) können zu Akne beitragen. Auch Präparate, die Jod enthalten, z.B. Seetangprodukte und bestimmte Arzneien, können Akne verursachen. Eine Eliminationsdiät kann diejenigen Nahrungsmittelunverträglichkeiten ausfindig machen, die Akne mitverursachen. In schweren Fällen kann eine Fastenkur die Akne vermindern oder beheben.

Besondere Hinweise

● Waschen Sie die betroffenen Stellen dreimal täglich mit einer milden Seife und einem Waschlappen.

● Bei Gesichtsakne: Make-up neigt dazu, die Poren zu verstopfen und sollte daher so selten wie möglich verwendet werden; häufig Haare waschen.

Psoriasis

Psoriasis tritt als fleckige Hautrötung mit silberfarbenen Schuppen in Erscheinung, meistens an Ellbogen und Knien; es können jedoch auch Ohren, Kopfhaut und Rücken betroffen sein. Bei den meisten Menschen, die unter Psoriasis leiden, sind nur kleine Hautstellen leicht betroffen, aber Psoriasis kann schwerwiegend sein und sich in einem heftigen Ausbruch auf dem ganzen Körper verbreiten. Die Hautschäden werden durch ein schnelles Wachstum der Zellen in der äußeren Hautschicht verursacht. Erbfaktoren spielen eine Rolle, die Krankheit ist aber nicht ansteckend. Psoriasis ist eine chronische Störung, die in Schüben verläuft. Ausbrüche können durch viele verschiedene Faktoren ausgelöst werden – Systembelastung durch Krankheit, chirurgische Eingriffe oder Infektionen, Verletzungen der Haut, die von Schürfungen und Schnittwunden herrühren, Sonnenbrand, Nahrungsmittel-Empfindlichkeiten sowie bestimmte Medikamente wie Betablocker und Lithium.

Ernährungsempfehlungen

Ernährungstherapie bei Psoriasis hat gegenüber anderen Behandlungsmöglichkeiten bedeutende Vorteile und bringt keine unerwünschten Nebenwirkungen mit sich. Menschen, die unter Psoriasis leiden, haben häufig einen niedrigen Vitamin-A- und Selen-Spiegel. Vitamin A spielt, in Verbindung mit Vitamin D, eine wichtige Rolle bei der Steuerung und Kontrolle des Zellwachstums. Die Einnahme von Supplementen kann helfen, Psoriasis zu beheben. Zink- und Selen-Supplemente helfen, indem sie die Entzündung der Haut, den Juckreiz und die Hautrötung mildern. Neue Untersuchungen haben ergeben, daß in der Haut von Psoriasiskranken der Stoffwechsel von essentiellen Fettsäuren gestört ist. Wenn die Produktion der Omega-3-Fettsäuren EPA und DHA (Abkömmlinge der Linolensäure aus der Nahrung → dazu Seite 177) beeinträchtigt ist und nicht genügend GLS aus Linolsäure aufgebaut wird, kann dies den Fettsäure-Haushalt in der Haut stören und zu Entzündungen und Psoriasisflecken führen. Eine fettarme Ernährung, die nur wenig Protein enthält – zum Beispiel eine vegetarische Ernährung – kann bei Psoriasis gute Dienste leisten. Vegetarische Speisepläne, die kaltgepresste Öle aus Nüssen und Samen einschliessen, sind reich an den vorteilhaften essentiellen Fettsäuren. Weil Nahrungsmittel-Empfindlichkeiten Psoriasis begünstigen können, sollten sie ermittelt werden – bei manchen Menschen schlagen

Nährstoffempfehlungen bei Psoriasis

Nährstoff	Empfohlene Tagesdosis	Kommentare
Vitamin A	50.000–100.000 IE	Hohe Vitamin-A-Dosierungen nur unter ärztlicher Kontrolle einnehmen. Um Vitamin-A-Überschuß zu vermeiden, senken Sie, sobald eine Besserung eintritt, die Dosis nach und nach, bis die geringste wirksame Dosis ermittelt ist.
Vitamin D	10 -20 µg	Vitamin D_3 in seiner aktiven Form (Calcitriol) kann sowohl innerlich als auch äußerlich angewendet eine wirksame Behandlung darstellen.
Vitamin B_{12}	1 mg wöchentlich, via intramuskuläre Spritze	Bei besonders schwer betroffenen, örtlich begrenzten „Flecken" kann Vitamin B_{12} direkt in die beschädigte Hautstelle gespritzt werden.
Selen	200 µg	Selensulfid-Salbe, die direkt auf die betroffene Stelle aufgetragen wird, kann ebenfalls eine wohltuende Wirkung haben.
Zink	50–100 mg	Zinkhaltige Salben können auf die betroffenen Stellen aufgetragen werden und dort eine heilende Wirkung entfalten.
Omega-3-Fettsäuren	1–1,5 g EPA in Form von Fischölkapseln	Zusammen mit mindestens 100 mg Vitamin E einnehmen.
Gamma-Linolensäure (GLS)	4–6 Kapseln Nachtkerzenöl (EPO)	Zusammen mit mindestens 100 mg Vitamin E einnehmen.

Eliminationsdiäten außerordentlich gut an. Auch Alkoholkonsum kann die Störung verschlimmern, weshalb nur mit Maß getrunken werden sollte.

Besondere Hinweise

● Sonnenlicht und frische Luft sind oft heilsam. Halten Sie jedoch Maß.

● Viele Medikamente, die die Schulmedizin zur Behandlung von Psoriasis einsetzt – z.B. Methotrexat und Hydroxurea –, bringen gefährliche Nebenwirkungen mit sich und schwächen das Immunsystem. Die Ernährungstherapie stellt eine wirksame und sichere Alternative dar.

Ekzeme

Ein *Ekzem* ist ein Hautausschlag, der mit Rötung und Schwellung einsetzt. In der Folge treten kleine, nässende Hautsprünge auf, und wenn die Störung unbehandelt bleibt, gipfelt sie in Schuppenbildung, Verhärtungen und tiefen Hautrissen. Oft treten Ekzeme an den Händen auf; grundsätzlich können sie jedoch überall in Erscheinung treten. Es gibt eine ganze Reihe von möglichen Gründen für ein Ekzem. Einer der häufigsten ist eine Nahrungsmittel-Allergie. Sowohl bei Kindern als auch bei Erwachsenen geht ein Ekzem oft auf eine Nahrungsmittel-Allergie zurück, wobei Kuhmilch und Eier die am weitesten verbreiteten Ursachen sind (→ auch die Ausführungen über Nahrungsmittelallergien auf

Seite 373). Auch Umwelteinflüsse können Ekzeme (auch Kontakt-Dermatitis genannt) auslösen – Chemikalien, Seifen, Haushaltsreiniger, Metalle (insbesondere Legierungen, die Nickel enthalten).

Ernährungsempfehlungen

Nach möglichen Nahrungsmittel-Empfindlichkeiten sollte sehr sorgfältig gesucht werden. Eine Eliminationsdiät kann die Symptome vermindern und das verantwortliche Nahrungsmittel ermitteln helfen (→ Seite 373). Allerdings sollten kleine Kinder keinesfalls ohne ärztliche Betreuung einer strengen Ausschlußdiät unterzogen werden, denn gerade bei Kindern treten sehr schnell Mangelerscheinungen auf, die das Wachstum und die Entwicklung hemmen. Klassische Allergene wie Milch, Eier, Fisch, Käse, Nüsse und Nahrungsmittelzusätze vermeiden. Kaltgepreßte Öle aus Samen sind reich an vorteilhaften essentiellen Fettsäuren und daher sehr empfehlenswert. Ein gestörter Fettsäure-Haushalt in der Haut – d.h. eine gestörte Produktion der Omega-3-Fettsäuren EPA und DHA sowie der Omega-6-Fettsäure GLS (→ Seite 175) – kann zu Entzündungen und Ekzemen führen.

Besondere Hinweise

● Halten Sie sich von „allergieverdächtigen" Stoffen aus der Umwelt fern: Metallschmuck (Modeschmuck), starke Seifen, Haushaltsreiniger, Wolle, verschiedene Pflanzen etc.

Nährstoffempfehlungen bei Ekzem

Nährstoff	Empfohlene Tagesdosis	Kommentare
Vitamin A	50.000–100.000 IE	Hohe Vitamin-A-Dosierungen nur unter ärztlicher Kontrolle einnehmen. Eine Einnahmezeit von 1–3 Monaten wird empfohlen. Um Vitamin-A-Überschuß zu vermeiden, senken Sie, sobald eine Besserung eintritt, die Dosis nach und nach, bis die geringste wirksame Dosis ermittelt ist.
Vitamin C	2–3 g	Kann die Symptome des Ekzems bedeutend mildern und den Heilungsprozeß beschleunigen.
Zink	50–150 mg	Zinkhaltige Salben können auf die betroffenen Stellen aufgetragen werden und dort eine heilende Wirkung entfalten.
Gamma-Linolensäure (GLS)	4–6 Kapseln Nachtkerzenöl (EPO)	Zusammen mit mindestens 100 mg Vitamin E einnehmen.
Omega-3-Fettsäuren	1–1,5 g EPA in Form von Fischölkapseln	Zusammen mit mindestens 100 mg Vitamin E einnehmen. Hautsalben, die EPA enthalten, können direkt an den betroffenen Stellen angewendet werden.
Essentielle Fettsäuren	1–2 Eßlöffel (Kaltgepreßtes Sesam-, Leinsamen-, Mais- oder Distelöl)	Besonders wirksam, wenn gleichzeitig der Konsum von gesättigten Fetten eingeschränkt wird.

Anfälligkeit für Blutergüsse

Blutergüsse treten z.B. nach einem Stoß/Schlag auf, wenn die Haut zwar unverletzt geblieben ist, die darunter liegenden Gewebe und winzigen Blutgefäße jedoch beschädigt worden sind. Weil sich unter der Haut Blut ansammelt, kommt es zu einer Verfärbung, einem blauen Fleck.

Ernährungsempfehlungen

Mangel an Vitamin C bzw. Kupfer kann die Ursache der Anfälligkeit für Blutergüsse sein. Vitamin-C-Supplemente mit Bioflavonoiden, ergänzt durch ein Multimineralpräparat mit Kupfer, können das Bindegewebe in den Wänden der Kapillaren (der mikroskopisch kleinen Blutgefäße, die sich gleich unter der Haut befinden) stärken. Auch der regelmäßige Konsum von qualitativ hochwertigem Protein (→ Seite 42) hilft.

Zellulitis

Bei normaler gesunder Haut unterstützt und formt elastisches Bindegewebe die Fettzellen, die direkt unter der Haut liegen, so daß sie eine feste, glatte Schicht bilden. *Zellulitis* tritt auf, wenn dieses elastische Bindegewebe nachgibt und zerfällt, was zur Folge hat, daß die Fettzellen Klumpen bilden. Dadurch entstehen unregelmäßige Grübchen und Ausbuchtungen in der Haut und dem darunterliegenden Gewebe. Je mehr Fett im Gewebe unter der Haut vorhanden ist, desto größer sind die Klumpen. Zellulitis beeinträchtigt die Zirkulation der Flüssigkeit zwischen den Zellen und die Ansammlung kleiner Mengen dieser Flüssigkeit trägt zum Erscheinungsbild der „Orangenhaut" bei. Zellulitis tritt hauptsächlich bei Frauen auf, weil das Bindegewebe von Frauen zarter und auf Schwächung anfälliger ist als das vergleichsweise zähe Bindegewebe in der Haut von Männern.

Ernährungsempfehlungen

Übergewicht vergrößert die Fettpolster unter der Haut und damit das Risiko, daß sich Zellulitis entwickelt. Wer die Unterhaut-Fettschicht dünn hält, indem er sich sportlich betätigt und auf ein normales Körpergewicht achtet, kann dadurch zur Verhütung von Zellulitis beitragen. Allerdings sind „Blitzdiäten" häufig arm an Protein und wichtigen Mikronährstoffen und können die Zellulitis verschlimmern. Daher sollte die Gewichtsabnahme stetig und Schritt für Schritt geschehen (→ Seite 323). Der tägliche Verzehr

Nährstoffempfehlungen bei Blutergüssen

Nährstoff	Empfohlene Tagesdosis	Kommentare
Vitamin C mit Bioflavonoiden	1–2 g	Bioflavonoide unterstützen Vitamin C bei der Erhaltung der Blutgefäßwände.
Kupfer	2–4 mg als Teil eines ausgewogenen Multimineralpräparates	Hält das Bindegewebe in den Wänden der Kapillaren stark.
Hochwertiges Protein-Supplement	10–20 g als niedermolekulares Protein (→ Seite 219)	Legen Sie Wert auf Nahrungsmittel, die gute Proteinlieferanten sind, z.B. Eier, Fisch, fettarme Milchprodukte, mageres Fleisch.

Nährstoffempfehlungen bei Zellulitis

Nährstoff	Empfohlene Tagesdosis	Kommentare
Vitamin C	1 g, am besten kombiniert mit Bioflavonoiden (Vitamin-C-Komplex)	Hält das Bindegewebe und das elastische Gewebe in und unter der Haut stark. Verbessert die Zirkulation von Blut und interzellulärer Flüssigkeit.
Vitamin E	200 mg	Verbessert die Zirkulation von Blut und interzellulärer Flüssigkeit im Gewebe.
Multimineral-Supplement	Sollte 2–4 mg Kupfer und 10–15 mg Zink enthalten	Kupfer und Zink halten das Bindegewebe und das elastische Gewebe in und unter der Haut stark und funktionstüchtig.
Hochwertiges Protein-Supplement	10–20 g als niedermolekulares Protein (→ Seite 219)	Stellt sicher, daß der Körper mit allen essentiellen Aminosäuren versorgt wird. Diese sind nötig, um das Bindegewebe und das elastische Gewebe in und unter der Haut funktionstüchtig zu halten.

von Nahrungsmitteln, die reich an Vitamin C, Zink, Kupfer und qualitativ hochstehendem Protein sind, versorgt den Körper mit Nährstoffen, die das elastische Bindegewebe in der Haut stark und funktionstüchtig halten. Bereits ein geringer Mangel an diesen Nährstoffen kann das Bindegewebe schwächen und zur Zellulitis beitragen.

Besondere Hinweise

● Die Muskelanspannung bei körperlicher Aktivität sorgt dafür, daß Blut und interzelluläre Flüssigkeit aus den Geweben zurück zum Herzen befördert werden. Regelmäßiges Gehen, Joggen oder Aerobic-Training verbessert die Zirkulation in Beinen und Gesäß, unterstützt die Gewichtsabnahme und kann Zellulitis vermindern.

● Regelmäßige sanfte Massage der betroffenen Stellen ist von Vorteil, denn auch sie verbessert die Zirkulation von Blut und interzellulärer Flüssigkeit. Es sollte von den von Zellulitis betroffenen Stellen aus in Richtung Herz massiert werden. Eine zu heftige Massage kann den Zerfall von bereits geschädigtem Gewebe beschleunigen und dadurch die Zellulitis verschlimmern.

Literatur

Biesalski, H.K. et al.: Effekt einer Beta-Carotin-Supplementierung auf sonneninduzierte Veränderungen der Haut. Ernähr.-Umschau 41 (1994) 91.

Bittiner, S.B. et al.: A double-blind, randomised, placebo-controlled trial of fish oil in psoriasis. Lancet 1 (1988) 378.

Bjorneboe, A. et al.: Effect of dietary supplementation with eicosapentaenoic acid in the treatment of atopic dermatitis. Br. J. Dermatol. 117 (1987) 463.

De Luca, L.M., Darwiche, N., Celli, G. et al.: Vitamin A in epithelial differentiation and skin carcinogenesis. Nutr. Rev. 52 (1994) 45-53.

Dreno, B. et al.: Low doses of zinc gluconate for inflammatory acne. Acta Derm. Venereol. Stockh. 69 (1989) 541.

Endre, L. et al.: Incidence of food allergy and zinc deficiency in children treated for atopic dermatitis. Orv. Hetail 130 (1989) 2465.

Fuchs, J.: Vitamins and skin. Ther. Umsch. 51 (1994) 489.

Futoryan, T., Gilchrest, B.A.: Retinoids and the skin. Nutr. Rev. 52 (1994) 299.

Härtel, B.: Essentielle Fettsäuren und Eicosanoide in der Haut: Biosynthese, biologische und kosmetische Bedeutung. Ernähr.-Umschau 3 (1997) 100.

Horrobin, D.F.; Morse, P.F.: Evening primrose oil and atopic eczema. Lancet 345 (1995) 260.

Leung, L.H.: Pantothenic acid deficiency as the pathogenesis of acne vulgaris. Med. Hypotheses 44 (1995) 490.

Lowe, K.E.: Vitamin D and psoriasis. Nutr. Rev. 50 (1992) 138.

Mabin, D.C. et al.: Nutritional content of few foods diet in atopic dermatitis. Arch. Dis. Child 73 (1995) 208.

Majewski, S. et al.: Decreased levels of vitamin A in serum of patients with psoriasis. Arch. Dermatol. Res. 280 (1989) 499.

Michaelsson, G., Edqvist, L.E.: Erythrocyte glutathione peroxidase activity in acne vulgaris, the effects of selenium and vitamim E treatment. Acta Derm. Venereol. 64 (1984) 9.

Naldi, L.: Dietary factors and the risk of psoriasis. Br. J. Dermatol. 134 (1996) 101.

Noonan, F.P. et al.: Dietary beta-carotene and ultraviolet-induced immunosuppression. Clin. Exp. Immunol. 103 (1996) 54.

Oliwiecki, S., Burton, J.L.: Evening primrose oil and marine oil in the treatment of psoriasis. Clin. Exp. Dermatol. 19 (1994) 127.

Olson, P.E. et al.: Oral vitamin E for refractory hand dermatitis. Lancet 343 (1994) 672.

Panizzon, R.: Skin symptoms in disorders of vitamin and mineral metabolism. Ther. Umsch. 52 (1995) 257.

Pohit, J. et al.: Zinc status of acne vulgaris patients. J. Appl. Nutr. 37 (1985) 18.

Sherertz, E.F., Goldsmith, L.A.: Nutritional Influences on the Skin. In: *Goldsmith, L.A.* (Ed.): Physiology, Biochemistry and Molecular biology of the Skin. Oxford University Press, Oxford 1991.

Stewart, D.G., Lewis, H.M.: Vitamin D analogues and psoriasis. J. Clin. Pharm. Ther. 21 (1996) 143.

Verm, K.C. et al.: Oral zinc sulfate therapy in acne vulgaris: A double-blind trial. Acta Dermatovener. 60 (1980) 337-340.

Soyland, E. et al.: Dietary supplementation with very long-chain n-3 fatty acids in patients with atopic dermatitis. A double-blind, multicentre study. Br. J. Dermatol. 130 (1994) 757.

Weiss, J.S. et al.: Topical tretinoin improves photoaged skin: A double-blind, vehicle-controlled study. JAMA 259 (1988) 527.

Ziboh, V.A.: The significance of polyunsaturated fatty acids in cutaneous biology. Lipids 31 (1996) 249.

Haar- und Nagelerkrankungen

Einführung

Für Haare und Nägel gilt, was für alle Körperteile gilt: die Gesundheit ist unteilbar. Wenn die Nägel brüchig werden und die Haare ausfallen, dann ist dies ein Zeichen dafür, daß andere Köperteile nicht optimal ernährt sind. Ein Mangel an Nährstoffen muß sich auch an den Haaren und Fingernägeln zeigen. Brüchige oder stark gerillte Nägel, dünnes oder glanzloses Haar und Haarausfall sind solche Zeichen.

Nägel und Haare können von einer Umstellung auf eine gesunde Ernährung mit reichlich Protein und zusätzlichen Supplementen profitieren. Die Nägel und Haare bestehen hauptsächlich aus Protein, daher kommt eine proteinreiche Ernährung auch Haar und Nägeln zugute. Als proteinreiche Nährstoff-Supplemente eignen sich insbesondere die qualitativ hochstehende Primärhefe ($\rightarrow$ Seite 55) und kurzkettiges, niedermolekulares Protein ($\rightarrow$ Seite 219). Gelatine, die häufig empfohlen wird, ist ein unvollständiges Protein und enthält nicht alle essentiellen Aminosäuren, die für den Aufbau von gesunden Nägeln und Haaren erforderlich sind. Eier dagegen liefern das wohl vollständigste Nahrungsprotein und sind somit auch sehr gut für Haare und Nägel. Jeder Mensch hat auch in Bezug auf die Erhaltung der Gesundheit von Haaren und Nägeln individuell verschiedene Bedürfnisse. Der eine kommt mit einer gesunden Ernährung ohne Supplemente aus, der andere muß Supplemente nehmen, um Nägel und Haare gesund zu halten.

Gesunde Nägel

Die Nägel schützen und stützen die empfindlichen Finger- und Zehenspitzen. Entgegen einem weit verbreiteten Vorurteil ist der Kalzium- und Mineralgehalt der Nägel sehr niedrig. Sie sind nicht aus Mineralstoffen aufgebaut, sondern in der Hauptsache aus Keratin (einer besonderen Form von Protein, die viel Schwefel enthält). Je nach Ernährungszustand wachsen die Nägel 0,05 bis 1,2 mm pro Woche. Ein schlechter Gesundheitszustand der Nägel kann auch ein Hinweis auf Leber-, Nieren- oder Schilddrüsenerkrankungen sein. Weiße Flecken auf den Nägeln können eine Folge kleiner Verletzungen des Nagelbettes sein oder von Streß, Krankheit, Protein- bzw. Zinkmangel herrühren.

Ernährungsempfehlungen

Nägel wachsen schneller und werden stärker, wenn der Körper mit reichlich Protein, Schwefel, Silizium, Eisen, Zink und B-Vitaminen versorgt ist. Qualitativ hochstehendes Nahrungsprotein – aus Eiern, Milch, Fisch, Hülsenfrüchten oder magerem Fleisch – sollte regelmäßig gegessen werden.

Besondere Hinweise

● Wiederholter Kontakt der Nägel mit Wasser, Reinigern und Chemikalien (z.B. Putzmittel) kann sie schwächen und zu losen, brüchigen Nägeln führen. Vermeiden Sie den Kontakt mit Chemikalien, und schützen Sie Ihre Nägel, indem Sie bei Tätigkeiten, bei denen die Hände über längere Zeit hinweg Wasser ausgesetzt sind, wasserdichte Handschuhe tragen.

● Brüchige Nägel können durchaus eine Folge von Allergien auf aggressive Chemikalien aus Nagellack oder „Nagelhärter"

Nährstoffempfehlungen für gesunde Nägel

Nährstoff	Empfohlene Tagesdosis	Kommentare
Vitamin-B-Komplex	Ausgewogenes Supplement, das alle B-Vitamine enthält.	Mangel an B-Vitaminen führt zu brüchigen Nägeln.
Vitamin C	500 mg	Supplemente können die Nägel stärken.
Kalzium	600 mg	Supplemente können die Nägel stärken.
Zink	30 mg	Wichtig für gesunde, starke Nägel. Kann helfen, weiße Flecken auf den Nägeln zu beseitigen.
Eisen	10 mg (am besten als Teil eines ausgewogenen Multimineral-Supplementes einzunehmen)	Chronischer Eisenmangel führt zu schwachen, flachen und nach oben verdrehten Nägeln.
L-Cystein	500 mg	Liefert Schwefel, der für starke Nägel erforderlich ist.
Hochwertiges Protein-Supplement	10–20 g in Form von Primärhefe oder niedermolekularem Protein (→ Seite 219)	Hält die Nägel gesund. Kann helfen, weiße Flecken auf den Nägeln zu beseitigen.

sein. Viele Nagelpflegeprodukte enthalten schädliche Chemikalien wie Toluol und Formaldehyd. Nägel sind porös und müssen „atmen" können, um gesund zu bleiben. Ein luftdichter Überzug aus Nagellack oder im Nagelstudio eigens geformten oder aufgeklebten künstlichen Nägeln macht die echten Nägel darunter weich und infektionsanfällig, weil sie länger feucht bleiben, wenn Wasser unter den Überzug gerät.

Gesundes Haar

Ein Haar setzt sich aus zwei Bestandteilen zusammen: dem sichtbaren Haarschaft und dem Haarfollikel (Haarwurzel), der sich unter der Haut befindet und diejenigen Zellen enthält, die das Haar aufbauen. Haar ist komplizierter aufgebaut als man meint: Es setzt sich aus einem Kern aus Proteinfasern und einer dünnen Schutzschicht aus toten Zellen zusammen, die sich wie Schuppen überlappen. Wie die Nägel sind auch die Haare aus dem stark schwefelhaltigen Protein Keratin aufgebaut. Drüsen, die den Haarfollikel umgeben, sondern ein schützendes Fett, das sogenannte Sebum, ab, welches das Haar feucht, geschmeidig und glänzend hält. Das Erscheinungsbild der Haare hängt auch von der Erhaltung der Drüsen und damit von der natürlichen Befeuchtung der Haare ab.

Ernährungsempfehlungen

Haarfollikel reagieren sehr empfindlich auf Streß, Krankheiten und Nährstoffmängel. Solange die Zellen im Follikel mit ausreichend Nährstoffen in ausgewogenen Mengen versorgt sind, können sie auch gesundes neues Haar aufbauen. Zuwenig qualitativ hochwertiges Protein (insbesondere die

Nährstoffempfehlungen für gesundes Haar

Nährstoff	Empfohlene Tagesdosis	Kommentare
Vitamin-B-Komplex	Ausgewogenes Supplement, das alle B-Vitamine enthält	Alle B-Vitamine sind wichtig für die Gesundheit und das Erscheinungsbild des Haares.
Vitamin E	400 mg	Hält das Haar geschmeidig und glänzend.
Vitamin C	0,5–1,0 g	Wichtig für die Gesundheit des Haares.
Multimineral-Supplement	Sollte 10–15 mg Zink und 2–3 mg Kupfer enthalten	Wichtig für das gesunde Wachstum der Haare.
Gamma-Linolen-säure (GLS)	4–6 Kapseln Nachtkerzenöl (EPO)	Erhält die natürlichen Haarbefeuchter. Verbessert die Struktur des Haares und hilft, gegen brüchiges Haar und Haarausfall vorzubeugen.
Hochwertiges Protein-Supplement	10–20 g, einzunehmen in Form von Primärhefe bzw. niedermolekularem Protein (→ Seite 219)	Qualitativ hochstehende Quellen für Nahrungsprotein – Milch, Eier, mageres Fleisch, Fisch – sollten regelmäßig gegessen werden.

schwefelhaltigen Aminosäuren Cystein und Methionin) oder Mängel an B-Vitaminen, Zink, Kupfer, Vitamin A oder C, können die Haarproduktion beeinträchtigen. Dies verlangsamt das Wachstum der Haare, schwächt ihre Struktur und führt zu brüchigem, widerspenstigem Haar und Haarausfall. Eine Ernährung, die den Körper mit reichlich essentiellen Fettsäuren versorgt, in Verbindung mit Supplementen von Gamma-Linolensäure (in Form von Nachtkerzenöl – EPO) und Vitamin E, kann helfen, die Geschmeidigkeit der Haare zu erhöhen. Ein bis zwei Eßlöffel kaltgepreßtes Sesam-, Leinsamen-, Mais- oder Distelöl pro Tag versorgen das Haar mit genügend essentiellen Fettsäuren.

Besondere Hinweise

● Zuviel Sonnenlicht, ständiges Waschen, Heißluft aus dem Haartrockner und Chemikalien (z.B. Alkohole) in Haarpflegeprodukten können das Haar und die Kopfhaut schwächen und austrocknen.

Haarausfall

Obwohl uns normalerweise jeden Tag einige (etwa 50 bis 100) Haare ausfallen, können viele Faktoren den Haarausfall verstärken: Schlechte Durchblutung der Kopfhaut, akuter Streß oder Krankheit, Umweltgifte, schnelle Gewichtsabnahme, Bestrahlungen, schlechte Ernährung und Nährstoffmängel gehören dazu.

Ernährungsempfehlungen

Mängel an B-Vitaminen, Schwefel, essentiellen Fettsäuren oder an Spurenelementen wie Kupfer, Silizium und Zink können zu schlechtem Haarwuchs bzw. Haarausfall beitragen. Hochwertiges Nahrungsprotein – aus Eiern, Milch, Fisch oder magerem Fleisch – sollte regelmäßig gegessen werden. Ein bis zwei Eßlöffel kaltgepreßtes Sesam-, Leinsamen-, Mais- oder Distelöl pro Tag versorgen das Haar mit essentiellen Fettsäuren.

Nährstoffempfehlungen bei Haarausfall

Nährstoff	Empfohlene Tagesdosis	Kommentare
Biotin	300–500 µg	Lebenswichtig für normales Haarwachstum
Vitamin-B-Komplex	Sollte mindestens je 50 mg Pantothensäure, Inositol, Vitamin B6 und die anderen B-Vitamine in ausgewogenen Mengen liefern	Alle B-Vitamine sind wichtig für die Gesundheit und das Wachstum des Haares.
Niacin	50 mg	Verbessert die Durchblutung der Kopfhaut.
Vitamin E	400 mg	Verbessert die Durchblutung der Kopfhaut. Hilft gegen Haarausfall nach Bestrahlung.
Vitamin C	0,5–1,0 g	Verbessert die Struktur des Haares.
Multimineral-Supplement	Sollte 10–15 mg Zink und 2–3 mg Kupfer enthalten	Zink- oder Kupfermangel können Haarausfall verursachen.
L-Cystein	500 mg	Liefert den für die Bildung von Haar benötigten Schwefel.
Hochwertiges Protein-Supplement	10–20 g in Form von Primärhefe bzw. niedermolekularem Protein (→ Seite 219)	Gewährleistet den Haarwuchs.
Gamma-Linolensäure (GLS)	4–6 Kapseln Nachtkerzenöl (EPO)	Verbessert die Struktur des Haares und hilft, gegen brüchiges Haar und Haarausfall vorzubeugen. Nehmen Sie dazu mindestens 100 IE Vitamin E.

Besondere Hinweise

● Verbessern Sie die Durchblutung der Kopfhaut, indem Sie sie jeden Tag sanft mit den Fingerspitzen massieren.

● Allergische Reaktionen auf Haarpflegeprodukte können den Haarausfall beschleunigen. Verwenden Sie natürliche Produkte ohne fremde Chemikalien.

● Große Dosen Vitamin A (täglich 100.000 IE oder mehr) oder Selen (800 µg täglich oder mehr) können, wenn sie über längere Zeit hinweg eingenommen werden, Haarausfall auslösen.

● Chronische Schwermetallbelastungen, z.B. durch Blei oder Cadmium, können Haarausfall auslösen. Ziehen Sie eine Haarmineral-Analyse in Erwägung, mit der Sie die Schwermetallwerte im Körper ermitteln können, und befolgen Sie den Entgiftungsplan auf → Seite 431.

Ergrauendes Haar

Das Haar verliert seine Farbe und ergraut, wenn die Zellen im Haarfolikel aufhören, das Farbpigment Melanin zu produzieren, das normalerweise in das wachsende Haar „eingebaut" wird. Das Ergrauen des Haares ist eine unausweichliche Begleiterscheinung des Alterungsprozesses, es kann aber auch von Nährstoffmängeln herrühren.

Nährstoffempfehlungen gegen ergrauendes Haar

Nährstoff	Empfohlene Tagesdosis	Kommentare
Pantothensäure	50–100 mg	Wichtig für die Erhaltung der Haarfarbe.
Vitamin-B-Komplex (hochdosiert)	Sollte alle B-Vitamine in ausgewogenen Mengen liefern	Alle B-Vitamine sind wichtig für die Gesundheit und das Wachstum des Haares.
Multimineral-Supplement	Sollte mindestens 2–5 mg Kupfer enthalten	Die Bildung von Haarpigmenten hängt von einer ausreichenden Versorgung mit Kupfer und anderen Mineralien ab.
Gamma-Linolensäure (GLS)	4–6 Kapseln Nachtkerzenöl (EPO)	Gemeinsam mit 1–2 Eßlöffeln kaltgepreßtem Sesam-, Leinsamen-, Mais- oder Distelöl einnehmen, um die Versorgung mit essentiellen Fettsäuren zu gewährleisten.

Ernährungsempfehlungen

Mängel an B-Vitaminen, insbesondere an Pantothensäure, und Mineralmängel (z.B. Kupfer) können dazu führen, daß das Haar seine Farbe verliert. Lebensmittel, die reichlich von diesen Nährstoffen enthalten, können helfen, die Farbe des Haares zu erhalten.

Besondere Hinweise

● Beim Färben ist Vorsicht geboten! Viele Haarfärbemittel (insbesondere die dunklen Töne, die Metall- und Kohleteerfarben) enthalten gefährliche Chemikalien, von denen viele leicht die Haut durchdringen und in den Körper gelangen können. Sie können schwere Allergien hervorrufen. Viele Verbindungen, die in Kohleteerfarben vorkommen, sind stark krebserzeugend. Metallische Farben enthalten gelegentlich viel Blei. Problematische Haarfarben sollten gemieden werden, ganz besonders während der Schwangerschaft. Besonders problematisch ist das regelmäßige Färben über Monate und Jahre hinweg. Weniger gefährlich sind pflanzliche Farben, z.B. Henna, das dem Haar eine leuchtend rote Farbe gibt.

Schuppen

Die Haut stößt am ganzen Körper laufend abgestorbene Hautzellen ab. In der Regel fällt das nicht weiter auf. Wenn allerdings die Kopfhaut große Mengen abgestorbener Zellen abstößt, können sich diese kleinen Flocken aus ausgetrockneten Zellen im Haar verfangen, und weißliche *Schuppen* bilden. Starke Schuppenbildung, Juckreiz und Rötungen können auf eine Erkrankung der Kopfhaut hinweisen (→ Seite 284).

Ernährungsempfehlungen

Legen Sie Wert auf Nahrungsmittel, die viel Vitamin A und E enthalten. Ein bis zwei Eßlöffel kaltgepreßtes Sesam-, Leinsamen-, Mais- oder Distelöl jeden Tag versorgen die Kopfhaut mit essentiellen Fettsäuren.

Besondere Hinweise

● Bemühen Sie sich, nicht an der Kopfhaut zu kratzen, denn dies verstärkt die Schuppenbildung. Verwenden Sie keine aggressiven Seifen oder Haartonika.

Nährstoffempfehlungen bei Schuppen

Nährstoff	Empfohlene Tagesdosis	Kommentare
Vitamin A	25.000 IE	Hohe Vitamin-A-Dosierungen nur unter ärztlicher Kontrolle einnehmen. Einnahmezeit: 2–4 Monaten. Hilft, die Hauterneuerung und die Schuppenbildung zu regulieren.
Vitamin E	400 mg	Hilft, die Gesundheit und die Durchblutung der Kopfhaut zu gewährleisten.
Vitamin-B-Komplex (hochdosiert)	Sollte alle B-Vitamine in einem ausgewogenen Verhältnis enthalten	Hält die Kopfhaut gesund und kann Juckreiz und Schuppenbildung mildern.
Zink	30–45 mg	Hält die Kopfhaut gesund und kann Juckreiz und Schuppenbildung mildern.
Gamma-Linolensäure (GLS)	4–6 Kapseln Nachtkerzenöl (EPO)	Hält die Kopfhaut gesund und kann Juckreiz und Schuppenbildung mildern.

● Verwenden Sie ein Haarpflegeprodukt, das keine gefährlichen Chemikalien enthält – bestimmte „Schuppenshampoos" enthalten Kohleteer, der Krebs erzeugt.

● Waschen Sie Ihr Haar häufig (mindestens alle zwei Tage) mit einem Shampoo, das Zink oder Selen enthält. Diese Mineralien helfen, den Juckreiz und die Schuppenbildung zu mildern.

Literatur

Biggelaar, I., van den, Broeck, J., van den: Nutrition related hair signs in Zairian preschool children. Trp. Geogr. Med. 47 (1995) 248-51.

Helm, T.N.: Evaluation of alopecia. JAMA 273 (1995) 897.

Olivares, M., Uauy, R.: Copper as an essential nutrient. Am. J. Clin. Nutr. 63 (1996) 791.

Augen- und Ohrenerkrankungen

Gesunde Augen

Ernährungsempfehlungen

Um sich eine gute Sehkraft zu erhalten, essen Sie reichlich Lebensmittel, die Carotinoide, Vitamin A, C, und E, Vitamin B₂ (Riboflavin), Selen und Zink enthalten. All diese Nährstoffe spielen beim Sehen eine wichtige Rolle und sind aus einer nährstoffreichen, fettarmen Ernährung zu beziehen, die reichlich Obst und Gemüse (z.B. Karotten, Melone, Orangen und Brokkoli) enthält. Eine lebenslange, großzügige Versorgung mit antioxidativen Nährstoffen (› Seite 170) kann gegen Grauen Star helfen – eine der häufigsten Ursachen für Sehschwäche bei älteren Menschen. Nährstoff-Supplemente können auch helfen, kleinere Augenprobleme – z.B. trockene, brennende, juckende und müde Augen – zu vermeiden oder zu beheben.

Besondere Hinweise

● Genau wie der Rest des Körpers braucht das Auge ein Gleichgewicht zwischen Ruhe und Bewegung. Vermeiden Sie es, die Augen zu überfordern und zu ermüden, indem Sie allzu lange am Computer arbeiten oder bei schlechter Beleuchtung lesen.

● Tragen Sie bei viel Licht eine Sonnenbrille von guter Qualität, um Ihre Augen vor den schädlichen Auswirkungen des Sonnenlichtes zu schützen, vor allem auf dem Wasser und im Schnee.

● Das tägliche Auflegen eines kalten, feuchten Lappens auf die geschlossenen Augen (5–10 Minuten ruhen lassen) kann helfen, die Müdigkeit der Augen und die Schwellung der umliegenden Haut zu mildern.

Augenrötung: Blutunterlaufene Augen, Bindehautentzündung und Gerstenkörner

Gerötete, juckende, entzündete Augen (*Bindehautentzündung*) können auf Reizungen durch Rauch, viel Licht und Wind, Luftverschmutzung, Kontaktlinsen-Pflegelösungen oder Augen-Make-up zurückgeführt werden.

Nährstoffempfehlungen für gesunde Augen

Nährstoff	Empfohlene Tagesdosis	Kommentare
Vitamin A	5.000 IE	Hält die Retina (Netzhaut) gesund und funktionstüchtig.
Vitamin-B-Komplex	Sollte zusätzlich zu den anderen B-Vitaminen mindestens je 5 mg Vitamin B₁ (Thiamin) und B₂ (Riboflavin) enthalten	Riboflavin kann die Augenlinse klar und durchsichtig halten. Thiamin ist für die Erhaltung der Gesundheit des optischen Nervs (des Nervenstrangs, der das Auge mit dem Gehirn verbindet) wichtig.
Vitamin C	500 mg	Hält die Linse klar und die Netzhaut gesund.
Zink	20 mg	Gemeinsam mit Vitamin A erhält Zink die optimale Funktion der Netzhaut.

Auch aufgrund von Infektionen durch Viren und Bakterien können die Augen gerötet sein. Ein Gerstenkorn (ein empfindlicher, roter „Pickel" am Augenlid) bildet sich infolge einer Infektion der Talgdrüsen im Augenlid.

Nährstoffempfehlungen bei Augenrötung

Nährstoff	Empfohlene Tagesdosis	Kommentare
Vitamin A	50.000 IE	Hohe Vitamin-A-Dosierungen nur unter ärztlicher Kontrolle einnehmen. Verbessert die Immunabwehr; unterstützt die Wiederherstellung von Gewebe. Einnehmen, bis die Rötung verschwindet.
Vitamin C	2–4 g	Verbessert die Immunabwehr; unterstützt die Wiederherstellung von Gewebe. Einnehmen, bis die Rötung verschwindet.
Vitamin E	400 mg	Besitzt eine entzündungshemmende Wirkung.
Zink	60 mg	Verbessert die Immunabwehr; unterstützt die Wiederherstellung von Gewebe. Einnehmen, bis die Rötung verschwindet.
Selen	200 µg	Verbessert die Immunabwehr. Einnehmen, bis die Rötung verschwindet.

Ernährungsempfehlungen

Essen Sie regelmäßig Lebensmittel wie Karotten, Melone, Leber, Orangen, Erdbeeren und Brokkoli, denn sie enthalten reichlich Vitamin A und C und andere natürliche Antioxidantien.

Besondere Hinweise

● Heiße, feuchte Kompressen, die auf das Augenlid mit einem Gerstenkorn aufgelegt werden, können die Beschwerden lindern und helfen, das Gerstenkorn zu öffnen, damit der Inhalt abfließen kann.

Grauer Star (Katarakt)

Die Augenlinse ist ein durchsichtiges Organ, das sich hinter der Pupille des Auges befindet. Bei *grauem Star* ist die Linse getrübt und verliert ihre Durchsichtigkeit, so daß die klare Sicht beeinträchtigt ist. Grauer Star ist sehr weit verbreitet – jeder zweite über 75-jährige leidet darunter. Meistens entwickelt sich der graue Star langsam über viele Jahre hinweg, wenn er allerdings erst einmal besteht, wird ein operativer Eingriff nötig, um die beschädigte Linse zu entfernen. Die Wahrscheinlichkeit, daß sich ein grauer Star bildet, kann sehr stark durch Ernährung und Nährstoffzufuhr beinflußt werden (→ Abb. 28).

Ernährungsempfehlungen

Hohe Blutfettwerte, Diabetes und Übergewicht erhöhen das Risiko, daß sich ein grauer Star entwickelt. All diesen Störungen kann durch eine Veränderung der Eßgewohnheiten und durch Nährstoff-Supplemente begegnet werden (→ die Ausführungen über diese Störungen auf den Seiten 38, 323, 338). Meistens wird der graue Star

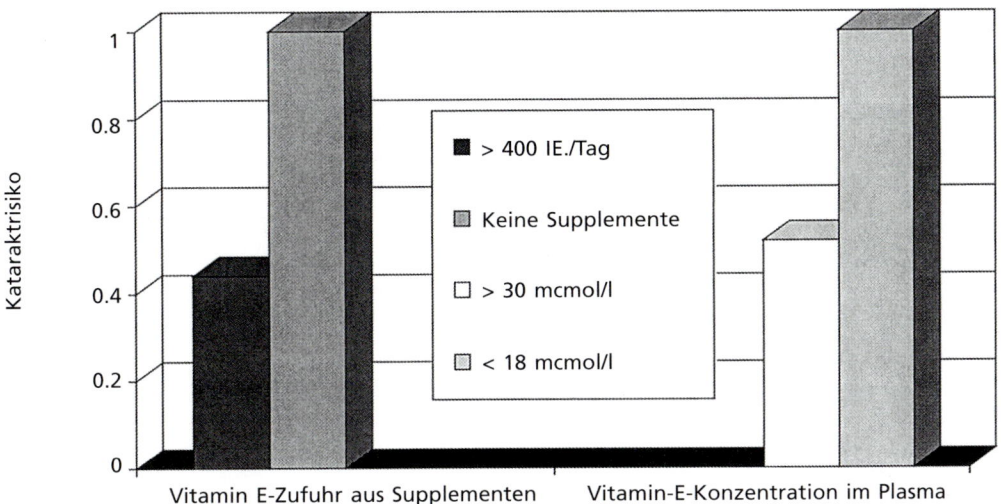

Abb. 28: Vitamin E und Katarakt.
Robertson et al. beobachteten bei 300 bezüglich Alter und Geschlecht überwachten Fällen, dass Personen mit einer täglichen Vitamin-E-Zufuhr von mehr als 400 I.E.die Kkatarakthäufigkeit 56% niedriger war als bei den Personen, die keine Vitamin-E-Supplemente zu sich nahmen. Vitale et al. fanden bei 671 Erwachsenen mit höheren Plasma-Vitamin E-Konzentrationen 48% weniger Kataraktfälle.
Aus: Robertson JM et al. Ann NY Acad Sci 570 (1989) 372; Vitale S et al. Epidemiol 4 (1994) 195.

Nährstoffempfehlungen bei grauem Star

Nährstoff	Empfohlene Tagesdosis	Kommentare
Vitamin C	2–4 g	Vitamin-C-Supplemente können einen leichten, frühen grauen Star zurückbilden oder gar beseitigen.
Vitamin E	400–800 mg	Zusammen mit Vitamin C einnehmen, um gegen eine weitere Trübung der Linse vorzubeugen und sie sogar teilweise zurückzubilden.
Vitamin B_2 (Riboflavin)	50 mg (kann als Teil eines Vitamin-B-Komplexes eingenommen werden)	Riboflavin spielt bei der Erhaltung der Klarheit der Linse eine außerordentlich wichtige Rolle. Nach der Einnahme von Supplementen kann sich innerhalb 2–3 Tagen eine Besserung einstellen.
Zink	30 mg	Hilft, die Linse klar zu halten. Unter Umständen kann sich innerhalb von 6 Wochen eine Besserung einstellen.
Zur Vorbeugung gegen grauen Star:		
Antioxidantien-Präparat	Beta-Carotin, Vitamin A, B_2, C, und E sowie Zink in großzügigen Mengen (→ Seite 173)	Langfristige Einnahme von Supplementen (über Jahre hinweg) kann die Entwicklung eines grauen Stars verhindern.

durch Licht und Strahlung verursacht, denen die Linse ein Leben lang ausgesetzt war. Die Trübungen werden durch oxidative Prozeße verursacht und in Gang gehalten. Die Antioxidantien Vitamin A, C und E und Beta-Carotin stellen einen wichtigen Schutz vor solchen Schäden dar – der Verzehr von Nahrungsmitteln, die reich an diesen Nährstoffen sind, kann das Risiko eines grauen Stares vermindern (→ die Ausführungen über Oxidationsschäden und Antioxidantien auf Seite 170). Eine Zuckerart namens Galaktose, die nur in Milchzucker vorkommt, kann unter Umständen bei Menschen, die erblich bedingte Galaktose-Stoffwechselstörungen haben, einen grauen Star verursachen. Menschen, in deren Familie häufig früh grauer Star auftritt, sollten sich auf diese erbliche Vorbelastung hin untersuchen lassen. Der Verzehr von Milch und Milchprodukten sollte bei Menschen, die Galaktose nicht verwerten können, stark eingeschränkt werden.

Besondere Hinweise

● Um Oxidationsschäden an der Linse zu vermeiden, die von Sonnenlicht herrühren, tragen Sie draußen an der Sonne eine Son-nenbrille von guter Qualität (besonders beim Skifahren, am Strand oder auf dem Wasser). Beim Kauf von Sonnenbrillen sollten Sie auf folgendes achten: Die Sonnenbrille sollte 100% der ultravioletten (UV) Strahlung eliminieren und dunkel genug sein, um 75–90% des sichtbaren Lichtes herauszufiltern (die Augen sollten durch die Brille nicht sichtbar sein).

Grüner Star (Glaukom)

Grüner Star ist eine Augenkrankheit, bei der die Zirkulation von Flüssigkeit im Auge beeinträchtigt ist, was zur Folge hat, daß sich im Augapfel ein Überdruck bildet, der den Sehnerv (der Informationen vom Auge an das Gehirn weiterleitet) beschädigen kann. Bei Industrienationen ist der grüne Star nach Diabetes der zweithäufigste Grund für Erblindung. In der Regel entwickelt er sich langsam über Monate oder Jahre hinweg. Warnsignale sind Lichtkränze, die um Lichtquellen herum erscheinen, trübe Sicht, tränende Augen, Kopfschmerzen und bei fortgeschrittenem grünem Star eine Einengung des Blickfeldes. Häufigeres Auftreten findet sich bei Erbbelastung, Kurzsichtigkeit und

Nährstoffempfehlungen bei Glaukom (grüner Star)

Nährstoff	Empfohlene Tagesdosis	Kommentare
Vitamin C mit Bioflavonoiden	2–4 g Vitamin C mit 200 mg Rutin	Vitamin-C-Supplemente, kombiniert mit Rutin-Bioflavonoiden können bei grünem Star den Augendruck senken.
Vitamin B$_1$ (Thiamin)	50 mg	Thiaminmangel kann zur Entwicklung eines grünen Stars beitragen.
Zink	30–45 mg	Ein verminderter Zinkspiegel kann zusammen mit einem erhöhten Kupferspiegel grünen Star verschlimmern.
Chrom	400 µg	Niedrige Chromwerte im Körper werden mit hohem Augendruck in Verbindung gebracht.

bei Menschen, die Medikamente gegen Bluthochdruck oder Steroide (Cortison) nehmen.

Ernährungsempfehlungen

Bei Menschen, die unter grünem Star leiden, können Nahrungsmittelempfindlichkeiten den Augendruck erhöhen. Sorgfältige Untersuchungen können den Grund der Unverträglichkeit ermitteln (→ Seite 373), so daß dieser fortan gemieden werden kann. Auch Koffein erhöht den Augendruck, weshalb Menschen, die unter grünem Star leiden, Kaffee und koffeinhaltige Nahrungsmittel und Medikamente meiden sollten. Proteinüberschuß und übermäßiger Verzehr von Trans-Fettsäuren (→ Seite 140) werden mit erhöhtem Risiko für grünen Star in Verbindung gebracht.

Hörschäden: Hörverlust und Tinnitus (Ohrgeräusche)

Funktionsstörungen des Innenohrs können das Gehör beeinträchtigen, zu einem Tinnitus (ein ständiges Läuten oder Sausen im Ohr) führen oder Schwindel verursachen. Diese Probleme sind weit verbreitet, insbesondere bei Menschen, die über 65 Jahre alt sind – ein Drittel bis die Hälfte von ihnen hat Hörschäden. Altersbedingter Hörverlust kann verhindert werden: Faktoren aus den Bereichen Ernährung und Nährstoffversorgung spielen bei diesen Störungen eine wichtige Rolle.

Ernährungsempfehlungen

Übermäßiger Verzehr von gesättigten Fetten und Cholesterin kann die Empfindlichkeit

Nährstoffempfehlungen bei Hörschäden

Nährstoff	Empfohlene Tagesdosis	Kommentare
Vitamin A	20.000 IE	Hohe Vitamin-A-Dosierungen nur unter ärztlicher Kontrolle einnehmen. Eine Probezeit von 4 bis 6 Monaten wird empfohlen. Die Sinneszellen im Ohr benötigen viel Vitamin A. Ein niedriger Vitamin-A-Spiegel wird mit verminderter Hörfähigkeit in Verbindung gebracht. Sollte gemeinsam mit Vitamin E eingenommen werden.
Vitamin E	400 mg	In Verbindung mit Vitamin A wirksam bei der Behandlung von Hörverlust.
Vitamin B-Komplex		Vitamin B_{12} und Folsäure wirken bei der altersbedingten Hörschwäche günstig.
Vitamin D mit Kalzium	10–20 µg	Vitamin-D-Mangel senkt den Kalziumspiegel im Innenohr, was zu Hörverlust führt. Darüber hinaus kann Vitamin D günstigen Einfluß auf Otosklerose (eine Fehlbildung der Knochen im Ohr, die das Hörvermögen beeinträchtigt) haben.
Zink	60 mg	Zinkmangel führt zu Tinnitus und Hörverlust.
Mangan	10–30 mg	Manganmangel führt zu Tinnitus und Hörverlust.

des Gehörs herabsetzen. Dazu kommt es, weil erhöhte Blutfettwerte den Fluß von Sauerstoff und Nährstoffen in den Kapillaren im Innenohr behindern. Eine stark zuckerhaltige Ernährung regt die Ausschüttung des Hormons Adrenalin an, und Adrenalin verengt ebenfalls die winzigen Blutgefäße im Innenohr, was zu Symptomen wie Hörverlust und Tinnitus führen kann, welche erscheinen und wieder verschwinden. Hohe Zuckerspiegel können im Blut mit Proteinen reagieren und zu einer Schädigung der Blutgefäße (Glycosylierung) führen. Dies tritt bei Kindern und Erwachsenen auf. Auch Koffein und Nikotin verengen die Blutgefäße und können zu schwankendem Tinnitus und Hörverlust führen. Die Verwendung von Aspirin und regelmäßiger übertriebener Alkoholkonsum können ein Läuten in den Ohren auslösen. Auch Nahrungsmittel-Allergien können Funktionsstörungen des Innenohrs – z.B. Ohrensausen und vermindertes Hörvermögen – verursachen.

Besondere Hinweise

● Übermäßige Lärmbelastung während eines ganzen Lebens beschädigt mit der Zeit die Sinneszellen im Ohr und ist ein häufiger Grund für Hörverlust. An Arbeitsplätzen mit hoher Lärmbelastung sollte unbedingt ein Gehörschutz getragen werden. Vermeiden Sie es, über lange Zeit hinweg laute Musik zu hören (insbesondere mit Kopfhörern).

● Schwindel, der unvermittelt ein- und wieder aussetzt, kann durch das regelmäßige Essen von Ingwer vermindert werden. Zur Behandlung von Schwindel kann ein Eßlöffel gemahlener Ingwer täglich, vermischt mit heißem Wasser, eingesetzt werden. Er kann auch die Symptome von Reisekrankheit mildern.

● Schwermetallbelastung mit Aluminum oder Blei kann zu Tinnitus (Ohrgeräusche) führen.

Ohreninfektion

Bei Kindern treten Infektionen des Innenohrs sehr häufig auf: 95% aller Kinder haben bis zu ihrem sechsten Lebensjahr eine Ohreninfektion hinter sich. Anhaltende Ohreninfektionen können das Ohr beschädigen und zu Hörverlust führen. Während des kindlichen Wachstums erhöht der Aufbau des Innenohrs die Infektionsanfälligkeit. Dieses Risiko kann sich durch ein ge-

Nährstoffempfehlungen bei Ohreninfektion

Zur Verminderung von oder zur Vorbeugung gegen Infektionen des Innenohrs bei Kindern, die zwischen 1 und 6 Jahre alt sind (ältere Kinder benötigen unter Umständen höhere Dosen):		
Nährstoff	Empfohlene Tagesdosis	Kommentare
Multivitamin-Supplement für Kinder	Sollte 2.500 IE Vitamin A und 10 mg Vitamin E enthalten	Erhält eine optimale Immunfunktion.
Vitamin C	250 mg	Verbessert die Immunfunktion.
Zink	10 mg	Verbessert die Immunfunktion; wirkt schleimhautabschwellend.

schwächtes Immunsystem aufgrund schlechter Ernährung oder durch Allergien auf Stoffe aus der Umwelt vervielfachen.

Ernährungsempfehlungen

Wenn ein Säugling oder ein Kind häufig an Ohreninfektionen erkrankt, kann eine Nahrungsmittel- oder sonstige Allergie vermutet werden. Eine Allergie auf Kuhmilch während der Kindheit beispielsweise kann zu Schwellungen des Gewebes im Innenohr führen, die wiederum das Infektionsrisiko erhöhen. Die Beseitigung des verantwortlichen Nahrungsmittels kann eine neuerliche Infektion verhindern. Optimale Ernährung kann die Abwehrkräfte stärken und dadurch das Risiko wiederkehrender Infektionen und den Bedarf nach Antibiotika vermindern ($\rightarrow$ Seite 362).

Literatur

Bhat, K.S.: Nutritional status of thiamine, riboflavin and pyridoxine in cataract patients. Nutr. Rep. Int. 36 (1987) 685.

Brookes, G.B.: Vitamin D deficiency and otosclerosis. Otolaryngol. Head Neck Surg. 93 (1985) 313.

Hesecker, H.: Antioxidative Vitamine und Katarakte im Alter. Z. Ernährungswiss. 34 (1995) 167.

Higginbotham, E.J. et al.: The effect of caffeine on intraocular pressure in glaucoma patients. Ophthalmology 96 (1989) 624.

Houston D.K. et. al.: Age related hearing loss, Vitamin B_{12} and folate in elderly men, Am. J. Clin. Nutr. 69 (1999) 564.

Jacques, P.F., Chylack, L.T. Jr.: Epidemiologic evidence of a role for the antioxidant vitamins and carotenoids in cataract prevention. Am. J. Clin. Nutr. 53 (1991) 352.

Locitzer, K.: Long-term vitamin E may avert cataracts. Med. Trib. July 20 (1989) 9.

Newsome, D.A. et al.: Oral zinc in macular degeneration. Arch. Ophtalmology 106 (1988) 192.

Romeo, G.: The therapeutic effect of vitamins A and E in neurosensory hearing loss. Acta Vitaminol. Enzymol. 7 (1985) 85.

Seddon, J.M. et al.: Dietary carotenoids, vitamins A, C, and E and advanced age-related macular degeneration. JAMA 272 (1994) 1413.

Shambaugh, G.E.: Jr. Zinc for tinnitus, imbalance, and hearing loss in the elderly. Am. J. Otol. 7 (1986) 476.

Sommer, A.: Vitamin A: its effect on childhood sight and life. Nutr. Rev. 52 (1994) 60.

Virno, M. et al.: Oral treatment of glaucoma with vitamin C. Eye Ear Nose Throat Mouth 46 (1967) 1502.

Zahn- und Zahnfleischprobleme

Zahnfleischbluten: Zahnfleischentzündung und Parodontose

Das periodontale Gewebe (das Gewebe, das die Zähne stützt) setzt sich aus drei Bestandteilen zusammen: dem Zahnfleisch, dem Knochen, in dem die Zähne verankert sind, und dem periodontalen Ligament, einer dünnen Schicht Bindegewebe, die die Zahnwurzeln fest mit dem Knochen verbindet. Zahnfleischprobleme sind weit verbreitet, insbesondere unter Erwachsenen mittleren Alters sowie älteren Menschen, und Krankheiten dieser Gewebe sind eine häufige Ursache für Zahnverlust bei Erwachsenen. Zahnfleischzerfall beginnt mit einer leichten Rötung und Entzündung des Zahnfleisches, das die Zähne umgibt. Verursacht wird diese *Zahnfleischentzündung* durch einen nahezu unsichtbaren klebrigen Belag aus Bakterien (Plaque), der sich an den Zahnhälsen ansammelt. Ein frühes Warnsignal für Zahnfleisch-entzündung ist Zahnfleischbluten beim Zähneputzen und beim Benutzen von Zahnseide. Plaque enthält schädliche Bakterien, die sowohl die Zähne als auch das Zahnfleisch gefährden (sie verursachen Karies und Parodontose). Wenn sie früh erkannt und behandelt wird, läßt sich eine Zahnfleischentzündung rückgängig machen. Bleibt sie jedoch unbehandelt, verschlimmert sie sich stetig, bis sich daraus im Laufe der Monate und Jahre eine Parodontose entwickelt. *Parodontose* ist durch eine bleibende Schädigung des Knochens und des Gewebes unter dem Zahnfleisch gekennzeichnet, die zu Schwellungen und Rückbildung des Zahnfleisches, Mundgeruch, und letzten Endes zu lockeren, wackelnden Zähnen führt.

Ernährungsempfehlungen

Die meisten Menschen wissen, daß Zucker Karies fördert, aber die wenigsten sind sich bewußt, daß er auch Parodontose fördert. Die Bakterien, aus denen Plaque zusammen-

Nährstoffempfehlungen bei Zahnfleischbluten

Nährstoff	Empfohlene Tagesdosis	Kommentare
Vitamin C	2 g	Vitamin C hilft, das Zahnfleisch und das periodontale Ligament zu „reparieren". Darüber hinaus regt es das Immunsystem dazu an, Zahnfleischinfektionen zu bekämpfen. Auch lokale Anwendung durch Einmassieren von Kalziumascorbat.
Folsäure	1 mg (kann auch als Folsäure-Mundspülung angewendet werden)	Eine wirksame Behandlung bei Parodontose; erkranktes Zahnfleisch verfügt nur über wenig Folsäure.
Vitamin D und Calcium	10 µg Vitamin D und 600 mg Kalzium	Kann den Knochen, in dem die Zähne verankert sind, stärken und bei dessen Wiederaufbau helfen.
Coenzym Q10	60 mg	Bei Parodontose sinken die Q10-Werte im Zahnfleisch und in den weißen Blutkörperchen. Q10 beschleunigt den Heilungsprozeß und vermindert Zahnfleischbluten.

gesetzt ist, leben von Zucker. Der Verzehr von Zucker verstärkt die Bildung von Plaque und verursacht Zahnfleischentzündung. Darüber hinaus beeinträchtigt Zucker die weißen Blutkörperchen im Zahnfleisch in ihrer Fähigkeit, schädliche Bakterien zu zerstören, was wiederum Parodontose fördert. Alle Zuckerarten und raffinierten Kohlenhydrate sind ungünstig, aber Saccharose (raffinierter Kristallzucker) ist am schädlichsten, ganz besonders in klebriger Form (z.B. als Bonbons), weil er so länger an den Zähnen haften bleibt.

Besondere Hinweise

● Gründliche und richtige Reinigung von Zähnen und Zahnfleisch durch zwei- bis dreimaliges Zähneputzen am Tag (nach jeder Mahlzeit) und durch tägliches Benutzen von Zahnseide kann die Bildung von Plaque vermindern und das Parodontose-Risiko erheblich senken. Mundpflege ist besonders wirksam, wenn sie mit Nährstoff-Supplementen und der Vermeidung von Zucker verbunden wird.

● Das giftige Metall Quecksilber (→ Seite 436), das Bestandteil von Amalgamfüllungen ist, kann die weißen Blutkörperchen im Zahnfleisch in ihrer Fähigkeit beeinträchtigen, schädliche Bakterien zu bekämpfen. Amalgamfüllungen enthalten auch andere Schwermetalle wie Silber und Zinn und sollten daher vermieden werden. Der Gesundheitszustand des Zahnfleisches kann sich womöglich verbessern, wenn alte Amalgamfüllungen durch neue, weniger problematische Füllungen ersetzt werden.

● Vermeiden Sie starke „antibakterielle" Mundspülungen. Sie enthalten giftige Chemikalien, die über die Gewebe in Mund und Hals in den Körper aufgenommen werden können. Auch können sie Zähne und Füllun-

gen verfärben und einen braunen Belag auf der Zunge bilden.

Karies

Obwohl *Karies* (Zahnfäulnis) eine der häufigsten Krankheiten bei Kindern ist, kann sie mit vernünftiger Ernährung und Zahnpflege ganz vermieden werden. Karies tritt auf, wenn Bakterien im Mund klebrige raffinierte Kohlenhydrate „verbrennen" und den Zahnschmelz (die harte, weiße Schutzhülle der Zähne) angreifen. Zuckerarten werden von den Plaque-Bakterien in Säure umgewandelt, die den Zahnschmelz zersetzt, wodurch ein Loch entsteht.

Ernährungsempfehlungen

Saccharose (Kristallzucker) ist der am stärksten kariesfördernde Zucker, während Milchzucker und Fruchtzucker (Fructose) weniger Karies verursachen. Bei klebrigen, haftenden Formen von Zucker ist die Wahrscheinlichkeit am höchsten, daß sie Karies fördern. Fette und Proteine können, im Gegensatz zu Zuckerarten, nicht von Bakterien in Säure umgewandelt werden. Darüber hinaus können Fette die Zähne mit einer Schutzschicht überziehen, während Proteine die Fähigkeit des Speichels verbessern, Säuren zu neutralisieren. Die Häufigkeit von Zahnfäulnis kann durch Käse oder Milch anstelle von zuckerhaltigen Desserts zum Abschluß einer Mahlzeit vermindert werden.

Optimale Ernährung in der Kindheit kann die wunschgemäße Bildung einer dicken, widerstandsfähigen Schicht aus Zahnschmelz fördern. Die Zähne bilden sich und verkalken langsam von der Geburt an bis zur Pubertät, und eine Versorgung aus der Ernährung mit reichlich Protein, Kalzium, Fluor und Vitamin C und D sind besonders wichtig. Fluor spielt eine Hauptrolle bei der

Bildung von starkem, säureresistentem Zahnschmelz. Allerdings kann, wie bei manch anderem Nährstoff auch, sowohl zuwenig als auch zuviel der Gesundheit abträglich sein. Zuwenig Fluor macht die Zähne kariesanfällig. Zuviel davon kann die Bildung des Zahnschmelzes beeinträchtigen und die Zähne schwächen und verfärben. Niedrigdosierte Supplemente haben große Vorteile – z.B. kann eine Anreicherung der örtlichen Wasserversorgung mit Spuren von Fluor die Anzahl der Kariesfälle bei Kindern um zwei Drittel kürzen. In Gegenden, wo das Wasser fluoridiert ist, muß nicht mit anderen Formen von Fluor-Supplementen, z.B. Fluor-Mundwasser oder -Tabletten, nachgeholfen werden. In Gegenden, wo das Wasser sehr wenig oder gar kein Fluor enthält, ist es ratsam, mit Supplementen zu arbeiten. Der beste Zeitpunkt für die Verabreichung eines Fluor-Supplements ist vor dem Schlafengehen, nach dem Zähneputzen. Natürlich können Fluor-Supplemente eine vernünftige Ernährung nicht ersetzen – sie sollten als Ergänzung einer zuckerarmen Ernährung mit wenig raffinierten Kohlenhydraten betrachtet werden und neben einer sorgfältigen Zahnpflege verwendet werden.

Besondere Hinweise

● Vermeiden Sie Vitamin-C-Kautabletten – sie sind stark säurehaltig und können den Zahnschmelz zersetzen (viele enthalten Zukker als Süßstoff, was weitere Probleme verursacht).

Nährstoffempfehlungen bei Karies

Nährstoff	Empfohlene Tagesdosis	Kommentare
Multivitamin-Supplement für Kinder	Sollte 5 µg Vitamin D und 20–50 mg Vitamin C enthalten	Die Vitamine D und C spielen beim Aufbau der Zähne eine wichtige Rolle.
Kalzium	200–400 mg	Besonders wichtig in den ersten acht Lebensjahren, wenn die Zähne aufgebaut und mineralisiert werden.
Fluor*	0,25–0,50 mg als Tabletten oder Tröpfchen im Säuglingsalter, während der Kindheit und im Erwachsenenalter 1 mg	Härtet den Zahnschmelz gegen Säureangriffe ab.

* Nur dort, wo die Wasser- und Salzversorgung nicht fluoridiert ist.

Aphthen

Aphthen sind kleine, kraterförmige Geschwüre, die im Mund auftreten. Sie können verschiedene Ursachen haben. Bestimmte Bakterien, die im Mund leben, können Aphthen verursachen, insbesondere dann, wenn eine kleine Verletzung des Gewebes vorliegt (die beim Zähneputzen entstanden ist oder weil man sich versehentlich in die Backe gebissen hat).

Ernährungsempfehlungen

Aphthen können auch durch Nahrungsmittel-Allergien ausgelöst werden. Durch eine Eliminationsdiät kann das verantwortliche Nahrungsmittel ermittelt werden

(→ Seite 373), damit man es fortan meiden kann. Stark säurehaltige Nahrungsmittel (z.B. Tomaten, Nüsse und Zitrusfrüchte) können bei anfälligen Menschen Aphthen verursachen. Auch Streß kann ein Auslöser sein.

Besondere Hinweise

● Lactobacillus acidophilus, als Supplement mit lebendigen Kulturen verabreicht, kann die Häufigkeit und den Schweregrad von Aphthen vermindern. Spülen Sie mit flüssigen Acidophilus-Supplementen oder lösen Sie eine Tablette in Milch auf und spülen Sie mit dieser Zubereitung drei- bis viermal täglich gründlich den Mund. Menschen mit Aphthen können sich auch Abhilfe schaffen, indem sie Joghurt essen, das Bakterien enthält, die Lactobacillus acidophilus ähneln – beim Essen sollte das Joghurt im Mund „umhergespült" werden.

Nährstoffempfehlungen bei Aphthen

Nährstoff	Empfohlene Tagesdosis	Kommentare
Vitamin A	10.000–25.000 IE	Hohe Vitamin-A-Dosierungen nur unter ärztlicher Kontrolle einnehmen. Hält das Gewebe im Mund gesund.
Vitamin-B-Komplex	Ausgewogenes Supplement, das alle B-Vitamine in großzügigen Mengen enthält. Reichlich Folsäure und Vitamin B_{12} sind besonders wichtig.	B-Vitamine halten die Gewebe im Mund gesund und stark.
Zink	60–100 mg	Wirksame Behandlung, besonders bei Menschen mit leichtem Zinkmangel.

Literatur

Ahrens, G.: Wirkungsmechanismen der Fluoride in der Karies-Prophylaxe. Dtsch. Zahnärztl. Z. 42 (1987) 75.

Endre, L.: Successful treatment of recurrent ulcerative stomatitis, associated with cellular immune defect and hypozincemia, by oral administration of zinc sulfate. Orv. Hetil. 131(1990) 475.

Fontana, M.: Vitamin C (ascorbic acid): clinical implications for oral health – a literature review. Compendium 15 (1994) 916.

Horowitz, H.S.: Commentary on and recommendations for the proper uses of fluoride. J. Public. Health 55 (1995) 57.

Kretsch, M.J. et al.: EEG changes and periodontal status during short-term vitamin B_6 depletion of young, nonpregnant women. Am. J. Clin. Nutr. 53 (1991) 1266.

Leggott, P.J. et al.: The effect of controlled ascorbic acid depletion and supplementation on periodontal health. J. Periodontol. 57 (1986) 480.

Mandel, I.D.: Caries prevention: current strategies, new directions. J. Am. Dent. Assoc. 127 (1996) 1477.

Ott, K.: Karies und parodontale Erkrankungen. In: *Müller, M.J., Erbersdobler, H.F.* (Eds.): Prävention ernährungsabhängiger Erkrankungen. Wissenschaftliche Verlagsgesellschaft, Stuttgart 1996.

Pack, A.R.C.: Folate mouthwash: Effects on established gingivitis in periodontal patients. J. Clin. Periodontol. 11 (1984) 619.

Richmond, V.L.: Thirty years of fluoridation: A review. Am. J. Clin. Nutr. 41 (1985) 129.

Sewon, L.A., Makinen, K.K.: Dietary shifts may explain the incidence of periodontitis in industrialized countries. Med.-Hypotheses 46 (1996) 269.

Vogel, R.I. et al.: The effects of megadoses of ascorbic acid on PMN chemotaxis and experimental gingivitis. J. Periodontol. 57 (1986) 472.

Wang, S.W. et al.: The trace element zinc and aphthosis. The determination of plasma zinc and the treatment of aphthosis with zinc. Rev. Stomatol. Chir. Maxillofac. 87 (1986) 339.

Whalen, J.P., Krook, L.: Periodontal disease as the early manifestation of osteoporosis. Nutrition 12 (1996) 53-4.

Wical, K.E., Brussee, P.: Effects of a calcium and vitamin D supplement on alveolar ridge resorption in immediate denture patients. J. Prosthet. Dent. 41 (1979) 4.

Wray, D.: Aphthous stomatitis is linked to mechanical injuries, iron and vitamin deficiencies and certain HLA types. JAMA 247 (1982) 774.

Wray, D., Vlagopoulos, T.P., Siraganian, R.P.: Food allergens and basophil histamine release in recurrent aphthous stomatitis. Oral Surg. Oral Med. Oral Path. 54 (1982) 388.

Wray, D., Ferguson, M.M., Mason, D.K., Hutcheon, A.W., Dagg, J.H.: Recurrent aphthae; treatment with vitamin B_{12}, folic acid and iron. BMJ May (1975) 490.

Erkrankungen des Verdauungstraktes

Verstopfung und Divertikulose

Bei *Verstopfung* erfordert der Stuhlgang starkes Pressen, weil der Stuhl hart ist. Häufig ist Verstopfung auch durch seltenen Stuhlgang (zwei- bis dreimal die Woche) gekennzeichnet. Chronische Verstopfung ruft häufig eine Erkrankung namens *Divertikulose* hervor, bei der sich die innere Darmwand in Form von kleinen Beuteln durch die Muskelwand des Darms hindurch nach außen stülpt. Diese Beutel ragen dann wie kleine Ballons hervor. Divertikulose tritt auf, wenn durch chronisches Pressen beim Stuhlgang der Druck im Darm ansteigt. Die kleinen Beutel können sich entzünden und Bauchschmerzen und Blutungen hervorru-

fen. Diese Erkrankungen sind sogenannte „Zivilisationskrankheiten": Sie treten in den Industrienationen mit nahezu epidemischer Häufigkeit auf, während sie in Entwicklungsländern fast unbekannt sind. In Industrienationen leidet jeder fünfte Erwachsene unter chronischer Verstopfung, und bei etwa einem Drittel aller Menschen über 65 Jahre tritt Divertikulose auf.

Ernährungsempfehlungen

Die Hauptursache für Verstopfung und Divertikulose ist die stark raffinierte und industriell verarbeitete Ernährung, die wenig Nahrungsfasern enthält. Nahrungsfasern sind unverdauliche komplexe Kohlenhydrate, die unversehrt in den Darm gelangen und

Nährstoffempfehlungen bei Verstopfung

Nährstoff	Empfohlene Tagesdosis	Kommentare
Vitamin C	500 mg–2 g	Zieht Wasser in den Darm und macht den Stuhl weich. Beginnen Sie mit 500 mg und erhöhen Sie die Dosis langsam auf 2–3 g, bis Sie bei der Dosis angelangt sind, die die Verstopfung lindert. Nehmen Sie morgens nach dem Aufstehen eine einzelne Dosis.
Vitamin-B-Komplex	Hochdosiert, sollte 0,4–0,8 mg Folsäure enthalten	Folsäuremangel kann Verstopfung verschlimmern.
Pantothen-säure	250 mg	Kann die Darmtätigkeit anregen und Verstopfung mildern.
Magnesium	400 mg	Kann die Darmtätigkeit anregen und Verstopfung mildern.
Nahrungs-fasern	10–30 g in Form von Weizenkleie oder aus Flohsamen hergestellten Präparaten	Bis sich der Körper daran gewöhnt hat, kann eine Erhöhung der Nahrungsfasermenge Blähungen und Bauchbeschwerden hervorrufen. Gehen Sie also Schritt für Schritt vor und erhöhen Sie die Dosis je nach Verträglichkeit über einige Wochen hinweg. Nehmen Sie die Nahrungsfaser-Supplemente immer mit reichlich Flüssigkeit ein (8 Gläser frisches Wasser am Tag).

dort Wasser aufnehmen, was das Volumen des Stuhls vergrößert und ihn weicher macht. Dies regt die Tätigkeit der Muskeln im Darm an, die den Stuhl schneller voranschieben. Nahrungsfasern kommen in großen Mengen in Vollkorn, Mais, Gemüse, Obst, Samen und Hülsenfrüchten vor (→ Seite 38). Wer diese Lebensmittel häufiger ißt, macht so seinen Stuhl weicher und kann dadurch oft auch seine Verstopfung beseitigen. Dörrpflaumen, Rosinen und Feigen sind besonders hilfreich. Neben der verstärkten Versorgung mit Nahrungsfasern sollte man auch reichlich Flüssigkeit zu sich nehmen (8 bis 10 große Gläser täglich), weil dies die Verstopfung lindern und das Risiko einer Divertikulose senken kann.

Besondere Hinweise

● Verstopfung kann durch tägliche, maßvolle sportliche Betätigung (z.B. Gehen, Joggen oder Schwimmen) oft bedeutend gemildert oder behoben werden. Bewegungsmangel verschlimmert Verstopfung.

● Bei manchen Menschen können hochdosierte Kalzium-Supplemente (> 2 g am Tag) die Verstopfung verschlimmern.

● Präparate mit Lactobacillus acidophilus können ebenfalls helfen, die Darmfunktion wieder aufzubauen und Verstopfung zu mildern.

● Abführmittel sollten nicht über einen längeren Zeitraum hinweg eingenommen werden. Die meisten Abführmittel beeinträchtigen die normale Darmfunktion und die Aufnahme von Nährstoffen. Abführmittel führen oft zu Kaliummangel. Dieser wiederum hat Verstopfung zur Folge. Um aus diesem Teufelskreis herauszukommen, muß das Kaliumdefizit behoben werden. Abführmittel kann auch die Entwicklung von Darmreizungen beschleunigen (→ Seite 319).

Sodbrennen

Sodbrennen ist ein saurer, brennender Schmerz unter dem Brustbein, der in der Regel nach üppigen Mahlzeiten, insbesondere im Liegen, auftritt. Sodbrennen wird durch ein abnormales Zurückgleiten von Mageninhalt und Magensäure in das untere Ende der Speiseröhre verursacht, das Entzündungen und Schmerzen hervorruft. Bei chronischem Sodbrennen können Speisen (insbesondere würzige), die durch den entzündeten Bereich bewegt werden, die Symptome verschlimmern.

Ernährungsempfehlungen

Fettige Mahlzeiten verlangsamen die Entleerung des Magens und können das Sodbrennen verschlimmern. Große Mahlzeiten dehnen den Magen aus und können diese Beschwerden hervorrufen. Legen Sie sich nicht gleich nach den Mahlzeiten hin (die Schwerkraft sorgt dafür, daß die Säure im Magen bleibt). Falls das Sodbrennen nachts auftritt, kann man die Symptome mildern, indem man auf Kissen gestützt schläft. Übergewicht verstärkt die Symptome des Sodbrennens, indem es Druck auf den Unterbauch ausübt, der wiederum den Mageninhalt in die Speiseröhre zurückdrücken kann. Bestimmte Mineralstoffe können den Säuregrad im Magen ein wenig senken und das Sodbrennen mildern. Siehe die Ausführungen darüber im nächsten Kapitel (Magengeschwüre).

Nährstoffempfehlungen

Befolgen Sie die Empfehlungen, die im Abschnitt „Magengeschwüre" aufgeführt sind.

Besondere Hinweise

● Rauchen verschlimmert Sodbrennen. Auch verschiedene Medikamente, darunter

„die Pille", Salicylate (in Schmerz- und Fiebermitteln) und Antihistaminika (die in Mitteln gegen Allergien und Erkältungen vorkommen), können diese Beschwerden verschlimmern.

Lebensmittel, die am häufigsten Sodbrennen verursachen

▶ Alkohol
▶ Fettiges Essen
▶ Kaffee
▶ Pfefferminze
▶ Scharfe Speisen (Chili, Zwiebeln)
▶ Schokolade
▶ Schwarztee
▶ Tomaten
▶ Zitrusfrüchte
▶ Zucker

Magengeschwüre

Magengeschwüre sind kleine Verätzungen in der Wand des Magens oder des Zwölffingerdarms (der sich gleich unter dem Magen befindet). Diese Bereiche sind normalerweise durch eine Schutzschicht aus Schleimhautzellen und Schleim vor der Magensäure geschützt. Wenn diese Schutzschicht zersetzt wird, kommt es zu einer Beschädigung und ein Geschwür bildet sich, das Symptome wie Schmerzen, Übelkeit und Blutungen mit sich bringt. Magengeschwüre sind weit verbreitet; etwa jeder fünfzehnte Erwachsene ist irgendwann im Laufe seines Lebens davon betroffen. Streß, psychische Konflikte, schlechte Ernährung, Nahrungsmittel-Unverträglichkeiten und Infektionen des Magens mit einer bestimmten Art von Bakterien (*Helicobacter pyloris*) können dazu beitragen, daß die Schutzschicht im Magen zersetzt wird und sich ein Magengeschwür bildet. Optimale Ernährung kann die Gesundheit der Schleimhaut im Magen und im Zwölffingerdarm gewährleisten. Sie kann darüber hinaus das Immunsystem anregen,

so daß der Schutz vor Infektionen mit Helicobacter verstärkt wird.

Ernährungsempfehlungen

Starker Konsum von raffiniertem Zucker regt eine übermäßige Absonderung von Magensäure an, die zu Magengeschwüren beitragen kann. Milch, die gern zum „Neutralisieren" der Magensäure empfohlen wird, vermindert den Säuregrad im Magen in Wirklichkeit nur wenig und nur für kurze Zeit. Kurz darauf folgt eine neuerliche verstärkte Säureausschüttung, die Magengeschwüre fördert. Starker Alkoholkonsum kann zu Verätzungen der Magenschleimhaut und zur Bildung von Geschwüren führen. Sowohl koffeinfreier als auch herkömmlicher Kaffee verschlimmern bei vielen Menschen Sodbrennen und Magengeschwüre. Nahrungsmittel-Unverträglichkeiten tragen in vielen Fällen zur Bildung von Magengeschwüren bei. Viele Menschen, die unter Magengeschwüren leiden, zeigen gleichzeitig in anderen Körperorganen (z.B. in den Atemwegen) Anzeichen einer Allergie, und Gewebeproben aus Magengeschwüren zeigen bei diesen Menschen Anzeichen einer starken allergischen Reaktion. Haut- und Bluttests können unter Umständen die für die Magengeschwüre verantwortlichen Lebensmittel nicht ermitteln, aber der Verzicht auf „verdächtige" Lebensmittel beschleunigt die Heilung und kann Rückfälle verhindern. Kuhmilchprodukte sind häufig verantwortlich – ein weiterer Grund, die Symptome eines Magengeschwürs nicht mit Milch zu behandeln.

Besondere Hinweise

● Es sind Bluttests erhältlich, mit denen man das Vorhandensein einer Infektion mit Helicobacter nachweisen kann. Falls der

Test positiv ausfallen sollte, befolgen Sie die Vorschläge zur Gestaltung der Ernährung bei Infektionen auf → Seite 361.

● Saft aus rohem Kohl enthält große Mengen S-Methylmethionin und Glutamin, zwei Aminosäuren, die den Heilungsprozeß bei Magengeschwüren beschleunigen können. Täglich einen halben Liter Saft aus rohem Kohl zu trinken, kann die Heilung fördern.

● Meiden Sie Medikamente, die die Magenschleimhaut angreifen und die Chance vergrößern, daß es zu einem Magengeschwür kommt: Salicylate, andere nicht mit Cortison verwandte entzündungshemmende Medikamente und Steroide.

● Schränken Sie das Rauchen ein, oder – noch besser – verzichten Sie ganz darauf. Raucher haben ein weit höheres Magengeschwür-Risiko.

Nährstoffempfehlungen bei Magengeschwüren

Nährstoff	Empfohlene Tagesdosis	Kommentare
Vitamin A	50.000 IE (wenn die Symptome des Magengeschwürs nachlassen, senken Sie die Dosis bis zur niedrigsten Dosis, die noch eine Besserung bringt.)	Hohe Vitamin-A-Dosierungen nur unter ärztlicher Kontrolle einnehmen. Einnahmezeit: 1–2 Monate. Schützt die Magenschleimhaut vor Verätzungen und unterstützt die Heilung.
Vitamin E	400–800 mg	Schützt vor Magengeschwüren. Supplemente können die Heilung von Geschwüren in Magen und Zwölffingerdarm beschleunigen.
Vitamin C	1–2 g Kalzium- oder Natriumascorbat, in getrennten Dosen, jeweils mit dem Essen	Mangel an Vitamin C erhöht das Magengeschwür-Risiko. Supplemente können die Heilung beschleunigen. Nehmen Sie es allerdings nicht als Ascorbinsäurepulver, das von manchen Menschen nicht vertragen wird.
Zink	50–100 mg	Beschleunigt die Heilung von Geschwüren. Gemeinsam mit 2 mg Kupfer täglich einnehmen.

Gallensteine

In der Gallenblase wird Galle gelagert. Diese wird während der Essenszeit in den Darm ausgeschüttet, wo sie sich direkt an der Fettverdauung beteiligt. *Gallensteine* sind kleine, harte Kügelchen, die sich in der Gallenblase bilden können. Sie setzen sich in der Hauptsache aus Cholesterin aus der Galle zusammen, das zu kleinen Steinen auskristallisiert. Gallensteine können die Ausschüttung von Galle blockieren und die Innenwand der Gallenblase reizen, was zu Schmerzen und Entzündungen führt. In den Industrienationen leidet etwa jeder zehnte Erwachsene unter Gallensteinen.

Ernährungsempfehlungen

Die Ernährung hat einen großen Einfluß auf die Bildung von Gallensteinen. Eine Ernährung, die viel Fett, insbesondere Fett tierischen Ursprungs, enthält, und ein übermäßiger Verzehr von raffinierten Kohlenhydraten und Zucker regen die Bildung von Gallensteinen an. Reichlich Nahrungsfasern und gemäßigter Alkoholkonsum hingegen senken das Risiko. Übergewicht vergrößert das Risiko für Gallensteine ganz erheblich, während Gewichtsabnahme bei Übergewichtigen dazu führt, daß bereits bestehende Gallensteine sich auflösen und verschwinden können. Bei einem Menschen, der unter Gallensteinen leidet, kann der Verzehr fetti-ger Speisen schmerzhafte Krämpfe in der Gallenblase hervorrufen. Dasselbe gilt für Kaffee (auch koffeinfreien). Oft sind auch Nahrungsmittel-Unverträglichkeiten die unerkannte Ursache von Symptomen in der Gallenblase – Eier, Schweinefleisch und Zwiebeln sind am häufigsten vertreten. Um das Risiko von Gallensteinen möglichst gering zu halten, achten Sie auf eine fettarme Ernährung mit wenig Zucker und reichlich Nahrungsfasern.

Nährstoffempfehlungen bei Gallensteinen

Nährstoff	Empfohlene Tagesdosis	Kommentare
Vitamin E	400–800 mg	Schützt vor der Bildung von Gallensteinen, besonders bei Menschen, die viel Fett essen. Die Einnahme von Supplementen kann die Symptome mildern und dazu führen, daß die Gallensteine sich auflösen.
Vitamin C	1 g	Mangel an Vitamin C erhöht die Gefahr einer Gallensteinbildung. Supplemente können die Symptome der Gallensteine mildern.
Taurin	1 g	Taurin spielt bei optimalem Gallenstoffwechsel eine wichtige Rolle. Supplemente können das Risiko einer Bildung von Gallensteinen senken, insbesondere bei übergewichtigen Frauen.

Chronisch entzündliche Darmerkrankungen: Colitis ulcerosa und Morbus Crohn

Es gibt zwei wichtige Erkrankungen, die sich als chronische Darmentzündung zeigen. *Colitis ulcerosa* ist eine Darmerkrankung, bei der sich an der Darmwand Geschwüre bilden.

Die *Crohnsche Krankheit (Morbus Crohn)* tritt sowohl im unteren Bereich des Dünndarms als auch im Dickdarm auf und beinhaltet eine Entzündung aller Schichten der Darmwand. Die Symptome beider Krankheiten sind Schmerzen im Unterbauch und Durchfall, der auch blutig sein kann. Diese chronischen Darmentzündungen neigen zu einem Verlauf in Schüben, zwischen denen jeweils längere symptomfreie Phasen liegen. Oft schädigen sie den Darm mit der Zeit sehr stark. Die Ursachen dieser Erkrankungen sind noch nicht geklärt. Es kann jedoch sein, daß sie mit einer Autoimmunreaktion zusammenhängen, bei der „übereifrige" Immunzellen das Gewebe der Darmwand angreifen (→ Abb. 29).

Ernährungsempfehlungen

Menschen mit einer aktiven chronischen Darmentzündung sind oft schwer mangelernährt, weil sie den Appetit verlieren und aufgrund ihres erkrankten Darms Nährstoffe schlecht aufnehmen können. Nährstoffmängel sind bei diesen Patienten weit verbreitet und der Nährstoffhaushalt muß sorgfältig überwacht werden. Die im Körper vorhandenen Mengen an Mineralien (Kalzium, Magnesium, Zink, Eisen) sind bei Menschen mit chronischer Darmentzündung oft sehr klein. In schweren Fällen werden Nährstoff-Injektionen notwendig, mit deren Hilfe der erkrankte Darm umgangen werden kann. Menschen, die unter Morbus Crohn leiden, nehmen zum Beispiel Vitamin B_{12} sehr schlecht auf und brauchen oft Vitamin-B_{12}-Injektionen. Eine Ernährung mit reichlich Nahrungsfasern und wenig raffinierten Kohlenhydraten hat eine vorteilhafte Wirkung – sie vermindert die Heftigkeit der chronischen Darmentzündung und die Anzahl der

Rückfälle und senkt – wenn sie langfristig befolgt wird – das Risiko chirurgischer Eingriffe am Darm. Der Verzehr großer Mengen raffinierten Zuckers kann chronische Darmentzündungen, insbesondere Morbus Crohn, verschlimmern. Auch Nahrungsmittelempfindlichkeiten können chronische Darmentzündungen ungünstig beeinflußen. Die Ermittlung der verantwortlichen Nahrungsmittel und der Verzicht darauf können dazu führen, daß die Krankheit abklingt (→ Seite 373). Während eines aktiven Morbus Crohn-Schubes kann das Einstellen fester Nahrung und die Umstellung auf eine flüssige Ernährung, die kurzkettige Proteine enthält, eine wirksame Behandlung darstellen, die der medikamentösen Behandlung mit Steroiden vergleichbar ist, die jedoch keine schädlichen Nebenwirkungen hat.

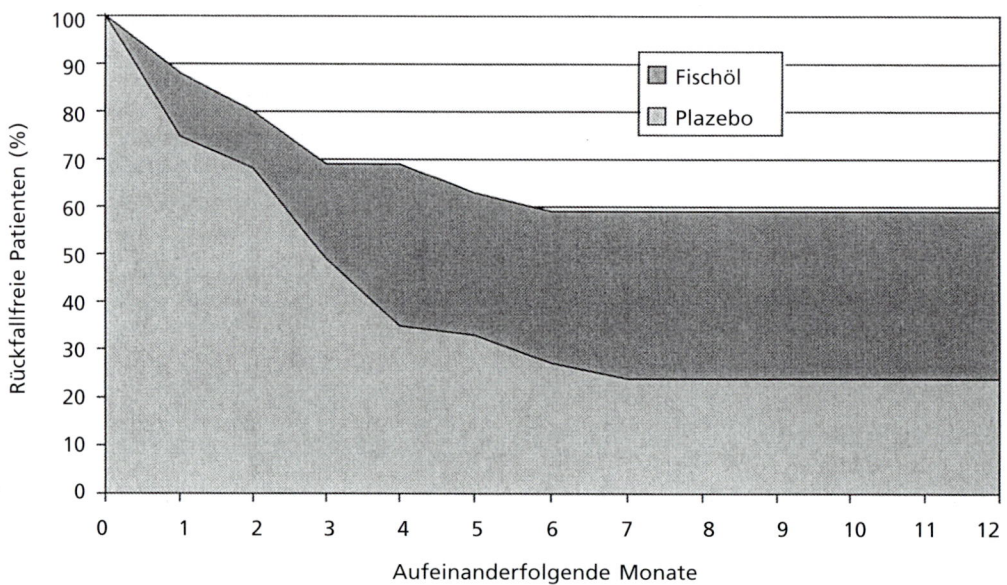

Abb.29: Fischöl vermindert die Rückfallquote bei Morbus Crohn.
In einer Doppelblindstudie mit 78 Morbus Crohn-Patienten, verminderte die Behandlung mit 2,7 g Omega-3-Fettsäuren pro Tag (dünndarm-lösliche Formel) die Rückfallquote im Verlauf eines Jahres signifikant. Belluzzi A et al. N Engl J Med 334 (1996)

Nährstoffempfehlungen bei entzündlichen Darmerkrankungen

Nährstoff	Empfohlene Tagesdosis	Kommentare
Vitamin A	25.000–50.000 IE (Dosis langsam auf die kleinstmögliche wirksame Dosis absenken)	Hohe Vitamin-A-Dosierungen nur unter ärztlicher Kontrolle einnehmen. Unterstützt die Darmwand, schützt vor Geschwürbildung und fördert die Heilung.
Vitamin E	800 mg	Kann die Darmentzündung mildern und den Heilungsprozeß im Darm unterstützen.
Vitamin-B-Komplex	Sollte mindestens 50 mg Vitamin B_1 (Thiamin), B_2 (Riboflavin) und Vitamin B_6, 0,4 mg Folsäure und 50 µg Vitamin B_{12} liefern.	Der Bedarf an B-Vitaminen steigt bei einer chronischen Darmentzündung sprunghaft an. Unterstützt die Heilung der Darmwand.
Zink	50–100 mg	Fördert den Heilungsprozeß im Darm. Mit 2 mg Kupfer nehmen.
Protein (als niedermolekulares Protein → Seite 219)	25–30 g niedermolekulares Protein (aufgelöst in Wasser oder Fruchtsaft)	Den Verzehr proteinreicher Nahrungsmittel (Fleisch, Milch, Eier, Meeresfrüchte) vermindern und sie durch niedermolekulares Protein ersetzen, das mindestens die Hälfte des täglichen Proteinbedarfs decken sollte. Dies vermindert schädliche allergische Reaktionen auf komplette Proteine im Darm. Liefert leicht zugängliche Nährstoffe (z.B. die Aminosäure Glutamin), die die Darmwand für den Heilungsprozeß und „Reparaturen" benötigt.
Omega-3-Fettsäuren	2,5–3 g EPA (in Form von Fischölkapseln)	Vermindert den Umfang und die Heftigkeit der Entzündung und lindert die Symptome.

Reizdarm (Colon irritabile): Unterbauchbeschwerden und Blähungen

Der *Reizdarm* ist eine sehr weit verbreitete Verdauungsstörung. Er ist durch krampfartige Unterbauchbeschwerden und Blähungen gekennzeichnet, die von Durchfall und/oder Verstopfung begleitet sind. Im Gegensatz zur Darmentzündung ergibt sich diese Erkrankung nicht aus einer Entzündung, sondern aus einer Funktionsstörung: die Muskeln in der Darmwand arbeiten schlecht und können sich verkrampfen. Diese Beschwerden entwickeln sich in der Regel in der Lebensmitte und sind bei Frauen weiter verbreitet als bei Männern.

Ernährungsempfehlungen

Es gibt mehrere Gründe für einen Reizdarm. Viele Faktoren können die Krankheit auslösen:

● Eine Ernährung, die zu viele oder zu wenige *Nahrungsfasern* enthält, verschlimmert bei vielen Menschen die Symptome. Es ist von Vorteil, den goldenen Mittelweg zu wählen, indem man auf eine ausgeglichene Versorgung mit Vollkornprodukten, Gemüse, Obst und Hülsenfrüchten achtet.

● Empfindlichkeit auf *raffinierten Zucker*. Die Störung kann auf den Verzehr von Fruktose (Fruchtzucker) und Sorbitol (einem Zucker-Alkohol, der in kalorienreduzierten Süßigkeiten und Kaugummis verwendet wird) zurückzuführen sein. Saccharose (Kristallzucker) kann ebenfalls Symptome auslösen, und der Verzehr großer Mengen Saccharose kann das Risiko einer Erkrankung erhöhen.

● *Laktose (Milchzucker)* wird von vielen älteren Menschen schlecht aufgenommen. Wenn die Menschen der Kindheit entwachsen, fällt ihr Laktase-Spiegel ab (Laktase ist das Enzym, das Laktose verdaut). Bei Menschen, die Laktose schlecht vertragen, treten nach dem Genuß von Milchprodukten Bauchschmerzen und Blähungen auf. Oft werden kleine Mengen Butter, Joghurt und gereifter Käse, die weniger Laktose enthalten, besser vertragen.

● Bei manchen Menschen wird die Störung durch *fettige Lebensmittel* ausgelöst, die Darmbeschwerden und Krämpfe verursachen können.

● *Nahrungsmittel-Unverträglichkeiten* sind eine verbreitete Ursache, insbesondere bei Menschen, die auch andere Formen von Allergien haben (→ Seite 371). Die häufigsten Auslöser sind Milch und Milchprodukte, Getreide (Weizen und Mais), Zitrusfrüchte, Kaffee und Lebensmittelzusätze (Farb- und Geschmacksstoffe). Eine Allergie auf Gluten (ein Protein, das in Weizen, Hafer, Roggen und Gerste vorkommt) verursacht die *Zöliakie*. Die Zöliakie ist eine Nahrungsmittelallergie, die die Darmwand beschädigt und dazu führt, daß die meisten Nährstoffe schlecht aufgenommen werden. Sie kann einen Reizdarm auslösen und Unterbauchbeschwerden verursachen. Sie kann durch sorgfältige Bluttests oder die Entnahme klei-

Nährstoffempfehlungen bei Reizdarm

Nährstoff	Empfohlene Tagesdosis	Kommentare
Vitamin E	800 mg	Verbessert die Darmfunktion, vermindert die Symptome.
Vitamin-B-Komplex	Hochdosiert, sollte mindestens je 25 mg Vitamin B_2 (Riboflavin), Niacin und Vitamin B_6 sowie 0,4 mg Folsäure enthalten	Kann die Funktion der Darmwand verbessern.
Nahrungsfasern	10–20 g in Form von Weizenkleie oder aus Flohsamen hergestellten Präparaten	Verbessert die Darmfunktion, vermindert die Symptome. Bis sich der Körper daran gewöhnt hat, kann eine Erhöhung der Nahrungsfasermenge Blähungen und Bauchbeschwerden hervorrufen. Gehen Sie also Schritt für Schritt vor und erhöhen Sie die Dosis je nach Verträglichkeit über einige Wochen hinweg. Nehmen Sie die Nahrungsfaser-Supplemente immer mit reichlich Flüssigkeit ein (8 Gläser frisches Wasser am Tag).

ner Gewebeproben aus der Darmwand diagnostiziert werden. Der Verzicht auf Gluten führt zu einem Verschwinden der Symptome und und verbessert die Nährstoffaufnahme im Darm.

● Der Darm ist sehr empfindlich auf *Streß*. Streß und psychische Faktoren können bei anfälligen Menschen Darmbeschwerden und Krämpfe auslösen. Psychotherapie und Biofeedback-Training können sehr wertvoll sein, insbesondere, wenn sie mit einer Umstellung der Ernährung Hand in Hand gehen.

● Beeinträchtigung der Darmflora und übermäßiges Wachstum bestimmter „*unliebsamer*" *Bakterien*, die Gas erzeugen. Dies kann aufgrund einer Ernährung auftreten, die viel raffinierten Zucker und wenig Nahrungsfasern enthält, oder als Folge einer Behandlung mit Antibiotika. Joghurt enthält Lactobacillus-Bakterien, die sich gegen die gaserzeugenden Bakterien im Darm durchsetzen und ihre Anzahl vermindern können. Regelmäßiger Verzehr von Joghurt (oder anderen Zubereitungen mit Lactobacillus) kann Blähungen stark mindern und von großem Vorteil sein.

Literatur

Aldoori, W.H. et al.: Prospective study of diet and the risk of duodenal ulcer in men. Am. J. Epidemiol. 145 (1997) 42.

Alun, Jones V. et al.: Food intolerance: a major factor in the pathogenesis of irritable bowel syndrome. Lancet 2 (1982) 1115.

Belluzzi, A. et al.: Effect of an enteric coated fish oil preparation on relapses in Crohn's disease. N. Engl. J. Med. 334 (1996) 1557.

Cook, I.J. et al.: Effect of dietary fiber on symptoms and rectosigmoidal motility in patients with irritable bowel syndrome. Gastroenterol. 98 (1990) 66.

Cranston, D. et al.: Dietary fibre and gastrointestinal disease. Br. J. Surg. 75 (1988) 508.

Dronfield, M.W. et al.: Zinc in ulcerative colitis; a therapeutic trial and report on plasma levels. Gut 18 (1977) 33.

Escolar, G.: Zinc compounds, a new treatment in peptic ulcer. Drugs Exp. Clin. Res. 15 (1989) 83.

Folwaczny, C.: Role of zinc in treatment of acute diarrhea. Z. Gastroenterol. 34 (1996) 260.

Gertner, D., Powell-Tuck, J.: Irritable bowel syndrome and food intolerance. Practitioner 238 (1994) 499.

Greenfield, S.M. et al.: A randomized controlled study of evening primrose oil and fish oil in ulcerative colitis. Aliment. Pharmacol. Ther. 7 (1993) 159.

Griffiths, A.M. et al.: Meta-analysis of enteral nutrition as a primary treatment of active Crohn's disease. Gastroenterol. 108 (1995) 1056.

Harries, A.D., Heatley, R.V.: Nutritional disturbances in Crohn's disease. Postgrad. Med. J. 50 (1983) 690.

Heaton, K.W. et al.: Treatment of Crohn's disease with an unrefined-carbohydrate, fibre-rich diet. Br. Med. J. 2. (1979) 764.

Hendricks, K.M., Walker, W.A.: Zinc deficiency in inflammatory bowel disease. Nutr. Rev. 46 (1988) 401.

Kaess, H. et al.: Food intolerance in duodenal ulcer patients, non ulcer dyspeptic patients and healthy subjects. A prospective study. Klin. Wochenschr. 66 (1988) 208.

Kaspar, H.: Diäten bei Magen-Darm-Erkrankungen. Akt. Ernähr. Med. 18 (1993) 117.

Katschinski, B.D. et al.: Duodenal ulcer and refined carbohydrate intake: a case-control study assessing dietary fibre and refined sugar intake. Gut 31 (1990) 993.

Lashner, B.A. et al.: Effect of folate supplementation on the incidence of dysplasia and cancer in chronic ulcerative colitis: A case controlled study. Gastroenterol. 97 (1989) 255.

Maclure, K.M. et al.: Weight, diet, and the risk of symptomatic gallstones in middle-aged women. N. Engl. J. Med. 321 (1989) 563.

Meier, R.: Chronic inflammatory bowel diseases and nutrition. Schweiz. Med. Wochenschr. 79 (1996) 14.

Moutairy, A.R., Tariq, M.: Effect of vitamin E and selenium on hypothermic restraint stress and chemically-induced ulcers. Dig. Dis. Sci. 41 (1996) 1165.

Patty, I. et al.: Controlled trial of vitamin A therapy in gastric ulcer. Lancet 2 (1982) 876.

Peters, U. et al.: Die glutensensitive Enteropathie (Zöliakie) und ihre asymptomatischen Formen: ein Krankheitsbild ändert sich. Akt. Ernähr. Med. 20 (1995) 221.

Ross, E.: The role of marine fish oils in the treatment of ulcerative colitis. Nutr. Rev. 51 (1993) 47.

Saito, T., Tanimura, H.: The preventive effect of vitamin E on gallstone formation. A study of the biliary lipids in patients with gallstones. Arch. Jpn. Chir. 56 (1987) 276.

Siguel, E.N., Lerman, R.H.: Prevalence of essential fatty acid deficiency in patients with chronic gastrointestinal disorders. Metabolism 45 (1996) 12.

Slavin, J.L., Levine, A.S.: Dietary fiber and gastrointestinal disease, II: How to use fiber to treat disease. Pract. Gastroenterol. 10 (1986) 19.

Tovey, F.: Diet and duodenal ulcer. J. Gastroenterol. Hepatol. 9 (1994) 177.

Wang, W.Y., Liaw, K.Y.: Effect of a taurine-supplemented diet on conjugated bile acids in biliary surgical patients. J. Parenter. Enteral Nutr. 15 (1991) 294.

Yang, P., Banwell, J.G.: Dietary fiber: Its role in the pathogenesis and treatment of constipation. Practical Gastroenterology 6 (1986) 28.

Übergewicht

Einleitung

Körperfett wird abgelagert, wenn über die Ernährung mehr Energie aufgenommen wird, als der Körper für die alltäglichen Tätigkeiten und den Stoffwechsel benötigt. Fett ist eine Energiereserve, auf die der Körper zurückgreift, wenn seine Aktivität zunimmt (beispielsweise beim Sport), oder wenn sein Energiebedarf durch die Ernährung nicht abgedeckt wird.

Von *Übergewicht* kann gesprochen werden, wenn das Gewicht eines Menschen aufgrund der Ablagerung von Körperfett mindestens 20 % über seinem gesunden Idealgewicht liegt (wenn also zum Beispiel eine Frau, deren Idealgewicht sich um 50 kg bewegt, statt dessen 60 kg auf die Waage bringt). Übergewicht ist in den hochentwickelten Industrienationen weit verbreitet; etwa ein Viertel der Erwachsenen ist betroffen. Dies ist ein ernstzunehmendes medizinisches Problem, denn Übergewicht erhöht das Risiko für Herzerkrankungen, Schlaganfälle, Krebs, hohen Blutdruck, Diabetes (Zuckerkrankheit) und vorzeitigen Tod.

Ernährungsempfehlungen

Normalerweise regelt der Appetitmechanismus, der sich im Gehirn (Hypothalamus) befindet, die Menge von Nahrungsmitteln,

Ideal- und Übergewichtstabelle für Männer und Frauen (kg)				
Körpergröße (cm)	Idealgewicht	10% Übergewicht	20% Übergewicht	40% Übergewicht
Männer				
160	57,6	63,4	69,1	80,6
165	60,3	66,3	72,4	90,5
170	63,7	70,1	76,4	95,6
175	67,4	74,1	80,9	101,1
180	71,2	78,3	85,4	106,8
185	75,2	82,7	90,2	112,8
190	79,4	87,3	95,3	119,1
195	83,9	92,3	100,7	125,9
Frauen				
160	52,6	57,9	63,1	78,9
165	55,8	61,4	67,0	83,7
170	59,5	65,5	71,4	89,3
175	63,1	69,4	75,7	94,7
180	66,7	73,4	80,0	100,1
185	70,2	77,2	84,2	105,3

(nach Statistical Bulletin der Metropolitan Life Versicherung)

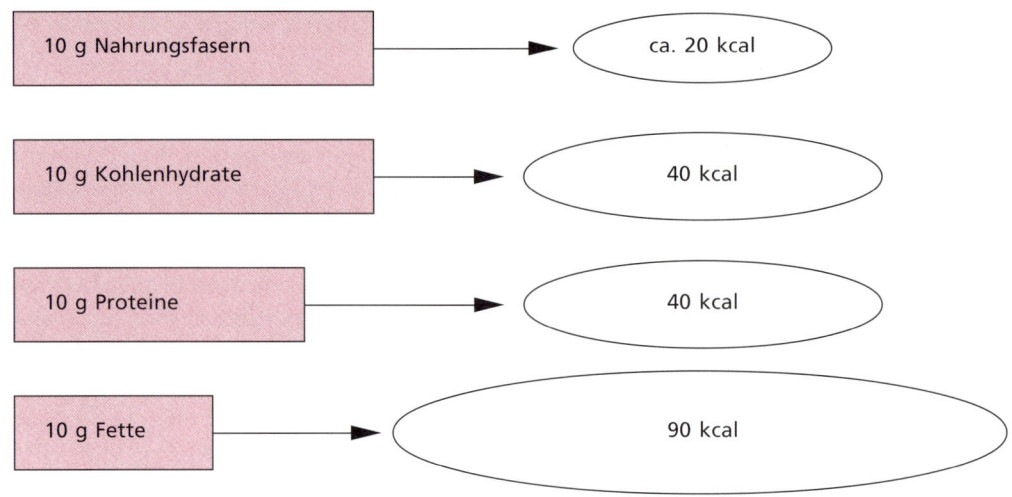

Abb. 30: Die unterschiedlichen Kalorienwerte der einzelnen Nahrungsbestandteile.

die wir zu uns nehmen. Die über den Körper verteilten Fettzellen verständigen sich mit dem Hypothalamus, indem sie ein Signalprotein, das *Leptin*, ins Blut ausschütten. Je praller eine Fettzelle mit Fett gefüllt ist, desto mehr Leptin sondert sie ab. Auf diese Art und Weise signalisiert sie dem Gehirn, den Appetit und damit die Nahrungsaufnahme zu drosseln. Bei Übergewichtigen reagieren die Nervenzellen im Hypothalamus nicht auf das Leptinsignal, und der Appetit bleibt unverändert stark. Werden diese Nervenzellen ungenügend mit lebenswichtigen Nährstoffen versorgt, dann werden ihre Funktionen beeinträchtigt und damit auch der Appetitmechanismus gestört. Tatsache ist, daß gesund ernährte Menschen normalerweise zu keinem Übergewicht kommen. Daraus kann geschlossen – und wissenschaftlich bewiesen – werden, daß die beste Maßnahme zur allmählichen Reduzierung des Körpergewichts der Übergang zu einer gesunden Ernährung ist.

Energie (in Kalorien gemessen) kommt in der Nahrung in drei Formen vor: Kohlenhydrate, Protein und Fett. Proteine und Kohlenhydrate enthalten pro Gewichtseinheit gleich viele Kalorien, während Fett doppelt so viele enthält. Außerdem können Fette aus Nahrungsmitteln direkt als Körperfett eingelagert werden, während Proteine und Kohlenhydrate in Fett umgewandelt werden müssen, bevor sie eingelagert werden können. Dieser Vorgang ist etwas komplizierter und verbraucht wiederum Energie. Aus diesen Gründen fördern fetthaltige Nahrungsmittel eine schnelle Gewichtszunahme und sollten deshalb im Rahmen einer Diät zur Gewichtsabnahme vermieden werden. Um eine Reduktion des Körperfettes von etwa einem halben Kilogramm pro Woche zu erreichen, müßte ein Mensch im Durchschnitt seine Energiezufuhr um etwa 500 Kalorien (kcal) pro Tag verringern. Bei den meisten Menschen führt eine Reduktion der Energiezufuhr auf 1.000 bis 1.500 kcal pro Tag zu einer langsamen aber stetigen Gewichtsabnahme (→ Abb. 30).

Viele beliebte Abmagerungskuren sind keineswegs wissenschaftlich fundiert und können unserer Gesundheit sogar gefährlich werden. Vermeiden Sie einseitige Diäten, bei denen Sie nur bestimmte Nahrungsmittel essen dürfen, wie zum Beispiel die „Grapefruit-Diät" und dergleichen. Mit solchen Diäten führen wir uns nicht genügend lebenswichtige Mineralien und Spurenelemente zu. Bestimmte Diäten – zum Beispiel proteinreiche Diäten – bringen zwar anfangs relativ schnell den ersehnten Gewichtsverlust, aber das Gewicht, das da verlorengeht, besteht hauptsächlich aus Wasser und nicht aus Fett. Proteinreiche Diäten können die Blutfettwerte erhöhen, die Nieren schädigen und das Gleichgewicht der Mineralien im Blut empfindlich stören. Dies kann zu Herzrhythmusstörungen führen, in seltenen Fällen sogar zum Tod.

Sehr kalorienarme Diäten (d.h. solche, die dem Körper nur etwa 300 bis 400 kcal pro Tag zuführen) sollten nur in Fällen extremer Fettleibigkeit (d.h. mindestens 30 bis 40% über dem Idealgewicht) zum Einsatz kommen. Sie haben schwerwiegende Nebenwirkungen – sie können zum Beispiel Gallensteine verursachen – und sollten nur unter ärztlicher Überwachung durchgeführt werden. Sehr kalorienarme Diäten können zum unerwünschten „Yo-Yo"-Effekt führen (erneuter Gewichtsanstieg bei Wiederaufnahme der gewohnten Nahrung). Solche Abmagerungskuren sind deshalb nicht empfehlenswert, weil sie auf die Dauer nichts nützen, wenn nicht die Ernährung und die Lebensgewohnheiten geändert werden.

Nährstoffempfehlungen bei Übergewicht

Nährstoff	Empfohlene Tagesdosis	Kommentare
Vitamin C	2–4 g	Kann als Ergänzung einer kalorienarmen Diät die Gewichtsabnahme beschleunigen.
Chrom	200–300 µg	Reguliert den Zuckerstoffwechsel und senkt die Lust nach Süßigkeiten
Zink	30–60 mg	Besitzt eine regulierende Wirkung auf das Appetitzentrum im Gehirn.
Multivitamin-Multimineral-Präparat	Sorgfältig aufeinander abgestimmte Mengen aller lebenswichtigen Vitamine und Mineralien	Garantiert, daß der Körper während der Diät mit genügend Mikronährstoffen versorgt wird und beugt Mangelerscheinungen vor.
Carnitin	1–2 g	Übergewicht und eine stark fetthaltige Ernährung erhöhen den Carnitinbedarf und gehen mit niedrigen Carnitinwerten im Blut einher. Carnitin verbessert die Fähigkeit des Körpers, Fett zu verbrennen. Es hilft, als Ergänzung zu einer kalorienarmen Diät eingenommen, Körperfett abzubauen.
Coenzym Q10	120 mg	Oft verfügen Übergewichtige über zuwenig Coenzym Q10. Es wird für die Fettverbrennung in Zellen gebraucht. Auch Q10 kann als Ergänzung einer kalorienarmen Diät Gewichtsabnahme unterstützen.
Gamma-Linolensäure (GLS)	4–6 Kapseln Nachtkerzenöl (EPO)	Kann die Gewichtsabnahme unterstützen, vor allem bei Menschen mit erblich bedingtem Übergewicht.

Diäten, die helfen sollen, das Gewicht zu reduzieren, sollten reichlich Nahrungsfasern enthalten. Nahrungsfasern sind unverdaulich, nehmen aber viel Platz ein, was zur Folge hat, daß faserreiche Nahrungsmittel sättigen, selbst wenn dem Körper zuvor nur wenige Kalorien zugeführt wurden. Dies wiederum unterstützt die Gewichtsabnahme. Obst, Gemüse, Vollkornprodukte und Hülsenfrüchte sind reich an Nahrungsfasern (→ Seite 38). Vermeiden Sie Saccharose (Kristallzucker), denn sie kann bei Übergewichtigen den Appetit anregen, und ersetzen Sie sie durch Fruktose (Fruchtzucker), die den Appetit und den Fettkonsum drosseln kann. Zur gesunden Ernährung gehört auch der Verzicht auf Alkohol bzw. ein sehr gemäßigter Alkoholgenuß. Getränke können – je nach Alkoholgehalt – sehr viel Kalorien enthalten.

Nahrungsmittel-Unverträglichkeiten können eine Gewichtszunahme auslösen. Manche Menschen haben gerade auf diejenigen Nahrungsmittel am meisten Lust, auf die sie allergisch reagieren. Übergewichtige, die unter Nahrungsmittel-Allergien leiden, können mittels einer Eliminationsdiät (→ Seite 373) diejenigen Eßwaren ausfindig machen, auf die sie empfindlich reagieren und die bei ihnen zu Gewichtsproblemen führen.

Gesund abnehmen

Wenn Sie sich an folgendes Programm halten, werden Sie auf gesunde Art und Weise etwa ein Kilogramm Körperfett pro Woche abnehmen.

Diät

- Gestalten Sie Ihre Diät fettarm (weniger als 20 g Fett pro Tag) und kalorienarm (etwa 1000 Kalorien pro Tag).

- Die eine Hälfte der Kalorien sollte sich aus qualitativ hochstehendem Protein zusammensetzten (fettarme Milchprodukte, Eier und mageres Fleisch).
- Die andere Hälfte der Kalorien nehmen Sie in Form von Kohlenhydraten zu sich (Vollkornprodukte, Obst, Gemüse und Hülsenfrüchte).

Sport

- Kombinieren Sie Ihre Diät mit aeroben Sportarten wie Gehen, Joggen, Radfahren oder Schwimmen. Trainieren Sie mindestens 3-4 mal die Woche, jeweils etwa 30 bis 45 Minuten lang.

Supplemente

- Nehmen Sie die oben angegebenen Supplemente zu sich.

Energieverbrauch verschiedener Sportarten (für eine 70 kg schwere Person; pro 30 min.)

Radfahren	120-200 kcal
Joggen	250-450 kcal
Langlauf	300-400 kcal
Schwimmen	150-250 kcal
Tennis	100-200 kcal
Wandern	100-150 kcal

Der Kalorienverbrauch einer bestimmten Aktivität variiert proportional zum Körpergewicht. z.B. Für eine 45 kg schwere Person wäre er um $1/3$ tiefer und für eine 90 kg schwere Person um $1/2$ höher.

Beispiele für energiereduzierte Mischkost (Reduktionskost) mit 1400-1500 kcal/Tag

Mahlzeitenfolge	Lebensmittel
Frühstück	20 g Vollkornbrot oder 15 g Knäckebrot (2 Stück) Belag : Magerquark, Käse (max. 20% Fett) Gemüse: Tomate, Gurke, usw. *Oder* 1 Portion Konfitüre Kaffee oder Tee mit fettarmer Milch oder Zitrone *Oder* Müesli: 3-4 Esslöffel Flocken, etwas Fruchtzucker zum Süssen erlaubt, 2 dl halbentrahmte Milch, 150 g Obst Kaffee oder Tee mit fettarmer Milch oder Zitrone
Vormittag	150-200 g Obst
Mittagessen	Sandwich aus: 50-100 g dunklem Brot (Vollkorn); 200 g Thon, Geflügel oder Käse (max. 20% Fett), Tomate, Gurken, Karotten 1 Portion Obst oder 1 dl Fruchtsaft + 1 grosses Glas Wasser *Oder* 200 g Gemüse 120 g Kartoffel 150 g Fleisch mager oder 250 g Fisch mager 150-200 g Obst
Nachmittag	1 Joghurt natur oder Diätjoghurt
Abendessen	150 g Fleisch mager, Käse (max. 20% Fett), oder 1-2 Eier 2-3 Stück Vollkornbrot Salat mit nur wenig Öl und Essig 150 g Obst Kaffee mit 2 dl fettarmer Milch *Oder* Risotto: 1 Tasse Reis mit Gemüse oder Pilzen; 1 Teelöffel Reibkäse Salat mit nur wenig Öl und Essig 150 g Obst Kräutertee
Spätmahlzeit	1-2 Stück Knäckebrot mit Quark

Literatur

Ellrott, Th., Pudel, V.: Perspektiven der Adipositastherapie. Akt. Ernähr. Med. 21 (1996) 73.

Gaal, L. van et al.: Exploratory study of coenzyme Q10 in obesity. In: *Folkers, K., Yamamura, Y.* (Eds.): Biomed. Clin. Aspects of Coenzyme Q. Vol. 4. Elsevier Science Publ., Amsterdam 1984.

Haslett, C. et al.: A double-blind evaluation of evening primrose oil as an antiobesity agent. Int. J. Obes. 7 (1983) 549.

Krotkiewski, M.: Effect of guar gum on body-weight, hunger ratings and metabolism in obese subjects. Br. J. Nutr. 52 (1984) 97.

Naylor, G.J. et al.: A double blind placebo controlled trial of ascorbic acid in obesity. Nutr. Health 4 (1985) 25.

Pi-Sunyer, F.X.: Medical hazards of obesity. Ann. Intern. Med. 119 (1993) 655.

Rigaud, D. et al.: Overweight treated with energy restriction and a dietary fibre supplement: A 6-month randomized, double-blind, placebo-controlled trial. Int. J. Obes. 14 (1990) 763.

Herz- und Gefäßerkrankungen

Einleitung: Arteriosklerose

Herz- und Gefäßerkrankungen sind für fast zwei Drittel aller Todesfälle bei Erwachsenen in den industrialisierten Ländern verantwortlich. Die Ursache für die meisten dieser Erkrankungen ist Arteriosklerose, eine Störung, die sich in der industrialisierten Welt geradezu epidemisch verbreitet, während sie in weniger entwickelten Ländern kaum auftritt. Die moderne, industrialisierte Ernährung, die soviele tierische Fette, Cholesterin und raffinierten Zucker enthält, Übergewicht und Bewegungsmangel sind die Hauptursachen für Arteriosklerose.

Wenn *Arteriosklerose* vorliegt, sind die Arterien (das sind die Gefäße, die sauerstoff- und nährstoffreiches Blut ins Gewebe befördern) verengt. Dadurch wird der Blutfluß gehemmt und das Gewebe wird ungenügend durchblutet. Schäden an den Innenwänden der Arterien und Ablagerungen aus Zelltrümmern (Bindegewebe, Fette, Cholesterin und Kalzium – daher spricht der Volksmund von Arterienverkalkung), die den Blutfluß behindern, verursachen Arteriosklerose. Wenn diejenigen Arterien betroffen sind, die das Herz versorgen, führt die schlechte Durchblutung zu *Angina pectoris* (Brustschmerzen) und Atembeschwerden, besonders dann, wenn der Bedarf an Sauerstoff steigt, beispielsweise während sportlicher Betätigung oder Streß. Oft bilden sich in der beschädigten Arterie Blutgerinnsel, weil die Gefäße versuchen, sich selbst zu reparieren. Diese Gerinnsel können ganz plötzlich die Blutversorgung eines Teils des Herzens unterbinden (dies führt zu einem Herzinfarkt). Auch Teile des Gehirns können wegen einer verstopften Arterie zeitweilig undurchblutet bleiben (das führt zu einem Schlaganfall).

Cholesterin ist eine besondere Form von Fett, die für das normale Funktionieren des Körpers unerläßlich ist; es spielt eine wichtige Rolle bei der Zellbildung, bei der Produktion von Geschlechtshormonen und bei der Verdauung (→ Seite 41). Die Leber erzeugt den Großteil des vom Körper benötigten Cholesterins (etwa 80%) – der Rest wird über die Nahrung aufgenommen. Ein hoher Cholesterinspiegel im Blut erhöht das Risiko für Herzinfarkt und Schlaganfall. Bei einer Erhöhung des LDL-Cholesterinwertes um 10% steigt die Wahrscheinlichkeit eines Herzinfarktes um 30%. Cholesterin gelangt über die Blutbahn in die Zellen. Die Zellen nehmen nur soviel davon auf wie sie benötigen. Das überschüssige Cholesterin verbleibt im Blut und bleibt häufig an den Arterienwänden kleben, wo es zur Bildung von Arteriosklerose beiträgt. Zwei besondere *Lipoproteine* (Moleküle, die aus Protein und Lipiden aufgebaut sind) sind beim Cholesterintransport wichtig. Lipoproteine von niedriger Dichte (*low-density lipoproteins oder LDL*) enthalten überschüssiges Cholesterin, das oft als arteriosklerotische Ablagerung endet. Daher wird durch hohe LDL-Werte im Blut das Herzinfarkt-Risiko erheblich verschärft. Im Gegensatz dazu befreien Lipoproteine von hoher Dichte (*high-density lipoproteins oder HDL*) die Blutbahn von überschüssigem Cholesterin. Hohe HDL-Werte *vermindern* also das Herzinfarktrisiko. Daraus läßt sich folgern, daß LDL schlecht für Herz und Gefäße sind, während HDL für diese Organe gesund sind. Um einen Herzinfarkt zu vermeiden, sollte man die LDL-Werte niedrig und die HDL-Werte hoch halten.

Wenn Cholesterin und andere Fette durch *Oxidation* beschädigt worden sind, ist es viel wahrscheinlicher, daß sie sich an den Arterienwänden ablagern und dort Arteriosklerose erzeugen. Oxidationen können während der Lagerung oder Zubereitung von Nahrungsmitteln vor sich gehen, beispielsweise wenn fetthaltige Lebensmittel grellem Licht oder großer Hitze ausgesetzt werden. Fette können auch im Körper selbst von freien Radikalen oxidiert werden. In beiden Fällen fördern die oxidierten Fette und das oxidierte Cholesterin Arteriosklerose in einem hohen Maß.

In Nahrungsmitteln enthaltene Antioxidantien können helfen, Cholesterin und andere Fette vor Oxidationsschäden zu schützen und dadurch auch das Herzinfarkt- und Schlaganfallrisiko zu vermindern (→ Seite 170).

Ein weiterer Faktor, der Arteriosklerose fördert, ist ein hoher Homocystein-Spiegel im Blut. *Homocystein* ist eine giftige Verbindung, die beim Abbau der Aminosäure Methionin anfällt. Personen mit erhöhten Homocysteinwerten im Blut leben mit einem weitaus größeren Herzinfarktrisiko als andere Menschen. Homocystein reichert sich vor allem deshalb im Blut vieler Menschen an, weil sie über ungenügend Vitamin B_6 und Folsäure verfügen. Das sind zwei B-Vitamine, die normalerweise von unserem Körper zur Entgiftung und zum Abbau von Homocystein verwendet werden. Moderne Nahrungsmittelverarbeitung senkt den Gehalt unserer Ernährung an diesen Vitaminen erheblich. Überdies enthalten tierische Proteine dreimal soviel Methionin pro Gewichtseinheit wie pflanzliche Proteine.

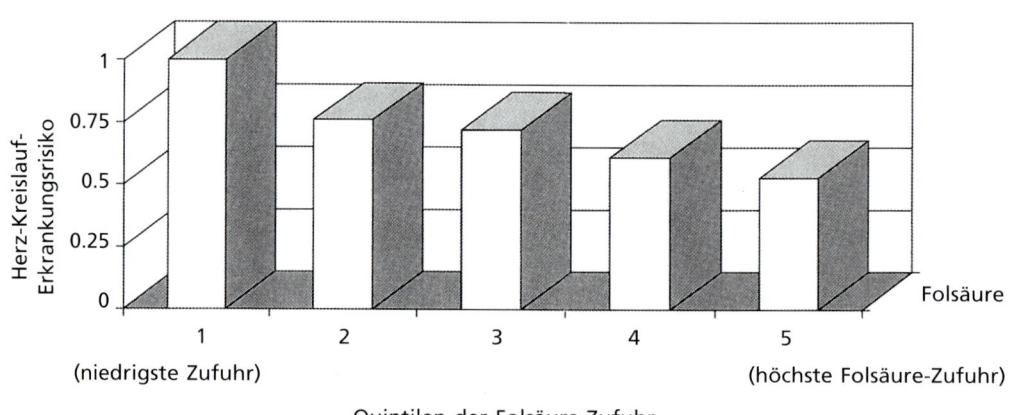

Abb. 31: Folsäure-Zufuhr und koronare Herzerkrankungen.
Rimm et al. fanden bei 80,000 Frauen, dass eine Folsäure-Zufuhr im oberen Quintil das Risiko gegenüber Herz-Kreislauf-Erkrankungen signifikant reduziert. Quintile für eine mittlere Folsäure-Zufuhr (µg/d): 158 / 217 / 276 / 393 / 696. Die gegenüber der Empfehlung der Deutschen Gesellschaft für Ernährung 2-3 fache Zufuhr von Folsäure kann bei der Primärprävention von Herzerkrankungen von Bedeutung sein.
Rimm E et al. JAMA 279 (1998)

Gleichzeitig haben sie aber weit weniger Vitamin B$_6$ und Folsäure zu bieten. So fördert unsere moderne Ernährung mit ihren Nahrungsmitteln tierischen Ursprungs und ihren raffinierten, industriell verarbeiteten Lebensmittel eine Anreicherung von Homocystein in unserem Körper ($\rightarrow$ Abb. 31).

Herzkranzgefäß-Erkrankungen und Schlaganfall

Ernährungsempfehlungen

Fett und Cholesterin

Die Aufnahme von Cholesterin über die Nahrung hat wenig Einfluß auf den Cholesterinspiegel im Blut der meisten Menschen, weil der Großteil des Cholesterins von der Leber erzeugt wird. Manche Menschen sind cholesterinempfindlich. Für diese Menschen kann es – vor allem, wenn sie einen hohen Cholesterinspiegel haben – von Vorteil sein, wenn sie möglichst wenig Cholesterin zu sich nehmen. Allerdings muß die Mehrheit der Menschen mit normalen Cholesterinwerten nicht streng darauf achten, die Cholesterinzufuhr zu begrenzen. Der Gehalt der Ernährung an gesättigten Fettsäuren hat den größten Einfluß auf den Cholesterinspiegel. In der Regel verhält es sich so: Je mehr Fette tierischen Ursprungs (Fleisch, Milch und Eier), desto höher der Cholesterinspiegel im Blut. Dagegen eignen sich Fette pflanzlichen Ursprungs, besonders Olivenöl, nur etwa halb so gut, den Cholesterinspiegel zu senken, wie sich gesättigte Fette eignen, die Cholesterinwerte in die Höhe zu treiben.

Milchprodukte

Der Einfluß der Milchprodukte auf das Herzinfarktrisiko hängt von ihrem Gehalt an gesättigten Fettsäuren ab. Vollmilch erhöht den Cholesterinspiegel, während teilentrahmte Milch die Cholesterinwerte nicht nennenswert steigert.

Zucker

Ein übermäßiger Konsum von raffiniertem Zucker erhöht die Wahrscheinlichkeit eines Herzinfarkts bzw. eines Schlaganfalles, weil die Blutfettwerte erhöht und die HDL-Werte gesenkt werden. Überdies raubt ein chronisch hoher Zuckerkonsum dem Körper Chrom und andere Mineralien, die für die Gesundheit des Herzens unerläßlich sind.

Obst und Gemüse

Der regelmäßige Verzehr von Obst und Gemüse schützt vor Herzinfarkt und Schlaganfall. Diese Nahrungsmittel enthalten große Mengen derjenigen Vitamine und Mineralien, die das Herz schützen, und darüber hinaus sind sie reich an Nahrungsfasern. Nahrungsfasern, besonders solche, die aus Obst, Gemüse, Hafer und Hülsenfrüchten stammen, helfen, den Cholesterinspiegel niedrig zu halten, indem sie das Cholesterin im Darm binden und so dessen Aufnahme verhindern. So können zum Beispiel zwei bis drei rohe Karotten am Tag einen hohen Cholesterinspiegel um 10–20% senken. Knoblauch, Zwiebeln und Ingwer verringern die „Klebrigkeit" der Thrombozyten (das sind Zellen, die die Blutgerinnung in Gang setzen). Dadurch können diese Gewürze, falls sie regelmäßig gegessen werden, die Gefahr einer Bildung von Blutgerinnseln in den Arterien vermindern.

Alkohol und Kaffee

Obwohl übermäßiger Alkoholkonsum der Gesundheit grundsätzlich abträglich ist und das Schlaganfallrisiko erhöht, kann ein gemäßigter Alkoholgenuß (pro Tag etwa die Menge Alkohol, die in zwei Gläsern Wein oder Bier enthalten ist) das Herzinfarktrisiko senken. Der Vorteil von Alkohol ist, daß er die HDL-Werte im Blut erhöht. Darüber hinaus enthält Rotwein eine ganze Reihe von Antioxidantien, die helfen können, eine Oxidation von Blutfetten zu verhindern. Der Genuß großer Mengen von Kaffee (mehr als vier Tassen pro Tag) kann bei manchen Menschen die Blutfettwerte erhöhen.

Besondere Hinweise

● Ein aerobes Sportprogramm, mit Maß ausgeübt, kann HDL-Werte erhöhen und das

Herzinfarkt-Risiko senken. Allerdings sollten Herzkranke nie ohne ärztliche Zustimmung anfangen, Sport zu treiben.

● Vermeiden Sie große Mengen von Vitamin D, denn es kann unter Umständen Arteriosklerose fördern.

● Rauchen ist für alle ungesund. Jedoch sollten Menschen, die unter Herzerkrankungen leiden oder herzkranke Verwandte haben, es erst recht meiden. Rauchen verdoppelt Ihre Chancen, eines Tages an einem Herzinfarkt zu sterben.

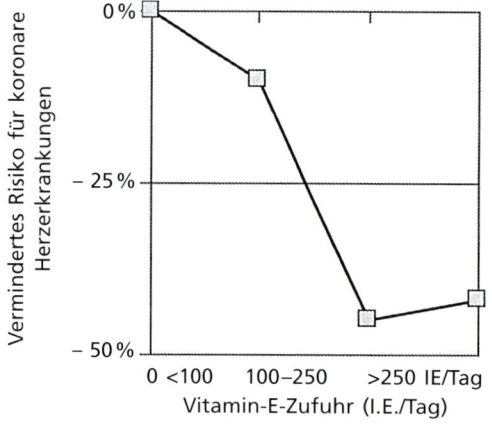

Deutlich vermindertes Risiko von koronaren Herzerkrankungen durch Vitamin-E-Supplementierung bei gesunden Erwachsenen.
(Stampfer, M. et al., N. Engl. J med 328 (1993) 1444).

Abb.32: Vitamin E und koronare Herzerkrankungen

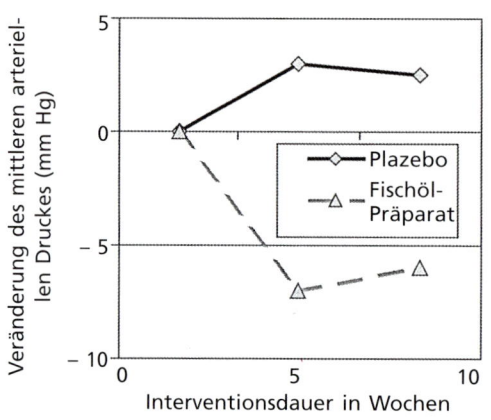

In einer Doppelblindstudie wurden 156 Erwachsene mit Bluthochdruck während 10 Wochen mit 5,1 g /Tag Omega-3-Fettsäuren (EPA und DHA) behandelt. Der Rückgang des mittleren arteriellen Druckes bei der Personengruppe, bei welcher Fisch keinen Bestandteil der normalen Ernährung darstellt, betrug 7 mm Hg (p<0.0001).
Bonaa KH et al. N Engl J Med 322 (1990) 795.

Abb. 33: Omega-3-Fettsäuren bei Bluthochdruck

Nährstoffempfehlungen bei Herz- und Gefäßerkrankungen

Nährstoff	Empfohlene Tagesdosis	Kommentare
Folsäure	0,8 mg	Senkt den Homocysteinspiegel im Blut, sogar bei Menschen, deren Folsäurespiegel an sich normal ist.
Vitamin B_6	50–100 mg	Senkt den Homocysteinspiegel im Blut; hilft, die Blutfettwerte zu normalisieren und wirkt der Bildung von Blutgerinnseln entgegen.
Niacin (in Form von Nikotinsäure)	300–500 mg; Dosen, die 1 g überschreiten, dürfen nur unter ärztlicher Aufsicht genommen werden	Bringt die Blutlipide ins Gleichgewicht: Vermindert LDL und vermehrt HDL. Kann Hautrötungen (Flush) hervorrufen. Diese können jedoch auf ein erträgliches Maß beschränkt werden, indem man Niacin über den Tag verteilt zu den Mahlzeiten nimmt.
Vitamin C	2–4 g	Bringt die Blutlipide ins Gleichgewicht und wirkt der Bildung von Blutgerinnseln in den Arterien entgegen. Überdies schützt es Fette und Cholesterin vor Oxidationsschäden.
Vitamin E	100–400 mg	Wirkt der Bildung von Blutgerinnseln entgegen, schützt Fette und Cholesterin vor Oxidationsschäden und kann HDL vermehren.
Chrom	200 µg (kann auch in Form von 20 g hochwertiger Bierhefe genommen werden)	Normalisiert die Blutlipide und schützt vor Arteriosklerose.
Magnesium	400–600 mg	Vermindert das Herzinfarktrisiko und die Gefahr von Herzrhythmusstörungen und Blutgerinnseln in den Arterien. Hilft auch, die Blutlipide ins Gleichgewicht zu bringen.
Selen	200 µg	Hilft, Blutfette und Cholesterin vor Oxidationsschäden zu schützen.
Coenzym Q10	60–90 mg	Vermindert die Anzahl von Brustschmerzanfällen (Angina pectoris) und verbessert die Herzfunktion bei Herzkranken. Hilft, Blutfette und Cholesterin vor Oxidationsschäden zu schützen.
Carnitin	1–2 g	Vermindert ebenfalls die Anzahl von Angina pectoris und verbessert die Herzfunktion bei Herzkranken. Darüber hinaus normalisiert es die Blutlipide.
Omega-3-Fettsäuren	1–1,5 g EPA in Form von Fischölkapseln	Vermindern ebenfalls die Anzahl von Angina-pectoris-Anfällen und verbessern bei Herzkranken die Herzfunktion. Normalisieren die Blutfette und wirken der Bildung von Blutgerinnseln entgegen. Wer regelmäßig (zwei- bis dreimal die Woche) Fisch ißt kann sich auf diese Art und Weise mit Omega-3-Fettsäuren versorgen.
Gamma-Linolensäure (GLS)	2–3 g Nachtkerzenöl (EPO)	Normalisiert die Blutlipide und wirkt der Bildung von Blutgerinnseln in den Arterien entgegen.

Bluthochdruck (Hypertonie)

Der Blutdruck entspricht der Kraft, mit der der Blutstrom gegen die Arterienwände drückt. Ein normaler Blutdruck bewegt sich um 120/80. Die erste, höhere Zahl bezieht sich auf den höchsten Druck, der erreicht wird, wenn der Herzmuskel sich zusammenzieht und Blut in die Gefäße pumpt. Die niedrigere Zahl entspricht dem Druck während der Ruhepause zwischen den Herzschlägen. Der Ausdruck „Hypertonie" wird für ungewöhnlich hohen Blutdruck benützt, der gefährlich ist, weil er Herz, Nieren und Blutgefäße über Gebühr belastet. Mit der Zeit kann diese Belastung ernsthafte Schäden im Körper verursachen und zu Herz- und Nierenversagen oder Schlaganfällen führen. Zum Beispiel ist das Risiko eines Todes durch frühe Herzerkrankung für Menschen mit Bluthochdruck doppelt so hoch wie für Menschen mit normalem Blutdruck. Die meisten Fälle von Bluthochdruck ergeben sich aus einer Kombination von unausgewogener Ernährung, Bewegungsmangel und Streß. Bluthochdruck ist eine schweigende Störung – die meisten Hypertoniker leben symptomfrei, und viele von ihnen wissen nicht einmal, daß sie unter Bluthochdruck leiden. Daher sollte der Blutdruck regelmäßig (mindestens zweimal im Jahr) überprüft werden, besonders bei Menschen, die zu einer Risikogruppe gehören; zum Beispiel bei Übergewichtigen und bei Menschen, die sich nicht genügend bewegen. Wer nahe Verwandte hat, die unter Hypertonie leiden, sollte ebenfalls regelmäßig zur Kontrolle gehen.

Ernährungsempfehlungen

Übergewichtige sind stärker gefährdet, Hypertonie zu entwickeln. Übergewichtige mit Bluthochdruck können diesen erheblich senken, indem sie abnehmen. Eine Ernährung, die reich an tierischen Fetten und Cholesterin ist, erhöht den Blutdruck, während eine Ernährung mit Pflanzenölen wie zum Beispiel Olivenöl das Hypertonie-Risiko vermindert. Bei etwa einem Drittel der Bevölkerung reagiert der Blutdruck empfindlich auf raffinierten Zucker, und ein Mehr an Nahrungsfasern senkt den Blutdruck. Daher ist es ratsam, Nahrungsmittel zu essen, die reich an komplexen Kohlenhydraten und Nahrungsfasern sind (zum Beispiel Vollkornprodukte) und wenig raffinierten Zucker enthalten. Dabei können zusätzliche Nahrungsfasern in Form von Hafer- oder Weizenkleie helfen.

Etwa ein Viertel der Bevölkerung ist durch die blutdruckerhöhenden Eigenschaften von Salz (Natriumchlorid) gefährdet. Wenn große Mengen Salz aufgenommen werden, hat das zur Folge, daß mehr Wasser im Körper zurückbehalten wird. Aufgrund des größeren Blutvolumens müssen Herz und Nieren eine größere Leistung erbringen, was wiederum zu Hypertonie führen kann. Erwachsene benötigen nur etwa $1/4$ Teelöffel Salz pro Tag, was ungefähr 0,5 Gramm entspricht. Tatsächlich verzehren wir im Durchschnitt etwa 15mal soviel; größtenteils Salz, das bei der Verarbeitung der Nahrungsmittel oder bei Tisch beigefügt wird. Wer industriell verarbeitete, salzreiche Nahrungsmittel durch frische, kaliumreiche (zum Beispiel Bananen und Orangensaft) ersetzt, senkt dadurch seinen Blutdruck.

Auch Alkohol trägt zu Bluthochdruck bei. Hypertoniker sollten sich höchstens ein bis zwei Drinks (ein „Drink" entspricht etwa 3,5 dl Bier bzw. 1,5 dl Wein) am Tag genehmigen. Es kann auch sein, daß ein hoher Blutdruck in Nahrungsmittelunverträglichkeiten begründet liegt. Wenn Sie eine Allergie auf ein bestimmtes Nahrungsmittel, auf

Zucker oder Salz vermuten, können Sie Ihren Verdacht überprüfen, indem Sie über mehrere Wochen hinweg eine Eliminationsdiät befolgen. Das Weglassen der unverträglichen Nahrungsmittel kann den Blutdruck innerhalb weniger Tage senken.

Nährstoffempfehlungen bei Bluthochdruck

Nährstoff	Empfohlene Tagesdosis	Kommentar
Kalzium	1–1,5 g	Kann Bluthochdruck bedeutend senken. Ein Kalziummangel ist ein weit größerer Risikofaktor für Hypertonie als eine salzreiche Ernährung. Legen Sie Gewicht auf Nahrungsmittel, die viel natürliches Kalzium enthalten (beispielsweise fettarme Milchprodukte und grünes Blattgemüse).
Magnesium	400 –600 mg (kann gemeinsam mit Kalzium in Form von hochwertigen Dolomit-Präparaten genommen werden)	Magnesium wirkt stark blutgefäßentspannend. Magnesiummangel, der den Blutdruck erhöht, ist in den industrialisierten Ländern weit verbreitet.
Taurin	2–4 g	Taurinsupplemente können den Blutdruck senken.
Coenzym Q10	60–90 mg	Senkt einen zu hohen Blutdruck.
Omega-3-Fettsäuren	1–1,5 g EPA in Form von Fischölkapseln	Essen Sie zweimal die Woche Fisch (besonders Fisch, der viele Omega-3-Fettsäuren enthält → Seite 177); das kann helfen, den Blutdruck zu senken.

Besondere Hinweise

● Knoblauch hat blutdrucksenkende Eigenschaften. Hypertoniker können durch den Verzehr von Knoblauch (oder von im Fachhandel erhältlichen Knoblauch-Extrakten) ihren Blutdruck senken.

● Übermäßig große Mengen Blei oder Cadmium im Körper, oft in Verbindung mit niedrigen Zinkwerten, können den Blutdruck erhöhen. Entgiftung und ergänzende Gaben von Zink können den Blutdruck derjenigen Menschen senken, die stark mit diesen Schwermetallen belastet sind.

● Die regelmäßige Ausübung aerober Sportarten kann den Blutdruck senken und dazu beitragen, daß sich Bluthochdruck gar nicht erst entwickelt.

● Chronischer Streß, Anspannung und Angst können den Blutdruck erhöhen. Entspannungstechniken, Biofeedback und Meditation können helfen, Streß abzubauen und den Blutdruck zu senken.

● Blutdrucksenkende Medikamente werden mit verschiedenen unerwünschten Nebenwirkungen in Verbindung gebracht: Mineralmangel (auch Unterversorgung mit blutdrucksenkenden Mineralien wie Kalium, Kalzium und Magnesium), Schwäche und Müdigkeit, Schlaflosigkeit, Impotenz und Depression. Ernährungstherapie und eine Veränderung der Lebensgewohnheiten (wie Gewichtsabnahme und Sport) können bei vielen Hypertonikern die Notwendigkeit dieser Medikamente reduzieren oder sie gar ganz überflüssig machen.

Krampfadern

Krampfadern sind vergrößerte, geschwollene Venen, die meistens an den Beinen auftreten. Sie entstehen, wenn die Venenklappen (die verhindern, daß sich das Blut in den Beinen staut, und helfen, es zum Herzen zurückzubefördern) und die Venen selbst schwächer werden und in ihrer Funktion nachlassen. Die durch aufgestautes Blut erweiterten Venen quellen hervor. Sie können Beschwerden verursachen und schmerzhaft sein, die Blutzirkulation behindern, die Bildung von Blutgerinnseln begünstigen und unter Umständen die über ihnen angespannte Haut zerstören. Krampfadern können sich aufgrund erblich bedingter Venenschwäche, wegen Überdrucks in den Venen während der Schwangerschaft und bei Übergewichtigen entwickeln. Sie können auch auf zu starkes Pressen bei Verstopfung zurückzuführen sein. Sie treten eher bei Menschen auf, die lange Zeit stehen oder sitzen müssen, oder bei solchen, die keinen Sport treiben.

Ernährungsempfehlungen

Krampfadern kommen selten in Ländern vor, wo – im Gegensatz zu den Industrienationen – eine nahrungsfaserreiche, naturbelassene Ernährung üblich ist. Menschen, die wenig Nahrungsfasern zu sich nehmen, sind eher verstopft und müssen wegen ihres harten Stuhls stärker pressen. Dies läßt den Druck in den Beinvenen emporschnellen und mit der Zeit können dadurch Krampfadern entstehen. Daher kann eine nahrungsfaserreiche Ernährung mit reichlich Obst, Gemüse und komplexen Kohlenhydraten von Vorteil sein. Weil Übergewicht zum Entstehen von Krampfadern beiträgt, sollten Übergewichtige abnehmen. Um die Bildung von Blutgerinnseln zu verhindern, sollten Menschen mit Krampfadern Nahrungsmittel zu sich nehmen, die die „Klebrigkeit" der Blutplättchen mindern und damit die Blutgerinnung verlangsamen (zum Beispiel Knoblauch, Zwiebeln und Ingwer).

Nährstoffempfehlungen bei Krampfadern

Nährstoff	Empfohlene Tagesdosis	Kommentare
Vitamin C mit Bioflavonoiden	1–2 g Vitamin C mit Bioflavonoiden	Stärkt Venenwände und Venenklappen und wirkt der Bildung von Blutgerinnseln entgegen. Heidelbeeren, Brombeeren und Kirschen enthalten viele natürliche Bioflavonoide.
Vitamin E	100–400 mg	Verbessert die Blutzirkulation in den Beinen und wirkt der Bildung von Blutgerinnseln entgegen.
Zink	30 mg	Stärkt Venenwände und Venenklappen und unterstützt die Heilung der beschädigten Haut über den Krampfadern.
Zusätzliche Nahrungsfasern aus Hafer-, Weizen- oder Reiskleie	Die Menge, die den Stuhl erkennbar weicher macht. Fangen Sie mit 5 g an und erhöhen Sie die Dosis wenn nötig auf 20 bis 25 g.	Kann Blähungen verursachen (→ Seite 37).

Besondere Hinweise

● Treiben Sie regelmäßig Sport, denn eine starke Beinmuskulatur hilft, die Venenfunktion zu unterstützen.

● Vermeiden Sie es, lange am selben Ort zu stehen. Wenn das Stehen unumgänglich ist, tragen Sie elastische Stützstrümpfe.

Literatur

Azuma, J. et al.: Therapeutic effect of taurine in congestive heart failure: A double-blind crossover trial. Clin. Cardiol. 8 (1985) 276.

Bonaa, K.H. et al.: Effect of EPA and DHA on blood pressure in hypertension. N. Engl. J. Med. 322 (1990) 795.

Boushey, C.J. et al.: A quantitative assessment of plasma homocysteine as a risk factor for vascular disease. Probable benefits of increasing folic acid intakes. JAMA 274 (1995) 1049.

Brönstrup, A. et al.: Bedeutung von Homocystein bei der Entstehung von Arteriosklerose. Ist eine Supplementierung von Vitaminen sinnvoll? Ernährungs-Umschau 43 (1996) 80.

Brüngel, M., Kluthe, R.: Hypertonie und Ernährung. Akt. Ernähr. Med. 21 (1996) 284.

Digiesi, V., et al.: Effect of coenzyme Q10 on essential arterial hypertension: Curr. Ther. Res. 47 (1990) 841.

Ellis, J.M., McCully, K.S.: Prevention of myocardial infarction by vitamin B6. Res. Commun. Mol. Pathol. Pharmacol. 89 (1995) 208.

Fleet, J.C.: Bone lead as a risk factor for hypertension in men. Nutr. Rev. 54 (1996) 180.

Jandak, J., Steiner, M., Richardson, P.D.: Alpha tocopherol, an effective inhibitor of platelet adhesion. Blood 73 (1989) 141.

Kamikawa, T. et al.: Effects of L-carnitine on exercise tolerance in patients with stable angina pectoris. Japan Heart J. 25 (1984) 587.

Kok, F.J. et al.: Decreased selenium levels in acute myocardial infarction. JAMA 261 (1989) 1161.

Klatsky, A.L.: Alcohol and hypertension. Clin. Chim. Acta 246 (1996) 91.

Klepzig, H., Kaltenbach, M.: Cholesterinsenkung und Lebenserwartung: eine kritische Stellungnahme. Z. Kardiol. 81 (1992) 347.

Kromhout, D. et al.: The inverse relation between fish consumption and 20-year mortality from coronary heart disease. N. Eng. J. Med. 312 (1985) 1205.

Langsjoen, P.H. et al.: Long-term efficacy and safety of coenzyme Q10 therapy for idiopathic dilated cardiomyopathy. Am. J. Cardiol. 65 (1990) 521.

Luria, M.H.: Effect of low-dose niacin on high density lipoprotein cholesterol and total cholesterol/high density lipoprotein cholesterol concentration. Arch. Intern. Med. 148 (1988) 2493.

Lyle, R.M. et al.: Blood pressure and metabolic effects of calcium supplementation in normotensive white and black men. JAMA 257 (1987) 1772.

Mensink, R.P., Katan, M.B.: Effect of dietary trans fatty acids on high-density and low-density lipoprotein cholesterol levels in healthy subjects. N. Engl. J. Med. 323 (1990) 439.

Middeke, M.E. et al.: Bluthochdruck senken ohne Medikamente. Thieme Verlag, Stuttgart 1989.

Rapola, J.M. et al.: Effect of vitamin E and beta-carotene on the incidence of angina pectoris. JAMA 275 (1996) 693.

Reusser, M.E., McCarron, D.A.: Micronutrient effects on blood pressure regulation. 52 (1994) 367.

Sellmayer, A. et al.: n-3-Fettsäuren in der Prävention kardiovaskulärer Erkrankungen. Ernähr.-Umschau 43 (1996) 122.

Shimon, I. et al.: Improved left ventricular function after thiamin supplementation in patients with congestive heart failure receiving long-term furosemide therapy. Am. J. Med. 98 (1995) 485.

Simon, J.A.: Vitamin C and cardiovascular disease: a review. J. Am. Coll. Nutr. 11 (1992) 107.

Stampfer, M. et al.: Vitamin E consumption and the risk of coronary disease in women. N. Engl. J. Med. 328 (1993) 1444.

Steinberg, D.: Antioxidant vitamins and coronary heart disease. N. Engl. J. Med. 328 (1993) 1487.

Stephens, N.G. et al.: Randomised controlled trial of vitamin E in patients with coronary disease. Lancet 347 (1996) 781.

Wolfram, G.: Omega-3-Fettsäuren – ihr Stoffwechsel und ihre Wirkungen auf vaskuläres System, Fettstoffwechsel und Immunsystem. Akt. Ernähr. Med. 20 (1995) 173.

Whelton, P.K., Klag, M.J.: Magnesium and blood pressure: Review of the epidemiologic and clinical trial experience. Am. J. Cardiol. 63 (1989) 26.

Störungen des Blutzuckergehaltes

Diabetes

Diabetes ist eine chronische Krankheit, deren Hauptmerkmal ein hoher Blutzuckergehalt (Glukose) ist. Glukose kann nicht in die Zellen eintreten und als Energielieferant verwendet werden, da das Hormon Insulin ungenügend wirksam ist. Ein anhaltend hoher Blutzuckergehalt ist toxisch. Da Glukose nicht verfügbar ist und die Zellen trotzdem mit Energie versorgt werden müssen, werden die Fettreserven mobilisiert. Im Blut zir-

Nährstoffempfehlungen bei Diabetes

Nährstoff	Empfohlene Tagesdosis	Kommentare
Vitamin C	1–2 g; kann als Komplex mit Bioflavonoiden eingenommen werden.	Kann helfen, den Blutzuckergehalt zu regulieren, kleine Blutgefäße zu stärken und das Herzinfarktrisiko zu vermindern.
Vitamin E	800 mg; mit 100 mg beginnen und Dosis kontinuierlich erhöhen	Kann den Medikamenten- oder Insulinbedarf reduzieren. Vermindert die Verklumpung von Blutplättchen (abnorme Verklumpung ist ein Merkmal von Diabetes) und kann die Blutfettwerte senken, was das Risiko von Herzkranzgefäß-Erkrankungen vermindert.
Niacin (nur in Form von Niacinamid)	1–3 g; mit 500 mg/Tag beginnen und kontinuierlich erhöhen	Niacinamid kann bei neu-diagnostiziertem juvenilem Diabetes den Insulinbedarf reduzieren und die Zeit ohne Insulinbedarf verlängern. Nikotinsäure, eine andere Form von Niacin, muß vermieden werden, weil diese für Diabetiker schädlich sein kann.
Vitamin-B-Komplex	Hochwertiges Supplement mit mindestens 50 mg Thiamin (Vitamin B₁), Niacinamid und Vitamin B₆	Nervenschädigungen (Neuropathien) können durch zusätzliche Gaben von Thiamin (Vitamin B₁) und Vitamin B₆ vermindert werden.
Chrom	200 µg Chrom (kann auch in Form von 20 g Bierhefe genommen werden)	Bierhefe enthält einen natürlichen Glukosetoleranz-Faktor (Blutzuckerregulator) und Chrom ist für die Bildung des Glukosetoleranz-Faktors essentiell. Zusammen können diese helfen, den Blutzuckergehalt zu kontrollieren und den Insulin- oder Medikamentenbedarf zu reduzieren. Können auch Nervenschädigungen vermindern.
Zink	30–60 mg	Kann helfen, den Blutzuckergehalt zu regulieren und den Medikamenten- oder Insulinbedarf zu reduzieren.
Magnesium	400–600 mg	Verbessert die Kontrolle des Blutzuckergehaltes und schützt gegen Erkrankungen der Herz- und Blutgefäße.
Gamma-Linolensäure (GLS)	2–3 g Nachtkerzenöl (EPO)	Vermindert Nervenschädigungen
Myoinositol	1–2 g	Vermindert Nervenschädigungen

kulieren sehr hohe Fettmengen, welche zusammen mit einem hohen Glukosegehalt die Blutgefäße und die Nerven schädigen. Wenn der Krankheit über Jahre hinweg nicht genügend Rechnung getragen wird, kann Diabetes zu schweren Schädigungen und oft zu Erblindung, Nierenversagen oder zu einem Herzinfarkt führen. Es gibt zwei Hauptformen von Diabetes. *Juveniler Diabetes* beginnt in der Kindheit (die Ursache ist eine Autoimmunreaktion gegen die insulinproduzierenden Zellen) und ist gekennzeichnet durch einen vollständigen Verlust der Insulinproduktion, der Insulininjektionen erfordert. *Altersdiabetes* beginnt langsam, tritt bei älteren Personen auf und erfordert häufig keine Insulininjektionen. Bei Altersdiabetes geht die Insulinempfindlichkeit verloren, das heißt, die Zellen reagieren nicht mehr auf die Signale des Insulins.

Ernährungsempfehlungen

Da übergewichtige Personen gegenüber Normalgewichtigen ein 4mal höheres Risiko haben, an Altersdiabetes zu erkranken, und vier von fünf, welche Altersdiabetes entwickeln, übergewichtig sind, ist der beste Schutz vor Altersdiabetes das Vermeiden von Übergewicht. Durch eine Gewichtsreduktion können übergewichtige Diabetiker den Medikamentenbedarf reduzieren oder eliminieren und ihren Blutzuckergehalt auf beinahe normale Werte senken. Eine für Diabetiker optimal geeignete Diät, welche hilft, den Blutzuckergehalt zu kontrollieren, enthält wenig raffinierte Zucker, viel komplexe Kohlenhydrate und Nahrungsfasern. Diese verlangsamen die Zuckerabsorption und vermindern den Glukoseanstieg während der Mahlzeiten. Nahrungsmittel wie Gemüse, Früchte, Hülsenfrüchte und Vollkorngetreide sind günstig. Um die Blutfettwerte und das Herzinfarktrisiko zu vermindern, sollten gesättigte Fette (tierische Fette) aus der Diät eliminiert und durch qualitativ hochstehende Pflanzenöle ersetzt werden, welche reich an essentiellen Fettsäuren sind. Eine vegetarische Kost kann für Diabetiker sehr vorteilhaft sein.

Besondere Hinweise

● Regelmäßige sportliche Betätigung kann die Empfindlichkeit des Körpers gegenüber Insulin bedeutend erhöhen und kann helfen, den Blutzuckergehalt zu kontrollieren. Dazu kann es übergewichtige Diabetiker bei einer Gewichtsreduktion unterstützen.

Hypoglykämie

Hypoglykämie bedeutet, einen tiefen Blutzuckergehalt zu haben. Sie wird gewöhnlich durch eine Überproduktion des Hormons Insulin verursacht. Normalerweise befördert Insulin den aus der Nahrung aufgenommen Zucker von der Blutbahn in die Zellen. Es kontrolliert dadurch den Blutzucker (Glukose) und verhindert einen zu starken Anstieg nach den Mahlzeiten. Zu viel oder zu wenig Insulin kann zu schweren Problemen führen. Zu wenig Insulin führt zu Diabetes, während zu viel Insulin, als Antwort auf eine Mahlzeit zu einer Krankheit führt, welche als Hypoglykämie bezeichnet wird (→ Abb. 34).

Bei Hypoglykämie lösen Mahlzeiten, welche reich an einfachen Zuckern und raffinierten Kohlenhydraten sind, eine zu starke Insulinsekretion aus, welche dann den Blutzucker auf sehr tiefe Werte senkt. Darüber hinaus enthalten raffinierte Kohlenhydrate auch kaum den Zuckerstoffwechsel regulierende Nährstoffe. Obwohl die meisten Körpergewebe bei tiefem Blutzuckergehalt andere Energielieferanten als Glukose verwenden können, ist das Gehirn vollständig auf

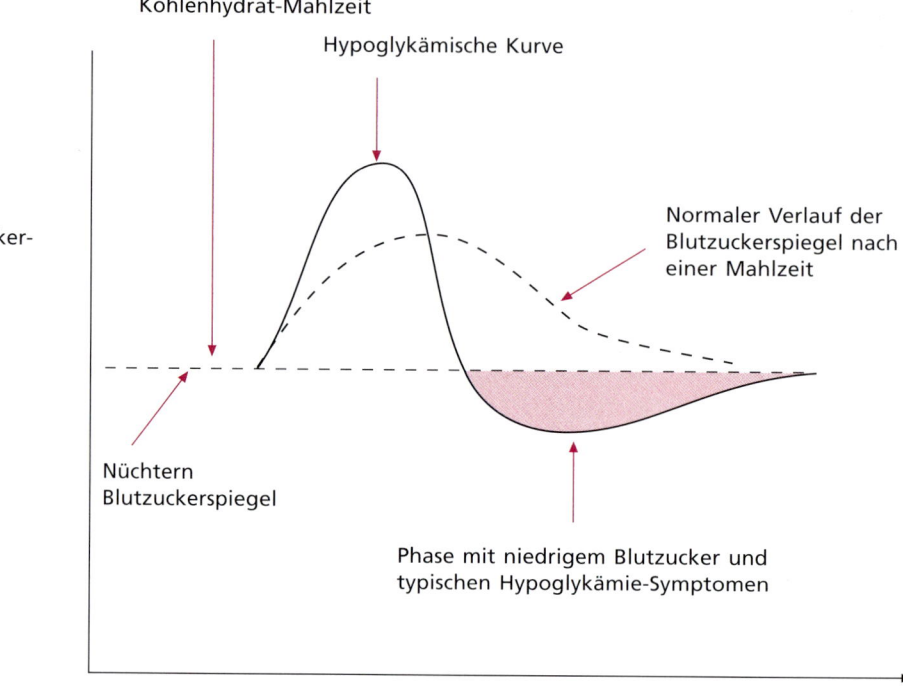

Kohlenhydrat-Mahlzeit

Hypoglykämische Kurve

Normaler Verlauf der Blutzuckerspiegel nach einer Mahlzeit

Blutzucker-Spiegel

Nüchtern Blutzuckerspiegel

Phase mit niedrigem Blutzucker und typischen Hypoglykämie-Symptomen

Zeit

Abb. 34: Unterschiedliche Verläufe von Blutzucker-Kurven.

eine kontinuierliche Glukosezufuhr angewiesen um seine Aufgaben zu erfüllen. Dies erklärt, warum die meisten Symptome von Hypoglykämie mit mentalen Funktionsstörungen verbunden sind (vgl. Tabelle der Symptome). Die Symptome treten meist am Vormittag und am frühen bis späten Nachmittag, üblicherweise 2–5 Stunden nach den Mahlzeiten auf und können schwerwiegend und behindernd sein. Personen mit Hypoglykämie sind oft erschöpft und reizbar.

Symptome reaktiver Hypoglykämie

▶ Angstgefühl; Reizbarkeit
▶ Epilepsie, bei dafür anfälligen Personen
▶ Erschöpfung; Müdigkeit
▶ geistige Verwirrung
▶ Herzklopfen
▶ kalter Schweiß
▶ Kopfschmerzen; Migräne

▶ Ohnmachtsgefühl, Schwindel
▶ Persönlichkeitsveränderungen; Hyperaktivität
▶ Schlaflosigkeit (nächtliches Erwachen)
▶ Schwäche
▶ starker Hunger; Lust nach Süßigkeiten
▶ Stimmungsschwankungen
▶ Übelkeit
▶ Verhaltensstörungen

Ernährungsempfehlungen

Die beste Diät, um Schwankungen des Blutzuckers zu vermindern, ist die folgende: Vermeidung der Einnahme von Zucker und raffinierten Kohlenhydraten (wie weißes Mehl und weißer Reis). Diese führen zu einer schnellen Erhöhung des Blutzuckers, was eine Überproduktion von Insulin auslöst. Diese Nahrungsmittel sollten durch Gemüse,

Hülsenfrüchte, Hafer und Vollkorngetreide ersetzt werden. Diese sind reich an komplexen Kohlenhydraten und Nahrungsfasern, die die Absorption der eingenommen Zucker verlangsamen und den Glukoseanstieg während den Mahlzeiten vermindern. 5–6 kleine Mahlzeiten sollten über den Tag verteilt werden; sobald der Blutzucker zu sinken beginnt, dient eine weitere Mahlzeit als Kohlenhydratquelle, um den Blutzucker konstant zu halten. Jede Mahlzeit sollte Nahrungsmittel mit hochwertigen Proteinen und maßvollen Mengen an pflanzlichen Ölen (Nüsse, Samen, kaltgepresste Öle) enthalten. Alkohol, starker Tee, Kaffee und Rauchen verstärken Hypoglykämie.

Die Nahrungsmittel sollten nach folgenden Richtlinien ausgewählt werden:

Erlaubte Lebensmittel

▶ Sämtliche Gemüse

▶ Sämtliche Obstsorten; Frischobst und bestimmte Trockenfrüchte: Äpfel, Bananen, Birnen, Pfirsiche und Pflaumen

▶ Eier, Milch und Milchprodukte

▶ Nüsse und Samen

▶ Vollkornprodukte: Brot und Teigwaren aus Vollkorn, Vollkornreis, Müsli aus gemahlenem Weizen und Haferflocken, Sojabohnen und Sojaprodukte, versuchsweise Honig in kleinen Mengen

▶ Alle Fleisch- und Geflügelsorten, Fisch und Schalentiere. Fisch und Geflügel eignen sich besser als rotes Fleisch.

▶ Entkoffeinierter Kaffee, schwacher Tee (am besten Kräutertee)

Zu vermeidende Lebensmittel

▶ Datteln, Feigen und Rosinen enthalten zuviel Zucker, bezogen auf ihren Faserngehalt, und sollten möglichst wenig gegessen werden.

▶ Reiner Zucker (weiß, braun oder roh), weißes Mehl und daraus hergestellte Produkte, Pasteten, Kuchen, Backwaren, Süßigkeiten, Weißmehl-Teigwaren, geschälter Reis, Fertigmüsli mit Zucker und Zusatzstoffen, Kartoffeln

▶ Kaffee, starker Tee, jede Art von Alkohol, Cola, gezuckerte Fruchtgetränke

Nährstoffempfehlungen bei Hypoglykämie

Nährstoff	Empfohlene Tagesdosis	Kommentare
Vitamin C	1–2 g	Kann Blutzuckerregulation verbessern
Vitamin-B-Komplex	Hochwirksames Supplement, welches mindestens 50 mg Thiamin (Vitamin B$_1$), Niacin und Vitamin B$_6$ enthält	Vitamine des B-Komplexes sind essentiell für den Glukoseabbau, der die Energie für die Hirnzellen liefert.
Chrom (kann auch in Form von 20 g Bierhefe genommen werden)	200 µg Chrom	Bierhefe enthält einen natürlichen Glukose-Toleranzfaktor (Blutzuckerregulator), Chrom ist ein essentieller Bestandteil davon. Zusammen können sie helfen, den Blutzucker zu regulieren und Schwankungen zu vermindern.
Magnesium	400–600 mg	Verbessert Blutzuckerkontrolle
Multimineral-Supplement	Reich an Zink, Mangan, Magnesium und Kalium	Mangel an verschiedenen Mineralstoffen, einschließlich Zink, Magnesium, Kalium erhöht das Risiko für Hypoglykämie

341

Literatur

Akkus, I. et al.: Leukocyte lipid peroxidation, superoxide dismutase, glutathione peroxidase and serum and leukocyte vitamin C levels of patients with type II diabetes mellitus. Clin. Chim. Acta 244 (1996): 221.

Anderson, R.A. et al.: Effects of supplemental chromium on patients with symptoms of reactive hypoglycemia. Metabolism 35 (1987) 351.

Caballero, B.: Vitamin E improves the action of insulin. Nutr. Rev. 51 (1993) 339.

Eritsland, J. et al.: Long-term effects of n-3 fatty acids on serum lipids and glycemic control. Scand. J. Clin. Lab. Invest 54 (1994) 273.

Gorman, J.M. et al.: Hypoglycaemia and panic attacks. Am. J. Psychiatry 141 (1984) 101.

Hofeldt, F.D.: Reactive hypoglycemia. Endocrinol. Metab. Clin. North. Am. 18 (1989) 185.

Jain, S.K. et al.: The effect of modest vitamin E supplementation on lipid peroxidation products and other cardiovascular risk factors in diabetic patients. Lipids 31 (1996) 87.

Jamal, G.A. et al.: Gamma-linolenic acid in diabetic neuropathy. Lancet 1 (1986) 1098.

Jeejeebhoy, K.N. et al.: Chromium deficiency, glucose intolerance and neuropathy reverse by chromium supplementation in a patient receiving long-term total parenteral nutrition. Am. J. Clin. Nutr. 3 (1977) 531.

Jovanovic, Peterson. L., Peterson, C.M.: Vitamin and mineral deficiencies which may predispose to glucose intolerance of pregnancy. J. Am. Coll. Nutr. 15 (1996) 14.

Lee, N.A., Reasner, C.A.: Beneficial effects of chromium supplementation on serum triglyceride levels in NIDDM. Diabetes Care 17 (1994) 1449.

Nagamatsu, M.: Lipoic acid improves nerve blood flow, reduces oxidative stress, and improves distal nerve conduction in experimental diabetic neuropathy. Diabetes Care 18 (1995) 1160.

Offenbacher, E.G., Pi-Sunyer, F.X.: Beneficial effects of chromium-rich yeast on glucose tolerance and blood lipids in elderly subjects. Diabetes 29 (1980) 919.

Öls, C., Elmadfa, J.: Antioxidantienstatus bei Patienten mit Diabetes mellitus mit und ohne Spätkomplikationen. Akt. Ernähr. Med. 19 (1994) 155.

Orwoll, E. et al.: Effects of vitamin D on insulin and glucagon secretion in non-insulin-dependent diabetes mellitus. Am. J. Clin. Nutr. 59 (1994) 1083.

Paolisso, G. et al.: Improved insulin response and action by chronic magnesium administration in aged NIDDM subjects. Diabetes Care 12 (1989) 265.

Paolisso, G. et al.: Metabolic benefits deriving from chronic vitamin C supplementation in aged non-insulin dependent diabetics. J. Am. Coll. Nutr. 14 (1995) 387.

Pozzilli, P. et al.: Meta-analysis of nicotinamide treatment in patients with recent-onset IDDM. Diabetes Care 19 (1996) 1357.

Rogers, K.S., Mohan, C.: Vitamin B_6 metabolism and diabetes. Biochem. Med. Metab. Biol. 52 (1994) 10.

Salonen, J.T. et al.: Increased risk of non-insulin dependent diabetes mellitus at low plasma vitamin E concentrations: a four year follow up study in men. BMJ 311 (1995) 1124.

Salway, J.G. et al.: Effect of myo-inositol on peripheral-nerve function in diabetics. Lancet 2 (1978) 1281.

Stebbing, J.B. et al.: Reactive hypoglycaemia and magnesium. Magnesium Bull. 4 (1982) 131.

Ting, H.H. et al.: Vitamin C improves endothelium-dependent vasodilation in patients with non-insulin-dependent diabetes mellitus. J. Clin. Invest. 97 (1996) 22.

Toeller, M.: Ernährungstherapie - die beste Form der oralen Diabetesbehandlung. Dtsch. Ärztebl. 91 (1994) 3.

Will, J.C., Byers, T.: Does diabetes mellitus increase the requirement for vitamin C? Nutr. Rev. 54 (1996) 193.

Schilddrüsenunterfunktion (Hypothyreose)

Hypothyreose ist der medizinische Fachbegriff für eine träge Schilddrüse, die nicht genug Schilddrüsenhormon bildet. Die Schilddrüse befindet sich im unteren Bereich des Halses und erzeugt ein Hormon, das wichtige Körperfunktionen steuert und weitreichenden Einfluß auf das Arbeiten aller Körperzellen hat. Eine schwere Schilddrüsenunterfunktion läßt sich anhand klarer, unmißverständlicher Anzeichen erkennen. Wenn zum Beispiel während längerer Zeit zu wenig Schilddrüsenhormon vorhanden ist, versucht die Schilddrüse, dies wettzumachen, indem sie sich vergrößert. Dies führt zu einer unverkennbaren Schwellung des Halses, dem sogenannten Kropf. Allerdings kann schon ein geringfügiger Mangel an Schilddrüsenhormon zu mancherlei gesundheitlichen Problemen führen, und geringfügige Mängel an Schilddrüsenhormon sind schwer meßbar. Leichte, aber bemerkbare Schilddrüsenunterfunktionen sind weit verbreitet, vor allem bei Frauen und älteren Menschen. Die Trägheit der Schilddrüse kann von schlechter Ernährung (zu wenig Selen, Eisen, Jod, Vitamin A und verschiedene B-Vitamine), Drogenmißbrauch oder Nahrungsmittelempfindlichkeiten herrühren. Sie kann auch auf Stoffe in bestimmten Nahrungsmitteln zurückzuführen sein, die die Schilddrüse „blockieren".

Ernährungsempfehlungen

Bestimmte Nahrungsmittel können, wenn sie roh und in großen Mengen gegessen werden, die Bildung von Schilddrüsenhormon blockieren. Dazu gehören unter anderem Kohl, Sojabohnen, Erdnüsse, Pinienkerne und Hirse. Menschen mit einer trägen Schilddrüse sollten diese Nahrungsmittel, wenn überhaupt, nur im gekochten Zustand essen (das Kochen zerstört die Stoffe, die der Schilddrüse schaden). Jod ist ein unerläßlicher Baustein des Schilddrüsenhormons. Ohne genügend Jod kann überhaupt kein Schilddrüsenhormon erzeugt werden. Meeresfrüchte, zum Beispiel Muscheln, Austern, Hummer, Sardinen und Süßwasserfische, Seetang und Meersalz sind die Nahrungsmittel, die am meisten natürliches Jod enthalten. Menschen mit einer trägen Schilddrüse leiden oft unter einer leichten Anämie (Blutarmut), weil sie über zu wenig Eisen und Folsäure verfügen. Sie sollten täglich eisen- und folsäurereiche Nahrungsmittel essen. Eine Schilddrüsenunterfunktion erhöht die Cholesterin- und Blutfettwerte. Daher ist es ratsam, gesättigte Fette (Fette tierischen Ursprungs), die diesen Vorgang noch beschleunigen, zu meiden. Überdies verlangsamt eine Schilddrüsenunterfunktion den gesamten Stoffwechsel und erhöht so die Wahrscheinlichkeit einer Gewichtszunahme. Jemand, der unter einer trägen Schilddrüse leidet, sollte daher weniger Kalorien zuführen, um einer unnötigen Gewichtszunahme entgegenzuwirken.

Anzeichen einer Schilddrüsenunterfunktion

▶ Antriebslosigkeit
▶ Bei Frauen: langanhaltende und starke Menstruationsblutungen, Ödeme
▶ Depression und Erschöpfung
▶ Erhöhte Cholesterin- und Blutfettwerte
▶ Gewichtszunahme bei gleichbleibenden Eßgewohnheiten
▶ Kälteempfindlichkeit
▶ Muskelschmerzen und steife, schmerzende Gelenke
▶ Trockene, rauhe Haut sowie trockene, spröde Haare und Nägel
▶ Verstopfung

Nährstoffempfehlungen bei Hypothyreose

Nährstoff	Empfohlene Tagesdosis	Kommentare
Vitamin A	10.000 IE; sollte in Form von Retinol (vorgeformtes Vitamin A), und *nicht* in Form von Beta-Carotin genommen werden	Hohe Vitamin-A-Dosierungen nur unter ärztlicher Kontrolle einnehmen. Wichtig bei der Bildung des Schilddrüsenhormons. Schilddrüsenunterfunktion untergräbt die Umwandlung von Nahrungs-Carotinoiden (Vitamin-A-Vorläufer) in Vitamin A, was die Vitamin-A-Werte im Körper senkt.
Vitamin-B-Komplex	Hochdosiert; mindestens je 5 mg Riboflavin (B_2), Niacin, und Vitamin B_6	Wird bei der Bildung des Schilddrüsenhormons benötigt.
Jod	150–300 µg (z.B als Kelp)	Jod ist ein unerläßlicher Baustein des Schilddrüsenhormons und Unterversorgung führt zu Schilddrüsenunterfunktion. Nehmen Sie jedoch nicht mehr als 1 mg Jod pro Tag, denn sehr hohe Dosen können die Schilddrüse beeinträchtigen.
Selen	200 µg	Unerläßlich für die Anregung des Schilddrüsenhormons, Unterversorgung führt zu Schilddrüsenunterfunktion.
Zink	30 mg	In Verbindung mit Vitamin A wichtig bei der Bildung des Schilddrüsenhormons.

Literatur

Arthur, J.R.: Selenium deficiency, thyroid hormone metabolism and thyroid hormone deiodinases. Am. J. Clin. Nutr. 57 (1993) 236.

Beard, J.L.: Impaired thermoregulation and thyroid function in iron-deficiency anemia. Am. J. Clin. Nutr. 52 (1990) 813.

Coustaut, M. et al.: The influence of dietary vitamin A on triiodothyronine, retinoic acid and glucocorticoid receptors in the liver of hypothyroid rats. Br. J. Nutr. 76 (1996) 295.

Delange, F.: Correction of iodine deficiency: benefits and possible side effects. Eur. J. Endocrinology 132 (1995) 542.

Hampel, R. et al.: Current state of alimentary iodine deficiency in Germany. Z. Ernährungswiss. 35 (1996) 2.

Hötzel, D., Steines, B.K.: Jodversorgung der Bevölkerung - Folgen des Mangels, Maßnahmen zur Verbesserung. Verbraucherdienst 41 (1996) 220.

Kralik, A. et al.: Influence of zinc and selenium deficiency on parameters relating to thyroid hormone metabolism. Horm. Metab. Res. 28 (1996) 223.

Larsen, P.R., Berry. M.J.: Nutritional and hormonal regulation of thyroid hormone deiodinases. Ann. Rev. Nutr. 15 (1995) 323.

Olivieri, O. et al.: Selenium, zinc, and thyroid hormones in healthy subjects: low T3/T4 ratio in the elderly is related to impaired selenium status. Biol. Trace Elem. Res. 51 (1996) 31.

Knochen-, Muskel- und Gelenkkrankheiten

Osteoarthritis

Bei *Osteoarthritis* besteht ein schrittweiser Verlust der glatten Knorpelgewebe, welche die Gelenkoberflächen bedecken und dazu kommen abnorme Veränderungen der Gelenkknochen. Osteoarthritis tritt bei Personen, die über 55 Jahre alt sind, sehr häufig auf und ist nach Herz- und Gefäßkrankheiten die zweitwichtigste Krankheit, welche schwere chronische Behinderungen verursacht. Die Symptome sind Schmerzen, Deformationen und eingeschränkte Beweglichkeit. Am häufigsten sind die Gelenke an den Fingern, Hüften, Knien, Nacken und die untere Rückenpartie betroffen. Osteoarthritis wird durch eine Abnutzung der Gelenke verursacht. Dies erfolgt meistens in Zusammenhang mit einem suboptimalen Ernährungszustand.

Ernährungsempfehlungen

Osteoarthritis kann durch Nahrungsmittel-Unverträglichkeiten ausgelöst werden. Diese sind sehr häufig bei Nahrungsmitteln der Nachtschattengewächse – Kartoffeln, Tomaten, Auberginen, Pfeffer (ausgenommen schwarzer Pfeffer). Salicylate und andere allgemein verwendete nicht-steroidhaltige, entzündungshemmende Medikamente, welche von Personen mit Arthritis häufig eingenommen werden, erhöhen die Fähigkeit der Allergene, die Darmwand zu durchqueren,

Nährstoffempfehlungen bei Osteoarthritis

Nährstoff	Empfohlene Tagesdosis	Kommentare
Vitamin E und Selen	400–800 mg Vitamin E, 100–200 µg Selen	Kann innerhalb 1–2 Wochen den Schmerz wirksam lindern. Bei regelmäßiger Einnahme kann das Fortschreiten der Osteoarthritis verlangsamt oder gestoppt werden.
Nicotinamid	1–4 g	Die Gelenkbeweglichkeit wird verbessert und die Schmerzen abgeschwächt. Je schwerer die Arthritis, desto höher die Dosis. Besonders wirksam für die Kniegelenke.
Vitamin C	1–2 g	Kann die Wiederbildung von beschädigtem Knorpelgewebe fördern.
Multimineral-Präparat	Sollte reichliche Mengen an Kalzium, Zink und Mangan enthalten	Kann die Neubildung von Knochen und Knorpelgewebe fördern.
Kupfer	2–6 mg	Kupfer stimuliert das Enzym Superoxiddismutase (SOD), welches Entzündungen und Schmerzen lindert.
Schwefelhaltige Aminosäuren	L-Cystein (0,5–1 g) oder Methionin (0,5–1,5 g) oder durch Schwefelinjektionen	Tiefe Schwefelgehalte des Gewebes sind üblich bei Arthritis. L-Methionin kann den Schmerz und Steifheit vermindern.

in die Blutbahn einzutreten und dadurch das Risiko für Lebensmittel-Allergien deutlich zu erhöhen. Übergewicht verursacht eine größere Belastung vieler Gelenke und kann zu Osteoarthritis in den Hüften, im Rücken und den Knien führen. Empfehlenswert sind Nahrungsmittel, die viel Bor enthalten (→ Seite 164), ein Spurenelement, welches die Symptome von Arthritis lindern kann.

Besondere Hinweise

● Bedingt durch Schmerzen und Steifheit entsteht eine natürliche Tendenz, die Bewegungen der betroffenen Gelenke weiter einzuschränken. Dies führt jedoch zu noch steiferen Gelenken, mehr Schmerzen und

schwächt die Muskeln, welche die Gelenke unterstützen. Um die Beweglichkeit zurückzubringen und zu bewahren, sollte - unter physiotherapeutischer Anleitung – schrittweise mit Dehnungs- und Stärkungsübungen begonnen werden.

Rheumatoide Arthritis

Rheumatoide Arthritis (RA) wird durch eine Autoimmunreaktion verursacht, bei der eine abnorme Immunantwort die Gelenkknorpel angreift und schädigt. Dies führt zu Schwellungen, Entzündungen und Vernarbung der Knorpel, was Schmerzen, Schwellungen, Rötungen und eine eingeschränkte Beweglichkeit hervorruft. Die Autoimmunreaktion

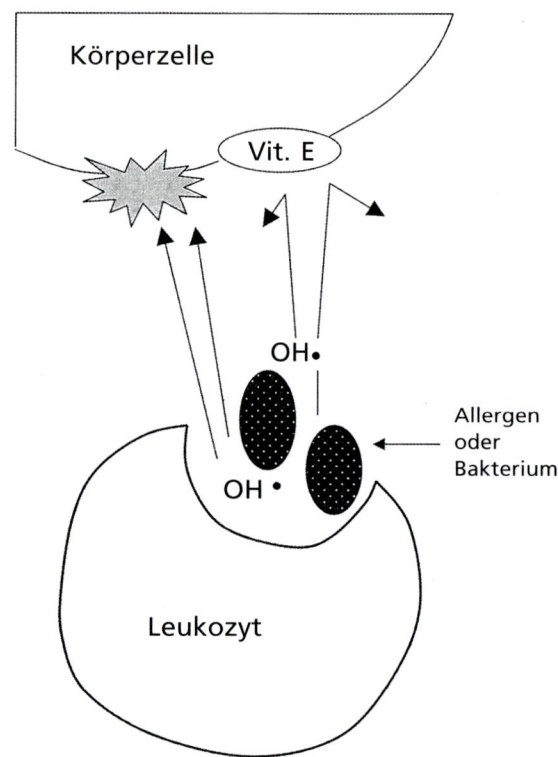

Abb. 35: Hohe Vitamin-E-Konzentrationen in den Membranen schützen die Zelle vor Entzündungen und Zellschädigungen durch freie Radikale.

kann auch andere Gewebe schädigen, einschließlich diejenigen des Verdauungstraktes. Meistens ist die Erkrankung chronisch und fortschreitend, mit zunehmenden und abnehmenden Phasen. Am häufigsten sind ältere Frauen betroffen.

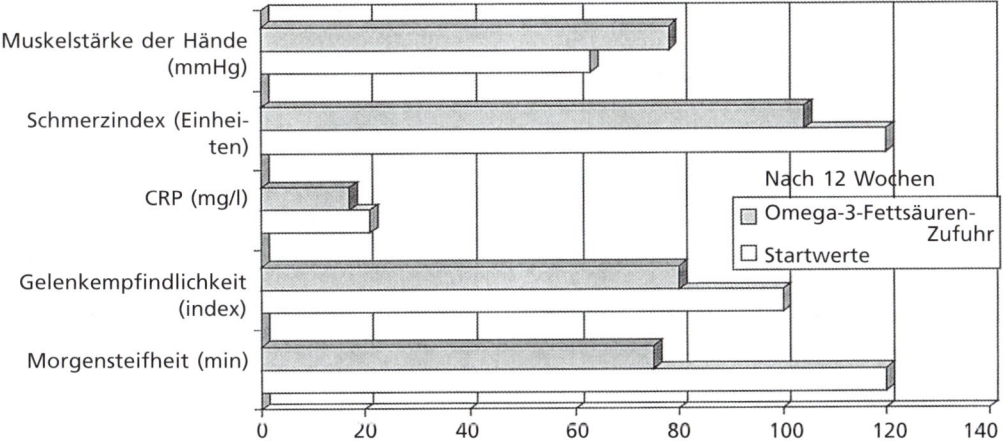

Abb. 36: Omega-3-Fettsäuren bei rheumatoider Arthritis. In einer Studie wurden 51 Patienten mit aktiver rheumatoider Arthritis während 12 Wochen 3.2 g EPA und DHA gegeben. Verglichen mit Plazebo konnte eine signifikante Verbesserung der Morgensteifheit und der Gelenkbeschwerden festgestellt werden. Ebenfalls wurde eine signifikante Reduktion des C-reaktiven Proteins (einem Entzündungs-Marker) beobachtet.
Nielsen GL et al. Eur J Clin Invest 22 (1992) 687.

Nährstoffempfehlungen bei rheumatoider Arthritis

Nährstoffe	Empfohlene Tagesdosis	Kommentare
Vitamin E	400–800 mg	Kann innerhalb 1–2 Wochen die Schmerzen stark lindern. Bei regelmäßiger Einnahme kann das Fortschreiten der rheumatoiden Arthritis verlangsamt oder gestoppt werden.
Pantothen-säure	0,5–2 g	Mit 0,5 g pro Tag beginnen und schrittweise erhöhen bis eine Verbesserung eintritt. Kann Schmerzen, Steifheit und Behinderungen reduzieren.
Vitamin C	1–2 g	Kann die Neubildung von Knorpelgewebe fördern und die Immunfunktionen verbessern.
Selen	100–200 µg	Vermindert Steifheit und Schmerzen.
Kupfer und Zink	2–6 mg Kupfer, 30–60 mg Zink	Kupfer und Zink stimulieren das Enzym Superoxiddismutase (SOD), welches Steifheit und Schmerzen vermindern kann.
Omega-3-Fettsäuren	1,5–2,5 g EPA (in Form von Fischölkapseln)	Vermindert Entzündungen, Steifheit und Schmerzen.
Histidin	0,5–1 g	Histidin kann Schmerzen und Steifheit vermindern.

Ernährungsempfehlungen

Da viele Personen mit rheumatoider Arthritis Nährstoffe aus Nahrungsmitteln schlecht absorbieren können, sind Nährstoffmängel eine häufige Folge. Die Überprüfung auf Mangelerscheinungen sollte sorgfältig durchgeführt werden und zur Verbesserung der Ernährungssituation sollten Nahrungsergänzungen eingenommen werden. Fettreiche Diäten, insbesondere mit vielen gesättigten Fetten, verschlimmern die rheumatoide Arthritis. Lebensmittel-Überempfindlichkeiten sind bei rheumatoider Arthritis häufig. Betroffene Personen sollten die auslösenden Nahrungsmittel durch eine Eliminationsdiät bestimmen und diese Nahrungsmittel anschließend vermeiden. Dies kann zu wesentlichen Linderungen der Symptome und zur Verbesserung der Gelenkfunktionen führen (→ Abb. 35).

Besondere Hinweise

● Salicylate und andere allgemein verwendete, nicht-steroidhaltige, entzündungshemmende Medikamente, welche von Personen mit Arthritis häufig eingenommen werden, erhöhen die Fähigkeit der Allergene, die Darmwand zu durchqueren, in die Blutbahn einzutreten und dadurch Lebensmittel-Überempfindlichkeiten zu verstärken und rheumatoide Arthritis zu fördern.

● Bromelain, eine natürliche Substanz, welche aus Ananas gewonnen wird, hat entzündungshemmende Wirkung. Die Einnahme in

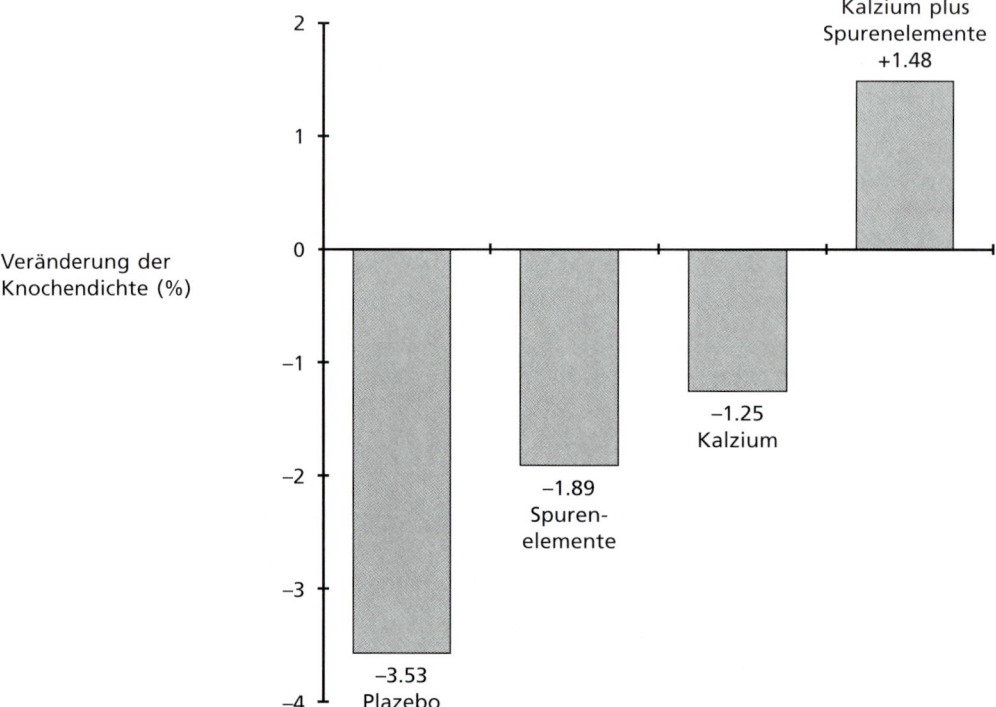

Abb. 37: Die Zufuhr von täglich 1 g Kalzium, 15 mg Zink, 5 mg Mangan und 2,5 mg Kupfer führt bei Frauen nach der Menopause zu einer signifikanten Zunahme der Knochenmasse. (*Strausse et al.*, J. Nutr. 124 [1994] 1060).

einer darmlöslichen Form (als Schutz vor der Zerstörung im Magensaft) kann die Schwellungen der Gelenke reduzieren und die Beweglichkeit verbessern.

Osteoporose

Das Altern führt dazu, daß die Knochen Mineralstoffe verlieren und allmählich dünner und zerbrechlicher werden. Im Falle der *Osteoporose* hat der Verlust an Knochengewebe einen Punkt erreicht, an dem die Knochen so zerbrechlich sind, daß ein Sturz, eine schnelle Bewegung oder sogar das Aufheben eines Gegenstandes zu einem Bruch führen kann. Obgleich Osteoporose bei Männern und Frauen auftreten kann, sind ältere Frauen sehr viel häufiger betroffen, da während der Wechseljahre der Östrogenspiegel jäh abfällt und die Knochendichte schnell abnimmt (Östrogen erhält die Mineralstoffe in den Knochen). Osteoporose entwickelt sich leise, und oft ist das erste Anzeichen dafür ein Bruch der Hüfte oder der Wirbelsäule. Osteoporose tritt bei Personen, die rauchen, häufig Alkohol konsumieren, untergewichtig sind oder ein Großteil ihres Lebens sitzend verbringen, häufiger auf.

Obgleich Osteoporose bei älteren Personen auftritt, beginnt die Vorbeugung früh im Leben. Die Ausbildung starker Knochen in frühen Lebensjahren (während der Kindheit, als Teenager und in frühen Erwachsenenjahren) stellt sicher, daß die Knochenmasse maximal ist, wenn die Abnahme der Knochendichte in späteren Jahren beginnt. Nahrungsmittel, die reich an Nährstoffen sind, welche für die Knochenbildung benötigt werden – besonders Kalzium, Magnesium, Mangan und die Vitamine A, C und D – sollten täglich gegessen werden. Es sollten Nahrungsmittel konsumiert werden, welche reich an Bor sind (→ Seite 164), einem Spurenelement, welches die Östrogenproduktion im Körper stimuliert und das Kalzium in den Knochen zurückbehält. Phosphorreiche Diäten (Fleisch, verarbeitete Lebensmittel, Cola-

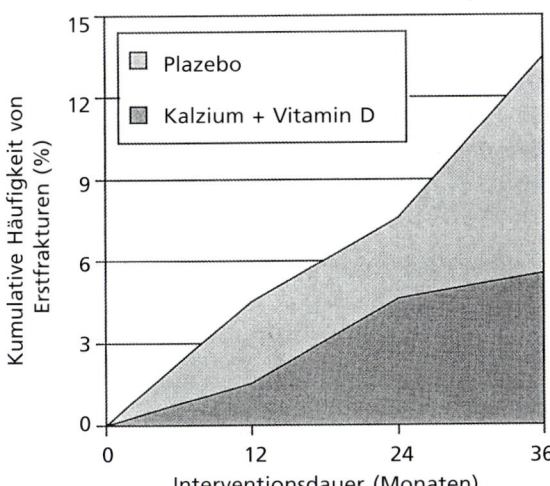

Abb. 38: Kalzium- und Vitamin-D-Zufuhr und Knochenbrüche bei älteren Erwachsenen. In einer plazebokontrollierten Doppelblindstudie wurden 389 Männern und Frauen, die älter als 65 Jahre alt waren, täglich 500 mg Kalzium sowie 700 I.E. Vitamin D3 während 3 Jahren verabreicht. In der supplementierten Gruppe konnten signifikante Verbesserungen der Knochendichte und eine verminderte Häufigkeit von nonvertebralen Knochenbrüchen festgestellt werden. Dawson-Hughes B et al. N Engl J Med 337 (1997) 670.

Getränke) stören die Knochenbildung und erhöhen die Kalziumverluste. Vier Bestandteile, welche in hohen Mengen in der modernen Ernährung enthalten sind – Protein, Fett, Salz und raffinierte Zucker – vermindern drastisch die Fähigkeit des Körpers, Kalzium zurückzuhalten und die Knochendichte aufrechtzuerhalten. Der Überkonsum von Koffein und Alkohol ist für die Gesundheit der Knochen ebenfalls schädlich.

- Der Koffein- und Alkoholkonsum sollte reduziert werden.

- Das Rauchen sollte aufgegeben werden.

- Tägliche körperliche Betätigung (Gehen, Jogging, Tennis) kann die Knochendichte erhalten oder sogar erhöhen.

Nährstoffempfehlungen bei Osteoporose

Nährstoff	Empfohlene Tagesdosis	Kommentare
Vitamin D	10–20 μg	Die Kalziumresorption wird erhöht und die Knochendichte bleibt erhalten. Regelmäßige Sonneneinstrahlung hilft ebenfalls, die Vitamin-D-Gehalte aufrechtzuerhalten. Supplemente sind vor allem in den sonnenarmen Monaten wertvoll sowie für Personen, welche ans Haus gebunden sind.
Vitamin C	1 g	Wird für die Proteinsynthese in den Knochen benötigt; bereits ein geringfügiger Mangel kann zu einem Knochenverlust beitragen.
Kalzium	1 g; für Frauen nach den Wechseljahren: 1,5 g	Kalziumreiche Nahrungsmittel sollten täglich konsumiert werden. Ältere Personen haben oft wenig Magensäure und sollten die Einnahme von Kalziumzitrat, -glukonat oder -laktat in Betracht ziehen, da in dieser Form keine Magensäure für die Resorption notwendig ist.
Magnesium	500 mg	Aktiviert Enzyme, welche für die Knochenbildung unerläßlich sind. Bei Osteoporose tritt häufig Magnesiummangel auf.
Multimineral-Präparat	Sollte reichliche Mengen an Magnesium, Silizium, Zink und Kupfer enthalten	Die Spurenelemente Magnesium, Kupfer und Zink sind wichtig für die Aufrechterhaltung der Knochendichte.

Rückenschmerzen

Rückenschmerzen treten häufig auf, da die menschliche Wirbelsäule nicht für den aufrechten Gang geschaffen wurde. Aufrechtes Gehen führt zu einem zusätzlichen Druck auf den unteren Teil der Wirbelsäule, wo sich der Rücken einbuchtet und oft Schmerzen auftreten. Rückenschmerzen treten normalerweise ab einem Alter von 30 Jahren auf, wenn die Bandscheiben (die faserigen Kissen, welche die Wirbelsäule polstern) die Elastizität, die Biegsamkeit und die Fähigkeit, Schläge zu absorbieren, verlieren. Dazu kommt, daß viele Personen im Alter weniger aktiv sind und die Rückenmuskulatur schwächer wird. Die Muskeln halten die Wirbelsäule aufrecht und unterstützen den Rücken – Schwäche trägt zu Rückeninstabilität und Schmerzen bei. Falls der Rücken überanstrengt wird – verursacht durch eine schlechte Haltung, Aufheben von schweren Gegenständen, verdrehende Bewegungen – können Muskelkrämpfe auftreten. Rückenentzündungen können auch durch Streß und strukturelle Probleme (wie Osteoporose und Arthritis) ausgelöst werden.

Ernährungsempfehlungen

Für einen gesunden Rücken ist eine optimale Ernährung für Knochen, Gelenke und Muskeln notwendig. Wichtig ist, daß die Kost reich an Kalzium, Magnesium und anderen Mineralstoffen ist, zusammen mit reichlich Vitamin A und D, den Vitaminen des B-Komplexes und Vitamin C. Lebensmittel-Unverträglichkeiten können zu Arthritis in der Wirbelsäule führen und Rückenschmerzen verursachen.

Besondere Hinweise

● Bewegungsmangel und schwache Rückenmuskulatur sind in vielen Fällen für Rückenschmerzen verantwortlich. Speziell für den Rücken geeignete Übungen sind Schwimmen, Fahrradfahren, Rudern und Gehen. Die richtige Körperhaltung ist auch sehr wichtig.

● Turnen, Yoga, unter Aufsicht

● Eine Stärkung der Bauchmuskulatur unterstützt den Rücken ebenfalls.

● Es sollte auf einer festen Matratze geschlafen werden, welche den Rücken unterstützt. Schlafen in der Bauchlage sollte vermieden werden, da die Gelenke im unteren Rückenteil dadurch belastet werden können.

Nährstoffempfehlungen bei Rückenschmerzen*

Nährstoff	Empfohlene Tagesdosis	Kommentare
Vitamin C	1 g	Ist notwendig für die Bildung der Proteine in den Knochen; bereits ein geringfügiger Mangel kann den Knochenverlust fördern.
Vitamin A und D	4.000 IE Vitamin A; 10 µg Vitamin D	Erhält die Gesundheit der Knochen und des Knorpels aufrecht.
Kalzium und Magnesium	600 mg Kalzium; 300 mg Magnesium (kann in Form von Dolomit-Tabletten eingenommen werden)	Erhält die Knochendichte und Stärke der Wirbelsäule aufrecht. Hilft auch bei der normalen Muskelfunktion.
Mangan	5–20 mg	Unterstützt die Heilung der Knorpel.
Hochwertiges Protein-Supplement	20–30 g Protein, in leicht absorbierbarer Form, z.B. niedermolekulares Protein (→ Seite 219)	Ist zur Wiederherstellung von Knochen und Gewebe notwendig.

* vergleiche auch Nährstoffempfehlungen bei Muskelzerrungen (→ Seite 353).

Muskelkrämpfe

Muskelkrämpfe sind schmerzvolle, plötzlich auftretende, ungewollte Muskelkontraktionen. Diese können durch Überbeanspruchungen oder Zerrungen der Muskeln ausgelöst werden oder als Folge einer Überreizung der Nerven, welche die betroffenen Muskeln kontrollieren. Muskelkrämpfe können auch ein Zeichen von Dehydration sein, verursacht durch körperliche Betätigung, Arbeit und Sport in heißem Klima oder Fieber mit unzureichender Wasserzufuhr. Nächtliche Krämpfe in den Waden oder Füßen treten häufig auf, besonders bei älteren Personen. Sportler, Kinder in der Wachstumsphase und schwangere Frauen sind häufiger von Muskelkrämpfen betroffen. Schlechte Zirkulation mit unzureichender Blut- und Nährstoffversorgung des Muskels während der Beanspruchung kann zu Muskelkrämpfen führen.

Nährstoffempfehlungen bei Muskelkrämpfen

Nährstoff	Empfohlene Tagesdosis	Kommentare
Vitamin E	400–800 mg	Kann nächtliche Beinkrämpfe und Krämpfe nach sportlicher Betätigung vermindern.
Vitamin-B-Komplex (hoch dosiert)	Ausgewogenes Supplement, welches 25–50 mg Thiamin, Niacin und Pantothensäure enthält.	Verbessert den zellulären Energiestoffwechsel in den Muskeln und reduziert die Bildung muskelverkrampfender Nebenprodukte bei sportlicher Betätigung.
Kalzium	1 g	Tiefe Kalziumgehalte erhöhen die Empfindlichkeit der Nerven und Muskeln und können zu Muskelkrämpfen führen. Besonders wirksam bei schwangerschaftsbedingten Beinkrämpfen.
Magnesium	400 mg	Magnesiummangel ist verbunden mit Krämpfen.
Kalium	1 g	Tiefe Kaliumgehalte erhöhen die Empfindlichkeit der Nerven und Muskeln und können zu Muskelkrämpfen führen.

Ernährungsempfehlungen

Krämpfe können gelegentlich ein Zeichen von Hypoglykämie (tiefer Blutzuckergehalt) sein. Die Kost von Personen, welche für Hypoglykämie anfällig sind, sollte frei von raffinierten Zuckern sein und viel Nahrungsfasern und komplexe Kohlenhydrate enthalten (→ Seite 339). Tiefe Kaliumgehalte im Körper erhöhen die Wahrscheinlichkeit von Beinkrämpfen. Personen, welche bestimmte Diuretika (wasserausscheidende Medikamente) einnehmen, scheiden mehr Kalium im Urin aus und haben ein stark erhöhtes Risiko für Kaliummangel und Muskelkrämpfe. Kaliumreiche Nahrungsmittel sollten zur Prävention von Krämpfen regelmäßig konsumiert werden. Nahrungsmittel, die reich an Kalzium und Magnesium sind, können das Auftreten von Krämpfen ebenfalls vermindern. Durch Dehydration verursachte Krämpfe können durch ausreichende Flüssigkeitsaufnahme bei heißem Wetter und körperlicher Betätigung verhindert werden.

Besondere Hinweise

● Muskeln neigen weniger zu Krämpfen, wenn sie durch regelmäßige, sanfte sportliche Betätigung mit vorausgehenden und nachfolgenden Dehnungsübungen bewegt werden.

● Tägliche Massagen der Muskeln, welche sich häufig verkrampfen, können vorteilhaft sein.

Muskel- und Gelenkverletzungen: Zerrungen und Verstauchungen

Die Überanstrengung eines Muskels ohne hinreichende Ruhepausen und/oder die Überdehnung eines Muskels verursachen *Muskelzerrungen*. Ein gezerrter Muskel ist verletzt; oft eine Kombination von physischer Verletzung (gedehnte oder gerissene Muskelfasern) und chemischer Schädigung der Muskelzellen durch die Bildung toxischer Nebenprodukte, wozu die oxidative Schädigung durch freie Radikale zählt, gebildet durch die Überanstrengung des Muskels. Ein gezerrter Muskel ist schmerzhaft, steif und neigt zur Verkrampfung (Spasmus). Wenn die Bänder und Sehnen um die Gelenke über deren Vermögen gedehnt werden, können sie reißen, was eine Gelenkverstauchung verursacht, mit geschwollenen Geweben, Entzündungen, Blutergüssen und Gelenksteifheit. Ein vollständiger Abriß muß oft chirurgisch behandelt werden, Teilabrisse sind langwierig, aber heilen selbständig aus.

Ernährungsempfehlungen

Zur Heilung oder Prävention von Verletzungen bzw. zur Erhaltung einer optimalen Muskel- und Gelenkstruktur sollen regelmä-

Nährstoffempfehlungen bei Muskel- und Gelenkverletzungen

Nährstoff	Empfohlene Tagesdosis	Kommentare
Vitamin-B-Komplex (hoch dosiert)	Ausgewogenes Supplement, welches 25–50 mg Thiamin (Vitamin B_1), Niacin, Vitamin B_6 und Pantothensäure enthält.	Verbessert den zellulären Energiestoffwechsel in den Muskeln und reduziert die Bildung muskelschädigender Nebenprodukte bei sportlicher Betätigung.
Vitamin A	25.000 IE	Hohe Vitamin-A-Dosierungen nur unter ärztlicher Kontrolle einnehmen. Beschleunigt die Gewebeheilung.
Vitamin E und Selen	400–800 mg Vitamin E; 200 µg Selen	Fördert die antioxidativen Heilungsmechanismen.
Vitamin C	2–4 g	Beschleunigt die Heilung der Muskeln und Bindegewebe.
Zink	50–100 mg	Wichtig für die Proteinbildung und die Heilung der Gewebe.
Hochwertiges Protein-Supplement	20–30 g gut verfügbares niedermolekulares Protein (→ Seite 219)	Wichtig für die Heilung von Muskeln, Sehnen und Bändern.

ßig Produkte konsumiert werden, welche reich an hochwertigen Proteinen sind und alle für die Heilung benötigten Aminosäuren enthalten. Milchprodukte, Eier und mageres Fleisch sind besonders hilfreich. Regelmäßiger Konsum von antioxidantienreichen Nahrungsmitteln (→ Seite 170) kann die Abwehr der Muskelzellen gegen die Schädigung durch freie Radikale fördern. Durch gute Quellen an Vitamin A und C, den B-Vitaminen, Magnesium und Zink kann die Heilung ebenfalls beschleunigt werden.

Besondere Hinweise

● Um Schwellungen zu reduzieren, sollten während den ersten 24 Stunden nach der Verletzung Kühlpackungen oder Eis auf die betroffenen Stellen aufgelegt werden. Danach sollte wiederholt eine milde Wärmebehandlung angewandt werden, um die Zirkulation in der betroffenen Stelle und die Abschwellung zu fördern.

Literatur

Adam, O.: Ernährungstherapie bei rheumatoider Arthritis. Akt Ernähr. Med. 21 (1996) 333.

Belch, J.J.F. et al.: Effects of altering dietary essential fatty acids on requirements for non-steroidal anti-inflammatory drugs in patients with rheumatoid arthritis: A double-blind placebo controlled study. Ann. Rheum. Dis. 47 (1988) 96.

Berner, Y.N., Shike, M.: Consequences of phosphate imbalance. Ann. Rev. Ntr. 8 (1988) 121.

Burckhardt, P.: Kalzium in der Prävention und der Behandlung der Osteoporose. Therap. Umschau 48 (1991) 107.

Cathcart, R.F.: Leg cramps and vitamin E. JAMA 219 (1972) 216.

Chapuy, M.C. et al.: Vitamin D$_3$ and calcium to prevent hip fractures in elderly women. N. Engl. J. Med. 327 (1992) 1637.

Darlington, L.G., Ramsey, N.W.: Review of dietary therapy for rheumatoid arthritis. Compr. Ther. 20 (1994) 490.

Dawson-Hughes, B. et al.: Effect of vitamin D supplementation on wintertime and overall bone loss in healthy postmenopausal women. Ann. Int. Med. 115 (1991) 505.

Engel, S. et al.: Omega-3-Fettsäuren bei rheumatoider Arthritis. Rheuma Schmerz Entzündung 11 (1991) 40.

Flynn, M.A.: The effect of folate and cobalamin on osteoarthritic hands. J. Am. Coll. Nutr. 13 (1994) 351.

General Practitioner's Research Group: Calcium pantothenate in arthritis conditions. Practitioner 224 (1980) 208.

Hammar, M. et al.: Calcium treatment of leg cramps in pregnancy. Effect on clinical symptoms and total serum and ionized serum calcium concentrations. Acta Obstet. Gynecol. Scand. 60 (1981) 345.

Heaney, R.P.: Bone mass, nutrition and other lifestyle factors. Nutr. Rev. 54 (1996) 3.

Hoffer, A.: Treatment of arthritis by nicotinic acid and nicotinamide. CMAJ. 81 (1959) 235.

Honkanen, V.E.A. et al.: Plasma zinc and copper concentrations in rheumatoid arthritis: influence of dietary factors and disease activity. Am. J. Clin. Nutr. 54 (1991) 1082.

Jameson, S. et al.: Pain relief and selenium balance in patients with connective tissue disease and osteoarthrosis: A double-blind selenium tocopherol supplementation study. Nutr. Res. Suppl. 1 (1985) 391.

King, J.: Does poor zinc nutriture retard skeletal growth and mineralization in adolescents? Am. J. Clin. Nutr. 64 (1996) 375.

Kjeldsen, Kragh, J. et al.: Vegetarian diet for patients with rheumatoid arthritis- status: two years after introduction of the diet. Clin. Rheumatol. 13 (1994) 475.

Kolarz, G.O. et al.: Hochdosiertes Vitamin E bei chronischer Polyarthritis. Akt Rheumatol. 15 (1990) 233.

Kremer, J.M., Bigaouette, J.: Nutrient intake of patients with rheumatoid arthritis is deficient in pyridoxine, zinc, copper, and magnesium. J. Rheumatol. 23 (1996) 990.

Machtey, I., Ouaknine, L.: Tocopherol in osteoarthritis: a controlled pilot study. J. Am. Geriat. Soc. 26 (1978) 328.

McAlindon, T.E. et al.: Relation of dietary intake and serum levels of vitamin D to progression of osteoarthritis of the knee among participants of the Framingham study. Ann. Intern. Med. 125 (1996) 353.

McAlindon, T.E. et al.: Do antioxidant nutrients protect against development and progression of knee osteoarthritis? Arthritis Rheum. 39 (1996) 648.

Morgan, S.L.: Supplementation with folic acid during methotrexate therapy for rheumatoid arthritis. A double blind, placebo-controlled trial. Ann. Intern. Med. 121 (1994) 833.

Münzenberg, K.J., Koch, W.: Mineralogic aspects in the treatment of osteoporosis with magnesium. J. Am. Coll. Nutr. 8 (1989) 461.

Peretz, A. et al.: Effects of zinc supplementation on the phagocytic functions of polymorphonuclears in patients with inflammatory rheumatic diseases. J. Trace Elem. Electrolytes Health Dis. 8 (1994) 189.

Pinals, R.S. et al.: Treatment of rheumatoid arthritis with L-histidine: A randomized, placebo-controlled, double-blind trial. J. Rheumatol. 4 (1977) 414.

Reid, I.R.: Therapy of osteoporosis: calcium, vitamin D, and exercise. Am. J. Med. Sci. 312 (1996) 278.

Sandmann, H., Ollenschläger, G.: Bedeutung einzelner Nahrungsbestandteile für rheumatoide Arthritis – Literaturanalyse. Akt. Ernähr. Med. 21 (1996) 136.

Simkin, P.A.: Treatment of rheumatoid arthritis with oral zinc sulphate. Agents Action Suppl. 8 (1981) 587.

Sperling, R.I.: Eicosanoids in rheumatoid arthritis. Rheum. Dis. Clin. North Am. 21 (1995) 741.

Tarp, U.: Selenium in rheumatoid arthritis. A review. Analyst 120 (1995) 877.

Teegarden, D., Weaver, C.M.: Calcium supplementation increases bone density in adolescent girls. Nutr. Rev. 52 (1994) 171.

Villareal, D.T. et al.: Subclinical vitamin D deficiency in postmenopausal women with low vertebral bone mass. J. Clin. Endocrinol. Metab. 72 (1991) 628.

Zittermann, A.: Pathogenese und Prävention der postmenopausalen Osteoporose: Präventive Maßnahmen. Ernähr.-Umschau 44 (1997) 51.

Krebs

Überall in unserem Körper wachsen und teilen sich ununterbrochen verschiedenste Zellen. In der Regel wird die Zellteilung sehr sorgfältig kontrolliert. Bei *Krebs* hingegen gerät die Zellteilung außer Kontrolle und die sich teilenden Zellen ignorieren jeden Befehl, damit aufzuhören. Sie bilden einen Knoten oder Tumor. Die Ursachen von Krebs sind noch unklar. Man hat allerdings festgestellt, daß die meisten Formen von Krebs mit der Beschädigung der DNS (Genmaterial) durch ein Karzinogen (einen krebserregenden Stoff) beginnen. In den Industrienationen entwickelt etwa jeder dritte Mensch irgendwann im Laufe seines Lebens Krebs. Dies ist eine Folge des ununterbrochenen Kontakts mit Karzinogenen – Umweltgiften, Luftverschmutzung, Zigarettenrauch, Lebensmittelzusätzen, Strahlung, etc. in Verbindung mit einer raffinierten, fettreichen Ernährung, die arm an wichtigen krebshemmenden Nährstoffen ist (→ Abb. 39).

Nun die gute Nachricht: Das Krebsrisiko kann bedeutend verringert werden, indem folgende Richtlinien für eine gesunde Ernährung und Lebensweise befolgt werden.

Ernährungsempfehlungen

Die Eßgewohnheiten haben einen großen Einfluß auf das Krebsrisiko – etwa die Hälfte aller Krebserkrankungen sind auf Ernährungsfaktoren zurückzuführen. Manche Faktoren sind als krebserregend, andere als krebshemmend erkannt worden.

Stoffe aus der Nahrung, die krebserregend sind und daher gemieden werden sollten

● Starker Fettkonsum (insbesondere tierische Fette aus Fleischwaren)

● Industriell verarbeitete Fleischwaren (z.B. Wurst, Aufschnitt, geräuchertes, eingelegtes oder gepökeltes Fleisch)

● Verbrannte oder dunkel gebräunte Speisen (z.B. stark gebratenes oder gegrilltes Fleisch)

● Ranzige (oxidierte) Fette, z.B. mehrmals zum Frittieren verwendetes Öl. Auch heißgepreßtes Pflanzenöl, z.B. Sonnenblumen- oder Distelöl von schlechter Qualität, ist stark oxidiert. Man sollte nur kaltgepreßtes

Phasen der Krebsentwicklung

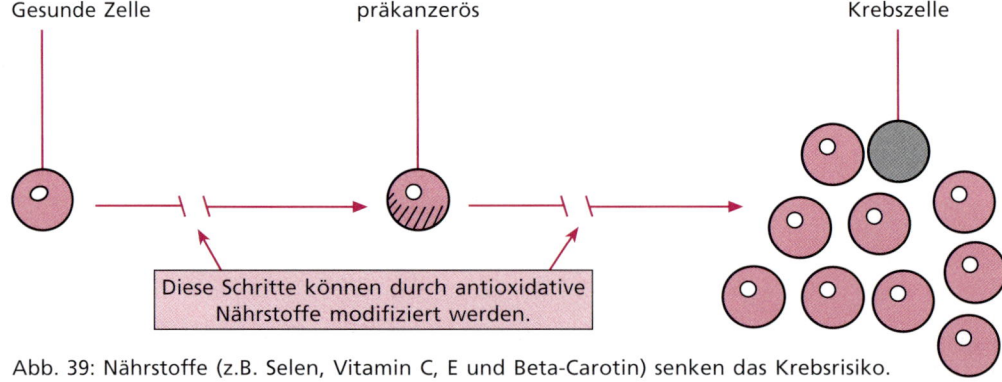

Abb. 39: Nährstoffe (z.B. Selen, Vitamin C, E und Beta-Carotin) senken das Krebsrisiko.

Öl verwenden, das an einem dunklen, kühlen Ort gelagert wurde.

● Übermäßiger Verzehr von raffiniertem Mehl und Zucker

● Alte, angeschimmelte Lebensmittel, insbesondere Kartoffeln, Erdnüsse, Pilze und Sprossen

● Pestizide und andere Landwirtschaftschemikalien

● Künstliche Lebensmittelfarbstoffe (insbesondere Rottöne)

● Nitrite und Nitrate (Lebensmittelkonservierungsstoffe, die auch eingesetzt werden, um Fleischwaren eine rötliche Farbe zu geben)

Nährstoffempfehlungen zur Krebsprävention

Nährstoff	Empfohlene Tagesdosis	Kommentare
Vitamin A/ Beta-Carotin	10.000–15.000 IE Vitamin A, vorgeformt oder als Beta-Karotin	Hohe Vitamin-A-Dosierungen nur unter ärztlicher Kontrolle einnehmen. Reguliert das gesunde Wachstum und die Entwicklung der Zellen in Mund, Hals, Verdauungstrakt, Atemwegen und Haut. Beta-Carotin ist ein wirksames Antioxidans, das Zellen und DNS vor Oxidationsschäden schützen kann. Vitamin-A-Mangel erhöht das Krebsrisiko.
Vitamin C	mind. 0,5–1,0 g	Ein starkes Antioxidans, das Zellen und DNS vor Oxidationsschäden schützen kann. Besonders wirksam bei der Verminderung des Risikos, daß sich aufgrund nitrithaltiger Fleischwaren Magenkrebs bildet. Mangel erhöht das Krebsrisiko.
Vitamin E	200–400 mg	Ein starkes Antioxidans, das Zellmembranen und DNS vor Oxidationsschäden schützen kann. Mangel erhöht das Krebsrisiko. Vitamin E kann die Häufigkeit und die Mortalität von Prostatakrebs reduzieren.
Vitamin B_6	25 mg	Unerläßlich für die Produktion von DNS. Mangel erhöht das Krebsrisiko.
Folsäure	0,4 mg	Gewährleistet ein gesundes Wachstum und eine gesunde Entwicklung der Zellen, die die Atemwege, den Verdauungstrakt auskleiden sowie der Zellen des Gebärmutterhalses (→ Seite 411). Mangel erhöht das Krebsrisiko.
Kalzium und Vitamin D	1g Kalzium, 10 µg Vitamin D	Senkt das Darmkrebs-Risiko.
Selen	200 µg	Supplemente können das Krebsrisiko senken. Ein lebenswichtiger Bestandteil der antioxidativen Enzymsysteme, die Zellen und DNS vor Oxidationsschäden schützen können. Mangel erhöht das Krebsrisiko.
Zink	15–30 mg	Ein lebenswichtiger Bestandteil der antioxidativen Enzymsysteme, die Zellen und DNS vor Oxidationsschäden schützen können. Mangel erhöht das Krebsrisiko, insbesondere in Prostata und Speiseröhre.
Gamma-Linolensäure	2–4 Kapseln Nachtkerzenöl (EPA)	Supplemente können das Krebsrisiko senken.

● Chronischer übermäßiger Verzehr von Lebensmitteln, die viel Eisen enthalten

● Regelmäßiger starker Alkoholkonsum

● Sehr dunkel geröstete Kaffeebohnen

● Mit Chlor desinfiziertes Trinkwasser

Stoffe aus der Nahrung, die krebshemmend sind und daher regelmäßig konsumiert werden sollten

● Lebensmittel, die reichlich Nahrungsfasern enthalten (Vollkornprodukte, Kleie, Obst, Gemüse, Hülsenfrüchte, Samen)

● Dunkelgrünes und orange-gelbes Gemüse

● Kohlgemüse: Brokkoli, Kohl, Rosen- und Blumenkohl

● Frische Randen-, Karotten-, Spargel- und Krautsäfte

● Zwiebeln und Knoblauch

● Lebensmittel, die viel Kalzium enthalten (fettarme Milchprodukte, dunkelgrünes Blattgemüse)

● Frische Mandeln und Paranüsse

● Frisches Obst und Obstsäfte

Eine Ernährung, die das Krebsrisiko auf ein Mindestmaß beschränkt, sollte generell wenig Fett enthalten (weniger als 25% der Gesamtkalorien). Essen Sie frische Lebensmittel so naturbelassen wie möglich, um ihren Gehalt an krebshemmenden Nährstoffen möglichst gut erhalten zu können. Wenn Sie Alkohol trinken, übertreiben Sie nicht. Achten Sie auf frisches Obst und Gemüse, Vollkornprodukte und fettarme Kalziumquellen. Versuchen Sie, Ihr Gewicht zu halten: Übergewicht erhöht das Risiko von Brust-, Darm-, Prostata- und Gebärmutterkrebs (→ „Brustkrebs" auf Seite 412).

Sehr hohe Dosen Vitamin A, C und E, in Verbindung mit Selen und Gamma-Linolensäure, werden als wirksame Mittel bei der Behandlung von Krebs eingesetzt. Darüber hinaus können Niacin-, Vitamin-E- und Coenzym-Q10-Supplemente besonders vorteilhaft sein, da sie Nebenwirkungen durch Chemotherapie und Bestrahlung reduzieren.

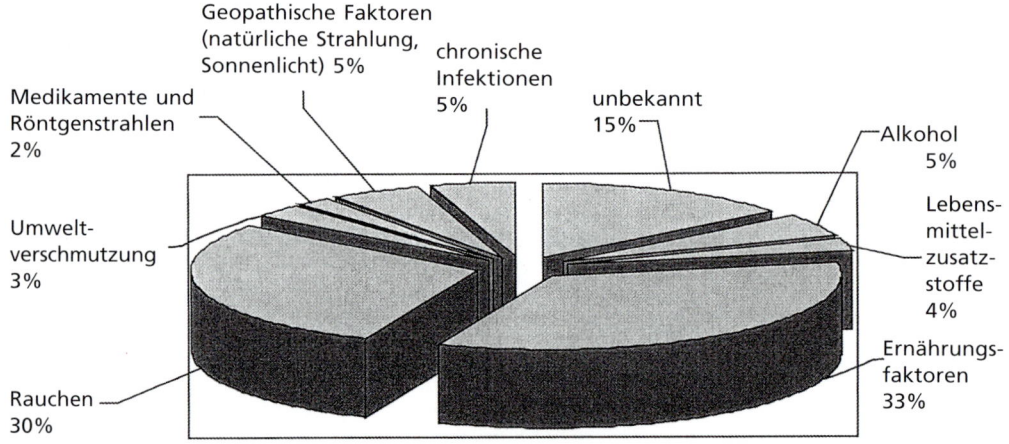

Abb. 40: Krebsursachen (*Doll, R.* Cancer Res. 52 (1992) 2024).

Diese Behandlung erfordert Erfahrung und fachmännisches Geschick und sollte daher nur unter der Aufsicht einer ernährungsorientierten Ärztin oder eines Arztes durchgeführt werden (→ Abb. 40, 41).

Besondere Hinweise

● Streß beeinträchtigt das gesunde Funktionieren des Immunsystems, und chronischer Streß kann das Krebsrisiko erhöhen. Sportliche Betätigung, Meditation und Entspannungstechniken sind vorteilhaft.

● Übermäßige Sonneneinstrahlung ist eine weit verbreitete Ursache für Hautkrebs. Sonnenbrand während der Kindheit und Jugend kann das Hautkrebs-Risiko später im Leben stark erhöhen. Menschen, die für Sonnenbrand anfällig sind, sollten „Sunblocker" verwenden und nur wenig Zeit in der Sonne verbringen, insbesondere um die Mittagszeit.

● Die kumulative Wirkung geringer Strahlung, die z.B. von Stromleitungen, Fernsehern oder Mikrowellenöfen sowie auf natürlichem Weg von der Erde ausgeht, trägt in Verbindung mit der Belastung durch Röntgenstrahlung beim Arzt oder Zahnarzt zur erhöhten Häufigkeit von Krebs in den Industrienationen bei. Man sollte sich der Strahlung aus diesen Quellen so wenig wie möglich aussetzen.

● Akute oder chronische Schwermetallbelastungen erhöhen das Krebsrisiko (→ Seite 431).

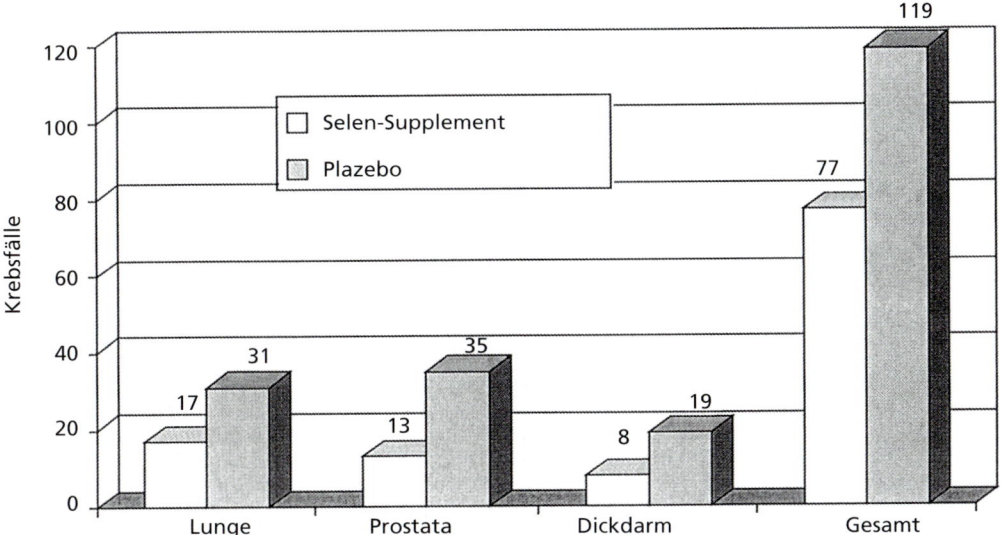

Abb. 41: Reduktion von Krebsfällen mittels Supplementierung von 200 µg Selen pro Tag während 5 Jahren bei 1300 gesunden Erwachsenen. (*Clark et al.*, JAMA 276 [1996] 1957).

Literatur

Bartram, H.P.: Tumorerkrankungen: Prophylaxe und supportive Therapie. Akt Ernähr. Med. 22 (1997) 34.

Block, G.: Epidemiologic evidence regarding vitamin C and cancer. Am. J. Clin. Nutr. 54 (1991) 1310.

Cameron, E., Pauling, L.: Supplemental ascorbate in the supportive treatment of cancer: Prolongation of survival times in terminal human cancer. Proc. Natl. Acad. Sci. USA 73 (1976) 3685.

CARIG.: Beta-Carotene and the carotenoids: beyond the intervention trials. Nutr. Rev. 54 (1996) 185.

Clark, L.C. et al.: Effects of selenium supplementation for cancer prevention in patients with carcinoma of the skin. JAMA 276 (1996) 1957.

DeCosse, J.J. et al.: Effect of wheat fiber and vitamins C and E on rectal polyps in patients with familial adenomatous polyposis. J. Nat. Can. Inst. 81 (1989) 1290.

Dwyer, J.T.: Diet and nutritional strategies for cancer risk reduction. Focus on the 21st century. Cancer 72 (1993) 1024.

Garland, C.F. et al.: Can colon cancer incidence and death rates be reduced with calcium and vitamin D? Am. J. Clin. Nutr. 54 (1991) 193.

Kim, Y., Mason, J.B.: Nutritional chemoprevention of gastrointestinal cancers. Nutr. Rev. 54 (1996) 259.

Krämer, K. et al.: Selen und Tumorerkrankungen. Akt. Ernähr. Med. 21 (1996) 103.

Menkes, M.S. et al.: Serum beta-carotene, vitamins A and E, selenium and the risk of lung cancer. N. Engl. J. Med. 315 (1986) 1250.

Rozen, P. et al.: Oral calcium suppresses increased rectal epithelial proliferation of persons at risk of colorectal cancer. Gut 30 (1989) 650.

Shklar, G. et al.: Regression by vitamin E of experimental oral cancer. J. Nat. Cancer Inst. 78 (1987) 987.

Stähelin, H.B.: Ernährung und Krebsprävention. Akt. Ernähr. Med. 20 (1995) 260.

Steinmetz, K.A., Potter, J.D.: Vegetables, fruit and cancer prevention: a review. J. Am. Diet Assoc. 96 (1996) 1027.

Stich, H.F. et al.: Remission of precancerous lesions in the oral cavity of tobacco chewers and maintenance of the protective effect of beta-carotene or vitamin A. Am. J. Clin. Nutr. 53 (1991) 298.

Trickler, D., Shikler, G.. Prevention by vitamin E of experimental oral carcinogenesis. J. Nat. Can. Inst. 78 (1987) 165.

What causes cancer? The top two causes – tobacco and diet – account for almost two thirds of all cancer deaths and are among the most correctable. Sci. American Sept. (1996) 50.

Willet, W.C., Hunter, D.J.: Vitamin A and cancers of the breast, large bowel and prostate: epidemiologic evidence. Nutr. Rev. 52 (1994) 53.

Infektionskrankheiten

Infektionen

Infektionen treten auf, wenn Bakterien, Viren, Parasiten oder Pilze die Immunabwehr des Körpers überwinden. Infektionen können durch eine Begrenzung des Kontakts mit Erregern vermieden werden oder aber durch eine Stärkung des Immunsystems, die dafür sorgt, daß ein Kontakt nicht zu einer Infektion führt. Das Immunsystem besteht aus zwei Hauptbestandteilen:

● Die ersten Schutzwälle werden durch die Barrieren der *Haut und der Schleimhaut* des Atmungsapparates, der Verdauungs- und Harntrakte gebildet. Erreger müssen diese Hindernisse überwinden, um in den Körper zu gelangen. Die Ernährung spielt bei der Aufrechterhaltung der Gesundheit dieser Gewebe eine große Rolle. Eine optimale Ernährung spendet der Haut Feuchtigkeit, hält sie geschmeidig und verhindert, daß sie trocken und rissig wird. Die Zellen, die den Verdauungstrakt auskleiden, bilden eine bemerkenswert leistungsfähige Barriere: im Dickdarm verwehren sie den über 500 Arten von Bakterien, die den Darm bevölkern, den Zugang zum Körper. Nur eine angemessene

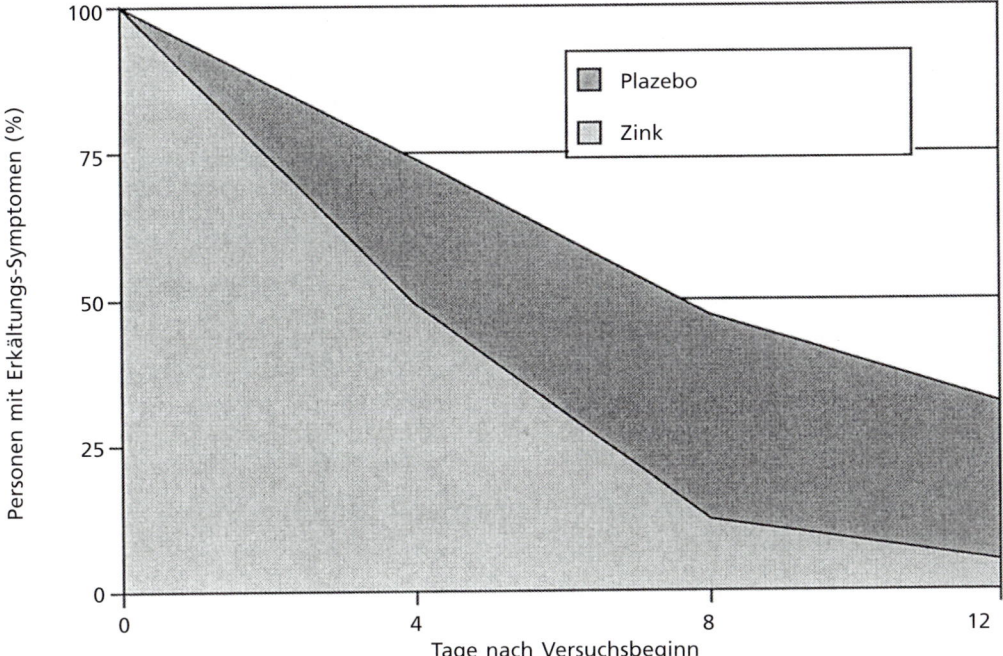

Abb. 42: Zink-Supplemente und Erkältungen.
In einer plazebokontrollierten Doppelblindstudie wurden 100 Erwachsenen mit akuten Erkältungs-Symptomen Lutschtabletten mit 13.3 mg Zink gegeben. Eine Lutschtablette musste alle 2 Stunden im Mund aufgelöst werden (ausser während der Schlafperiode). Die Behandlung mit Zink beschleunigte die Heilung signifikant: die mittlere Heilungszeit bis zum Verschwinden aller Symptome betrug in der Zinkgruppe 4,4 Tage gegenüber 7,6 Tagen mit Plazebo.
Mossad S et al. Ann Intern Med 125 (1996) 81.

Versorgung mit Proteinen und Mikronährstoffen dieser Gewebe, in denen laufend alte Zellen durch neue ersetzt werden, gewährleistet die Gesundheit dieser Schutzwälle. Bei Folsäuremangel z.B. wird die Darmwand dünn und durchlässig, und dies beeinträchtigt ihre Fähigkeit, Erreger davon abzuhalten, in den Körper zu gelangen. Bei Mangel an Vitamin A trocknet die Haut und die Auskleidung der Atemwege aus und Risse bilden sich, wodurch die betroffenen Menschen viel infektionsanfälliger werden (→ Abb. 42).

● Die *weißen Blutkörperchen* bilden den Hauptbestandteil des Immunsystems. Sie werden im Knochenmark und in den Lymphknoten erzeugt und verteilen sich über den ganzen Körper, wo sie fremde Organismen

Nährstoffempfehlungen bei Infektionen

Nährstoff	Empfohlene Tagesdosis	Kommentare
Vitamin A	10.000–20.000 IE zur Vorbeugung gegen Infektionen. Bis zu 100.000 IE zur Behandlung bestehender Infektionen.	Hohe Vitamin-A-Dosierungen nur unter ärztlicher Kontrolle einnehmen.Unterversorgung erhöht das Infektionsrisiko. Sogar Menschen mit normalen Vitamin-A-Werten können mit Supplementen ihre Immunfunktion verbessern. Erhält die Immunbarrieren der Haut und die Schleimhäute des Verdauungstraktes und der Atemwege gesund.
Vitamin C	0,5–1 g zum Schutz vor Infektionen. Bis zu 10–12 g pro Tag zur Behandlung bestehender Infektionen; intravenöses Spritzen kann noch wirksamer sein.	Supplemente können gegen Infektionen durch Bakterien, Viren und Parasiten wirksam sein. Überhöhte Mengen können zu Durchfall führen. Für Dosierungen im hohen Grammbereich stehen säureneutralisierte Vitamin-C-Verbindungen zur Verfügung (Kalzium- oder Natriumascorbat).
Vitamin E	400 mg zum Schutz vor Infektionen.	Stärkt die Abwehr gegen Infektionen, besonders bei älteren Menschen.
Vitamin B_6	25–50 mg zur Vorbeugung gegen Infektionen. Bis zu 1 g pro Tag zur Behandlung bestehender Infektionen.	Stärkt das Immunsystem.
Vitamin-B-Komplex	Hochdosiert; mindestens je 5 mg Thiamin (Vit.B_1), Riboflavin (Vit.B_2) und Niacin, 25 mg Pantothensäure und 0,4 mg Folsäure	Erhält die Immunbarrieren der Haut und die Schleimhäute des Verdauungstraktes und der Atemwege gesund.
Zink	15–30 mg zur Vorbeugung gegen Infektionen. Bis zu 100 mg pro Tag zur Behandlung bestehender Infektionen.	Unterversorgung erhöht das Infektionsrisiko. Sogar Menschen mit normalen Zinkwerten können mit Supplementen ihre Immunfunktion verbessern.
Multimineral-Präparat	Sollte mindestens 2–4 mg Kupfer und 50–100 µg Selen enthalten.	Vermeiden Sie es, während einer Infektion große Mengen Eisen zu sich zu nehmen, denn Eisenüberschuß kann das Wachstum von Bakterien unterstützen.

aufspüren und zerstören. Diese Zellen können andere Organismen durch den direkten Kontakt zerstören, oder indem sie Antikörper, d.h. verschiedene Immunproteine ausscheiden, die sich über die Blutbahn verbreiten und Eindringlinge unschädlich machen. Etwa eine von hundert Körperzellen ist ein weißes Blutkörperchen. Diese riesige „Armee" von Millionen von Zellen ist sehr empfindlich auf die Nährstoffzufuhr. Nährstoffmangel kann die Immunzellen sehr schnell schwächen und die Anzahl der Zellen insgesamt verkleinern. Andererseits können bestimmte Nährstoffe, in großen Mengen verabreicht, das Immunsystem „ankurbeln", indem sie die Zellen zum bestmöglichen Funktionieren anregen. Zum Beispiel kann die zusätzliche Einnahme von Vitamin B_6 und Zink die Immunfunktion anregen und die Widerstandskraft verbessern.

Ernährungsempfehlungen

Der übermäßige Verzehr von raffinierten Nahrungsmitteln, Fetten und Alkohol kann das Immunsystem schwächen. Der Verzehr von 100 g Zucker (zum Vergleich: das ist etwa die Menge, die in einem Liter Coca-Cola enthalten ist) kann die Fähigkeit der weißen Blutkörperchen, Bakterien und Viren zu zerstören, bis zu fünf Stunden lang stark beeinträchtigen. Übergewicht, hohe Cholesterin- und Blutfettwerte sowie regelmäßiger, starker Alkoholkonsum schwächen das Immunsystem. Schlechte Ernährung, wie sie vor allem bei älteren und kranken Menschen verbreitet ist, versorgt den Körper ungenügend mit Proteinen, essentiellen Fettsäuren und Mikronährstoffen und kann dadurch die Immunabwehr bedeutend verschlechtern. Regelmäßiger Verzehr von Knoblauch und Zwiebeln stärkt die Widerstandskraft.

Besondere Hinweise

● Um Infektionen zu vermeiden, sorgen Sie für genügend Schlaf und Bewegung. Schlafmangel schwächt das Immunsystem, während regelmäßige sportliche Betätigung die Immunreaktion unterstützen.

● Das Immunsystem reagiert sehr sensibel auf das psychische Befinden. Streß, Angst und Depression schmälern die Immunreaktion und erhöhen die Infektionsanfälligkeit, während positive Gefühlserlebnisse wie Lachen und Gemeinschaftsgefühl die Immunabwehr stärken und aufrecht erhalten.

● Rauchen beeinträchtigt die Funktion der weißen Blutkörperchen sehr stark und erhöht das Infektionsrisiko ganz erheblich.

Erkältungen

Eine *Erkältung* ist eine Nasen- und Halsinfektion, die fast immer durch ein Virus ausgelöst wird. Obwohl Erkältungen weit verbreitet sind, gibt es große Unterschiede bei der Erkältungsanfälligkeit: Etwa 10% der Bevölkerung erkälten sich selten, während 20–30% unter wiederkehrenden Erkältungen leiden, besonders im Herbst bzw. Winter. Vernünftige Ernährung und Nahrungsergänzung während der „Erkältungs-Saison" kann die bestmögliche Immunfunktion erhalten und die Erkältungsanfälligkeit vermindern. Darüber hinaus kann sie die Dauer einer bereits bestehenden Erkältung verkürzen und die Symptome auf ein Mindestmaß beschränken.

Ernährungsempfehlungen

Bei einer Erkältung reichlich heiße Flüssigkeiten zu trinken, hilft Verschleimungen zu lösen, Hals und Nase von Absonderungen zu befreien und Austrocknung zu verhindern (→ auch Seite 362).

Besondere Hinweise

● Die Viren, die Erkältungen auslösen, können auf der Haut und auf vielen anderen Oberflächen mehrere Stunden überleben. In der Regel werden sie durch Dinge übertragen, die eine erkältete Person berührt hat (dazu gehören Kleidungsstücke, Handtücher, Geschirr, Hände etc). Wenn Sie sich nicht erkälten wollen, vermeiden Sie es, Ihre Augen, Ihre Nase oder Ihren Mund zu berühren ehe Sie die Hände gewaschen haben, wenn sie zuvor einer erkälteten Person die Hand geschüttelt haben. Das Gleiche gilt, wenn Sie etwas berührt haben, was kurz zuvor von einer erkälteten Person angefaßt worden ist.

● Ihr Immunsystem benötigt nicht nur in der kalten Jahreszeit eine ausreichende Nährstoffversorgung. Sorgen Sie auch während der übrigen Jahreszeit stets dafür, daß das Immunsystem alle Nährstoffe in genügendem Ausmaß erhält.

● Vermeiden Sie Menschenansammlungen (Kino, Theater etc.) während Grippewellen.

Nährstoffempfehlungen bei Erkältungen

Nährstoff	Empfohlene Tagesdodsis	Kommentare
Vitamin C	0,5–1 g zur Vorbeugung. Zur Behandlung von Erkältungen werden Vitamin-C-Mengen im höheren Grammbereich eingesetzt.	Verkürzt die Dauer und mildert die Heftigkeit von Erkältungen. überhöhte Dosen können bei manchen Menschen Durchfall hervorrufen.
Vitamin A/ Beta-Carotin	10.000 IE zur Vorbeugung, 50.000 IE zur Behandlung von Erkältungen	Hohe Vitamin-A-Dosierungen nur unter ärztlicher Kontrolle einnehmen. Hält die Hals- und Nasenschleimhäute gesund und vergrößert die Widerstandskraft gegen virale Infekte.
Zink	15–30 mg zur Vorbeugung, 60–90 mg zur Behandlung von Erkältungen. Tabletten und Lutschtabletten können ihre Wirkung besonders gut entfalten, wenn man lange daran lutscht, so daß sie sich langsam im Mund auflösen können, bevor man sie schluckt.	Zink kann nicht nur das Immunsystem anregen, sondern auch eine örtliche Wirkung im Hals haben. Vermindert Dauer und Heftigkeit von Erkältungen.

Herpes simplex

Die Infektion mit einer Form des Herpes-simplex-Virus (HSV1) führt zur Bildung von „Fieberbläschen" an Lippen und Mund (in seltenen Fällen sogar im Auge), während die Infektion mit einer anderen Form (HSV2) eine Genitalinfektion nach sich zieht. Herpes-Infektionen sind sehr weit verbreitet: Ein Drittel der Bevölkerung Westeuropas leidet unter wiederkehrenden Infektionen durch eine oder beide Formen. Das Herpes-Virus kann über Jahre hinweg in den Nervenzellen des Körpers überleben und nur dann in Erscheinung treten und Hautinfektionen verursachen, wenn die Abwehrkräfte (zum Beispiel durch Krankheit oder Streß) geschwächt sind. Während der Ausbrüche bildet das Herpes-Virus Gruppen von kleinen Bläschen voller klarer Flüssigkeit, die von Hautrötung und Entzündung umgeben sind. Herpes der Lippen ist ungefährlich, aber Genitalherpes bei Schwangeren kann während der Geburt auf den Säugling übertragen werden und ernste Schäden verursachen. Da nicht alle Menschen, die dem Herpes-Virus ausgesetzt sind, deswegen eine wiederkehrende Infektion entwickeln, sind leistungsfähige Abwehrkräfte zur Verringerung des Risikos außerordentlich wichtig. Bei Menschen, die Oral- oder Genitalherpes haben, kann eine optimale Ernährung, die darauf ausgerichtet ist, das Immunsystem in Bestform zu halten, die Häufigkeit und den Schweregrad der Rückfälle mindern und in manchen Fällen sogar dem Körper erlauben, das Virus völlig zu verdrängen.

Ernährungsempfehlungen

Die Ernährung kann das Wachstum des Virus merklich beeinflussen. Eine gesunde Ernährung, die reich an allen essentiellen Nährstoffen und arm an raffinierten Zuckerarten und tierischen Fetten ist, kann eine optimale Immunfunktion erhalten (→ auch die Ernährungsempfehlungen bei Infektionen auf Seite 363). Besonders wichtig ist die Versorgung mit zwei bestimmten Aminosäuren: Arginin in großen Mengen unterstützt das Wachstum des Virus (das Virus ist bei seiner Vermehrung auf regelmäßige Argininzufuhr angewiesen). Die Aufnahme von Lysin in großen Mengen hemmt hingegen das Viruswachstum (hauptsächlich, indem sie die Argininmenge verringert, die dem Virus zugänglich ist). Eine lysinreiche und gleichzeitig argininarme Ernährung kann eine wirksame Behandlung von Herpes sein und die Anzahl und den Schweregrad der Rückfälle mindern (→ Seite 365).

Besondere Hinweise

● Sobald die ersten Symptome (Kribbeln, Rötung) oder Bläschen auftreten, sollte die betroffene Stelle während einiger Stunden mit Eis behandelt werden, das aufgelegt und nach einer Weile wieder abgenommen wird: dieses Verfahren kann den Rückfall mildern.

● Streß kann das Immunsystem schwächen und Rückfälle begünstigen. Entspannungstechniken, Meditation und maßvolle sportliche Betätigung können helfen, Streß abzubauen und Rückfälle zu verhindern.

● Intensive Sonnenbestrahlung kann das Herpes-Virus mobilisieren. Ein wirksamer Sonnenschutz, insbesondere auf den Lippen, ist empfehlenswert.

Das Verhältnis von Arginin zu Lysin in Nahrungsmitteln	
Gut (d.h. mehr Lysin als Arginin)	**Schlecht (d.h. mehr Arginin als Lysin)**
▶ Fleisch, Geflügel, Fisch	▶ Nüsse* (besonders Mandeln, Haselnüsse, Cashews und Erdnüsse)
▶ Kartoffeln, Hülsenfrüchte	▶ Rosinen, Gelatine
▶ Milchprodukte, Eier	▶ Samen und Körner
▶ Nährhefe	▶ Schokolade*

* Bei diesen Nahrungsmitteln ist das Verhältnis besonders ungünstig und Menschen mit Herpes sollten sie meiden.

Nährstoffempfehlungen bei Herpes Simplex

Nährstoff	Empfohlene Tagesdosis	Kommentare
Lysin	0,5 g zur Vorbeugung gegen Rückfälle; 2–4 g bei Ausbrüchen bzw. ersten Anzeichen	Befolgen Sie nebst der Ernährungsergänzung eine lysinreiche/argininarme Diät, die den Schweregrad und die Häufigkeit der Ausbrüche vermindert.
Vitamin C	0,5–1 g zur Vorbeugung gegen Rückfälle; 3–5 g pro Tag bei Ausbrüchen. Kann besonders wirksam sein, wenn es in Verbindung mit Bioflavonoiden genommen wird.	Vermindert Schweregrad und Häufigkeit der Ausbrüche. Kalzium- oder Natriumascorbat Pulver kann direkt auf die betroffene Stelle getupft werden.
Vitamin E	Stechen Sie eine 400-mg-Kapsel auf und drücken Sie sie aus. Verteilen Sie den Inhalt mehrmals täglich mit einem Wattestäbchen auf den Fieberbläschen.	Mildert Schmerzen und beschleunigt die Heilung.
Zink	30–45 mg zur Vorbeugung gegen Rückfälle; 50–100 mg pro Tag bei Ausbrüchen. Zinkhaltige Crèmes und Lotionen, die örtlich auf den Fieberbläschen angewandt werden, können auch sehr wirksam sein.	In Verbindung mit Vitamin C besonders wirksam.

HIV-Infektion und AIDS (Acquired immunodeficiency syndrome)

AIDS wird durch ein Virus verursacht, das das menschliche Immunsystem angreift und schließlich völlig zerstört: das *HIV* (human immunodeficiency virus). Es kann durch ungeschützten Geschlechtsverkehr und Blut übertragen werden, wie z.B. bei Drogenabhängigen durch das gemeinsame Benützen von Spritzen, die mit verseuchtem Blut verschmutzt sind oder von einer infizierten Schwangeren auf ihr Baby. HIV dringt in die weißen Blutkörperchen ein, vermehrt sich dort und zerstört schließlich diese Zellen. Weil immer mehr Immunzellen dem Virus zum Opfer fallen, wird das Immunsystem zusehends geschwächt und bricht zum Schluß völlig zusammen, was ungewöhnlichen Infektionen und bestimmten Formen von Krebs Tür und Tor öffnet. Eine Person, die an diesen Infektionen und Krebsformen erkrankt, hat AIDS; eine infizierte Person, bei der diese Störungen noch nicht in Erscheinung getreten sind, ist in diesem Stadium „HIV-positiv", hat aber noch kein AIDS. Viele HIV-infizierte Menschen tragen das Virus über Jahre hinweg in sich, ohne an AIDS zu erkranken. Nur bei etwa einem Viertel der Infizierten bricht die Krankheit innerhalb der ersten drei bis fünf Jahre aus. Manche Menschen, die HIV-positiv sind, bleiben jahrelang gesund, während andere schnell an AIDS erkranken. Es ist noch unklar, warum das so ist. Neben den neuen Medikamenten, die helfen, die Infektion in Schach zu halten, ist ein gesundes, optimal arbeitendes Immunsystem für HIV-positive der Schlüssel zu einer Verlangsamung des

Krankheitsverlaufs. Die Verbindung von richtiger Ernährung bei entsprechender Ernährungsergänzung mit sportlicher Betätigung und einem gesunden psychosozialen Umfeld kann helfen, die Stärke und Unversehrtheit des Immunsystems aufrechtzuerhalten.

Ernährungsempfehlungen

Die Ernährung sollte sehr reich an frischem Obst, Gemüse und Vollkornprodukten sein. Frischgepreßte Zitrus-, Karotten- und Rote-Bete-Säfte sollten täglich getrunken werden. Gemüse sollte möglichst unverarbeitet, d.h. roh oder leicht gegart, gegessen werden, so daß der volle Nährstoffgehalt zur Entfaltung kommt. Knoblauch und Zwiebeln helfen, das Immunsystem zu stärken und sollten daher regelmäßig verzehrt werden. Raffinierte Zuckerarten und gesättigte Fette (tierischen Ursprungs) sollte man meiden, weil sie die Immunabwehr schwächen. Koffein und Alkohol sollte man ganz streichen. ($\rightarrow$ auch die Ernährungsempfehlungen bei Infektionen auf Seite 363).

Nährstoffempfehlungen bei HIV-Infektion

Nährstoff	Empfohlene Tagesdosis	Kommentare
Vitamin C	3–10 g; kann zusammen mit Bioflavonoiden eingenommen werden	Stärkt das Immunsystem und hemmt das Wachstum des Virus. Große Mengen können bei manchen Menschen Durchfall verursachen. Die Dosis sollte je nach Verträglichkeit nach und nach erhöht werden, bis die höchste Dosis ermittelt ist, die noch keinen Durchfall mit sich bringt.
Vitamin A	25.000–50.000 IE	Hohe Vitamin-A-Dosierungen nur unter ärztlicher Kontrolle einnehmen. Erhält Haut und Verdauungstrakt gesund und hilft, die Anfälligkeit auf Atemwegsinfektionen (ein im Zusammenhang mit AIDS häufig auftretendes Problem) zu vermindern. Stärkt das Immunsystem.
Vitamin E	800 mg	Stärkt die Widerstandskraft gegen Infektionen.
Vitamin B_6	250–500 mg; zusammen mit einem hochdosierten Vitamin-B-Komplex einnehmen	Verbessert die Funktion der Immunzellen und stärkt die Widerstandskraft gegen Infektionen.
Vitamin-B-Komplex	Sollte mindestens je 50 mg Thiamin (Vitamin B_1), Riboflavin (Vitamin B_2), Niacin, und Pantothensäure enthalten; 0,4 mg Folsäure	Erhält die Immunabwehr gesund.
Zink	120 mg; zusammen mit 5 mg Kupfer einnehmen.	Regt die Immunzellen an und stärkt das Immunsystem.
Selen	400 µg	Stärkt die Immunzellen und hilft ihnen, eine Infektion abzuwehren.
Glutathion	50-250 mg	Antioxidative Wirkung.
Coenzym Q 10	240 mg	Erhält die Immunzellen gesund.

● Verzichten Sie aufs Rauchen und meiden Sie verrauchte Cafés und Restaurants. Zigarettenrauch beeinträchtigt die Arbeit der Immunzellen ganz erheblich.

● Tägliche sportliche Betätigung kann das Immunsystem unterstützen. Halten Sie jedoch Maß.

● Das seelische Gleichgewicht eines Menschen und seine Lebenseinstellung können sein Immunsystem merklich beeinflussen. Streß, Angst, Einsamkeit und Depression schmälern die Immunabwehr, während positive Gefühlserlebnisse wie Lachen und Gemeinschaftsgefühl das Immunsystem regelrecht aufleben lassen und helfen, Infektionen abzuwehren.

Candidiasis

Candida albicans ist ein Hefepilz, der normalerweise in kleinen Gruppen auf Körperoberflächen (wie Haut, Mund, Scheide oder Dickdarm) in einem gesunden Gleichgewicht mit anderen Pilzen und Bakterien lebt. Allerdings kann es unter bestimmten Bedingungen vorkommen, daß die Candida überhand nimmt und eine Störung mit dem Namen *chronische Candidiasis* auslöst.

Es gibt zwei mögliche Hauptursachen für eine erhöhte Anfälligkeit auf diese Störung:

● Ein (durch Krankheit, dauernden Streß, oder Nährstoffmangel) geschwächtes Immunsystem.

● Der übermäßige Gebrauch von Antibiotika oder bestimmten anderen Medikamenten. Eine Behandlung mit Antibiotika verändert das normale Gleichgewicht der Mikroorganismen im Körper und kann ein Über-

gewicht der Candida begünstigen. Mit der „Pille" und mit Steroiden verhält es sich ebenfalls so.

Eine bereits bestehende chronische Candidiasis ist schwer zu beseitigen; der Hefepilz verursacht weitläufige Infektionen in Mund und Hals, in der Scheide oder im Darm. Im Mund führt er zu flachen, weißen Geschwüren oder zu einem pelzigen, weißen Belag auf der Zunge. In der Scheide erzeugt er „käsigen", weißen Ausfluß und im Darm kann er Blähungen, krampfartige Schmerzen und Verstopfung verursachen. Manche Menschen entwickeln eine allergische Empfindlichkeit auf Candida, die noch mehr Symptome auslösen kann.

Symptome, die auf chronische Candidiasis zurückgeführt werden können

▶ Blähungen, Darmkrämpfe, Verstopfung
▶ Chronisch wunder Mund und Hals
▶ Gelenkschmerzen und Gelenkversteifung
▶ Müdigkeit, Antriebslosigkeit und Reizbarkeit
▶ Nagel- und Hautinfektionen, die durch Hefen oder andere Pilze verursacht werden (wie zum Beispiel Juckreiz im Bereich des Hodensackes)
▶ Wiederholte Infektionen der Harnwege
▶ Wiederholte Kopfschmerzen
▶ Wiederholte Scheidenentzündung

Der übermäßige Verzehr von raffinierten Kohlenhydraten (Kristallzucker und Weißmehl) regt das Wachstum der Candida an und kann dadurch Blähungen verschlimmern und die Verdauung stören. Nahrungsmittel, in denen kleine Mengen von Hefe oder anderen Pilzen enthalten sind, können eine Candidiasis verschlimmern. Dazu gehören gereifter Käse, Backwaren aus Hefeteig, alkoholische Getränke, Trauben und

Traubensaft, Dörrobst (besonders Rosinen), Nährhefe, Pilze und Nahrungsmittel, die seit längerem „herumliegen" und nicht mehr ganz frisch sind. Der Verzehr von Joghurt, der lebende Joghurtkulturen enthält, kann helfen, den Darm mit gesunden Mikroorganismen zu bevölkern, die das Wachstum der Candida hemmen. Es ist auch ratsam, regelmäßig Knoblauch, Zwiebeln und grünes Blattgemüse zu essen, denn darin sind natürliche Verbindungen enthalten, die ebenfalls einem Wuchern der Candida entgegenwirken. ($\rightarrow$ auch die Ernährungsempfehlungen bei Infektionen auf Seite 363).

Nährstoffempfehlungen bei Candidiasis

Nährstoff	Empfohlene Tagesdosis	Kommentare
Vitamin C	1–2 g; kann auch in Verbindung mit Bioflavonoiden genommen werden	Stärkt das Immunsystem. Überhöhte Mengen können bei manchen Menschen Durchfall auslösen.
Vitamin A	10.000–25.000 IE	Hohe Vitamin-A-Dosierungen nur unter ärztlicher Kontrolle einnehmen. Erhält Haut und Verdauungstrakt gesund, hilft, das Risiko einer wuchernden Candida zu vermindern und stärkt das Immunsystem.
Vitamin B_6	50–100 mg; zusammen mit einem hochdosierten Vitamin-B-Komplex einnehmen	Verbessert die Funktion der Immunzellen und stärkt die Abwehrkräfte gegen Infektionen.
Vitamin-B-Komplex	Sollte mindestens je 5 mg Thiamin (B_1), Riboflavin (B_2), Niacin, und Pantothensäure enthalten; 0,4 mg Folsäure	Erhält die Immunabwehr gesund.
Zink	30–60 mg; zusammen mit 2–4 mg Kupfer einnehmen	Regt die Immunzellen an und stärkt das Immunsystem.

Besondere Hinweise

● Nystatin ist ein Medikament, das häufig zur Behandlung von Hefe- und Pilzinfektionen eingesetzt wird. Bei regelmäßiger Anwendung senkt es die Vitamin-B-Werte im Körper. Besonders die Vitamine B_2 und B_6 sind betroffen. Eine Ernährungsergänzung mit einem hochdosierten Vitamin-B-Komplex ist während einer Behandlung mit Nystatin von Vorteil.

● Eine kohlenhydratarme bzw. zuckerfreie Ernährung hat sich nicht bewährt, da sich der Candidapilz dann seine Nahrung im Blut sucht und hier nachgewiesen werden kann.

Literatur

Anderson, R.: The immunostimulatory, anti-inflammatory and anti-allergic properties of ascorbate. Adv. Nutr. Res. 6 (1984) 19.

Barbul, A.: Arginine and immune function. Nutr. 6 (1990) 53.

Bendich, A.: Carotenoids and the immune response. J. Nutr. 119 (1989) 112.

Bürger, B. et al.: Ernährungsberatung bei HIV-1-Infizierten. Ernährungsumschau 37 (1990) 434.

Calder, P.C.: Glutamine and the immune system. Clin. Nutr. 13 (1994) 2.

Chandra, R.K.: Effect of vitamin and trace-element supplementation on immune responses and infectious in elderly subjects. Lancet 340 (1992) 1124.

Dallman, P.R.: Iron deficiency and the immune response. Am. J. Clin. Nutr. 46 (1987) 329.

Dworkin, B.M. et al.: Selenium deficiency in the acquired immunodeficiency syndrome. J. Par. Ent. Nutr. 10 (1986) 405.

Eby, G.: Use of topical zinc to prevent recurrent herpes simplex infection: Review of literature and suggested protocols. Med. Hypotheses 17 (1985) 157.

Edman, J. et al.: Zinc status in women with vulvo-vaginal candidiasis. Am. J. Obstet. Gynecol. 155 (1986) 1082.

Faluz, J., Tsoukas, C., Gold, P.: Zinc as a cofactor in human immunodeficiency virus-induced immuno-suppression. JAMA 259 (1988) 2850.

Galland, L.: Nutrition and candidiasis. J. Orthomol. Psychiat. 14 (1985) 50.

Griffith, R.S. et al.: Success of L-lysine therapy in frequently recurrent herpes simplex infection. Dermatologica 175 (1987) 183.

Gorbach, S.L. et al.: Interactions between nutrition and infection with HIV. Nutr. Rev. 51 (1993) 226.

Hemilia, H.: Vitamin C intake and susceptibility to the common cold. Br. J. Nutr. 77 (1997) 59.

Herzenberg, L. et al.: Proc. Nat. Acad. Sci. 94 (1997) 1967.

Jeng, K.C.G. et al.: Supplementation with vitamins C and E enhances cytokine production by peripheral blood mononuclear cells in healthy adults. Am. J. Clin. Nutr. 64 (1996) 960.

Kalebic, T. et al.: Suppression of human immuno-deficiency virus expression in chronically infected monocytic cells by glutathione, glutathione ester, and N-acetylcysteine. Proc. Nat. Acad. Sci., USA 88 (1991) 986.

Kiremidjian-Schumacher, L., Stotzky, G.: Selenium and immune responses. Environmental Research 42 (1987) 277.

Meydani, S.M.: Vitamin/mineral supplementation, the aging immune response and risk of infection. Nutr. Rev. 51 (1993) 106.

Micksche, M. et al.: Stimulation of immune response in lung cancer patients by vitamin A therapy. Oncology 34 (1977) 234.

Mossad, S.B. et al.: Zinc gluconate lozenges for treating the common cold. Ann. Intern. Med. 125 (1996) 81.

Sauer, A.: Die HIV-Infektion und Ernährung. Akademie für Homöopathie und Naturheilverfahren, Celle 1993.

Talbott, M.C. et al.: Pyridoxine supplementation: Effect on lymphocyte responses in elderly persons. Am. J. Clin. Nutr. 46 (1987) 659.

Tang, A.M. et al.: Effects of micronutrient intake on survival in HIV-1 infection. Am. J. Epidemiol. 143 (1996) 1244.

Tengerdy, R.P.: Vitamin E, immune response, and disease resistance, Ann. N. Y. Acad. Sci. 570 (1989) 335.

Terezhalmy, G.T. et al.: The use of water-soluble bioflavonoid-ascorbic acid complex in the treatment of recurrent herpes labialis. Oral Surg. 45 (1978) 56.

Truss, C.O.: The role of candida albicans in human illness. J. Orthomol. Psychiat. 10 (1981) 228.

Watkins, J. et al.: Aspects of nutrition and immuno-competence. Br. J. Int. Care 4 (1994) 55.

Watzl, B. et al.: Ernährung und Immunsystem. Ernährungs-Umschau 41 (1994) 368.

Allergie

Einleitung

Eine *Allergie* ist eine abnorme Reaktion des körperlichen Immunsystems gegenüber einer Substanz, die normalerweise nicht schädlich ist. Unser Immunsystem ist dazu da, fremde Substanzen im Körper aufzuspüren und zu zerstören und uns auf diese Weise zu schützen. Es ist so geschaffen, daß es zwischen fremden, schädlichen Substanzen oder Organismen (wie Viren oder Gifte) und unschädlichen Substanzen unterscheiden kann. Bei einer Allergie identifiziert das Immunsystem fälschlicherweise eine harmlose als fremde Substanz und löst eine übereifrige und irregeleitete Reaktion aus. Ausgelöst durch ein Allergen (eine allergieauslösende Substanz), „überreagiert" das Immunsystem und schädigt damit den Körper. Ist die Überreaktion heftig, können die Immunzellen sogar unsere eigenen Zellen und Gewebe angreifen; diese Art der Allergie wird als *Autoimmunreaktion* (auto = „selbst") bezeichnet.

Fast alle Substanzen sind potentielle Allergene. Häufige Allergene sind körperfremde Proteine, Pollen, Staub, Tierhaare, Insektenstiche, Medikamente (wie Salicylate und Penicillin), Kosmetika, Chemikalien in Seifen, und Reinigungsmitteln und Nahrungsmittel (z.B. Schalentiere, Erdbeeren, Eier). Niemand weiß, weshalb gewisse Personen auf bestimmte Substanzen allergisch sind, aber ein gestörtes Immunsystem ist das grundsätzliche Problem. Eine Neigung zu Allergien ist vererbbar und Kleinkinder, welche nicht mindestens die ersten drei Monate gestillt wurden, haben eine höhere Wahrscheinlichkeit, Allergien zu entwickeln. Emotionale Ursachen – Streß und Ärger – können ebenfalls zu Allergien beitragen, wahrscheinlich durch eine Schwächung des Immunsystems.

Überempfindlichkeit ist ein weiter Begriff, welcher oft verwendet wird, um eine abnorme Überreaktion des Körpers gegenüber einer Substanz zu beschreiben; er beinhaltet eine große Vielfalt von Reaktionen und kann in jedem System des Körpers vorkommen. (Auch wenn Überempfindlichkeit oft als Synonym für Allergie verwendet wird, ist Allergie der spezifischere Begriff, um abnorme Reaktionen des Immunsystems zu beschreiben.)

Umgebungs- und Lebensmittel-Unverträglichkeiten treten bei schlechter Ernährung infolge eines geschwächten Immunsystems viel häufiger auf. Eine ausgeglichene nahrhafte Kost liefert Nährstoffe, welche für den Aufbau eines gesunden Immunsystems notwendig sind, und erhält gleichzeitig die Unversehrtheit der Haut und der Innenwände des Verdauungs- und Atmungstraktes aufrecht – unsere hauptsächlichen Schranken gegen Allergene. Gewisse Supplemente können ein schlecht funktionierendes Immunsystem wieder „ausgleichen" und die allergischen Symptome vermindern.

Die drei häufigsten allergischen Syndrome sind allergische Rhinitis, Asthma und Ekzeme (Hautallergie). (Ekzeme werden im Hautpflege-Abschnitt besprochen, → Seite 290) Diese Syndrome werden ausgelöst, wenn große Mengen Histamin (eine Substanz, welche durch Immunzellen produziert wird) als Antwort auf das Allergen freigesetzt werden. Verschiedene Nährstoffe sind milde und wirksame Antihistaminika. Sie können allergische Symptome vermindern und die Abhängigkeit von starken, synthe-

Nährstoffempfehlungen bei allergischer Rhinitis

Nährstoff	Empfohlene Tagesdosis	Kommentare
Vitamin C	2–4 g	Ein natürliches Antihistaminikum, es unterstützt optimal die Funktion der Immunzellen.
Niacin (Vitamin B₃)	100 mg	Niacin verlangsamt die Histamin-Freisetzung.
Pantothensäure	100–500 mg	Reduziert allergische Symptome, im besonderen nasale Blutstauungen.
Vitamin-B-Komplex	Hoch wirksame Form, welche mindestens 50 mg Vitamin B_6 und 50 μg B_{12} enthält	Bringt die Funktionen des Immunsystems wieder ins Gleichgewicht und reduziert die allergischen Symptome.
Kalzium und Magnesium	500 mg Kalzium und 250 mg Magnesium (können in Form von Dolomit-Tabletten eingenommen werden)	Kalzium-Supplemente können die allergischen Reaktionen reduzieren. Bereits geringfügiger Magnesiummangel erhöht die Empfindlichkeit gegenüber Allergien.
Gamma-Linolensäure (GLS)	In Form von 4–6 Kapseln Nachtkerzenöl (EPO)	Reduziert Entzündungen und Blutstauungen, bringt die Immunreaktion wieder ins Gleichgewicht.

tischen Antihistaminen reduzieren (die meisten haben verschiedene nachteilige Nebenwirkungen und eine chronische Einnahme sollte vermieden werden).

Allergische Rhinitis

Allergische Rhinitis ist eine allergische Reaktion der Schleimhäute der Nase, der Augen und der Luftröhre. Pollen (Bäume, Gräser, blühende Pflanzen), Staub, Tierhaare, Federn oder andere Substanzen sind häufige Auslöser. Es kann auch ein Anzeichen sein für eine Lebensmittel-Unverträglichkeit. Zu den Symptomen zählen brennende Augen, Niesen und wäßriger Ausfluß aus Nase und Augen.

Ernährungsempfehlungen

Vergleiche allgemeine Empfehlungen für die gesunde Ernährung in Kapitel „Vollwertige Ernährung".

Asthma

Asthma ist eine allergische Erkrankung der Atemwege, welche Anfälle von Keuchen, Husten und – in schweren Fällen - Atemnot verursacht. Asthma kann durch inhalierte Allergene ausgelöst werden oder kann ein Zeichen für eine Lebensmittel-Unverträglichkeit sein.

Ernährungsempfehlungen

Personen, welche an Asthma leiden, können ihren Zustand wesentlich verbessern, wenn die Lebensmittel-Unverträglichkeiten diagnostiziert und die auslösenden Lebensmittel vermieden werden. Diäten mit hohem Salzgehalt machen die Atemwege empfindlicher gegenüber der Histamin-Freisetzung, deshalb sollten Asthmatiker (unabhängig von der Asthma-Ursache) ihren Salzkonsum minimieren. Asthmatiker sollten

Lebensmittel mit zugesetzten Sulfiten meiden, da diese schwere Asthma-Anfälle auslösen können (Ausführungen im Abschnitt über Lebensmittel-Unverträglichkeiten, → unten).

Nährstoff	Empfohlene Tagesdosis	Kommentare
Vitamin C	2 g	Ein natürliches Antihistaminikum. Viele Asthmatiker haben tiefe Vitamin-C-Spiegel. Die Häufigkeit und der Schweregrad von Asthma kann reduziert werden. Besonders wirksam gegen Asthma, welches durch körperliche Anstrengung ausgelöst wird.
Vitamin B_6	100 mg	Kann die Häufigkeit und den Schweregrad von Asthmaanfällen vermindern
Vitamin E	200–400 mg	Kann den Schweregrad von Asthmaanfällen vermindern.
Vitamin B_{12}	100 µg; kann auch als Injektion verabreicht werden	Versuchsphase von 2–4 Monaten. Kann die Häufigkeit und den Schweregrad von Asthmaanfällen vermindern. Kann besonders wirksam sein bei Asthma, welches durch Sulfite in Lebensmitteln ausgelöst wird (evtl. mit Molybdän kombinieren).
Vitamin-B-Komplex	Hoch wirksame Form, welche mindestens 50 mg Niacin enthält	Bringt das Immunsystem wieder ins Gleichgewicht und reduziert Überempfindlichkeiten. Niacin ist ein natürliches Antihistaminikum.
Magnesium	400 mg	Kann die Anfälle reduzieren und die Lungenfunktion verbessern. Asthmatiker leiden häufig an Magnesiummangel.
Omega-3-Fettsäuren	1,0-1,5 g EPA als Fischöl-Kapseln	Kann die Häufigkeit und den Schweregrad von Asthmaanfällen vermindern.
Gamma-Linolensäure (GLS)	in Form von 4–6 Kapseln Nachtkerzenöl (EPO)	Vermindert Entzündungen und Blutstauungen, bringt die Immunreaktionen wieder ins Gleichgewicht.

Lebensmittelallergie und -Unverträglichkeit

Unverträglichkeiten können sich gegen jede Art von Lebensmitteln entwickeln und die Reaktionen können sich in Form der verschiedensten Symptome auswirken. *Lebensmittel-Unverträglichkeiten* treten auf, wenn das Immunsystem abnorm auf eine Komponente der Nahrung reagiert. Dies kann vorkommen, wenn unvollständig verdaute Nahrungsproteine in die Blutbahn eintreten und als Allergene identifiziert werden. Chemikalien, welche als Lebensmittelzusatzstoffe und Lebensmittelfarbstoffe eingesetzt werden, können ebenfalls Unverträglichkeitsreaktionen auslösen. Die Reaktionen können zum Typ der histaminallergischen Reaktionen gehören und zu Jucken, Schwellungen und Nesselausschlägen führen. Die Reaktionen können auch zum Typ der Autoimmunreaktionen gehören, bei welchen überaktive Immunzellen die eigenen Körpergewebe schädigen. Diese Symptome können in Körperteilen auftreten, welche weit vom Verdauungstrakt entfernt sind, wie Gelenke (Arthritis) und Gehirn (Kopfschmerzen, Verhaltensveränderungen). Die Symptome können sofort nach der Einnahme der Lebensmittel auftreten oder erst Stunden später.

Lebensmittel-Unverträglichkeiten können sich in jedem Alter entwickeln. Kinder, die gestillt werden, können allergische Reaktionen gegen Substanzen entwickeln, welche durch die Nahrung der Mutter in die Muttermilch gelangen – Kuhmilch, Koffein, Zitrusfrüchte können via Muttermilch beim Kind Unverträglichkeitsreaktionen auslösen. Zum Beispiel sind Koliken bei Kleinkindern normalerweise auf Lebensmittel-Unverträglichkeiten zurückzuführen. 10% aller Kinder entwickeln während der Wachstumsjahre Lebensmittelallergien – die häufigsten Auslöser sind Eier, Kuhmilch, Nüsse, Fisch und Schalentiere. Erwachsene können ebenfalls Unverträglichkeitsreaktionen entwickeln, im besonderen, wenn das Immunsystem durch Streß, Krankheit, Lebensmittelzusatzstoffe und schlechte Ernährung aus dem Gleichgewicht geraten ist. Lebensmittel-Unverträglichkeiten können eine erstaunliche Reihe von Symptomen auslösen (→ Seite 375).

Es ist oft schwierig, Lebensmittelallergien genau zu bestimmen. Auch wenn im Gebiet der Lebensmittelallergien zahlreiche Diagnosemöglichkeiten bestehen, gibt es keinen wirklich zufriedenstellenden Test. *Die Elimination von verdächtigen Lebensmitteln ist die direkteste und verläßlichste Methode*; falls eines der weggelassenen Nahrungsmittel die Reaktion ausgelöst hatte, wird eine Verbesserung eintreten. Die in Frage kommenden Nahrungsmittel müssen mindestens während 5 Tagen (oft während 2–4 Wochen) vermieden werden, da es eine gewisse Zeit dauert, bis die negativen Effekte vollends verschwunden sind. Falls eine Verbesserung eintritt, sollte das weggelassene Nahrungsmittel wieder konsumiert werden, um den Verdacht zu beseitigen. Zur Kontrolle sollte das Nahrungsmittel ca. jeden 3. Tag erneut versucht werden. Die Führung eines Ernährungsprotokolles – eine Aufzeichnung der Tage und Zeiten der Einnahme der Nahrungsmittel und die Aufzeichnung der Veränderungen der Symptome ist sehr hilfreich, um weiterzukommen.

Während einer *Eliminationsdiät* sollten diejenigen Lebensmittel weiterhin konsumiert werden, welche am wenigsten unter Verdacht stehen, die Symptome auszulösen. Bestehen am Anfang einer Eliminationsdiät Unsicherheiten, welche Lebensmittel weggelassen und welche weiterhin gegessen werden sollten, ist die beste Einstiegsmethode die „gewöhnliche" Eliminationsdiät. Bei dieser Diät werden nur Lebensmittel weggelassen, die normalerweise mehr als zweimal wöchentlich gegessen werden. Radikaler ist die „Zwei-Nahrungsmittel-Diät", wie die Lamm-und-Birnen-Diät, bei welcher nur zwei seltener gegessene Lebensmittel – eines als Protein- und Fett-, das andere als Kohlenhydratquelle – gegessen werden. Die restlichen Nahrungsmittel werden dann schrittweise wieder eingeführt, eines nach dem andern. Es ist offensichtlich, daß Eliminationsdiäten schwierig sein können und die Wiedereinführung von Nahrungsmitteln Monate dauern kann. Trotzdem bleiben sie mit Abstand der beste Test für Lebensmittel-Unverträglichkeiten.

Eliminationsdiäten können auch auf den Resultaten von Labortests basieren. Es sind viele Arten von Blut- und Hauttests erhältlich, aber trotz laufenden Verbesserungen haben sie alle Grenzen und müssen sorgfältig interpretiert werden. Viele sind teuer und

Die häufigsten Auslöser für Überempfindlichkeitsreaktionen

Lebensmittel

▶ Eier

▶ Erdnüsse

▶ Fische und Schalentiere

▶ Milchprodukte

▶ Schokolade, Tee, Kaffee, Alkohol

▶ Tomaten

▶ Weizen, Hafer, Mais

▶ Zitrusfrüchte

Lebensmittelfarbstoffe und sonstige Zusatzstoffe

▶ Konservierungsstoffe auf Sulfitbasis in Frisch produkten, Dörrobst, Salaten, Kartoffeln, Wein

▶ Natriumglutamat

▶ Salze der Benzoesäure

▶ z.B. Tartrazin (gelber Farbstoff)

▶ Vanillin

können irreführend sein. Durch Erfahrung oder Eliminationsdiäten nachgewiesene Unverträglichkeiten lassen sich nicht immer durch klinische Tests bestätigen. Nebst der minuziösen Durchführung von Allergietests sollte stets dafür gesorgt werden, daß das Immunsystem alle notwendigen Bausteine (= Nährstoffe) erhält, um eine normale Immunantwort geben zu können.

Hat ein Lebensmittel einmal eine Überempfindlichkeitsreaktion ausgelöst, bedeutet dies nicht, daß dies auch in Zukunft so sein wird. Mehr als drei Viertel der Kinder mit Lebensmittelallergien wachsen aus diesen heraus. Eine Verminderung von Streß kann die Empfänglichkeit gegenüber Allergien vermindern. Nährstoffmängel erhöhen die Wahrscheinlichkeit für Lebensmittel-Unverträglichkeiten, diese können jedoch mit einer angepaßten Diät und einer gezielten Nährstoffzufuhr vermindert oder behoben werden.

Die folgenden Symptome können Folgen von Lebensmittel-Unverträglichkeiten sein

▶ Akne

▶ Arthritis

▶ Asthma

▶ Bauchschmerzen und Blähungen

▶ Brennende, wäßrige Augen

▶ Depressionen

▶ Durchfall

▶ Erschöpfung

▶ Geschwüre

▶ Hyperaktivität

▶ Konzentrations- und Gedächtnisprobleme

▶ Kopfschmerzen

▶ Nasale Blutstauungen

▶ Schwellungen und Flüssigkeitsretention

▶ Stirnhöhlen- und Innenohrprobleme

▶ Wiederholte Erkältungen

Besondere Hinweise

● Verminderung von Streß, Alkohol, Zigarettenrauch, Luftverschmutzung und Medikamenteneinnahme (wie Salicylate, orale Kontrazeptiva), welche das Immunsystem schwächen und die Anfälligkeit gegenüber Allergien erhöhen können.

● Die Überprüfung einer zusätzlichen körperlichen Belastung durch toxische Metalle sollte in Erwägung gezogen werden. Blei, Cadmium, Aluminium und Quecksilber können das Immunsystem schwächen und die Anfälligkeit gegenüber Allergien erhöhen.

Nährstoffempfehlungen bei Lebensmittel-Unverträglichkeiten

Nährstoff	Empfohlene Tagesdosis	Kommentare
Vitamin C	2–4 g (kann auch zusammen mit Bioflavonoiden eingenommen werden)	Vitamin C ist ein natürliches Antihistaminikum, es kann auch die Funktionen der Immunzellen unterstützen.
Vitamin A	10.000 IE	Hohe Vitamin-A-Dosierungen nur unter ärztlicher Kontrolle einnehmen. Unterstützt die Abwehrfunktionen des Verdauungstraktes und der Haut; Optimierung des Immunsystems.
Niacin (Vitamin B₃)	100 mg	Niacin verlangsamt die Histamin-Freisetzung
Vitamin B₆	100 mg	Vermindert Lebensmittel-Unverträglichkeiten, besonders gegenüber Lebensmittelzusatzstoffen wie Natriumglutamat (ein Geschmacksverstärker).
Vitamin B₁₂	1 mg täglich oral, oder 1 mg wöchentlich als intramuskuläre Injektion	Vermindert Unverträglichkeitsreaktionen gegenüber Sulfiten in Lebensmitteln (in Kombination mit Molybdän).
Kalzium und Magnesium	500 mg Calcium und 250 mg Magnesium (können in Form von Dolomit-Tabletten eingenommen werden)	Kalzium-Supplemente können die allergischen Reaktionen vermindern. Magnesiummangel erhöht die Anfälligkeit gegenüber Lebensmittelallergien.
Zink	30–45 mg	Vermindert Lebensmittel-Unverträglichkeiten.
Gamma-Linolensäure (GLS)	2–4 Kapseln Nachtkerzenöl (EPO)	Vermindert Entzündungen und bringt die Immunreaktionen wieder ins Gleichgewicht.
Omega-3-Fettsäuren	2–3 g EPA in Form von Fischölkapseln	Vermindert Entzündungen und bringt die Immunreaktionen wieder ins Gleichgewicht.

Literatur

Anonymous: Can B₆ add to asthma therapy? Med. World News August (1986) 63.

Anonymous: Vitamin B₁₂ confirmed as effective sulfite allergy blocker. Allergy Observ. 4 (1987) 1.

Arm, J. et al.: The effects of dietary supplementation with fish oil on asthmatic responses to antigen. J. Clin. Allergy 81 (1988) 183.

Bielory, L., Gandhi, R.: Asthma and vitamin C. Ann. Allergy 73 (1994) 89.

Bock, S.A., Atkins, F.M.: Patterns of food hypersensitivity during sixteen years of double-blind, placebo-controlled food challenges. J. Pediatrics 117 (1990) 561.

Blok, W.L.: Modulation of inflammation and cytokine production by dietary (n-3) fatty acids. J. Nutr. 126 (1996) 1515.

Bruijnzeel-Koomen, C. et al.: Adverse reactions to foods: EAACI Position Paper Allergy 50 (1995) 623.

Bucca, C. et al.: Effect of vitamin C on histamine bronchial responsiveness of patients with allergic rhinitis. Ann. Allergy 65 (1990) 311.

Kadrabova, J. et al.: Plasma zinc, copper and copper/zinc ratio in intrinsic asthma. J. Trace. Elem. Med. Biol. 10 (1996) 50.

Marone, G. et al.: Physiological concentrations of zinc inhibit the release of histamine from human basophils and lung mast cells. Agents Actions 18 (1986) 103.

Melnik, B.C., Plewig, G.: Is the origin of atopy linked to deficient conversion of omega-6-fatty acids to prostaglandin E1? J. Am. Acad. Derm. 21 (1989) 557.

Monem, G.F. et al.: Use of magnesium sulfate in asthma in childhood. Pediatr. Ann. 25 (1996) 139.

Reynolds, R.D., Natta, C.L.: Depressed plasma pyridoxal phosphate concentrations in adult asthmatics. Am. J. Clin. Nutr. 41 (1985) 684.

Rolla, G. et al.: Reduction of histamine-induced bronchoconstriction by magnesium in asthmatic subjects. Allergy 42 (1987) 286.

Shimizu, T. et al.: Theophylline attenuates circulating vitamin B_6 levels in children with asthma. Pharmacology 49 (1994) 392.

Terho, E.O., Savolainen, J.: Review: Diagnosis of food hypersensitivity. Eur. J. Clin. Nutr. 50 (1996) 1.

Wüthrich, B. et al.: Nahrungsmittelallergien. Internist 36 (1995) 1052.

Anämie (Blutarmut)

Bei *Anämie* ist die Fähigkeit des Blutes beeinträchtigt, die Gewebe mit genügend Sauerstoff zu versorgen. Sauerstoff wird mit Hilfe der roten Blutkörperchen durch die Blutbahn befördert. Unser Blut enthält Millionen von roten Blutkörperchen, aber sie sind kurzlebig (ihre Lebenserwartung liegt bei etwa 120 Tagen), und absterbende Zellen müssen laufend durch neue ersetzt werden. Die fortwährende tägliche Produktion neuer roter Blutkörperchen erfordert eine regelmäßige Mikronährstoff- und Proteinzufuhr. Wenn die Produktion neuer roter Blutkörper-

chen ins Stocken gerät, sinkt die Aufnahmefähigkeit des Blutes für Sauerstoff, was wiederum zu verschiedenen Symptomen führt. Müdigkeit, Antriebsschwäche, Reizbarkeit, Konzentrationsstörungen, Schmerzen im Mund, Blässe, Atemlosigkeit und Herzklopfen bei leichten Anstrengungen (z.B. beim Treppensteigen) gehören dazu. Frauen sind stärker anämiegefährdet als Männer, weil sie jeden Monat mit ihrem Menstruationsblut zusätzliche rote Blutkörperchen verlieren. Kinder und Jugendliche haben einen stark erhöhten Sauerstoffbedarf, weil sie noch im

Nährstoffempfehlungen bei Anämie

Nährstoff	Empfohlene Tagesdosis	Kommentare
Folsäure	0,8 mg; bei einer schweren Anämie können bis zu 5 mg pro Tag erforderlich sein	Essen Sie mehr dunkelgrünes Gemüse und Obst. Kochen Sie Nahrungsmittel nicht allzu lange, denn das zerstört einen Großteil der darin enthaltenen Folsäure.
Vitamin B_{12}	5–10 µg. Höhere Dosen (bis zu 1 mg pro Tag, intravenös verabreicht) können zu Beginn der Behandlung erforderlich sein	Supplemente zum Einnehmen können von älteren Menschen unter Umständen schlecht verwertet werden. Daher kann es nötig sein, Vitamin B_{12} zu injizieren.
Vitamin A	10.000–25.000 IE	Hohe Vitamin-A-Dosierungen nur unter ärztlicher Kontrolle einnehmen. Verbessert die Fähigkeit des Körpers, Eisendepots auszuschöpfen.
Vitamin B_6	50–100 mg	Unterversorgung beeinträchtigt die normale Bildung von roten Blutkörperchen und kann so Anämie verursachen.
Vitamin C	0,5–2 g	Vergrößert die Aufnahmefähigkeit des Körpers für Eisen und wird für die Bildung roter Blutkörperchen benötigt.
Eisen	15–30 mg. Zu Beginn der Behandlung einer Anämie können wesentlich höhere Dosen (60–120 mg pro Tag) erforderlich sein	Nehmen Sie die Supplemente zu Mahlzeiten, die Fleisch oder reichlich Vitamin C enthalten, um eine optimale Aufnahme zu ermöglichen. Kaffee, Tee und große Mengen Kalzium können die Eisenaufnahme beeinträchtigen.
Kupfer	2–4 mg	Kupfermangel führt zu Anämie.

Wachstum sind, und bei Schwangeren verhält es sich ähnlich, weshalb diese Gruppen wie auch Leistungssportler einem größeren Anämie-Risiko ausgesetzt sind

Ernährungsempfehlungen

Die drei häufigsten ernährungsbedingten Ursachen für Anämie sind Eisen-, Folsäure- und Vitamin-B$_{12}$-Mangel. Eisenmangel ist bei menstruierenden Frauen sehr weit verbreitet: In Westeuropa verfügt etwa ein Viertel der Frauen über ungenügende Eisenreserven, und bei etwa zehn Prozent von ihnen führt der Eisenmangel zu einer Anämie. Vitamin A wird bei der Beförderung des Eisens von den Eisendepots zu den roten Blutkörperchen benötigt und deshalb kann Vitamin-A-Mangel eine Eisenmangel-Anämie verschlimmern. Weil unsere moderne Ernährung mit industriell verarbeiteten Nahrungsmitteln und tierischen Fetten arm an Folsäure ist, können viele Menschen nicht genügend Folsäure über ihre Nahrung aufnehmen. Anämie, die von einem Folsäuremangel herrührt, ist bei Schwangeren und Jugendlichen besonders verbreitet. Anämie, die auf einen Vitamin-B$_{12}$-Mangel zurückzuführen ist, ist vor allem bei älteren Menschen häufig anzutreffen, weil die Fähigkeit, Vitamin B$_{12}$ aus der Nahrung aufzunehmen wegen der fehlenden Intrinsic-Faktors (→ Seite 108) mit dem Alter nachläßt. Auch strenge Vegetarier, die gänzlich auf tierische Produkte verzichten, laufen Gefahr, eine Anämie zu entwickeln, weil Vitamin B$_{12}$ nur in Nahrungsmitteln tierischen Ursprungs (Fleisch, Fisch, Eier und Milchprodukte) vorkommt. Verschiedene andere Nährstoffe, z.B. Vitamin C, Vitamin B$_6$ und Kupfer, sind für die Bildung roter Blutkörperchen unerläßlich und eine Unterversorgung mit dem entsprechenden Nährstoff führt zu einer Anämie.

Literatur

Ajayi, O.A., Nnaji, U.R.: Effect of ascorbic acid supplementation on haematological response and ascorbic acid status of young female adults. Ann. Nutr. Metab. 34 (1990) 32.

Beard, J.L. et al.: Iron metabolism: a comprehensive review. Nutr. Rev. 54 (1996) 295.

Kurrie, E.: Anämien. In: *Biesalski H.K. et al.* (Eds.): Vitamine. Georg Thieme Verlag, Stuttgart 1997.

Lindenbaum, J. et al.: Prevalence of cobalamin deficiency in the Framingham elderly population. Am. J. Clin. Nutr. 60 (1994) 2.

Middleman, A.B. et al.: Nutritional vitamin B$_{12}$ deficiency and folate deficiency in an adolescent patient presenting with anemia, weight loss, and poor school performance. J. Adolesc. Health 19 (1996) 76.

Muskiet, F.A.J. et al.: Supplementation of patients with homozygous sickle cell disease with zinc, α-tocopherol, vitamin C, soybean oil and fish oil. Am. J. Clin. Nutr. 54 (1991) 736.

Oski, F.A.: Iron deficiency in infancy and childhood. N. Engl. J. Med. 329 (1993) 190.

Pruthi, R.K., Tefferi, A.: Pernicious anemia revisted. Mayo Clin. Proc. 69 (1994) 144.

West, C.: Strategies to control nutritional anemia. Am. J. Clin. Nutr. 64 (1996) 789.

Erkrankungen des Nervensystems I

Chronische Schmerzen

Obwohl Schmerz ein Warnsignal sein kann, das uns darauf hinweist, daß etwas nicht stimmt oder daß wir bestimmte Tätigkeiten unterlassen sollen, die dem Körper schaden, kommt es auch häufig vor, daß Schmerz keinem informativen Zweck dient. *Chronische Schmerzen* sind ein behinderndes Symptom, das viele Krankheiten – insbesondere solche, die das Knochengerüst, die Gelenke und die peripheren Nerven betreffen – begleitet. Starke chronische Schmerzen können die Lebensqualität mindern und Depressionen auslösen.

nen und Unterleib verursachen. Sie können auch Entzündungen in den peripheren Nerven auslösen. Kaffee kann bei manchen Menschen die Schmerzempfindlichkeit erhöhen. Koffein kommt den Endorphinen ins Gehege. Endorphine sind körpereigene schmerzstillende Substanzen im Gehirn, die normalerweise den Schmerz dämpfen. Wer seinen Verzehr von gesättigten Fetten tierischen Ursprungs einschränkt und diese durch bestimmte Pflanzenöle ersetzt, die reich an essentiellen Fettsäuren sind (z.B. Leinsamen- oder Walnußöl) kann dadurch die Entzündung mildern und chronische Schmerzen verringern (→ Seite 175).

Ernährungsempfehlungen

Nahrungsmittel-Unverträglichkeiten können unter Umständen chronische, wiederkehrende Schmerzen in Muskeln, Gelenken, Zäh-

Besondere Hinweise

● Capsaicin ist eine natürliche Verbindung, die in scharfen Chilischoten vorkommt. Salben, die den Wirkstoff Capsaicin enthalten,

Nährstoffempfehlungen bei chronischen Schmerzen

Nährstoff	Empfohlene Tagesdosis	Kommentare
Thiamin (Vitamin B₁)	1–2 g	Unterdrückt die Impulsübertragung über die Nervenstränge und kann Schmerzen lindern, insbesondere bei chronischen Kopf- und Knochenschmerzen sowie Neuralgien (Nervenschmerzen).
Vitamin B₆	50–100 mg	Verstärkt im Körper die Produktion von Serotonin, einem Neurotransmitter, der die Schmerzempfindung dämpft.
Vitamin B₁₂	1–5 mg wöchentlich als intramuskuläre Injektion	Hat bedeutende schmerzlindernde Eigenschaften und ist bei der Verminderung von Schmerzen in der Wirbelsäule und krebsbedingten Schmerzen wirksam.
Vitamin C	3–5 g	Vermindert Schmerzen bei Knochenkrankheiten, Rückenschmerzen, Krebs und Zahnleiden.
Vitamin E und Selen	800 mg Vitamin E, 200 µg Selen	Besonders wirksam bei chronischen Muskelschmerzen und Muskelsteife.
D, L-Phenylalanin	250–500 mg	Regt die körpereigene Schmerzlinderung durch das Endorphinsystem im Gehirn an.

können bei Hautproblemen oder entzündeten Nerven die Schmerzen lindern.

● Regelmäßige Ausübung einer Sportart verbessert die Fähigkeit des Körpers, Schmerzen zu lindern, indem sie das Endorphinsystem anregt.

● Entspannungsübungen oder Biofeedback-Training können helfen, die Anspannung in den Muskeln abzubauen und die chronischen Schmerzen zu verringern.

Migräne

Migräne wird durch abnormale Verengung und Erweiterung der empfindlichen Blutgefäße im Kopf verursacht. Ein Auslöser läßt zunächst die Blutgefäße enger werden, was zum Krankheitsbild der Migräne führt (normalerweise eine Veränderung der optischen Wahrnehmung oder funkelnde Lichter, die im Gesichtsfeld erscheinen). Anschließend dehnen sich die Blutgefäße wieder aus, was Kopfschmerz, Übelkeit und Licht- bzw. Lärmempfindlichkeit nach sich zieht. Migräne kann aber auch ohne erkennbare Aura auftreten. Der Schmerz ist in der Regel pulsierend und auf eine Seite des Kopfes beschränkt. Viele verschiedene Faktoren können Migräne auslösen: Streß, Krankheit, Ungleichgewichte im Nährstoffhaushalt oder Nahrungsmittel-Unverträglichkeiten können eine Rolle spielen.

Ernährungsempfehlungen

Oft sind es Nahrungsmittel, die die Migräne auslösen. Die Lebensmittelbestandteile, die am häufigsten Migräne verursachen, sind in der Tabelle aufgeführt. Nebst diesen Substanzen können auch chronischer Alkoholkonsum bzw. akutes übermäßiges Trinken oder der künstliche Süßstoff Aspartam Migräne auslösen. Menschen, die unter Migräne leiden, sollten versuchen, nach möglichen Nahrungsmittel-Unverträglichkeiten zu fahnden – durch eine Eliminationsdiät kann das verantwortliche Nahrungsmittel ermittelt werden (→ Seite 374). Niedriger Blutzucker (Hypoglykämie) kann ebenfalls Migräne auslösen (→ Seite 339). Eine Ernährung, die reichlich komplexe Kohlenhydrate liefert, kann den Blutzucker stabilisieren und die Chance vermindern, daß es zu einer Migräne kommt.

Substanzen, die häufig Migräne auslösen	Lebensmittel, die diese Substanzen enthalten
▶ Koffein	Kaffee, Süßgetränke, Schokolade, Tee
▶ Kupfer (Lebensmittel mit hohem Kupfergehalt können die Blutgefäße erweitern und Migräne auslösen).	Schokolade, Nüsse, Schellfisch, Weizenkeime
▶ Laktose (Milchzucker) kann bei Laktose-Intoleranz (→ Seite 52) Migräne auslösen.	Milchprodukte
▶ Natriumglutamat (Geschmacksverstärker)	Industriell verarbeitete Eßwaren, Streuwürzen
▶ Nitrite werden als Pökel- und Farbstoffe in Fleischwaren eingesetzt.	Wurst, Salami, industriell verarbeitete Fleischwaren
▶ Vasoaktive Amine sind Substanzen, die die Blutgefäße erweitern (Tyramin und Phenyläthylamin sind die am weitesten verbreiteten Formen).	Rotwein, gereifter Käse, Geflügelleber, eingelegte Heringe, Wurst und industriell verarbeitete Fleischwaren, saure Sahne, Schokolade, Bananen, Schweinefleisch, Zwiebeln

Nährstoffempfehlungen bei Migräne

Nährstoff	Empfohlene Tagesdosis	Kommentare
Vitamin E und Selen	800 mg Vitamin E, 200 µg Selen	Kann bei regelmäßiger Einnahme Häufigkeit und Schweregrad der Migräne vermindern.
Vitamin B6 und Magnesium	50 mg Vitamin B6; 400–600 mg Magnesium	Besonders wirksam bei Frauen, deren Migräne in Zusammenhang mit der Menstruation steht oder während der Schwangerschaft auftritt. Ein niedriger Magnesiumspiegel kann die Blutgefäße verengen und darin sogar Krämpfe auslösen.
Omega-3-Fettsäuren	2–4 g EPA (aus Fischölkapseln)	Kann Häufigkeit und Schweregrad der Migräne vermindern.

Besondere Hinweise

● „Die Pille" kann Migräne auslösen. Verwenden Sie keine Medikamente wie Aspirin (es reizt den Magen und kann die Anfälligkeit auf Nahrungsmittel-Unverträglichkeiten erhöhen) oder opiathaltige Schmerzmittel, die stark abhängigkeitsbildend sind und als reine Symptombekämpfung wirken, ohne bis zur Ursache des Problems vorzudringen.

● In Ergänzung zur Ernährungstherapie können Entspannungstechniken (Meditation, Yoga und Biofeedback) eine wirksame Vorbeugung gegen Migräne darstellen.

Karpaltunnelsyndrom

Karpaltunnelsyndrom (KTS) ist ein weit verbreitetes, schmerzhaftes Leiden an Händen und Handgelenken, das durch Druck auf den Mediannerv, dessen Zugang zur Hand ein schmaler „Tunnel" aus den Knochen des Handgelenks ist, ausgelöst wird. Ständig wiederholte Bewegungen der Hand und der Handgelenke – z.B. beim Tippen am Computer, Stricken, bei Tätigkeiten am Fließband oder beim Klavierspielen – können das Gewebe, das den Nerv umgibt, leicht anschwellen lassen, wodurch es Druck auf den Nerv ausübt. Dies führt zu Schmerzen und Versteifungen in Hand und Handgelenk, begleitet von Schwäche, taubem Gefühl und Kribbeln in den Fingern. Anstauungen von Flüssigkeit während der Menstruation oder Schwangerschaft können ebenfalls Druck auf den Nerv ausüben und zum KTS führen. Gelegentlich tritt das KTS in Verbindung mit anderen Symptomen auf, z.B. geschwollene, schmerzende Ellbogen, Schultern oder Knie.

Nährstoffempfehlungen bei Karpaltunnelsyndrom

Nährstoff	Empfohlene Tagesdosis	Kommentare
Vitamin B6 und Magnesium	50–100 mg Vitamin B6, 400–600 mg Magnesium	Höhere Dosen Vitamin B6 könnten erforderlich sein.
Riboflavin (Vitamin B2)	50–100 mg	Mangel an Riboflavin kann unter Umständen die Symptome verschlimmern.
Gamma-Linolensäure (GLS)	4–6 Kapseln Nachtkerzenöl (EPO)	Kann Entzündung, Schwellung und Symptome lindern.

Ernährungsempfehlungen

Nahrungsmittel-Unverträglichkeiten können auch solche Gewebeschwellungen verursachen und das KTS auslösen. Eine Eliminationsdiät (→ Seite 374) kann Nahrungsmittelallergien ausfindig machen. Der Verzicht auf die verantwortlichen Lebensmittel kann eine bedeutende Besserung bringen.

Besondere Hinweise

● Es ist hilfreich, während der Ernährungstherapie eine Schiene zu tragen, die das Handgelenk stützt. Vermeiden Sie operative Eingriffe – es sei denn, die Ernährungstherapie zeigt keine Wirkung. Es kann sein, daß eine Operation keine Besserung bringt oder daß die Symptome nach einigen Monaten erneut auftreten.

● Um das KTS-Risiko so gering wie möglich zu halten, vermeiden Sie Bewegungen, die das Handgelenk und die Hände dehnen, beugen oder drehen. Versuchen Sie, das Handgelenk gerade zu halten (wenn nötig mit einer Schiene).

Lernschwächen

Kinder, deren schulische Leistungen um zwei oder mehr Jahre hinter den für ihre Altersgruppe normalen Leistungen herhinken, werden als *lernbehindert* eingestuft. *Dyslexie* ist eine Lernbehinderung, die durch Schwierigkeiten beim Erfassen von Wörtern und Zeichen gekennzeichnet ist. Lernen erfordert Intelligenz, Motivation und Konzentrationsfahigkeit. All diese Eigenschaften können durch die Ernährung während der Kindheit beeinflußt werden.

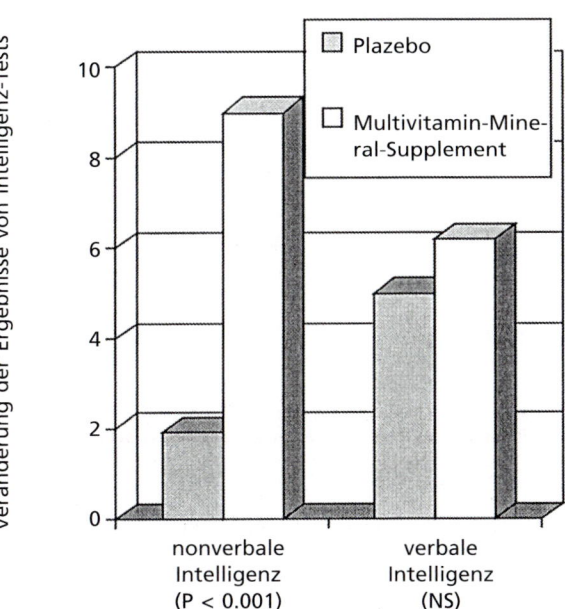

In einer Doppelblindstudie wurden 60 zwölfjährigen britischen Schülern während 8 Monaten ein Multivitamin-Mineral-Supplement oder ein Plazebo gegeben. In der Gruppe, die das Verum erhielt, verbesserte sich das Score eines Testes auf nonverbale Intelligenz (Calvert-Test) gegenüber Plazebo signifikant.
Benton D et al. Lancet 1 (1988) 140.

Abb. 43: Multivitamin-Mineral-Zufuhr und Intelligenz bei Schulkindern.

Ernährungsempfehlungen

Mangelernährung kann durchaus eine Ursache für Lernschwäche sein. Für die Entwicklung des Gehirns brauchen Kleinkinder und ältere Kinder reichlich von allen Nährstoffen. Der Mikronährstoffbedarf pro Einheit Körpergewicht von Kindern ist, verglichen mit dem Mikronährstoffbedarf von Erwachsenen, wesentlich höher. Folglich brauchen Kinder pro Tag etwa gleichviele Nährstoffe wie Erwachsene, obwohl sie kleiner sind und weniger essen als die viel größeren Erwachsenen. Neben den Mineralien und Vitaminen ist eine großzügige Versorgung mit Protein und essentiellen Fettsäuren sehr wichtig. Die essentiellen Fettsäuren sind bei der Bildung von Neuronen (Nervenzellen im Gehirn) und den Geweben, die sie stützen, besonders wichtig. Um die Versorgung mit essentiellen Fettsäuren (→ Seite 175) sicherzustellen, ist es ratsam, täglich kaltgepreßte Pflanzenöle, z.B. Lein- oder Walnußöl, zu konsumieren. Nahrungsmittel-Unverträglichkeiten, insbesondere durch Lebensmittelzusätze (→ Seite 59), können bei Lernschwächen von Kindern eine wichtige Rolle spielen. Eine Ernährung, die raffinierten Zucker enthält, kann ungünstige Auswirkungen auf den Lernprozeß haben. Kinder sind sehr empfindlich auf Zucker – sie reagieren darauf mit der Produktion von großen Mengen Adrenalin (ein Hormon, das Puls und Blutdruck erhöht). Adrenalin kann innere Unruhe und Reizbarkeit verstärken und die Konzentrationsfähigkeit vermindern, was das Lernen erschwert und Dyslexie auslösen kann.

Nährstoffempfehlungen bei Lernschwäche

Nährstoff	Empfohlene Tagesdosis	Kommentare
Vitamin C	500 mg	Kinder, die über wenig Vitamin C verfügen, sind durchschnittlich weniger intelligent als Kinder, die gut mit Vitamin C versorgt sind. Kinder mit Vitamin-C-Mangel können ihre Lernfähigkeit mit Supplementen verbessern.
Vitamin-B-Komplex	Sollte mindestens 5 bis 10 mg Thiamin (Vitamin B_1) und Vitamin B_6 enthalten	Die B-Vitamine, insbesondere Thiamin (B_1) und Vitamin B_6, können die Lern- und Konzentrationsfähigkeit verbessern.
Multimineral-Supplement	Alle essentiellen Mineralien und Spurenelemente in ausgewogenen Mengen	Eisen-, Jod-, Magnesium-, und Zinkmangel können die Lernfähigkeit beeinträchtigen. Selbst geringfügige Mängel können negative Auswirkungen haben. Ein geringfügiger Eisenmangel in der frühen Kindheit beispielsweise kann den IQ senken und die geistige Entwicklung beeinträchtigen. Diese Schäden können unter Umständen bleibend sein.
Omega-3-Fettsäuren	1–2 g EPA (in Form von Fischölkapseln)	Unersetzlich für die optimale Entwicklung des Gehirns und geistige Entwicklung. Fisch enthält reichlich natürliche EPA und sollte mindestens 2- bis 3mal die Woche gegessen werden.
Lezithin	10–15 g	Verbessert die Lern- und Konzentrationsfähigkeit.

Besondere Hinweise

● Kinder verfügen nur über begrenzte Reserven an Glukose (dem Zucker, den das Gehirn zur Energiegewinnung verwendet). Daher sind Kinder sehr anfällig auf die Auswirkungen verpaßter Mahlzeiten. Wer das Frühstück wegläßt, kann sich in der Schule nicht konzentrieren und ist weniger lernfähig. Ein nahrhaftes Frühstück frischt die im Laufe der Nacht verbrauchten Energiereserven auf und sorgt für gleichbleibende Energieversorgung und Konzentrationsfähigkeit.

● Mangan-Überschuß (aus Nahrung, Supplementen oder industriell hergestellter Säuglingsnahrung, die 5- bis 100mal soviel Mangan enthalten kann wie Muttermilch) ist mit Lernschwächen in Verbindung gebracht worden.

● Schwermetallbelastung kann bei Kindern zu Lernschwächen beitragen. Hohe Cadmium- und Aluminiumspiegel werden mit Lernbehinderungen und Dyslexie in Verbindung gebracht. Das wahrscheinlich schädlichste Schwermetall ist Blei: Selbst eine sehr geringe Bleibelastung kann die Intelligenz beeinträchtigen. Alle Kinder mit Lernschwächen sollten sorgfältig auf Schwermetalle, insbesondere auf Blei, untersucht werden. Vorschläge zur Verminderung des Kontakts mit und zur Reinigung des Körpers von Schwermetallen finden Sie auf Seite 431.

Hyperaktivität

Hyperaktivität (die medizinische Bezeichnung dafür lautet *attention-deficit hyperactivity disorder*, kurz ADHD) ist eine Verhaltensstörung, die durch die Unfähigkeit, sich über längere Zeit hinweg auf etwas zu konzentrieren, Ruhelosigkeit und Ablenkbarkeit gekennzeichnet ist. In der Regel entwickelt sie sich vor dem sechsten bis siebten Lebensjahr. Obwohl sie bei den meisten Kindern mit der Zeit von selbst verschwindet, kann sie bis zum Erwachsenenalter bestehen bleiben. Hyperaktivität kann das Funktionieren und Lernen eines Kindes zu Hause wie in der Schule stark beeinträchtigen.

Ernährungsempfehlungen

Das Frühstück stellt für hyperaktive Kinder die entscheidende Mahlzeit dar. Das Auslassen des Frühstücks kann zu einem ungünstigen Absinken des Blutzuckerspiegels führen. Bei vielen Kindern hat ein proteinreiches Frühstück mit komplexen Kohlenhydraten und reichlich Kalzium eine beruhigende Wirkung und kann die Lernfähigkeit verbessern. Kinder können auf große Mengen Phosphate aus bestimmten Lebensmitteln (z.B. Wurstwaren, industriell verarbeiteten Lebensmitteln, Milchprodukten – außer Butter und Sahne –, Hülsenfrüchten, Nüssen) sehr empfindlich sein. Hyperaktivität kann durch das Vermeiden einer übermäßigen Phosphatzufuhr durch die Nahrung normalisiert werden. Nahrungsmittelempfindlichkeiten können Hyperaktivität verursachen oder verschlimmern. Künstliche Farb- und Geschmacksstoffe und Lebensmittel, die sogenannte Salicylate enthalten, werden oft als Ursachen genannt. Die Feingold-Diät (benannt nach dem Kinderarzt, der sie entwickelt hat) klammert diese Nahrungsmittel aus und kann hilfreich sein.

Die Feingold-Diät:
Kinder mit ADHD sollten folgende Nahrungsmittel nicht essen

▶ Nahrungsmittel, die natürliche Salicylate enthalten:
  – Apfelwein und Apfelessig
  – Aprikosen
  – Brombeeren
  – Erdbeeren

- Gurken
- Himbeeren
- Kirschen
- Mandeln
- Mixed-Pickles
- Nelken
- Orangen
- Pfefferminz-Aromen
- Pfirsiche
- Pflaumen
- Rosinen

- Tomaten
- Trauben
- Weinessig

▶ Alle Nahrungsmittel, die künstliche Farb- und Geschmacksstoffe (z.B. Aspartam) enthalten.

▶ Verschiedenes: Aspirin und Verbindungen, die Apsirin enthalten; Arzneien und Zahnpasten, die künstliche Farb- oder Geschmacksstoffe enthalten.

Nährstoffempfehlungen bei Hyperaktivität

Nährstoff	Empfohlene Tagesdosis	Kommentare
Vitamin B_6	250–500 mg (für ein Kind, das 50 kg wiegt; entsprechend weniger für kleinere Kinder)	Besonders wertvoll für Kinder, die einen niedrigen Serotoninspiegel im Blut haben (Serotonin ist ein beruhigender Neurotransmitter). Sollte Kindern nur unter ärztlicher Aufsicht verabreicht werden.
Thiamin (Vitamin B_1)	100–200 mg	Kann Verhalten und Aufmerksamkeit bedeutend verbessern.
Multimineral-Supplement	Sollte reichlich Zink und Magnesium enthalten	Magnesium- und Zinkmangel können Hyperaktivität verursachen. Selbst geringfügige Mängel können die Störung verschlimmern. Kinder benötigen für Konzentration und Lernfähigkeit eine ausgewogene Versorgung mit allen essentiellen Mineralien und Spurenelementen.
Kalzium	1–2 g	Kalziummangel kann ADHD verschlimmern, Supplemente haben eine beruhigende Wirkung und verbessern das Verhalten und die Fähigkeit, sich über längere Zeit auf etwas zu konzentrieren.
Essentielle Fettsäuren	Omega-3-Fettsäuren (1–2 g EPA in Form von Fischölkapseln); GLS aus Nachtkerzenöl (EPO) (2–4 Kapseln)	Mangel an EFS kann Hyperaktivität verschlimmern. EFS sind ausgesprochen wichtig für die Entwicklung des Gehirns und die geistige Entfaltung. Die Ernährung sollte reichlich qualitativ hochstehendes Pflanzenöl und Fisch liefern.

Besondere Hinweise

● Schwermetallbelastungen – besonders durch Aluminium und Blei – sind mit ADHD in Zusammenhang gebracht worden. Untersuchungen auf Belastungen durch diese schädlichen Metalle, gefolgt von Entgiftung bei entsprechenden Befunden, kann von Vorteil sein (→ Seite 431).

Literatur

Baghurst, P.A. et al.: Environmental exposure to lead and children's intelligence at age of seven years. N. Engl. J. Med. 327 (1992) 1279.

Benton, D.: Vitamin-mineral supplements and the intelligence of children: a review. J. Orthomol. Med. 7 (1992) 31.

Boris, M., Mandel, F.S.: Foods and additives are common causes of the attention deficit hyperactive disorder in children. Ann. Allergy 72 (1994) 462.

Brüggemann, G. et al.: Results of a double-blind study of diclofenac + vitamin B_1, B_6, B_{12} versus diclofenac in patients with acute pain of the lumbar vertebrae. A multicenter study. Klin. Wochenschr. 68 (1990) 116.

Bruner, A.B. et al.: Randomised study of cognitive effects of iron supplementation in non-anemic iron - deficient adolescent girls. Lancet 348 (1996) 992.

Dexter, J.D. et al.: The five hour glucose tolerance test and effect of low sucrose diet in migraine. Headache 18 (1978) 91.

Egger, J. et al.: Controlled trial of oligoantigenic treatment in the hyperkinetic syndrome. Lancet 1 (1985), 540.

Feingold, B.F.: Why Your Child is Hyperactive. Random House, New York 1974.

Glueck, C.J. et al.: Amelioration of severe migraine with omega-3 fatty acids: A double-blind, placebo-controlled clinical trial. Am. J. Clin. Nutr. 43 (1986) 710.

Hanck, A., Weiser. H.: Analgesic and anti-inflammatory properties of vitamins. Int. J. Vitam. Nutr. Res. 27 (1985) 189.

Jacobson, M.D.: Vitamin B_6 therapy for carpal tunnel syndrome. Hand Clin. 12 (1996) 253.

Middleman, A.B. et al.: Nutritional vitamin B_{12} deficiency and folate deficiency in an adolescent patient presenting with anemia, weight loss and poor school performance. J. Adolesc. Health 19 (1996) 76.

Peikert, A. et al.: Prophylaxis of migraine with oral magnesium: results from a prospective, multi-center, placebo-controlled and double-blind randomized study. Cephalalgia 16 (1996) 257.

Pfeiffer, S.I. et al.: Efficacy of vitamin B_6 and magnesium in the treatment of autism: a methodology review and summary of outcomes. J. Autism Dev. Disord. 25 (1995) 481.

Schulte-Korne, G. et al.: Effect of an oligo-antigen diet on the behavior of hyperkinetic children. Kinder-Jugendpsychiatr. 24 (1996) 176.

Simeon, D.T., Grantham-McGregor, S.: Effects of missing breakfast on the cognitive functions of school children of differing nutritional status. Am. J. Clin. Nutr. 49 (1989) 646.

Skelton, W.P., Skelton, N.K.: Thiamine deficiency neuropathy: It's still common today. Postgrad Med. 85 (1989) 301.

Stevens, L.J. et al.: Essential fatty acid metabolism in boys with attention-deficit hyperactivity disorder. Am. J. Clin. Nutr. 62 (1995) 761.

Taubert, K.: Magnesium in migraine. Results of a multicenter pilot study. Fortschr. Med. 112 (1994) 328.

Thys-Jacobs, S.: Alleviation of migraines with therapeutic vitamin D and calcium. Headache 34 (1994) 590.

Traber, M.G. et al.: Lack of tocopherol in peripheral nerves of vitamin E-deficient patients with peripheral neuropathy. N. Engl. J. Med. 317 (1987) 262.

Vaughan, T.R.: The role of food in the pathogenesis of migraine headache. Clin. Rev. Allergy 12 (1994) 167.

Walsh, N.E. et al.: Analgesic effectiveness of D-phenylalanine in chronic pain patients. Arch. Phys. Med. Rehab. 67 (1986) 436.

387

Erkrankungen des Nervensystems II

Epilepsie

Bei *Epilepsie* treten wiederholte krampfartige Anfälle auf. Die Anfälle werden durch einen „elektrischen Sturm" im Gehirn verursacht, bei dem sehr viele Nervenfasern gleichzeitig unkontrolliert Impulse abgeben. Von den Anfällen kann der Körper ganz oder teilweise betroffen sein. Sie folgen aus erblicher Vorbelastung, die die Anfälligkeit eines Menschen auf Epilepsie bestimmt, in Verbindung mit einem Auslöser. Das können z.B. Hirnverletzungen, Gifte oder unausgewogene Ernährung sein.

Ernährungsempfehlungen

Bestimmte Formen von epileptischen Anfällen, die in der Kindheit auftreten, können durch eine spezialisierte, kohlenhydratarme, fettreiche Diät (eine sogenannte ketogene Diät) behandelt werden, die allerdings nur

Nährstoffempfehlungen bei Epilepsie

Nährstoff	Empfohlene Tagesdosis	Kommentare
Vitamin E und Selen	400 mg Vitamin E, 100 µg Selen	Kann als Ergänzung zur herkömmlichen Behandlung bei epileptischen Kindern die Häufigkeit von Anfällen auf mehr als die Hälfte vermindern. Viele Epileptiker haben einen niedrigen Vitamin-E-Spiegel.
Vitamin B$_6$	100–250 mg	Ungenügende Produktion eines beruhigenden Neurotransmitters namens GABS (Gamma-Aminobuttersäure) kann epileptische Anfälle verursachen. Vitamin B$_6$ regt in Verbindung mit Magnesium die Produktion von GABS im Gehirn an.
Niacin (nur als Niacinamid)	1–3 g	Hat leicht antiepileptische Wirkung und vermindert den Bedarf an herkömmlichen antiepileptischen Medikamenten.
Magnesium	400–600 mg	Magnesiummangel verursacht epileptische Anfälle – Epileptiker haben oft einen niedrigen Magnesiumspiegel im Blut.
Zink	50–100 mg	Hat natürliche antiepileptische Eigenschaften; Epileptiker haben oft einen niedrigen Zinkspiegel.
Mangan	10–20 mg	Supplemente können die Anzahl an Anfällen verringern, insbesondere bei Menschen, die über wenig Mangan verfügen.
Taurin	0,5–2,0 g	Kann die Anzahl epileptischer Anfälle verringern.
Dimethyl-glycin	100–200 mg	Wird im Körper in Glycin umgewandelt. Glycin ist eine Aminosäure, die eine beruhigende Wirkung auf das Gehirn ausübt und die Anzahl epileptischer Anfälle verringern kann.

unter ärztlicher Aufsicht begonnen werden sollte. Chronischer, starker Alkohol- oder Koffeinkonsum kann epileptische Anfälle auslösen. Andererseits kann sich auch ein plötzliches Absetzen des Alkohols nach chronischem starkem Konsum in Form von epileptischen Anfällen manifestieren. Der künstliche Süßstoff Aspartam kann, in großen Mengen genossen, epileptische Anfälle auslösen – insbesondere bei Kindern. Eine Eliminationsdiät kann Nahrungsmittelempfindlichkeiten ermitteln, die bei Epileptikern – ganz besonders bei Kindern mit Epilepsie, die gleichzeitig zu Allergien neigen – Anfälle auslösen können (→ Seite 374).

Besondere Hinweise

● Epileptiker sollten hohe Dosen Folsäure und Omega-3-Fettsäuren vermeiden, weil diese die Empfänglichkeit für Anfälle erhöhen können.

● Starke Schwermetallbelastung – durch Blei, Aluminium, Cadmium oder Quecksilber – kann die Gehirnfunktion beeinträchtigen und die Wahrscheinlichkeit von Anfällen erhöhen. Epileptiker, die potentiell giftige Mengen dieser Metalle in sich tragen, sollten die Richtlinien zur Verminderung von Schwermetallbelastungen im Körper auf → Seite 431 befolgen.

Parkinsonsche Krankheit

Die *Parkinsonsche Krankheit* ist ein chronisches und fortschreitendes, noch nicht heilbares Hirnleiden, von dem 1–2% aller Menschen über 60 Jahre betroffen sind. Die Krankheit entsteht aufgrund der Degeneration von Nervenzellen im mittleren Bereich des Gehirns, die normalerweise für die Produktion von Dopamin, einem wichtigen Neurotransmitter (Botenstoff), zuständig sind. Weil diese Zellen ausfallen, kommt es

im Gehirn zu einem Dopamin-„Verständigungsnotstand". Die Erkrankung setzt in der Regel mit einem leichten Zittern der Arme und Hände ein, mit dem Fortschreiten der Krankheit kommt eine Versteifung oder Erstarrung der Muskeln hinzu, das Zittern verschlimmert sich bis schließlich selbst einfache Bewegungen und Tätigkeiten Mühe bereiten. Menschen, die unter der Parkinsonschen Krankheit leiden, werden normalerweise mit L-Dopa (einer Aminosäure, die im Gehirn in Dopamin umgewandelt werden kann) behandelt. Es kann die Dopamin-"Verständigung" teilweise wiederherstellen und die Symptome mildern. Leider sprechen die Patienten mit der Zeit immer schlechter auf seine Wirkung an.

Ernährungsempfehlungen

Eine proteinarme Diät kann bei Parkinsonscher Krankheit vorteilhaft sein. L-Dopa ist eine von verschiedenen Aminosäuren, die sich gegenseitig die Aufnahme aus der Blutbahn ins Gehirn streitig machen. Während der Behandlung mit L-Dopa vermindert die Begrenzung des Proteinanteils der Ernährung die „Konkurrenz" von seiten anderer Aminosäuren, was L-Dopa den Zugang zum Gehirn erleichtert. Ein Problem bei der Behandlung mit L-Dopa ist der Umstand, daß seine heilende Wirkung im Laufe des Tages unberechenbar schwankt. Die Einschränkung der Proteinzufuhr kann diese tageszeitlichen Schwankungen vermindern und die Wirksamkeit der Behandlung mit L-Dopa steigern, insbesondere, wenn der Großteil des Proteins abends gegessen wird. Schäden durch freie Radikale scheinen bei der Parkinsonschen Krankheit ebenfalls eine Rolle zu spielen (→ die Ausführungen über Schäden durch freie Radikale auf Seite 170). Eine Ernährung, die reich an natürlichen Antioxidantien (wie z.B. die Vitamine C, E und Beta-Carotin) ist, kann das Risiko, daß sich die Parkinsonsche Krankheit entwickelt, vermindern, und dort, wo sie bereits ausgebrochen ist, den Verlauf verlangsamen.

Besondere Hinweise

● Schwermetallvergiftungen – insbesondere Vergiftungen durch Aluminium und Queck-silber – können die Entwicklung der Parkinsonschen Krankheit fördern. Untersuchungen auf und Entgiftung von diesen schädlichen Schwermetallbelastungen können von Vorteil sein (→ Seite 431).

● Meiden Sie Eisen und Mangan in hohen Dosen, denn diese können die Parkinsonsche Krankheit verschlimmern.

Nährstoffempfehlungen bei Parkinsonscher Krankheit

Nährstoff	Empfohlene Tagesdosis	Kommentare
Vitamin E und Selen	2–3 g Vitamin E, 200–400 µg Selen	Antioxidantien schützen vor Zellabbau. Beginnen Sie mit 400 µg und erhöhen Sie die Dosis nach und nach über einige Wochen hinweg. Sollte mit Vitamin C genommen werden.
Vitamin C	3–4 g	Mildert die Symptome, insbesondere, wenn es als Begleitmaßnahme zur Behandlung mit L-Dopa eingesetzt wird.
Vitamin-B-Komplex (hochdosiert)	Ausgewogene Zusammenstellung, die mindestens 0,4 mg Folsäure, 50 mg Niacin und 50 mg Vitamin B$_6$ enthalten sollte	Menschen, die unter der Parkinsonschen Krankheit leiden, entwickeln häufig Mängel an Niacin, Folsäure und Vitamin B$_6$. Mangelhafte Vitamin-B-Reserven können die Symptome verschlimmern. Vorsicht: In Verbindung mit L-Dopa sollten unter keinen Umständen hohe Dosen Vitamin B$_6$ genommen werden, es sei denn, ein entsprechendes zusätzliches Medikament (Carbidopa oder Benserazid) wird dazu verabreicht.
Gamma-Linolensäure (GLS)	2–4 g, in Form von Nachtkerzenöl (EPO)	Besonders wirksam zur Verminderung des Zitterns.
L-Tyrosin	100 mg pro kg Körpergewicht	L-Tyrosin kann ins Gehirn gelangen und dort in Dopamin umgewandelt werden. Stellt eine wirksame Alternative zu L-Dopa dar, besonders dort, wo L-Dopa unerwünschte Nebenwirkungen zeitigt.
L-Methionin	2–3 g	Beginnen Sie mit 1 g und erhöhen Sie im Laufe einiger Wochen die Dosis. Kann Beweglichkeit, Kraft, Stimmung und Schlaf verbessern. Bleibt wirksam, selbst wenn die Wirkung von L-Dopa nachläßt.

Multiple Sklerose

Multiple Sklerose (MS) ist eine chronische und fortschreitende, noch unheilbare Erkrankung, bei der die Schutzhülle der Nerven (die Myelinschicht) degeneriert und die Ner-ven beschädigt werden. Je nachdem, welche Nerven betroffen sind, können verschiedene Symptome auftreten, darunter Gehbehinderungen, Sehstörungen, Schwindel, taubes Gefühl in den Gliedmaßen, Schwäche, Sprechbehinderungen oder Lähmungen. Die Krank-

Nährstoffempfehlungen bei Multipler Sklerose

Nährstoff	Empfohlene Tagesdosis	Kommentare
Vitamin B$_{12}$	1 mg täglich, via intramuskuläre Injektion, später eine Injektion pro Woche	Vitamin B$_{12}$ ist für die Produktion der Fettsäuren, aus denen die Myelinschicht zusammengesetzt ist, unersetzlich. Mangel daran kann MS fördern oder verursachen.
Vitamin D	10-20 µg	Vitamin D und Sonnenlicht können günstig wirken. Präventiv für die häufigen Knochenstrukturprobleme.
Vitamin E und Selen	1.200 mg Vitamin E, 400 µg Selen	Antioxidantien schützen unter Umständen vor dem Zerfall des Myelins.
Vitamin-B-Komplex (hochdosiert)	Ausgewogene Zusammenstellung, die 50 mg B$_6$, 50 mg Thiamin (Vitamin B$_1$), und 0,4 mg Folsäure enthalten sollte	Mängel an Vitamin B$_6$, Thiamin und Folsäure können die Symptome verschlimmern.
Multimineral-Supplement	Sollte reichlich Kalzium, Magnesium, Zink und Kupfer enthalten	Mängel an Kalzium, Magnesium, Kupfer und Zink können die Symptome von MS verschlimmern.
Gamma-Linolensäure (GLS)	in Form von 4-6 Kapseln Nachtkerzenöl (EPO)	Supplemente können, besonders als Teil einer Diät mit wenig gesättigtem Fett, von Vorteil sein.
Omega-3-Fettsäuren	1–2 g EPA (in Form von Fischölkapseln)	Können den Krankheitsverlauf verlangsamen und Rückfälle und Schweregrad vermindern.
D-Phenylalanin	500 mg–1g	Kann unter Umständen zur Milderung von Symptomen und zur Verbesserung der Stimmung gute Dienste leisten.

heit tritt in der Regel zwischen dem 25. und dem 40. Lebensjahr in Erscheinung und neigt dazu, über viele Jahre hinweg schubweise zu verlaufen. Die Ursachen von MS sind noch unklar. Starker Streß und schlechte Ernährung können jedoch das MS-Risiko erhöhen.

Ernährungsempfehlungen

Bei MS-Patienten kann eine fettarme Diät (< 15 g Fett am Tag), besonders, wenn sie gleich zu Beginn der Krankheit begonnen wird, den Zerfall verlangsamen und die Heftigkeit der MS dämpfen. Zusätzlich zur Einschränkung der Fettzufuhr insgesamt sollten gesättigte Fette durch mehrfach ungesättigte ersetzt werden. Diese Veränderungen der Eßgewohnheiten können, wenn sie jahrelang befolgt werden, die Heftigkeit der Krankheit erstaunlich mildern. Weil Oxidationsschäden durch freie Radikale unter Umständen bei MS eine Rolle spielen (→ Seite 170), sollte die Ernährung reichlich natürliche Antioxidantien (Vitamine C und E, Beta-Carotin, Selen) liefern. Nahrungsmittel-Unverträglichkeiten (besonders solche auf Milch und Kakao) können die Erkrankung verschlimmern, und es kann vorteilhaft sein, mittels einer Eliminationsdiät (→ Seite 374) die verantwortlichen Nahrungsmittel zu ermitteln, damit sie fortan gemieden werden können.

● Schwermetallvergiftungen – insbesondere Quecksilbervergiftung – können zu Symptomen führen, die den Symptomen von MS gleichen, weshalb Schwermetallvergiftungen bei der Diagnose mit MS verwechselt werden können. Untersuchung auf und Entgiftung von Quecksilber kann vorteilhaft sein. Amalgam-Zahnfüllungen enthalten nebst Quecksilber auch Zinn, Silber und Kupfer. Wenn Ihr Körper stark mit Quecksilber belastet ist, denken Sie darüber nach, ob Sie die Amalgamfüllungen ersetzen lassen wollen.

● Sportliche Betätigung bringt für die Erhaltung von Beweglichkeit und Körperfunktion große Vorteile. Schwimmen ist ideal, weil es dabei nicht zu einer Erhöhung der Körpertemperatur kommt, die bei manchen Menschen, die unter MS leiden, die Symptome verschlimmert.

Gedächtnis- und Konzentrationsstörungen

Im Alter, wenn Neurotransmitter (chemische Botenstoffe, mit denen sich die Nervenzellen untereinander verständigen) in immer kleineren Mengen produziert wer-den, nimmt die Anzahl funktionstüchtiger Hirnzellen ab. Diese Veränderungen können das Erinnerungsvermögen und die Konzentrationsfähigkeit beeinträchtigen. Allerdings gibt es hier, wie bei den meisten anderen altersbedingten Funktionsveränderungen auch, große Unterschiede bei der Geschwindigkeit und dem Grad des Zerfalls bei älteren Menschen. Das alternde Gehirn ist außerordentlich empfindlich auf Veränderungen in seiner Umgebung. Mangelhafte Ernährung, Medikamente, Erkrankungen anderer Organe, schlechte Durchblutung und damit ungenügende Sauerstoffversorgung und Umweltgifte können altersbedingte Funktionsverluste beschleunigen.

Eine Ernährung, die viel gesättigtes Fett und raffinierten Zucker, jedoch wenig komplexe Kohlenhydrate enthält, hat zur Folge, daß sich arteriosklerotische Plaques ($\rightarrow$ Seite 329) bilden, die mit der Zeit den Sauerstoff- und Nährstofffluß zum Gehirn behindern. Ältere Menschen neigen dazu, aus der Nahrung weniger Nährstoffe aufnehmen zu können. Selbst geringfügige Mängel an den B-Vitaminen – insbesondere Thiamin (Vitamin B_1), Niacin, Folsäure und Vitamin B_{12} – können geistige Abläufe beeinträchtigen. Eine Versorgung mit reichlich Mineralien wie Eisen und Zink sind für Erinnerungsvermögen und Konzentrationsfähigkeit wichtig. Der Acetyl-cholinspiegel im Gehirn (der Neurotrans-mitter Acetylcholin ist für das Erinnerungsvermögen von wesentlicher Bedeutung) kann durch den Verzehr von Lebensmitteln, die viel Cholin enthalten (z.B. Leber, Eier, Nüsse und Blumenkohl) stabil gehalten werden. Lebensmittel, die reich an Antioxidantien – insbesondere Vitamin E, Selen und Vitamin C – sind, können Schäden durch freie Radikale aus Umweltgiften in Grenzen halten. Der regelmäßige Verzehr einer nährstoffreichen, ausgewogenen Ernährung – wenig gesättigtes Fett, raffinierter Zucker und Salz, viel Protein, Cholin, antioxidative Nährstoffe, Mineralien und B-Vitamine – kann zur Erhaltung der geistigen Leistungsfähigkeit beitragen.

● Schwermetallbelastung - insbesondere durch Aluminium, Quecksilber und Blei – kann den Intellekt und das Erinnerungsvermögen beeinträchtigen. Gezielte Untersuchung auf Schwermetalle und Entgiftung ist angebracht ($\rightarrow$ Seite 431).

● „Trainieren" Sie Ihr Gehirn, indem Sie Spiele spielen, Kreuzworträtsel lösen, eine neue Sprache lernen, zu Vorträgen oder Kursen gehen. Neue Reize halten die Hirnzellen aktiv und das Gedächtnis leistungsfähig.

● Hören Sie mit dem Rauchen auf: Das im Zigarettenrauch enthaltene Nikotin beeinträchtigt das Erinnerungsvermögen und die Giftstoffe im Rauch beschleunigen die Bildung arteriosklerotischer Plaques, die die Durchblutung des Gehirns hemmen.

Nährstoffempfehlungen bei Gedächtnis- und Konzentrationsstörungen

Nährstoff	Empfohlene Tagesdosis	Kommentare
Vitamin-B-Komplex	Ausgewogene Zusammenstellung, die mindestens 50 mg Thiamin (Vitamin B_1) und Vitamin B_6, 50 µg Vitamin B_{12} und 0,4 mg Folsäure enthalten sollte	Leichter Mangel an Vitamin B_{12}, Thiamin und Folsäure sind bei älteren Menschen weit verbreitet und können das Gedächtnis beeinträchtigen. Bei älteren Menschen, die Vitamin B_{12} schlecht aufnehmen, ist es nötig, Vitamin B_{12} mittels Injektion zu verabreichen.
Vitamin C	1 g	Vitamin C unterstützt die Durchblutung kleiner Blutgefäße im Gehirn. Wichtiges Antioxidans für das Gehirn.
Vitamin E und Selen	400 IE Vitamin E und 200 µg Selen	Antioxidantien können vor dem Verlust von Hirnzellen schützen.
Niacin	100 mg	Mangel an Niacin ist bei älteren Menschen weit verbreitet und kann das Gedächtnis beeinträchtigen. Niacin unterstützt die Durchblutung kleiner Blutgefäße im Gehirn.
Cholin	5 g (in Form von qualitativ hochstehendem Lezithin) mit 50 mg Pantothensäure	Ein Baustein für den Aufbau von Acetylcholin (dem für das Gedächtnis wichtigen Neurotransmitter) im Gehirn. Pantothensäure ist unerläßlich für den Aufbau von Acetylcholin.
Multimineral-Supplement	Mit reichlich Eisen und Zink	Mängel an Eisen, Zink und anderen Mineralien können die Hirnfunktion vermindern.

Demenz und Alzheimer

Demenz ist ein stufenweise verlaufender Verlust von Gehirnzellen, der verlangsamtes Denken, den Verlust von Erinnerungen (insbesondere neueren Datums), Verwirrung und Orientierungsschwierigkeiten zur Folge hat. Fortgeschrittene Demenz bringt Persönlichkeitsveränderungen mit sich und kann dazu führen, daß der oder die Betroffene die Fähigkeit verliert, zu sprechen oder andere zu verstehen. Bei älteren Menschen ist Demenz weit verbreitet – etwa 10% der über 65jährigen und über 30% der über 85jährigen sind davon betroffen. Die am weitesten verbreitete Form für Demenz ist die *Alzheimer-Krankheit*. Sie ist durch den Verlust von Gehirnzellen gekennzeichnet, die den Neurotransmitter (Botenstoff) Acetylcholin erzeugen. Eine weitere häufige Demenz ist eine verminderte Durchblutung des Gehirns, die als *Multi-Infarkt-Demenz* bezeichnet wird. Diese Form von Demenz ist die Folge mehrfacher kleiner Schlaganfälle, wobei jeder Schlaganfall einen kleinen Abschnitt des Gehirns beschädigt. Die Schlaganfälle ereignen sich über Monate oder Jahre hinweg und folgen einem unberechenbaren, willkürlichen Muster. Durch die Beschädigung und den Verlust von immer mehr Hirnzellen entwickelt der oder die Betroffene schließlich eine Demenz.

Ernährungsempfehlungen

Etwa jede vierte Demenz entsteht aufgrund von Ernährungsfaktoren und kann rückgän-gig gemacht werden. Mangel an den B-Vitaminen – insbesondere Niacin, Vitamin B12, Thiamin und Folsäure – kann Demenz verursachen. Chronischer, starker Alkoholkonsum kann ebenfalls zu Demenz führen: Alkohol hat eine unmittelbare toxische Wirkung auf die Gehirnzellen. Weil Multi-Infarkt-Demenz durch kleine Schlaganfälle verursacht wird, haben diejenigen Veränderungen der Eßgewohnheiten, die auf → Seite 331 zur Vorbeugung gegen Schlaganfälle vorgeschlagen wurden, auch hier ihre Gültigkeit: Vermeiden Sie Übergewicht, schränken Sie

Nährstoffempfehlungen bei Demenz und Alzheimer

Nährstoff	Empfohlene Tagesdosis	Kommentare
Vitamin B12	1 mg pro Tag via intramuskuläre Injektion während einer Woche, danach eine Injektion wöchentlich	Mangel an Vitamin B12 kann trotz normalem Vitamin-B12-Spiegel im Blut zu Demenz führen. Viele ältere Menschen nehmen Vitamin B12 aus der Nahrung schlecht auf. Innerhalb einiger Tage nach Beginn der Behandlung stellt sich eine Besserung ein.
Vitamin E und Selen	800 mg Vitamin E, 200 µg Selen	Antioxidantien können vor dem Verlust von Hirnzellen schützen.
Thiamin (Vitamin B1)	1g täglich während zwei Wochen, danach Dosis langsam bis auf 100 mg senken.	Mangel ist bei älteren Menschen weit verbreitet. Supplemente lindern schnell alle Symptome mit Ausnahme des Gedächtnisschwunds.
Niacin	500 mg täglich während zwei Wochen, danach Dosis langsam bis auf 100 mg senken	Mangel ist bei älteren Menschen weit verbreitet und kann Demenz, begleitet von Hautproblemen und Durchfall, auslösen.
Folsäure	2–5 mg	Mangel führt zu Erinnerungslücken, Erschöpfungszuständen und Verwirrung.
Cholin und Pantothensäure	0,5–1,0 g (entsprechend 15–30 g Lezithin), 100 mg Pantothensäure	Ein Baustein für den Aufbau von Acetylcholin (dem Neurotransmitter, an dem es bei Alzheimer mangelt) im Gehirn. Pantothensäure ist unerläßlich für den Aufbau von Acetylcholin.
Zink	50–100 mg	Der Zinkspiegel im Gehirn von Alzheimer-Patienten ist vermindert. Zinkmangel kann den Verlust von Hirnzellen beschleunigen. Supplemente können helfen, gegen Aluminiumvergiftungen vorzubeugen.
L-Carnitin	1,5–2 g	Verlangsamt den Verlauf der Alzheimer-Krankheit. Leitet die Ausschüttung von Acetylcholin im Gehirn ein.

Ihren Salzkonsum ein und verbessern Sie gleichzeitig die Versorgung mit Kalium und Kalzium, trinken Sie nicht zuviel Alkohol. Dadurch kann das Risiko einer Muliti-In-farkt-Demenz gesenkt und, durch die Verhinderung weiterer Schlaganfälle, bei Betroffenen der Verlauf der Krankheit verlangsamt werden. Menschen, die unter Alzheimer leiden, entwickeln oft aufgrund von Behinderungen und schlechter Ernährung Nährstoffmängel, die den Verlauf der Krankheit beschleunigen können. Der regelmäßige Verzehr einer nährstoffreichen, ausgewogenen Ernährung – wenig gesättigtes Fett, raffinierter Zucker und Salz, viel Protein, Cholin, antioxidative Nährstoffe, Mineralien und B-Vitamine   kann zur Erhaltung der geistigen Leistungsfähigkeit beitragen.

Besondere Hinweise

● Schwermetallbelastung – insbesondere chronische Aluminumvergiftung – kann zu Alzheimer beitragen. Gezielte Untersuchung auf Schwermetalle und Entgiftung kann von Vorteil sein. Vermeiden Sie den Kontakt mit Aluminium aus Quellen wie Aluminium-kochtöpfen, Alufolie, die Aluminium an Lebensmittel abgibt, Medikamenten, Antazida, bestimmte Aspirinsorten), Lebensmitteln und Trinkwasser (→ Seite 431).

Literatur

Allan, R.B.: Nutritional aspects of epilepsy - a review of the potential of nutritional intervention in epilepsy. Int. Clin. Nutr. Rev. 3 (1983) 3.

Bernstein, A.L.: Vitamin B_6 in neurology. Ann. NY Acad. Sci. 585 (1990) 250.

Blass, J.P. et al.: Thiamine and Alzheimer's disease: A pilot study. Arch. Neurol. 45 (1988) 833.

Bowman, B.: Acetyl-carnitine and Alzheimer's disease. Nutr. Rev. 50 (1992) 142.

Burnet, F.M.: A possible role of zinc in the pathology of dementia. Lancet 1 (1981) 186.

Carl, G.F. et al.: Association of low blood manganese concentration with epilepsy. Neurology 36 (1986) 1584.

Cendrowski, W.: Multiple sclerosis and MaxEPA. Br. J. Clin. Prac. 40 (1986) 365.

Coulter, D.L.: Carnitine deficiency in epilepsy: Risk factors and treatment. J. Child Neurol. 10 (1995) 32.

Crowell, G.F., Roach, E.S.: Pyridoxine-dependent seizures. Am. Fam. Physician 27 (1983) 183.

Durelli, L., Tutani, R.: The current status of taurine in epilepsy. Clin. Neuropharmacol. 6 (1983) 37.

Egger, J. et al.: Oligoantigenic diet treatment of children with epilepsy and migraine. J. Pediatr. 114 (1989) 51.

Fahn, S.: An open trial of high-dosage antioxidants in early Parkinson's disease. Am. J. Clin. Nutr. 53 (1991) 380.

Goutieres, F., Aicardi, J.: Atypical presentations of pyridoxine dependant seizures: a treatable cause of intractable epilepsy in infants. Ann. Neurol. 17 (1985) 117.

Gray, G.E.: Nutrition and dementia. J. Am. Diet Assoc. 89 (1989) 1795.

Grimes, J.D. et al.: Prevention of progression of Parkinson's disease with antioxidative therapy. Prog. Neuropsychopharmacol. Biol. Psychiatry 12 (1988) 165.

Kempster, P.A., Wahlqvist, M.L.: Dietary factors in the management of Parkinson's disease. Nutr. Rev. 52 (1994) 51.

Mai, J. et al.: High dose antioxidant supplementation to multiple sclerosis patients. Biol. Trace. Element. Res. 24 (1990) 109.

Raju, G.B. et al.: Randomized, double-blind, placebo-controlled, clinical trial of vitamin E as add-on therapy in uncontrolled epilepsy. Epilepsia 35 (1994) 368.

Ramaekers, V.T. et al.: Selenium deficiency triggering intractable seizures. Neuropediatrics 25 (1994) 217.

Ransohoff, R.M. et al.: Vitamin B_{12} deficiency and multiple sclerosis. Lancet 335 (1990) 1285.

Roach, E.S., Carlin, L.: N,N-dimethylglycine for epilepsy. N. Engl. J. Med. 307 (1982) 1081.

Smythies, J.R., Halsey, J.H.: Treatment of Parkinson's disease with L-methionine. South. Med. J. 77 (1984) 1577.

Swank, R.L., Dugan, B.B.: Effect of low saturated fat diet in early and late cases of multiple sclerosis. Lancet 336 (1990) 37.

Takahashi, R., Nakane, Y.: Clinical trial of taurine in epilepsy. In: Barbeau, A., Huxtable, R.J. (Eds.): Taurine and Neurological Disorders. Raven Press, New York 1978.

Psychiatrische Krankheiten

Angst und nervliche Anspannung

Angst ist ein Gefühl der inneren Unruhe, Nervosität oder Furcht ohne erkennbaren oder realistischen Grund. Sie kann sich in Beunruhigung, Zittern, Schwitzen und Schlafstörungen äußern. Obwohl Angst an sich ein normales menschliches Gefühl ist, kann sie, wenn sie chronisch oder schwerwiegend ist, nicht nur unangenehm werden, sondern kann das Leben eines Menschen belasten und seine Fähigkeiten beeinträchtigen. Plötzliche Anfälle extremer Angst werden als *Panikattacken* bezeichnet.

Ernährungsempfehlungen

Bei anfälligen Menschen kann der Verzehr von Zucker verstärkte Angstgefühle und sogar Panikattacken auslösen. Obwohl die Zuckerarten, die von Natur aus in Lebensmitteln vorhanden sind, im allgemeinen ungefährlich sind, kann es sinnvoll sein, Saccharose (Kristallzucker) und raffinierten Zucker, der Speisen beigefügt wird, aus dem Speiseplan zu streichen. Bei Menschen, die besonders anfällig für Angst und Panikattacken sind, kann Koffein die Symptome verschlimmern. Hypoglykämie (→ Seite 339) kann Angst, Reizbarkeit und Nervosität auslösen. Nahrungsmittel-Unverträglichkei-

Nährstoffempfehlungen bei Angst und nervlicher Anspannung

Nährstoff	Empfohlene Tagesdosis	Kommentare
Niacinamid	0,5–1g	Hat muskelentspannende und leicht beruhigende Eigenschaften und kann Angst dämpfen.
Vitamin B_6	50–100 mg	Erhöht den Serotoninspiegel im Gehirn. Serotonin ist ein chemischer Botenstoff im Gehirn, der Angst regelt. Besonders wirksam bei der Behandlung von Hyperventilation und Atemlosigkeit, die von Angst und Panikattacken herrühren.
Thiamin (Vitamin B_1)	50–100 mg	Ein Thiaminmangel kann den Milchsäurespiegel im Körper erhöhen. Milchsäure kann bei anfälligen Menschen die Angst verstärken.
Kalzium und Magnesium	800 mg Kalzium und 400 mg Magnesium, in Form von hochwertigen Dolomit-Tabletten einzunehmen	Mangel an Kalzium oder Magnesium kann Angst, nervliche Anspannung und Reizbarkeit verstärken.
Tryptophan	1–3 g	Tryptophan kann den Serotoninspiegel im Gehirn erhöhen. Serotonin ist ein chemischer Botenstoff im Gehirn, der eine beruhigende Wirkung hat. Verwenden Sie auch Lebensmittel, die im Verhältnis zu anderen Aminosäuren viel Tryptophan enthalten (→ Seite 401).

ten können das Gehirn in Mitleidenschaft ziehen und Angst sowie Nervosität verursachen.

Besondere Hinweise

● Angst hat viele Ursachen, und nur einige davon haben etwas mit der Ernährung zu tun. Entspannungs- oder Verhaltenstherapie kann ein wirksames Mittel zur Verminderung der Angst darstellen. Psychotherapie kann ebenfalls wirksam sein, besonders in Verbindung mit entsprechender Ernährungstherapie.

● Vermeiden Sie es, Beruhigungsmittel oder Tranquilizer zu nehmen, denn sie sind abhängigkeitsbildend und behandeln nicht die Ursachen der Angst.

● Tägliches, beharrliches aerobes Training (> 30 Minuten) kann die Produktion körpereigener beruhigender Verbindungen (Endorphine) im Gehirn anregen, die eine entspannende Wirkung haben und Angstgefühle vermindern.

Depressionen

Depressionen können von normaler, durch Verlust oder Trauer ausgelöster Traurigkeit bis hin zu einem starken Gefühl der überwältigenden Hoffnungslosigkeit reichen. Wenn Fachleute die Bezeichnung „Depression" verwenden, meinen sie damit ein Syndrom, das aus verschiedenen Bestandteilen zusammengesetzt ist. Zu diesen Bestandteilen gehören depressive Stimmung, Appetitlosigkeit, Erschöpfung, Schlafstörungen, Konzentrationsschwierigkeiten, niedriges Selbstwertgefühl und die Unfähigkeit, Dinge zu genießen, die einem sonst Vergnügen bereiten. Depressionen können das Alltagsleben beeinträchtigen, in schweren Fällen können sie sogar zum Selbstmord führen. Ein möglicher Grund für Depressionen ist ein gestör-

tes chemisches Gleichgewicht im Gehirn. *Neurotransmitter* sind natürliche Botenstoffe, durch die sich die Nervenzellen miteinander verständigen. Niedrige Werte von bestimmten Neurotransmittern, darunter Serotonin und Norepinephrin, können Depressionen hervorrufen. Diese Substanzen werden aus Nährstoffen aufgebaut. Daher können die Neurotransmitterwerte im Gehirn durch verstärkte Aufnahme der Vorläufer-Nährstoffe erhöht werden.

Ernährungsempfehlungen

Schlechte Eßgewohnheiten können Depressionen auslösen, weil sie den Körper nicht mit denjenigen Nährstoffen versorgen, die er braucht, um wichtige, für eine optimale Hirnfunktion unerläßliche Neurotransmitter (Botenstoffe) aufzubauen. Depressionen können wiederum die Nährstoffmängel vergrößern, indem sie Appetitmangel hervorrufen. Krankheit und Streß erhöhen den Nährstoffbedarf. Eine durch Krankheit oder Streß bedingte Depression kann also durchaus auf Nährstoffmängel zurückzuführen sein. Auch Nahrungsmittel-Unverträglichkeiten können die Gehirntätigkeit stören und Depressionen verursachen. Menschen, deren Depressionen je nach Speiseplan stärker oder schwächer ausfallen, sollten nach möglichen Nahrungsmittel-Unverträglichkeiten fahnden und die verantwortlichen Nahrungsmittel meiden. Kleine Mengen Koffein können die Stimmung heben, übermäßiger Koffeinkonsum kann jedoch das Nervensystem strapazieren und Depressionen und Angstzustände hervorrufen. Auch der übermäßige Konsum von raffiniertem Zucker kann Depressionen auslösen. Viele Depressive spüren eine deutliche Besserung nach ein bis zwei Wochen einer koffeinfreien Diät, bei der streng darauf geachtet wird, daß sehr wenig raffinierter Zucker konsumiert wird.

Nährstoffempfehlungen bei Depressionen

Nährstoff	Empfohlene Tagesdosis	Kommentare
Vitamin-B-Komplex	Sollte mindestens 50 mg B_1, B_2, B_3 und B_6 und 0,4 mg Folsäure enthalten.	Geringfügige Mängel an Vitamin B_1 (Thiamin), B_2 (Riboflavin), B_3 (Niacin), B_6 (Pyridoxin) und Folsäure können Depressionen hervorrufen.
Vitamin B_{12}	1 mg wöchentlich, via intramuskuläre Injektion	Besonders wirksam bei älteren Menschen, die unter Erschöpfung und Depressionen leiden.
Vitamin C	2–6 g	Leichter Mangel kann chronische Depressionen, Reizbarkeit und Erschöpfungszustände verursachen. Supplemente können die Stimmung heben.
Magnesium	600 mg	Medikamente, Krankheit und Streß können die Reserven erschöpfen und Depressionen, begleitet von innerer Unruhe und Reizbarkeit, hervorrufen.
Zink	30-60 mg	Zinkmangel ist relativ häufig.
Phenyl-alanin	0,5–3 g mit 50 mg Vitamin B_6	Diese Aminosäure ist ein Vorläufer zu Norepine-phrin, einem Neurotransmitter, der die Stimmung hebt. Sollte mit 50 mg Vitamin B_6 genommen werden. Beginnen Sie mit 0,5 g pro Tag und erhöhen Sie die Dosis nach und nach, bis eine Dosis ermittelt ist, die zu einer Besserung führt.

Besondere Hinweise

● Regelmäßiges aerobes Training regt die Produktion von natürlichen Substanzen im Gehirn an, die das Wohlbefinden steigern. 30 Minuten aerobes Training, 3–4mal die Woche, vermindert die Chance, daß sich eine Depression entwickelt und kann bei Depressiven die Stimmung heben.

Schizophrenie

Schizophrenie ist eine schwere, chronische Geisteskrankheit, die durch Halluzinationen und den Verlust des rationalen Denkvermögens gekennzeichnet ist. Die Erkrankung schließt oft Depressionen, Paranoia und Persönlichkeitsveränderungen ein. Obwohl die Ursache der Krankheit unbekannt ist, geht man davon aus, daß Störungen des chemischen Gleichgewichts im Gehirn und ein Ungleichgewicht zwischen den Neurotransmittern (Botenstoffen) im Gehirn dabei eine wichtige Rolle spielen.

Ernährungsempfehlungen

Lebensmittelallergien können in seltenen Fällen heftige Reaktionen im Gehirn und Schizophrenie-Symptome auslösen. Ein Beispiel liefert die Empfindlichkeit auf Gluten, ein Protein, das in bestimmten Körnern vorkommt (→ Seite 320). Eliminationsdiäten können die verantwortlichen Nahrungsmittel ermitteln, so daß diese fortan gemieden werden können (→ Seite 374). Weil sie sich oft schlecht ernähren, sind Schizophrene einem höheren Nährstoffmangel-Risiko ausgesetzt. Nährstoffmängel können wiederum die Symptome verschlimmern. Der regelmäßige Verzehr einer nährstoffreichen, ausgewogenen Ernährung – wenig Fett und raffinierter

Zucker, viel Protein, komplexe Kohlenhydrate, Mineralien und B-Vitamine – kann zur Erhaltung der Gesundheit des Gehirns beitragen. Lebensmittelzusätze, künstliche Farb-, Geschmacks- und Konservierungsstoffe sollten gemieden werden, denn Empfindlichkeiten auf diese Substanzen können die Symptome verschlimmern.

Nährstoffempfehlungen bei Schizophrenie*

Nährstoff	Empfohlene Tagesdosis	Kommentare
Niacinamid	Beginnen Sie mit 500 mg und erhöhen Sie im Laufe einiger Wochen auf 3–6 g	Niacinamid kann die Überproduktion bestimmter halluzinogener Nebenprodukte verhindern, die im Gehirn beim Aufbau von Neurotransmittern anfallen.
Vitamin C und Vitamin B_{12}	Vitamin C: Beginnen Sie mit 500 mg und erhöhen Sie im Laufe einiger Wochen auf 4–6 g täglich. Vitamin B_{12}: 1 mg wöchentlich, via intramuskuläre Injektion.	Kann, in Verbindung mit Niacin, bei einer bestimmten Form von Schizophrenie vorteilhaft sein, die durch Hyperaktivität, Übererregbarkeit und Paranoia gekennzeichnet ist. Vitamin C senkt hohe Kupferwerte im Gehirn, die zu den Symptomen beitragen.
Vitamin B_6 mit Zink und Mangan	Vitamin B_6: 500 mg–1 g Zink: 50–100 mg Mangan: 10–20 mg	Kann bei einer bestimmten Form von Schizophrenie vorteilhaft sein, die durch gestörten Stoffwechsel von Vitamin B6, Zink und Mangan gekennzeichnet ist. Bei dieser Art von Schizophrenie wird über den Urin sehr viel Kryptopyrrol, ein abnormales Stoffwechselprodukt, ausgeschieden. Vorsicht: hohe Dosen Vitamin B_6 (> 500 mg) können Probleme mit den peripheren Nerven verursachen. Nur unter ärztlicher Aufsicht verwenden.
Cholin und Pantothensäure	0,5–1,0 g (entsprechend 15–30 g Lezithin), 100–200 mg Pantothensäure	Cholin wird, in einer Reaktion für die Pantothensäure erforderlich ist, in Acetylcholin (einen Neurotransmitter im Gehirn) umgewandelt. Supplemente können das Gleichgewicht zwischen den Neurotransmittern im Gehirn wieder herstellen und die Symptome mildern.
Vitamin-B-Komplex	Sollte mindestens je 50 mg Thiamin (Vitamin B_1), Niacin und Vitamin B_6 und 0,4 mg Folsäure enthalten	Es kann sein, daß die Ernährung von Schizophrenen nicht genügend B-Vitamine liefert. Mängel an Thiamin, Niacin, Vitamin B_6 und Folsäure können die Symptome verschlimmern.

* Detailliertere Ausführungen über orthomolekulare Psychiatrie finden Sie in der nachfolgenden Literatur.

Besondere Hinweise

● Starke Schwermetallvergiftungen, z.B. aufgrund starker Belastung des Körpers mit Quecksilber oder Aluminium, können Symptome hervorrufen, die den Symptomen der Schizophrenie ähnlich sind. Untersuchung auf Schwermetalle und anschließende Entgiftung kann von Vorteil sein (→ Seite 431).

● Beachte mögliche Wechselwirkungen von Psychopharmaka auf den Nährstoff-Haushalt (→ Anhang III).

Literatur

Adams, P.W. et al.: Effect of pyridoxine hydrochloride (vitamin B6) upon depression associated with oral contraception. Lancet 1 (1973) 897.

Beck, W.S.: Cobalamin and the nervous system. N. Eng. J. Med. 318 (1988) 1752.

Beckman, V., Ludoph, E.: DL-phenylalanine as antidepressant. Arzneimittel-Forschung 28 (1978) 1283.

Braverman, E.R., Pfeiffer, C.C.: The Healing Nutrients Within: Facts, Findings and new Research on Amino. Acids. Keats. Publishing, Connecticut 1987.

Brozek, J.: Psychological effects of thiamin restriction and deprivation in normal young men. Am. J. Clin. Nutr. 5 (1951) 104.

Colby-Morley, E.: Neuro-transmitters and nutrition. J. Orthomol. Psychiat. 12 (1983) 38.

Crowdon, J.M.: Neuro-transmitter precursors in the diet: their use in the treatment of brain diseases. In: *Wurtman, R.J., Wurtman, J.J.* (Eds.): Nutrition and the Brain, vol. 3. Raven Press, New York 1979.

Editorial: Folate responsive schizophrenia. Lancet 1 (1975) 1283.

Evans, D.L., Edelsohn, C.A., Golden, R.N.: Organic psychosis without anaemia or spinal cord symptoms in patients with vitamin B12 deficiency. Am. J. Psychiatry 140 (1983) 218.

Friedman, B.J. et al.: Manganese balance and clinical observations in young men fed a manganese-deficient diet. J. Nutr. 117 (1983) 133.

Gelenberg, A.J. et al.: Tyrosine treatment of depression. Am. J. Psychiatry 137 (1980) 622.

Hawkins, D.: Treatment of schizophrenia. In: *Hawkins, D., Pauling, L.* (Eds.): Orthomol Psychiatry. W.H. Freeman, San Francisco 1973.

Hoffer, A.: Mechanism of action of nicotinic acid and nicotinamide in the treatment of schizophrenia. In: *Hawkins, D., Pauling, L.* (Eds.): Orthomol Psychiatry. W.H. Freeman, San Francisco 1973.

Kravitz, H.M. et al.: Dietary supplements of phenylalanine and other amino acid precursors of brain neuroamines in the treatment of depressive disorders. J. Am. Osteo. Assoc. 84 (1984) 119.

Lindenbaum, J. et al.: Neuropsychiatric disorders caused by cobalamin deficiency in the absence of anemia or macrocytosis. N. Eng. J. Med. 318 (1988) 1720.

Liz, A.J de.: Large amounts of nicotinic acid and vitamin B12 and the treatment of apparently irreversible psychotic conditions found in patients with low levels of folic acid. J. Orthomol. Psychiat. 8 (1979) 63.

Lohr, J.B. et al.: Alpha-tocopherol in tardive dyskinesia. Lancet 1 (1987) 914.

Oren, D.A. et al.: A controlled trial of cyanocobalamin (vitamin B12) in the treatment of winter seasonal affective disorder. J. Affect. Disord. 32 (1994) 197.

Ortega, R.M. et al.: Functional and psychic deterioration in elderly people may be aggravated by folate deficiency. J. Nutr. 126 (1996) 1992.

Pfeiffer, C.C.: A study of zinc deficiency and copper excess in schizophrenics. Int. Rev. Neurobiol. 1 (1972) 141.

Pfeiffer, C.C. et al.: Treatment of pyroluric schizophrenia with large doses of pyridoxine in a dietary supplement of zinc. J. Orthomol. Psychiat. 3 (1974) 292.

Pfeiffer, C.C.: Naturstoff-Therapie bei psychischen Störungen. Karl F. Haug Verlag, Heidelberg 1990.

Reynolds, E.H. et al.: Methylation and mood. Lancet 2 (1984) 196.

Seelig, M.S.: Consequences of magnesium deficiency on the enhancement of stress reactions; preventive and therapeutic implications (a review). J. Am. Coll. Nutr. 13 (1994) 429.

Thomson, J., Rankin, H., Ashcroft, G.W. et al.: The treatment of depression in general practice; a comparison of L-tryptophan, amitriptyline, and a combination of L-tryptophan and amitriptyline with placebo. Psychol. Med. 12 (1982) 741.

Young, S.N.: Behavioral effects of dietary neurotransmitter precursors: basic and clinical aspects. Neurosci. Biobehav. Rev. 20 (1996) 313.

Schlafstörungen

Nicht alle Menschen brauchen gleichviel Schlaf. „Ausgeschlafen" hat, wer morgens erfrischt aufwacht und tagsüber ausgeruht und wachsam ist. Manche Menschen brauchen neun bis zehn Stunden Schlaf, während andere nur sechs benötigen. Der Ausdruck *Schlafstörungen* bezeichnet Symptome wie Einschlafstörungen, häufiges Aufwachen, jeweils gefolgt von erneuten Einschlafschwierigkeiten, oder schlechten, unruhigen Schlaf. 25–30% aller Erwachsenen leiden unter Schlafstörungen, wobei meistens die über 65jährigen betroffen sind. Es gibt viele mögliche Ursachen für Schlafstörungen. Streß, Depressionen, Angstzustände oder Ungleichgewichte im Nährstoffhaushalt gehören dazu. Menschen, die unter Schlafstörungen leiden, sollten Schlafmittel meiden (→Seite 402). Bestimmte natürliche Nährstoffe fördern gesunden, tiefen Schlaf.

Ernährungsempfehlungen

Die Schlaflosigkeit kann in der Ernährung begründet liegen, im Mangel an bestimmten Mineralstoffen und Vitaminen durch den die Nervenzellen ungenügend versorgt werden. Optimale Ernährung kann die Schlafqualität verbessern. Schlafmangel strapaziert Körper und Seele. Wer unter Schlaflosigkeit leidet, ist mit Multivitamin- und Mineral-Supplementen gut beraten, denn Schlafmangel erhöht den Nährstoffbedarf.

Man sollte die Abendmahlzeit mindestens drei Stunden vor dem Schlafengehen einnehmen. Dabei sollten Lebensmittel mit einem günstigen Verhältnis von Tryptophan zu Protein vorgezogen werden. Tryptophan ist eine Aminosäure, die zum Aufbau von Serotonin (einem Neurotransmitter, der den Schlaf herbeiführt, → Seite 190) benötigt wird. Ein tryptophanreiches Abendessen mit reichlich Kohlenhydraten (Teigwaren, Reis, Bircher-Müsli) kann die Schlafqualität verbessern. Kohlenhydrate regen die Produktion von Insulin an, das wiederum dazu neigt, die Aufnahme von Tryptophan ins Gehirn zu steigern.

Lebensmittel, die im Verhältnis zu Protein viel Tryptophan enthalten

▶ Bananen
▶ Eier
▶ Fisch
▶ Milch und Milchprodukte
▶ Sojabohnen und Sojaprodukte
▶ Walnüsse

Obwohl Alkohol zunächst eine beruhigende Wirkung hat, die einer Person das Einschlafen erleichtern mag, sorgt er nur für leichten, unruhigen Schlaf und nächtliches Erwachen. Menschen, die unter Schlafstörungen leiden, sollten auf einen alkoholischen „Schlummertrunk" verzichten, weil Alkohol den Tiefschlaf beeinträchtigt. Ein Glas warme Milch eignet sich wesentlich besser als Schlummertrunk. Milch enthält viel Tryptophan und Kalzium, was eine beruhigende Wirkung hat und abends eingenommen den Schlafrhythmus verbessert.

Je mehr Koffein man tagsüber konsumiert, desto größer ist das Risiko, Schlafstörungen zu entwickeln. Verzichten Sie in den vier Stunden vor dem Schlafengehen auf Kaffee, Tee oder Cola-Getränke und beschränken Sie auch tagsüber den Konsum auf ein Mindestmaß. Manche Menschen reagieren empfindlich auf natürliche anregende Stoffe, die in kleinen Mengen in gereiftem Käse, Speck, Schinken, Wurst, Sauerkraut, Auberginen, Spinat und Tomaten vorkommen. Diese Lebensmittel können zu Schlafstörungen beitragen. Niedrige nächtliche Blutzuckerwerte können häufiges oder frühes Erwachen hervorrufen, weil ein Absinken des Blutzuckerspiegels die Ausschüttung von Hormonen wie Adrenalin auslöst, die eine anregende Wirkung haben (→ auch die Ausführungen über Hypoglykämie auf Seite 339).

Nährstoffempfehlungen bei Schlafstörungen

Nährstoff	Empfohlene Tagesdosis	Kommentare
Vitamin C	0,5–1g, 30–60 Minuten vor dem Zubettgehen	Hilft, den Schlafrhythmus auszugleichen. Vorsicht: Manche Menschen werden durch Vitamin C angeregt.
Niacinamid	1 g, 30 Minuten vor dem Zubettgehen	Hilft beim Einschlafen und kann die Schlafqualität verbessern.
Kalzium	600 mg, 30 Minuten vor dem Zubettgehen	Hat beruhigende Eigenschaften und kann die Schlafqualität verbessern.
Magnesium	800 mg Magnesium-orotat, 30–60 Minuten vor dem Zubettgehen	Hilft beim Einschlafen und kann die Schlafqualität verbessern.
Melatonin	0,5–3 mg, 30–60 Minuten vor dem Zubettgehen	Besonders wirksam bei Menschen über 50, die unter chronischen Schlafstörungen leiden.
Tryptophan	1–3g, 30 Minuten vor dem Zubettgehen	Hilft, den Schlafrhythmus auszugleichen. Verwenden Sie auch Lebensmittel, die im Verhältnis zu anderen Aminosäuren viel Tryptophan enthalten (→ Seite 401).
Inositol	1 g, 30 Minuten vor dem Zubettgehen	Gleicht den Schlafrhythmus aus.

Besondere Hinweise

● Regelmäßiges aerobes Training kann den Schlaf fördern.

● Verzichten Sie auf das Rauchen: Nikotin hat eine anregende Wirkung und starkes Rauchen vermindert die Schlafqualität.

● Meiden Sie Schlafmittel. Regelmäßig eingenommen bewirken sie das genaue Gegenteil von dem, was sie bewirken sollen: Sie bringen den natürlichen Schlafrhythmus des Körpers durcheinander, verursachen unterbrochenen Schlaf und führen zu „Kater" und Erschöpfungszuständen tagsüber. Darüber hinaus machen viele Schlafmittel abhängig.

● Viele Medikamente und Drogen, darunter die „Pille", Beta-Blocker, Medikamente zur Gewichtsreduktion und Marihuana, verursachen Schlafstörungen.

● Schlafstörungen können Symptome von Angst oder Depression sein. Psychotherapie, Entspannungstechniken und Ernährungstherapie können helfen, Depressionen und Angstzustände zu beheben, wodurch auch der Schlaf verbessert wird.

Literatur

Anonymous: L-tryptophan interval therapy is effective in chronic insomnia. Intern. Med. News 17 (1984) 11.

Garfinkel, D. et al.: Improvement of sleep quality in elderly people by controlled release melatonin. Lancet 346 (1995) 541.

Hartman, E., Spinweber, C.L.: Sleep induced by L-tryptophan: Effect of dosages within the normal dietary intake. J. Nerv. Ment. Dis. 167 (1979) 497.

Pfitzer, S., Boll, M.: Vom Sein und Schein des Melatonins. Ernähr.-Umschau 43 (1996) 398.

Seelig, M.S.: Consequences of magnesium deficiency on the enhancement of stress reactions; preventive and therapeutic implications (a review). J. Am. Coll. Nutr. 13 (1994) 429.

Frauenbeschwerden

Menstruationskrämpfe

Menstruationskrämpfe sind stechende, krampfartige Schmerzen im Unterleib, die auftreten, wenn die Gebärmutter sich zusammenzieht und mit der Regelblutung ihre innere Auskleidung abstößt. Bei manchen Frauen können die Krämpfe stark und von Übelkeit, Durchfall, Schwindel und Kopfschmerzen begleitet sein.

Ernährungsempfehlungen

Geringe Magnesiumreserven können die Menstruationskrämpfe und ihre Begleitsymptome verschlimmern. Samen, Nüsse, Vollkornprodukte und Gemüse liefern viel Magnesium. Eisenmangel ist bei Frauen, die starke Monatsblutungen haben, besonders wahrscheinlich. Frauen sollten Nahrungsmittel essen, die reichlich Eisen enthalten (mageres Fleisch, Leber, Rosinen, Muscheln, dunkelgrünes Blattgemüse), um das Eisen, das mit der Menstruationsblutung verlorengeht, zu ersetzen.

Prämenstruelles Syndrom (PMS)

Prämenstruelles Syndrom ist ein Oberbegriff, unter dem verschiedene Symptome zusammengefaßt werden, die im allgemeinen vier bis zehn Tage vor der Menstruation auftreten, und die zu Beginn der Menstruation – häufig ganz plötzlich – verschwinden. Die am weitesten verbreiteten Symptome sind Reizbarkeit, nervliche Anspannung, Depression, Stimmungsschwankungen, Lust auf Süßes, empfindliche Brüste, Anstauungen von Wasser und Gewichtszunahme. PMS kann verschieden stark ausfallen: etwa jede fünfte Frau leidet unter starken Symptomen, die sie in ihren alltäglichen Tätigkeiten stören. Bei den meisten Frauen ist der Auslöser der PMS-Symptome eine Störung des hormonellen Gleichgewichts (zu viel Östrogen und zuwenig Progesteron).

Ernährungsempfehlungen

Viele Frauen, die unter PMS leiden, verspüren Lust auf raffinierte Kohlenhydrate und

Nährstoffempfehlungen bei Menstruationskrämpfen

Nährstoff	Empfohlene Tagesdosis	Kommentare
Vitamin E	400 mg	Mildert Menstruationskrämpfe.
Niacin	100–300 mg	Mildert Menstruationskrämpfe. Kann noch wirksamer sein, wenn es gemeinsam mit 500 mg Vitamin C genommen wird.
Magnesium	400 mg	Mildert Menstruationskrämpfe und deren Begleitsymptome.
Gamma-Linolensäure (GLS)	in Form von Nachtkerzenöl (EPO), 4–6 Kapseln	Mildert Menstruationskrämpfe und deren Begleitsymptome.

Zucker. Kohlenhydrate können die Stimmung verbessern, indem sie die Bildung des Neurotransmitters Serotonin im Gehirn anregen. Es kann sein, daß Frauen mit PMS unbewußt ihre Kohlenhydratzufuhr erhöhen, um sich besser zu fühlen. Allerdings verstärkt das Konsumieren großer Mengen von Zucker die Ansammlung von Wasser im Körper sowie die Gewichtszunahme und kann Hypoglykämie auslösen sowie die Ausschwemmung von Magnesium beschleunigen. Dies kann wiederum die PMS-Symptome verschlimmern. Frauen mit PMS können diesen Teufelskreis durchbrechen und ihrer Lust auf Süßes Herrin werden, indem sie mehr tryptophanreiche Nahrungsmittel essen (die Aminosäure Tryptophan wird im Gehirn in Serotonin umgewandelt, → Seite 190). Starker Alkohol- und Kaffeekonsum in den zwei Wochen vor der Menstruation können PMS verschlimmern, vor allem den Kopfschmerz und die nervliche Anspannung.

Eine Ernährung, die wenig Salz und Fett (vor allem tierische Fette) enthält, kann die Anstauung von Gewebsflüssigkeit (Ödeme) vermindern und unter Umständen die Schwellung und Empfindlichkeit der Brüste mildern.

Besondere Hinweise

● Methoden zum Abbau von Streß, zum Beispiel Meditation, Biofeedback und Entspannungstherapie, können die nervöse Anspannung, die Stimmungsschwankungen und die Reizbarkeit, die mit PMS einhergehen, vermindern. Auch sportliche Betätigung kann Streß abbauen und dem Körper helfen, überschüssiges Wasser auszuscheiden. Falls die Anstauung von Wasser Schwellungen an den Knöcheln verursacht, sind Schwimmen oder andere Sportarten, die die Füße nicht belasten, von Vorteil.

Nährstoffempfehlungen beim Prämenstruellen Syndrom

Nährstoff	Empfohlene Tagesdosis	Kommentare
Vitamin B_6	50–100 mg	Wirksame Behandlung von PMS, besonders, wenn es in Verbindung mit Magnesium genommen wird; vermindert die Ansammlung von Wasser
Vitamin E	400 mg	Vermindert wirksam PMS-Symptome.
Multimineral-Präparat	Sollte mind. 10 mg Zink, 200 µg Chrom und 5 mg Mangan enthalten.	Reguliert die Zuckerstoffwechsel und vermindert PMS-Symptome.
Kalzium	800–1000 mg	Vermindert die Ansammlung von Gewebsflüssigkeit und verbessert die Stimmung, baut Spannung ab.
Magnesium	400 mg	Geringfügiger Mangel kann Symptome verschlimmern. Supplemente können nervöse Spannung abbauen, Schmerzen in den Brüsten und Gewichtszunahme vermindern.
Gamma-Linolensäure (GLS)	in Form von Nachtkerzenöl (EPO), 4–8 Kapseln	Mildert wirksam PMS-Symptome.

Fibrozystische Brusterkrankung

Fibrocystic breast disease (FBD) ist durch Schwellungen, Knotenbildung und Empfindlichkeit in den Brüsten gekennzeichnet, die sich oft in den Tagen vor der Menstruation verschlimmern. Wenn FBD auftritt, bilden sich im Brustgewebe kleine Zysten, die mit Flüssigkeit gefüllt und von Bindegewebe umgeben sind. Wenn sich die Zysten aufgrund der Hormonschwankungen innerhalb des Menstruationszyklus vergrößern, dehnen sie das umliegende Gewebe, was Schmerzen und Empfindlichkeit verursacht. 20–40% aller Frauen, die zwischen 25 und 50 Jahre alt sind, sind bis zu einem gewissen Grad betroffen. FBD ist normalerweise ungefährlich. Allerdings können die Veränderungen, die eine schwere FBD mit sich bringt, das Brustkrebsrisiko für das spätere Leben leicht erhöhen.

Ernährungsempfehlungen

Je mehr Fett die Ernährung enthält, desto höher ist das FBD-Risiko. Bei Frauen, die von FBD betroffen sind, kann eine Verkleinerung des Fettanteils der Ernährung (so daß nur 15–20% des täglichen Energiebedarfs mit Fett abgedeckt werden) Schwellungen und Empfindlichkeit vermindern. In Verbindung mit einer fettarmen Ernährung kann eine Einschränkung von oder ein Verzicht auf Koffein und Theobromin (ein koffeinähnlicher Stoff, der in Schwarztee vor-

Nährstoffempfehlungen bei fibrozystischen Brusterkrankungen

Nährstoff	Empfohlene Tagesdosis	Kommentare
Vitamin A	25.000–50.000 IE	Ergänzende Gaben können Schwellungen und Empfindlichkeit mildern. Hohe Vitamin-A-Dosierungen nur unter ärztlicher Kontrolle einnehmen.
Vitamin E	400–800 mg	Ergänzende Gaben können bei vielen Frauen Symptome mildern oder ganz zum Verschwinden bringen.
Vitamin-B-Komplex	Hochdosiert, wobei auf Vitamin B_6 (mindestens 25 mg) und Cholin viel Wert gelegt werden sollte.	Hilft der Leber, Hormonschwankungen auszugleichen, und kann Empfindlichkeit und Schwellungen mildern.
Jod	150–250 µg (kann als Teil eines Multimineral-Präparates eingenommen werden). In schweren Fällen kann wäßriges Jod verwendet werden. Kelp-Supplemente sind ebenfalls reich an Jod.	Kann Schmerzen, Schwellungen und Knotenbildung vermindern. Wäßriges Jod sollte nur unter ärztlicher Aufsicht verwendet werden.
Zink	30–60 mg	Kann Empfindlichkeit und Schwellungen mildern.
Gamma-Linolen-säure (GLS)	In Form von Nachtkerzenöl (EPO), 4–8 Kapseln	Vermindern wirksam Knotenbildung und Empfindlichkeit, besonders, wenn diese Symptome vor der Menstruation auftreten.

kommt) die Symptome bedeutend mildern. Bei manchen Frauen, die Koffein und Theobromin aus ihrer Ernährung verbannen, verschwinden die FBD-Symptome völlig. Im folgenden sind Nahrungs- und Arzneimittel aufgeführt, die diese Verbindungen enthalten.

Quellen von Koffein und Theobromin

▶ Cola-Getränke
▶ „Energiedrinks"
▶ Kaffee
▶ gewisse Medikamente gegen Allergien
▶ gewisse Medikamente gegen Erkältungen
▶ Schmerzmittel
▶ Schwarztee

Besondere Hinweise

● Die „Pille" sollte von Frauen mit FBD gemieden werden. Das Östrogen, das in der Pille enthalten ist, kann FBD verschlimmern. Manche Frauen reagieren auch empfindlich auf die Östrogenspuren, die in Fleisch und Geflügel aus Massentierhaltung vorzufinden sind.

Wechseljahre

In den *Wechseljahren* hören die Menstruationsblutungen endgültig auf, was bei den meisten Frauen im Alter von etwa 50 Jahren der Fall ist. Bei Frauen, die Ende 40 sind, wird die Bildung von Östrogen verlangsamt und die Eisprünge werden immer seltener, bis sie schließlich ganz aufhören. Vier Fünftel aller Frauen haben während der Wechseljahre Symptome, darunter Hitzewallungen, Kopfschmerzen, Erschöpfung, Reizungen der Scheide, Stimmungsschwankungen und Depressionen. Diese Symptome können verschieden schwer ausfallen: etwa jede fünfte

Frau hat Hitzewallungen, die so stark sind, daß sie deswegen zum Arzt geht. Zusätzlich führt die Östrogenknappheit zu einem Verlust von Mineralien (hauptsächlich Kalzium) im Knochengerüst, was das Osteoporose-Risiko, und damit das Risiko von Knochenbrüchen, im späteren Leben erhöht. Außerdem erhöht die Östrogenknappheit allmählich den LDL-Cholesterinspiegel im Blut, und senkt gleichzeitig die HDL-Cholesterinwerte (das ist das schützende, „gesunde" Cholesterin, → Seite 329). Dadurch wird das Herzinfarkt- und Schlaganfall-Risiko der Frau erhöht.

Ernährungsempfehlungen

Frauen in den Wechseljahren sollten jeden Tag Nahrungsmittel essen, die reichlich Kalzium, Magnesium, Vitamin D und Vitamin K enthalten, um das Knochengerüst zu erhalten. Auch sollten sie darauf achten, nicht zuviel Phosphor und Proteine zu sich zu nehmen (das in großen Mengen in rotem Fleisch, industriell verarbeiteten Lebensmitteln und Cola-Getränken enthalten ist), denn zuviel Phosphor und Proteine in der Ernährung beschleunigt den Mineralverlust in den Knochen. Um die Blutfettwerte im gesunden Bereich zu halten, sollten Frauen den Anteil an gesättigten Fetten in ihrer Ernährung verkleinern, indem sie weniger Fleisch, Eier und Vollmilchprodukte essen. Blutzuckerschwankungen und Hypoglykämie können viele Beschwerden, die mit den Wechseljahren einhergehen, verschlimmern (→ Seite 339).

Besondere Hinweise

● Während der Wechseljahre ist sportliche Betätigung besonders wichtig. Sie baut Streß ab, hält die Knochen stark und die HDL-Werte im Blut hoch.

Nährstoffempfehlungen während der Wechseljahre

Nährstoff	Empfohlene Tagesdosis	Kommentare
Vitamin E	400 mg; Vitamin E in Salben kann in der Scheide lokal angewandt werden.	Kann Hitzewallungen, Erschöpfung, Depression und Reizungen in der Scheide bedeutend mildern.
Vitamin C mit Bioflavonoiden	1 g Vitamin C, zusammen mit 100–200 mg eines Bioflavonoid-Komplexes, der viel Hesperidin enthält	Vermindert Hitzewallungen, nächtliche Wadenkrämpfe und Erschöpfung. Darüber hinaus hilft es, die Blutfettwerte ins Gleichgewicht zu bringen.
Vitamin-B-Komplex	Hochdosiert, wobei auf Vitamin B_6 (mindestens 25 mg) und Cholin viel Wert gelegt werden sollte	Hilft der Leber, Hormonschwankungen auszugleichen und mildert Symptome.
Vitamin D	10 µg	Vermindert den Mineralverlust in den Knochen.
Kalzium und Magnesium	800 mg Kalzium und 400 mg Magnesium	Vermindert Reizbarkeit und Stimmungsschwankungen. Hilft, die Knochen zu erhalten und wirkt Knochenschwund entgegen.
Multimineral-Präparate	Sollten Zink, Chrom, Silizium und Mangan enthalten.	Hilft, die Knochen zu erhalten und wirkt Knochenschwund entgegen.
Gamma-Linolensäure	In Form von Nachtkerzenöl (EPO), 2–4 Kapseln	Vermindert wirksam Hitzewallungen, Reizungen in der Scheide und Stimmungsschwankungen.

Scheidenentzündung

Die Symptome einer *Scheidenentzündung* sind Brennen, Juckreiz, häufig auch vermehrter Ausfluß, dessen Farbe, Konsistenz oder Geruch ungewöhnlich sind. Scheidenentzündungen sind ein weit verbreitetes Problem und können durch eine Infektion mit Bakterien oder Hefepilzen, Allergien, Hormonschwankungen (die durch Wechseljahre, Schwangerschaft oder die Pille verursacht werden), Immunschwäche oder Mangelernährung ausgelöst werden. Oft treten sie nach einer Behandlung mit Antibiotika auf. Diese zerstören die gesunden Bakterien, die normalerweise in der Scheide vorkommen (hauptsächlich sind das Lactobacilli) und ermöglichen so das Übergewicht bestimmter Hefepilze.

Ernährungsempfehlungen

Die Qualität der Ernährung hat großen Einfluß auf das Milieu der Scheide. Der normale Ausfluß, der ununterbrochen in kleinen Mengen in der Scheide gebildet wird, spiegelt die Ernährung wieder: Zum Beispiel kann ein übertriebener Verzehr von Weißmehl und raffiniertem Zucker den Zuckergehalt des Ausflusses und damit das Infektionsrisiko erhöhen. Eine optimale Versorgung mit den Vitaminen A und C, den B-Vitaminen und Zink kann die Widerstandskraft gegen Scheidenentzündungen, die durch Bakterien oder Hefepilze ausgelöst werden, erhöhen. Nahrungsmittel-Allergien können Brennen und Juckreiz in der Scheide verursachen (→ Seite 373). Wiederkehrende Scheidenentzündungen können womöglich das Symptom einer chronischen Candidiasis sein (→ Seite 368).

Nährstoffempfehlungen bei Scheidenentzündung

Nährstoff	Empfohlene Tagesdosis	Kommentare
Vitamin A	10.000–25.000 IE	Hohe Vitamin-A-Dosierungen nur unter ärztlicher Kontrolle einnehmen. Erhält die Zellen der Innenwand der Scheide gesund und vermehrt die Bildung von Abwehrstoffen, die das Infektionsrisiko vermindern.
Vitamin E	200–400 mg (Vitamin-E-haltige Lotionen können auch lokal angewandt werden.)	Erhält die Zellen der Innenwand der Scheide gesund und unterstützt das Immunsystem.
Vitamin C	0,5–1,0 g	Erhält die Zellen der Innenwand der Scheide gesund und unterstützt das Immunsystem.
Vitamin-B-Komplex	Hochdosiert; sollte mindestens je 25 mg Thiamin (B$_1$), Riboflavin (B$_2$), Vitamin B$_6$ und Pantothensäure und 0,4 mg Folsäure enthalten	Erhält die Zellen der Innenwand der Scheide gesund. Besonders wirksam bei der Behandlung von Symptomen, die mit den Wechseljahren oder der Einnahme der Pille einhergehen.
Zink	15–30 mg; für eine Intimdusche einen Eßlöffel voll 2%ige Zinksulfatlösung auf einen halben Liter warmes Wasser	Zinkmangel erhöht die Chancen, daß es zu einer Scheidenentzündung kommt. Ergänzende Gaben unterstützen das Immunsystem.

Besondere Hinweise

● Um ein gesundes Gleichgewicht der Bakterien in der Scheide wieder herzustellen oder zu erhalten, kann eine Intimdusche mit in warmem Wasser suspendierten Lactobacillus-Bakterien gute Dienste leisten.

● Das Tragen von Unterwäsche oder Strumpfhosen aus Nylon (oder anderen Kunstfasern) kann die Anfälligkeit auf Scheidenentzündungen erhöhen, indem sie Reizungen und die Ansammlung von Feuchtigkeit verursacht. Locker sitzende Unterwäsche aus Baumwolle, die luftdurchlässig ist, vermindert das Risiko für Scheidenentzündungen.

● Scheidenentzündungen können von Allergien und Reizungen herrühren, die durch Chemikalien – zum Beispiel Farb- und Duftstoffe in Badezusätzen oder Intimpflegeprodukten – verursacht werden. In warmem Wasser verdünnter Apfelessig ist eine wirksame Intimdusche gegen Scheidenentzündung.

Die Pille

Die „Pille" enthält eine Mischung aus den weiblichen Geschlechtshormonen Östrogen und Progesteron. Sie verhindert eine Schwangerschaft, indem sie die Freisetzung einer Eizelle in den Eierstöcken (Eisprung) unterbindet. Obwohl sie eine wirksame Verhütungsmethode darstellt und häufig verwendet wird, hat sie viele unerwünschte Nebenwirkungen. Auf viele dieser Nebenwirkungen wird weder von den Herstellern, noch von manchen Ärzten, die die Pille verschreiben, deutlich hingewiesen. Zu den Nebenwirkungen, die die Pille mit sich bringen kann, gehören Kopfschmerzen, Gewichtszunahme, Anstauung von Gewebsflüssigkeit im Körper, Depressionen, Reizungen in der Scheide, Candida-Infektionen, ein erhöhtes Risiko der Bildung von Blutgerinnsel (was das Herzinfarkt- und Schlaganfall-Risiko erhöht) und ein erhöhtes Brust- und Gebärmutterkrebsrisiko. Darüber hinaus hat die Pille tiefgreifende Auswirkungen auf den Nährstoffhaushalt des Körpers.

Die Auswirkungen der Pille auf den Nährstoffhaushalt

Die Pille erhöht den Bedarf an...	...indem sie den Nährstoffhaushalt folgendermaßen beeinflußt:
▶ Folsäure	Sie beeinträchtigt den Stoffwechsel und erhöht dabei den Folsäurebedarf. Frauen, die die Pille nehmen, leiden häufig unter Folsäuremangel. Folsäuremangel ist besonders in den ersten Schwangerschaftswochen für den Embryo gefährlich und kann Geburtsfehler zur Folge haben (→ Seite 232). Frauen sollten nach dem Absetzen der Pille drei bis sechs Monate warten, bevor sie versuchen, schwanger zu werden. Während dieser Monate sollten sie einen hochdosierten Vitamin-B-Komplex nehmen, der mindestens 0,4 mg Folsäure enthält, um ihre Reserven aufzustocken.
▶ Thiamin, Riboflavin und Vitamin B_{12}	Sie beeinträchtigt den Stoffwechsel und erhöht dabei den Bedarf an diesen B-Vitaminen.
▶ Vitamin B_6	Der Bedarf an Vitamin B_6 ist bei Frauen, die die Pille nehmen, 5–10mal so hoch wie bei Frauen, die sie nicht nehmen. Verschiedene Nebenwirkungen der Pille, darunter Depressionen, Blutzuckerschwankungen und Ödeme, können teilweise durch „pillenbedingten" Vitamin-B_6-Mangel verursacht werden.
▶ Vitamin C	Erhöht den Vitamin-C-Bedarf.
▶ Zink und Magnesium	Sie beeinträchtigt den Stoffwechsel und erhöht dabei den Bedarf an diesen Mineralien.
Die Pille vermindert den Bedarf an...	**...indem sie den Nährstoffhaushalt folgendermaßen beeinflußt:**
▶ Kupfer	Die Pille erhöht den Kupferspiegel im Blut auf das Doppelte. Extrem hohe Kupferspiegel können klinische Nebenwirkungen auslösen.
▶ Vitamin A	Sie erhöht den Blutspiegel von Vitamin A und dem dazugehörigen Transportprotein. Die Pille erhöht unter Umständen die Chance, daß Vitamin A eine toxische Wirkung entfaltet. Daher sollten Frauen, die die Pille nehmen, hohe Dosen von Vitamin A meiden.
▶ Vitamin K	Die Blutgerinnungs-Proteine in unserem Körper sind von Vitamin K abhängig. Ein erhöhter Vitamin-K-Spiegel zieht einen erhöhten Gerinnungsprotein-Spiegel nach sich, und dieser wiederum erhöht die Wahrscheinlichkeit, daß sich Blutgerinnsel bilden. Daher sollten Frauen, die die Pille nehmen, hohe Dosen von Vitamin K meiden.

Nährstoffempfehlungen bei Einnahme von Kontrazeptiva

Nährstoff	Empfohlene Tagesdosis
Vitamin-B-Komplex	Hochdosiert; sollte mindestens je 5 mg Thiamin und Riboflavin, 0,4 mg Folsäure und 5 µg Vitamin B_{12} enthalten.
Vitamin B_6	25 mg
Vitamin C	250–500 mg
Magnesium	300 mg
Zink	15 mg

Ernährungsempfehlungen

Die Pille beeinträchtigt den Körper in seiner Fähigkeit, die Blutfettwerte und den Blutzuckerspiegel zu kontrollieren. Manche Frauen entwickeln hohe Cholesterin- und Blutfettwerte und die Steuerung des Blutzuckerspiegels kann soweit beeinträchtigt sein, daß man von Diabetes sprechen kann. Frauen, die die Pille nehmen, müssen ganz besonders darauf achten, daß sie weniger gesättigte Fette, Cholesterin, raffinierte Kohlenhydrate und Zucker zu sich nehmen, damit die Blutfettwerte und der Blutzuckerspiegel in einem gesunden Bereich bleiben.

Es liegt auf der Hand, daß eine Frau die Entscheidung, ob sie die Pille nehmen möchte, nicht auf die leichte Schulter nehmen sollte. Die Entscheidung für oder gegen die Pille sollte erst getroffen werden, wenn alle Risikofaktoren bekannt sind. Und wenn die Entscheidung zugunsten der Pille ausfällt, dann sollte die Frau auch darüber informiert worden sein, wie sie durch Ernährung und Supplemente die Risiken und Nebenwirkungen verringern kann.

Zervixdysplasie (Abnormaler Abstrich)

Bei einem Abstrich werden Zellen von der Oberfläche des Gebärmutterhalses (der sich ganz oben in der Scheide befindet) untersucht. *Dysplasie* ist der medizinische Fachausdruck für eine abnormale Zellentwicklung und Zelldysplasie ist der erste Schritt in der Entwicklung von Krebs. Wenn die Zellen aus einem Abstrich Zervixdysplasie ausweisen, ist es außerordentlich wichtig, eine wirksame Behandlung einzuleiten. Eine unbehandelte Zervixdysplasie kann, je nach Schweregrad, zwischen einem und acht Jahren brauchen, um zu einem Gebärmutterkrebs auszuwachsen. Im Unterschied zu vielen anderen Formen von Krebs, die erst im Alter auftreten, kommt Gebärmutterkrebs vor allem bei jüngeren Frauen vor, die 30 bis 45 Jahre alt sind. Gesunde Ernährung und Lebensgewohnheiten können das Risiko einer Zervixdysplasie (ZD) ganz erheblich vermindern.

Ernährungsempfehlungen

Eine Ernährung, die viel Fett (vor allem gesättigte Fette aus Fleisch und Vollmilchprodukten) enthält, erhöht das ZD-Risiko, während eine Ernährung mit reichlich Obst und Gemüse – wohl durch ihren hohen Gehalt an Vitamin C, Carotinoiden und Nahrungsfasern – einen gewissen Schutz bietet. Die langjährige Verwendung der Pille erhöht das ZD-Risiko, weil sie Hormonschwankungen verursacht und dem Körper Nährstoffe, darunter Vitamin C, B_6, B_{12}, Folsäure und Zink raubt.

Besondere Hinweise

● Giftige Schwermetalle rauben dem Körper Selen, Zink und Vitamin C. Frauen mit

411

Nährstoffempfehlungen bei Zervixdysplasie

Nährstoff	Empfohlene Tagesdosis	Kommentare
Folsäure	5–10 mg für Frauen, deren Abstrich ZD ausweist, 0,4 mg zur Vorbeugung	Bildet Dysplasie wirksam zurück. Sollte zusammen mit einem hochdosierten Vitamin-B-Komplex eingenommen werden.
Vitamin-B-Komplex	Hochdosiert; sollte mindestens je 25 mg Riboflavin, Vitamin B_6 und Pantothensäure, 0,4 mg Folsäure und 25 µg Vitamin B_{12} enthalten	Mangel an Riboflavin und den Vitaminen B_6 und B_{12} erhöht das ZD-Risiko. Erhält die Zellen der inneren Auskleidung von Scheide und Gebärmutter gesund.
Vitamin C	2–4 g für Frauen, deren Abstrich ZD ausweist, 500 mg zur Vorbeugung	Vitamin-C-Mangel erhöht das ZD-Risiko ganz erheblich. Stärkt die Abwehrkräfte und schützt die Zellen in der Gebärmutter.
Beta-Carotin	15 mg	Unterversorgung erhöht das ZD-Risiko.
Selen	200–400 µg für Frauen, deren Abstrich ZD ausweist, 100 µg zur Vorbeugung	Selenmangel erhöht das ZD-Risiko. Supplemente haben krebshemmende Eigenschaften, besonders in Geweben wie der Gebärmutter.

abnormalen Abstrichen sollten erwägen, sich auf Schwermetalle hin untersuchen zu lassen. Falls die Befunde starke Schwermetallbelastungen zeigen, sollten die Betroffenen eine Entgiftung in Erwägung ziehen (→ Seite 431).

● Die Wahrscheinlichkeit, daß sich eine ZD entwickelt, ist bei Raucherinnen 3–10mal höher als bei Nichtraucherinnen. Rauchen schwächt die Abwehrkräfte und raubt dem Körper viele wichtige krebshemmende Nährstoffe, darunter Vitamin C, Vitamin E und Folsäure.

Brustkrebs

Brustkrebs ist die Krebsform, die bei Frauen am häufigsten auftritt. Jede zehnte Frau erkrankt im Laufe ihres Lebens an Brustkrebs, viele entwickeln ihn in jungen Jahren (etwa ein Drittel aller Erkrankungen betrifft Frauen unter 50). Hohe Östrogenspiegel werden für viele Brustkrebs-Erkrankungen mitver-

antwortlich gemacht. Die Krankheit neigt dazu, sich von der Mutter auf die Tochter zu vererben: Eine Frau, deren Mutter oder Schwester Brustkrebs hat, lebt mit etwa dem doppelten Risiko. Veränderungen der Eßgewohnheiten und Supplemente können bei Frauen, die zu einer Risikogruppe gehören, die Chancen, daß sich ein Brustkrebs entwickelt, bedeutend vermindern (→ Abb. 44).

Ernährungsempfehlungen

Der Verzehr von großen Mengen gesättigten Fetten (aus Nahrungsmitteln tierischen Ursprungs, z.B. Fleisch, Milch und Eier) erhöht das Brustkrebs-Risiko, während die Verwendung von einfach ungesättigten Fetten (z.B. Olivenöl und Avocados) das Risiko vermindert. Der Verzehr von reichlich Nahrungsfasern (> 25–30 g am Tag) schützt vor Brustkrebs, wahrscheinlich, indem er den Östrogenspiegel senkt. Der Verzehr von großen Mengen Gemüse, besonders Kohl,

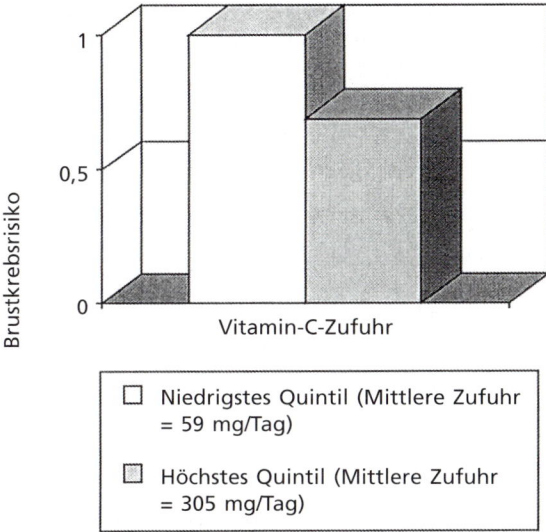

Brustkrebsrisiko (y-Achse: 0, 0,5, 1)

Vitamin-C-Zufuhr

☐ Niedrigstes Quintil (Mittlere Zufuhr = 59 mg/Tag)

☐ Höchstes Quintil (Mittlere Zufuhr = 305 mg/Tag)

Abb. 44: Vitamin-C-Zufuhr und Brustkrebs-Risiko

Howe et al. publizierten eine kombinierte Analyse von 12 Fall-Ernährungskontrollstudien bezüglich Brustkrebs, welche nahezu 7000 prä- und postmenopausale Frauen einschloss. Die Vitamin-C-Zufuhr zeigte dabei die signifikanteste inverse Assoziation mit dem Brustkrebsrisiko. Frauen mit der höchsten Vitamin-C-Zufuhr hatten ein um beinahe 1/3 geringeres Risiko verglichen mit denjenigen Frauen, die weniger Vitamin C einnahmen. Die mittlere Vitamin-C-Zufuhr bei der niedrigsten Quintile entsprach der aktuellen Empfehlung der Deutschen Gesellschaft für Ernährung (DGE) für Vitamin C. Howe GR et al. J Natl Cancer Inst 82 (1990) 561.

Brokkoli und Blumenkohl, vermindert die Östrogentätigkeit im Körper und schützt so vor Brustkrebs. Obst und Gemüse, das reich an Carotinoiden ist, vermindert das Risiko. Für Nahrungsmittel, die reich an Isoflavonoiden sind (z.B. Sojaprodukte wie Tofu und Sojamilch), gilt dasselbe. Es ist wichtig, daß Frauen ein möglichst normales Gewicht halten. Bei übergewichtigen Frauen ist die Wahrscheinlichkeit, daß sich ein Brustkrebs entwickelt, wesentlich größer. Ratschläge zur Verminderung des allgemeinen Krebsrisikos finden Sie auf → Seite 356.

Besondere Hinweise

● Frauen sollten, wenn überhaupt, nur mäßig Alkohol trinken. Frauen, die sich zwei bis drei Gläser Bier oder Wein am Tag gönnen, erhöhen ihre Chancen, an Brustkrebs zu erkranken, um etwa 50%. Starkes chronisches Trinken verdreifacht das Risiko.

Nährstoffempfehlungen zur Prävention von Brustkrebs

Nährstoff	Empfohlene Tagesdosis	Kommentare
Vitamin A und Beta-Carotin	10.000 IE Vitamin A oder 15 mg Beta-Carotin	Eine Versorgung mit reichlich Vitamin A oder Beta-Carotin schützt vor Brustkrebs. Hohe Vitamin-A-Dosierungen nur unter ärztlicher Kontrolle einnehmen.
Vitamin C	0,5–1,0 g	Größere Mengen Vitamin C (> 0,5 g) können vor Brustkrebs schützen.
Vitamin E	200 mg	Kann vor Brustkrebs schützen.
Selen	200 µg	Selenmangel erhöht das Brustkrebsrisiko.

Literatur

Abraham, G.E.: Management of the premenstrual tension syndromes: Rationale for a nutritional approach. In: *J. Bland. J.* (Ed.): 1986 A Year in Nutritional Medicine. Keats Publishing, New Canaan 1986.

Boyd, N.F. et al.: Effect of a low-fat high-carbohydrate diet on symptoms of cyclical mastopathy. Lancet 2 (1988) 128.

Boyle, C.A. et al.: Caffeine consumption and fibrocystic breast disease: A case-control epidemiologic study. J. Nat. Canc. Inst. 72 (1984) 1015.

Band, P.R. et al.: Treatment of benign breast disease with vitamin A. Prev. Med. 13 (1984) 549.

Butler, E.B., McKnight, E.: Vitamin E in the treatment of primary dysmenorrheoa. Lancet 1 (1955) 844.

Butterworth, C.E. et al.: Improvement in cervical dysplasia associated with folic acid therapy in users of oral contraceptives. Am. J. Clin. Nutr. 35 (1982) 73.

Budeiri, D. et al.: Is evening primrose oil of value in the treatment of premenstrual syndrome? Control. Clin. Trials 17 (1996) 60.

Chenoy, R.: Effect of oral gamma-linoleic acid from evening primrose oil on menopausal flushing. BMJ 308 (1994) 501.

Cohen, J.D., Ruben, H.W.: Functional menorrhagia: treatment with bioflavonoids and vitamin C. Curr. Ther. Res. 2 (1960) 539.

Deutch, B.: Menstrual pain in Danish women correlated with low n-3 polyunsaturated fatty acid intake. Eur. J. Clin. Nutr. 49 (1995) 508.

Ernster, V.L. et al.: Vitamin E and benign breast „disease": a double-blind, randomized clinical trial. Surgery 97 (1985) 490.

Facchinetti, F. et al.: Oral magnesium successfully relieves premenstrual mood changes. Obstet Gynecol. 78 (1992) 177.

Finkler, R.S.: The effect of vitamin E in the menopause. J. Clin. Endocrinol. Metab. 9 (1949) 89.

Fontana-Klaiber, H., Hogg, B.: Therapeutic effects of magnesium in dysmenorrhea. Schweiz. Rundsch. Med. Prax. 79 (1990) 491.

Harel, Z. et al.: Supplementation with omega-3 polyunsaturated fatty acids in the management of dysmenorrhea in adolescents. Am. J. Obstet. Gynecol. 174 (1996) 1335.

Huber, J.: Fragen der Kontrazeption. Enke, Stuttgart 1988.

Hunter, D.J., Willett, W.C.: Nutrition and breast cancer. Cancer Causes Control 7 (1996) 56.

Johnson, W.G. et al.: Macronutrient intake, eating habits, and exercise as moderators of menstrual distress in healthy women. Psychosom. Med. 57 (1995) 324.

Kendall, K.E., Schnurr, P.P.: The effects of vitamin B6 supplementation on premenstrual symptoms. Obstet. Gynecol. 70 (1987) 145.

Lithgow, D.M., Politzer, W.M.: Vitamin A in the treatment of menorrhagia. SA Med. J. 51 (1977) 191

Leklem, J.E.: Vitamin B_6 requirement and oral contraceptive use-a concern? J. Nutr. 116 (1986) 475.

London, R.F. et al.: The effect of vitamin E on mammary dysplasia: A double-blind study. Obstet. Gynecol. 65 (1985) 104.

London, R.S.: Efficacy of alpha-tocopherol in the treatment of the premenstrual syndrome. J. Reprod. Med. 32 (1987) 400.

Ludwig, H.: Dysmenorrhea. Ther. Umsch. 53 (1996) 431.

Ockerman, P.A. et al.: Evening primrose oil as a treatment of the premenstrual syndrome. Recent Adv. Clin. Nutr. 2 (1986) 404.

Palan, P.R. et al.: Plasma levels of antioxidant beta-carotene and alpha-tocopherol in uterine cervix dysplasias and cancer. Nutr. Cancer 15 (1991) 13.

Prasad, A.S. et al.: Effect of oral contraceptives on nutrients: vitamin B_6, B_{12} and folic acid. Am. J. Obstet. Gynecol. 125 (1976) 1063.

Preece, P. et al.: Evening primrose oil for mastalgia. In: *Horrobin, D.F.* (Ed.): Clinical Uses of Essential Fatty Acids. Eden Press, London 1982.

Rees, M.C.: Human menstruation and eicosanoids. Reprod. Fertil. Dev. 2 (1990) 467.

Rohan, T. et al.: Dietary fiber, vitamins A, C, and E, and risk of breast cancer: a cohort study. Cancer Causes Control 4 (1993) 29.

Romney, S.L. et al.: Plasma vitamin C and uterine cervical dysplasia. Am. J. Obstet. Gynecol. 151 (1985) 976.

Shimizu, H. et al.: Decreased serum retinol levels in women with cervical dysplasia. Br. J. Cancer 73 (1996) 1600.

Thys-Jacobs, S. et al.: Calcium supplementation in premenstrual syndrome: a randomized crossover trial. J. Gen. Intern. Med. 4 (1989) 183.

Thys-Jacobs, S.: Vitamin D and calcium in menstrual migraine. Headache 34 (1994) 544.

Tomkin, S.Y.: Vitamins and oral contraceptives. In: *Briggs, M.H.* (Ed.): Vitamins in Human Biology in Medicine. CRC Press, Boca Raton, Florida 1981.

Veer, van't P. et al.: Tissue antioxidants and postmenopausal breast cancer: The European Community Multicentre Study on Antioxidants. Cancer Epidemiol. Biomark. Prev. 5 (1996) 441.

Whitehead, N. et al.: Megaloblastic changes in the cervical epithelium associated with oral contraceptive therapy and reversal with folic acid. JAMA 226 (1973) 1421.

Willett, W.C. et al.: Dietary fat and fiber in relation to risk of breast cancer. JAMA 268 (1992) 2037.

Erkrankungen der Harnwege

Vergrößerung der Prostata

Die *Prostata* (Vorsteherdrüse) erzeugt die Flüssigkeit, die das Sperma (den Samen/das männliche Ejakulat) umgibt und nährt. Die Vergrößerung der Prostata (die als *gutartige Hyperplasie* bezeichnet wird) ist eine bei älteren Männern weit verbreitete Störung: drei Viertel der Männer um die 70 Jahre leiden unter einer gewissen Vergrößerung. Weil die Prostata die Öffnung umschließt, durch die der Urin die Blase verläßt, behindert eine Vergrößerung den Harnfluß. Dies führt zu lästigen Beschwerden wie häufigem Harndrang, einem langsamen, dünnen Harnstrahl und der Unfähigkeit, die Blase vollständig zu entleeren. Obwohl eine Vergrößerung in seltenen Fällen die Folge eines Krebses in der Drüse sein kann, ist der Vorgang meist harmlos und seine Ursachen bleiben unbekannt.

Ernährungsempfehlungen

Eine Ernährung, die viel Fett, besonders Fett tierischen Ursprungs (Fleisch, Milch, Eier) enthält, kann eine Vergrößerung der Prostata fördern, und das Prostatakrebs-Risiko erhöhen. Das Ersetzen der tierischen Fette durch qualitativ hochstehende, kaltgepreßte Pflanzenöle reichert die Ernährung mit wichtigen essentiellen Fettsäuren an, die die Vergrößerung zurückbilden und die Beschwerden mildern können.

Besondere Hinweise

● Starke Cadmium-Belastung (z.B. bei Rauchern) kann die Vergrößerung der Prostata anregen. Man sollte sich auf Cadmium hin untersuchen lassen, und falls die Befunde große Cadmium-Rückstände ausweisen, kann eine Entgiftung von Vorteil sein (→ Seite 434).

Nährstoffempfehlungen bei Vergrößerung der Prostata

Nährstoff	Empfohlene Tagesdosis	Kommentare
Zink	30–60 mg	Eine Beeinträchtigung des Zink-Haushaltes in der Prostata kann zu einer Vergrößerung beitragen. Supplemente können die Drüse verkleinern und Beschwerden lindern.
Essentielle Fettsäuren	Gamma-Linolensäure aus 2–4 Kapseln Nachtkerzenöl (EPO), 1–3 g EPA und DHA aus Fischölkapseln	Die Überaktivität bestimmter Prostaglandine (kleine, hormonähnliche Stoffe → Seite 178) in der Drüse kann eine Vergrößerung auslösen. Supplemente können die Aktivität dieser Stoffe drosseln, die Drüse verkleinern und Beschwerden lindern.
Aminosäuren	Kombination aus drei Aminosäuren: L-Glycin-, L-Alanin- und L-Glutaminsäure (Glutaminsäure), je 500 mg pro Tag einnehmen	Kann die Drüse verkleinern und Beschwerden lindern.

Nierensteine

Nierensteine sind kleine harte Steine, die sich in den Nieren bilden. Wenn sie in den Harnleiter (der die Nieren mit der Blase verbindet) gelangen, rufen sie dort Reizungen hervor und können den Harnfluß blockieren. Nierensteine sind sehr schmerzhaft: Der typische Schmerz beginnt völlig unvermittelt im unteren Bereich des Rückens und strahlt in Richtung Leistengegend aus. In den Industrienationen treten Nierensteine immer häufiger auf. Sie setzen sich in der Regel aus Kalzium und Oxalat (Oxalat ist ein Abfallprodukt des Körpers, das im Urin ausgeschieden wird) zusammen, die sich verbinden und harte Partikel bilden, die an große Sandkörner erinnern. Je mehr Oxalat und Kalzium im Urin vorhanden sind, desto höher ist die Wahrscheinlichkeit, daß sich Steine bilden. Allerdings gibt es auch andere Faktoren, die deren Entwicklung beeinflussen. Zum Beispiel kann Harnsäure im Urin zum „Keim" werden, um den herum sich ein Kalzium-Oxalat-Stein bildet. Die Ernährung hat großen Einfluß auf das Nierenstein-Risiko.

Ernährungsempfehlungen

Menschen, die zu Nierensteinen neigen, können das Risiko folgendermaßen verringern:

● Weniger tierische Proteine essen. Tierische Proteine erhöhen den Gehalt des Urins an Kalzium, Oxalat und Harnsäure. Harnsäure im Urin hindert diejenigen Stoffe, die normalerweise die Bildung von Nierensteinen verhindern, bei der Arbeit.

● Eine fett-, salz- oder zuckerreiche oder aber ballaststoffarme Ernährung erhöht die Wahrscheinlichkeit, daß sich Nierensteine bilden. Eine Anreicherung der Ernährung mit Nahrungsfasern kann bei Menschen, die zu Nierensteinen neigen, die Ausscheidung von Kalzium in den Urin um über ein Drittel vermindern.

● Große Mengen Koffein verstärken die Ausscheidung von Kalzium in den Urin und können dadurch die Bildung von Steinen fördern. Übertriebener Alkoholgenuß kann ebenfalls die Wahrscheinlichkeit der Nierensteinbildung erhöhen.

● Wer wenig Wasser und andere Flüssigkeiten zu sich nimmt, vermindert dadurch das Urinvolumen, was die Konzentration von steinbildenden Stoffen im Urin erhöht. Menschen, die für Nierensteine anfällig sind, sollten über den ganzen Tag verteilt mindestens zwei Liter Flüssigkeit trinken.

● Oxalatreiche Nahrungsmittel können bei anfälligen Menschen die Bildung von Steinen anregen. Die oxalatreichsten Nahrungsmittel sind in der untenstehenden Tabelle aufgeführt.

Nährstoffempfehlungen bei Nierensteinen

Nährstoff	Empfohlene Tagesdosis	Kommentare
Vitamin B₆	50 mg	Wird für den Abbau von Oxalat benötigt. Bei Menschen, die viel Oxalat im Urin haben, mindert Vitamin B₆ die Wahrscheinlichkeit einer Steinbildung.
Magnesium	400 mg	Geht mit Oxalat eine Verbindung ein und vermindert so das Risiko einer Steinbildung. Mit den Mahlzeiten einnehmen.

Nahrungsmittel, die viel Oxalat enthalten

- ▶ Bohnen
- ▶ Erdnüsse
- ▶ Grapefruit
- ▶ Gurken
- ▶ Instant-Kaffee
- ▶ Karotten
- ▶ Petersilie
- ▶ Pfeffer
- ▶ Rhabarber
- ▶ Schokolade
- ▶ Schwarztee
- ▶ Sellerie
- ▶ Spinat
- ▶ Süßkartoffeln

Besondere Hinweise

● Vitamin C kann vom Stoffwechsel in Oxalat umgewandelt werden. Allerdings muß die tägliche Vitamin-C-Dosierung 6 Gramm überschreiten, damit es zu einer Erhöhung des Oxalatspiegels im Urin kommen kann, und auch dies kommt nur bei wenigen Menschen vor. Wer hohe Dosen Vitamin C nimmt, sollte sie mit Vitamin-B_6- und Magnesium-Supplementen ergänzen, denn dies kann das Risiko, daß sich der Oxalatspiegel im Urin erhöht, vermindern.

● Starke Cadmium-Belastungen können die Bildung von Steinen fördern. Man sollte sich auf Cadmium hin untersuchen lassen, und falls die Befunde große Cadmium-Rückstände ausweisen, kann eine Entgiftung von Vorteil sein (→ Seite 434).

Literatur

Dumrau, F.: Benign prostatic hyperplasia: Amino acid therapy for symptomatic relief. Am. J. Geriatr. 10 (1962) 426.

Fahim, M.S. et al.: Zinc treatment for the reduction of hyperplasia of the prostate. Fed. Proc. 35 (1976) 361.

Giovanucci, E., Rimm, E.B., Colditz, G.A. et al.: A prospective study of dietary fat and risk of prostate cancer. JNCI 85 (1993) 1571.

Heckers, H. et al.: Zur diätetischen Therapie und Prävention von Calciumoxalat-Nierensteinen. Ernähr.-Umschau 40 (1993) 416.

Labeeuw, M. et al.: Magnesium in the physiopathology and treatment of renal calcium stones. Presse Med. 16 (1987) 25.

Leissner, K.H., Fjelkegard, B., Tisell, L.S.: Concentration and content of zinc in the human prostate. Invest. Urol. 18 (1980) 32.

Mitwalli, A. et al.: Control of hyperoxaluria with large doses of pyridoxine in patients with kidney stones. Int. Urol. Nephrol. 20 (1988) 353.

Prien, E.L., Gershoff, S.F.: Magnesium oxide - pyridoxine therapy for recurrent calcium oxalic calculi. J. Urolog. 112 (1974) 509.

Robertson, W.G.: Diet and calcium stones. Miner. Electrolyte Metab. 13 (1987) 228.

Sakhaee, K. et al.: Limited risk of kidney stone formation during long-term calcium citrate supplementation in nonstone forming subjects. J. Urol. 152 (1994) 324.

Scharrel, O., Seiner. R.: Die Bedeutung der Ernährung beim Harnsteinleiden. Urologe B 33 (1993) 83.

Siener, R., Hesse, A.: Einfluß verschiedener Kostformen auf die Harnzusammensetzung und das Kalziumoxalat-Steinbildungsrisiko. Z. Ernährungswiss. 32 (1993) 46.

Unfruchtbarkeit

Fruchtbarkeit ist die biologische Fähigkeit, Kinder zu zeugen und zu empfangen. Paare werden als unfruchtbar bezeichnet, wenn sich über ein Jahr hinweg trotz regelmäßigem Geschlechtsverkehr keine Schwangerschaft einstellt. In Europa sind 15% der Paare unfruchtbar, wofür es viele mögliche Ursachen gibt, darunter verschiedene wichtige Faktoren, die mit der Ernährung zusammenhängen.

Frauen

Ernährungsempfehlungen

Das Körpergewicht einer Frau hat großen Einfluß auf ihre Fruchtbarkeit. Die Fruchtbarkeit von Frauen hängt davon ab, ob die Eierstöcke regelmäßig jeden Monat eine Eizelle abgeben (Eisprung). Untergewichtige Frauen, die sehr wenig (weniger als etwa 18%) Körperfett haben, verfügen auch über weniger Östrogene, was den Menstruationszyklus durcheinanderbringen und Unfruchtbarkeit verursachen kann (Frauen haben normalerweise etwa 26% Körperfett). Übertriebene Schlankheit und kaum vorhandene Fettreserven (was auf strenge Diäten zurück-

zuführen ist) sind eine weit verbreitete Ursache von Unfruchtbarkeit. Andererseits kann auch ein Zuviel an Körperfett den Eisprung beeinträchtigen und Unfruchtbarkeit verursachen. Etwa jede zehnte übergewichtige Frau hat einen unregelmäßigen Menstruationszyklus. Über- oder untergewichtige Frauen, die unfruchtbar sind, können ihren Eisprung und damit ihre Fruchtbarkeit zurückgewinnen, indem sie ab- bzw. zunehmen. Es liegt auf der Hand, daß Frauen, die gern schwanger werden möchten, ein normales Gewicht erreichen oder halten sollten.

Hoher Alkohol- und Koffeinkonsum ist ebenfalls mit Unfruchtbarkeit in Zusammenhang gebracht worden. Frauen, die versuchen, schwanger zu werden, sollten ihren Alkoholgenuß auf weniger als zwei Gläser Bier oder Wein am Tag beschränken, und so wenig Kaffee wie möglich trinken. Mängel an Vitamin E, Vitamin B_{12} und Folsäure sowie an Zink, Mangan und essentiellen Fettsäuren können ebenfalls zu Unfruchtbarkeit führen. Auch starke Belastungen des Körpers mit giftigen Schwermetallen (wie Blei, Quecksilber und Cadmium) können die Fruchtbarkeit beeinträchtigen (→ Seite 431).

Nährstoffempfehlungen für Frauen, die schwanger werden möchten		
Nährstoff	**Empfohlene Tagesdosis**	**Kommentare**
Vitamin B_6	50 mg	Supplemente gleichen die Hormonspiegel aus und verbessern die Fruchtbarkeit.
Vitamin E	200 mg	Kann Hormonspiegel und Fruchtbarkeit verbessern.
Vitamin-B-Komplex	Ausgewogenes Supplement, das 0,4–0,8 mg Folsäure und 2,5 µg Vitamin B_{12} enthält	Mängel an Folsäure und Vitamin B_{12} beeinträchtigen die Fruchtbarkeit.
Zink	30 mg	Ein Zinkmangel beeinträchtigt die Fruchtbarkeit.

Männer

Ernährungsempfehlungen

Schlechte Ernährung beeinträchtigt auch bei Männern die Fruchtbarkeit. Eine Ernährung von schlechter Qualität kann die Anzahl und Mobilität der Samenzellen (ihre Beweglichkeit, d.h. ihre Fähigkeit, sich innerhalb der Scheide nach oben, in Richtung Gebärmutter, zu bewegen) vermindern. Die Ernährung sollte arm an raffinierten Kohlenhydraten, tierischen Fetten, industriell verarbeiteten Lebensmitteln und künstlichen Nahrungsmittelzusätzen sein. Es sollte auf qualitativ hochstehendes Protein, Vollkornprodukte und frisches Obst und Gemüse geachtet werden. Starker Alkoholkonsum (mehr als 3 Gläser Bier oder Wein am Tag) kann die Fruchtbarkeit beeinträchtigen. Auch ist es bei übergewichtigen Männern wahrscheinlicher, daß sie einen niedrigen Testosteronspiegel haben und über weniger Samenzellen verfügen. Verschiedene Nährstoffergänzungen können sowohl Quantität als auch Qualität der Samenzellen verbessern.

Besondere Hinweise

● Sowohl bei Frauen als auch bei Männern ist maßvolle sportliche Betätigung von Vorteil, übertriebenes, außerordentlich hartes Training kann jedoch einer Empfängnis im Wege stehen.

● Rauchen kann sowohl die männliche als auch die weibliche Fruchtbarkeit beeinträchtigen.

Nährstoffempfehlungen, die die Fruchtbarkeit bei Männern erhöhen		
Nährstoff	Empfohlene Tagesdosis	Kommentare
Vitamin C	1 g	Vermindert die abnormale Bildung von Sperma-Klumpen, die Unfruchtbarkeit verursacht, verbessert die Beweglichkeit der Samenzellen.
Zink	60 mg	Unentbehrlich bei der Bildung von Samenzellen und bei der Testosteron-Synthese. Supplemente können die Anzahl Samenzellen und den Testosteronspiegel erhöhen.
Multimineral-Präparat	Ausgewogenes Supplement mit mindestens 50 µg Selen und 200 µg Chrom	Mängel an Selen und Chrom können die Anzahl Samenzellen senken.
Arginin	4 g	Erhöht sowohl Quantität als auch Qualität der Samenzellen und kann die Fruchtbarkeit erhöhen.
Gamma-Linolensäure (GLS)	2–4 Kapseln Nachtkerzenöl (EPO)	Sperma ist reich an Abkömmlingen von GLS. Supplemente können die Anzahl Samenzellen erhöhen.

Literatur

Anderson, R.A. Jr. et al.: Male reproductive tract sensitivity to ethanol: a critical overview. Pharmacol. Biochem. Behav. 18 (1983) 305.

Calloway, D.H.: Nutrition and reproductive function of man. Nutr. Abstr. Rev. - Rev. Clin. Nutr. 53 (1983) 361.

Dawson, E.B. et al.: Effect of ascorbic acid on male fertility. Ann. NY Acad. Sci. 498 (1987) 312.

Garner, P.R.: The effect of body weight on menstrual function. Curr. Probl. Obstet. Gynecol. 7 (1984) 4.

Piesse, J.: Zinc and human male infertility. Internat. Clin. Nutr. Rev. 3 (1983) 4.

Schachter, A. et al.: Treatment of oligospermia with the amino acid arginine. J. Urol. 110 (1973) 311.

Takihara, H. et al.: Zinc sulfate therapy for infertile males with or without varicocelectomy. Urology 29 (1987) 638.

Wynn, A., Wynn, M.: The need for nutritional assessment in the treatment of the infertile patient. J. Nutr. Med. 1 (1990) 315.

Wynn, M., Wynn, A.: The influence of nutrution on the fertility of women. Nutr. Health 1 (1982) 7.

Operationen und Verletzungen

Jede Operation, aber auch jede größere Verletzung, Erfrierung oder Verbrennung bedeutet für den betroffenen Menschen starken Streß mit all seinen Folgen, insbesondere dem daraus entstehenden Mangel an Vitaminen, Mineralstoffen, Aminosäuren und Fettsäuren. Gleichzeitige Behandlung mit körperfremden Medikamenten (vor allem Antibiotika) und zusätzliche Schlafstörungen nach Operationen verstärken noch die ungünstigen Auswirkungen von Streß auf den Körper.

Nährstoffempfehlungen bei Operationen und Verletzungen

Nährstoff	Empfohlene Tagesdosis	Kommentare
Vitamin C	1–3 g	Unterstützt die „Reparatur" von Gewebe, schützt vor der Oxidationsbelastung, die mit Gewebeverletzung einhergeht.
Vitamin A	25.000–50.000 IE	Hohe Vitamin-A-Dosierungen nur unter ärztlicher Kontrolle einnehmen. Beschleunigt die Wundheilung und unterstützt die „Reparatur" von Gewebe.
Vitamin E	400 mg	Schützt vor der Oxidationsbelastung, die mit Gewebeverletzung einhergeht.
Vitamin-B-Komplex	Hochdosiert; sollte mindestens je 50 mg Vitamin B_1, B_2, B_6 und Pantothensäure enthalten.	Unterstützt den optimalen Stoffwechsel und Gewebereparatur.
Zink	60–90 mg	Wird bei der Proteinsynthese und für die Gewebereparatur benötigt.
Hochwertiges Protein-Supplement	30–50 g niedermolekulares Protein (→ Seite 219)	Liefert eine ausgewogene, schnellverwertbare Zusammenstellung aller essentiellen Aminosäuren, die für Reparatur und Neubildung von Gewebe gebraucht werden.
Glutamin	2–5 g	Wichtige Energiequelle in Streßphasen; hilft, die Proteinreserven des Körpers zu schonen.
Arginin	2–3 g	Hilft, die Proteinreserven des Körpers zu schonen und den Proteinabbau in Schach zu halten; unterstützt die „Reparatur" von Gewebe.

Ernährungsempfehlungen

Ein vollständiges Ernährungs- und Nährstoffprogramm sollte wenn möglich etwa 2 Wochen vor, während und nach starken körperlichen und psychischen Belastungen eingehalten werden. Es sollte täglich die obenstehenden Vitamine liefern, Milch, Eier, grünes Blattgemüse, Weizenkeime und Bierhefe enthalten, zudem noch die Vitamine A (für bessere Schleimhautfunktion) und Vitamin E (Verhinderung von unerwünschten Blutveränderungen). Die Belastung einer größeren Operation oder Verletzung löst im

Körper den Abbau großer Mengen von Protein aus, wodurch der Proteinbedarf auf das Zwei- bis Dreifache ansteigt. Qualitativ hochstehendes Protein aus Eiern, Milch, Fleisch und Fisch sollte regelmäßig gegessen werden. Protein-Supplemente, die für den Heilungsprozeß ausschlaggebend sind, können vorteilhaft sein, besonders bei Menschen, die unter Appetitmangel leiden.

Literatur

Aprahamian, M. et al.: Effects of supplemental pantothenic acid on wound healing. Am. J. Clin. Nutr. 41 (1985) 578.

Berger, M.M.: Role of trace elements and vitamins in peri-operative nutrition. Ann. Fr. Anesth. Reanim. 14 (1995) 82.

Cerra, F.B. et al.: Branched chains support postoperative protein synthesis. Surgery 92 (1982) 192.

Demling, R.H., DeBiasse, M.A.: Micronutrients in critical illness. Crit. Care Clin. 11 (1995) 651.

Gerber, L.E., Erdman, J.W.: Effect of dietary retinyl acetate, beta-carotene and retinoic acid on wound healing in rats. J. Nutr. 112 (1982) 1555.

Goode, H.F. et al.: Vitamin C depletion and pressure sores in elderly patients with femoral neck fracture. BMJ 305 (1992) 925.

Hayden, R.E. et al.: The effect of glutathione and vitamins A, C and E on acute skin flap survival. Laryngoscope 97 (1987) 1176.

Lansdown, A.B.: Zinc in the healing wound. Lancet 347 (1996) 706.

Martin, A.: The use of antioxidants in healing. Dermatol. Surg. 22 (1996) 156.

Myers, M.B., Cherry, G.: Zinc and the healing of chronic leg ulcers. Am. J. Surg. 120 (1970) 77.

Petry, J.J.: Surgically significant nutritional supplements. Plast. Reconstr. Surg. 97 (1996) 233.

Pories, W.J. et al.: Acceleration of wound healing in man with zinc sulphate given by mouth. Lancet 1 (1969) 1069.

Ringsdorf, W.M., Cheraskin, E.: Vitamin C and human wound healing. Oral. Surg. 53 (1982) 231.

Stehle, P. et al.: Glutamin – ein unentbehrlicher Nährstoff bei metabolischem Streß. Ernähr.-Umschau 43 (1996) 318.

Stolzenberg, R.: Possible folate deficiency with postsurgical infection. Nutr. Clin. Pract. 9 (1994) 247.

Tian-XQ et al.: 1,25-dihydroxyvitamin D3: a novel agent for enhancing wound healing. J. Cell. Biochem. 59 (1995) 53.

Vaxman, F. et al.: Can the wound healing process be improved by vitamin supplementation? Experimental study on humans. Eur. Surg. Res. 28 (1996) 306.

Vaxman, F. et al.: Effect of pantothenic acid and ascorbic acid supplementation on human skin wound healing process. A double-blind, prospective and randomized trial. Eur. Surg. Res. 27 (1995) 158.

Säure-Basen-Haushalt

Welche Ursachen führen zu einer Übersäuerung?

Die Übersäuerung des Stoffwechsels ist ein weitverbreitetes, neues Phänomen unserer Zeit. Die Umweltbedingungen, unser Lebensstil, unsere Ernährung sind hauptsächlich für diesen Trend verantwortlich:

- Vermehrte Säureaufnahme (Ernährungsgewohnheiten)
- Verminderte Basenaufnahme (Ernährungsgewohnheiten, Abnahme der Mineralstoffkonzentration im Boden und daher auch in den Nahrungsmitteln)
- Verminderte Säureausscheidung (Bewegungsarmut, zu geringe Flüssigkeitszufuhr)
- Vermehrte Säurebildung (extreme körperliche Belastungen)

Welche Nahrungsmittel bezeichnet man als Säurebildner?

Als Säurebildner gelten in erster Linie nicht diejenigen Lebensmittel mit einem niedrigen pH oder mit saurem Geschmack. (pH ist ein Maß für den Säuregrad: pH-Werte < 7 bedeutet sauer; pH > 7 bedeutet basisch.) Vielmehr entstehen Säuren in unserem Körper durch die Metabolisierung von Nahrungsmitteln mit

- schwefelhaltigen Aminosäuren, welche zu *Schwefelsäure* oxidieren,
- Phosphaten, aus welchen *Phosphorsäure* gebildet wird,
- Kohlenhydraten und Fetten. Beim Abbau entstehen Ketosäure, Milchsäure und andere organische Säuren.

Diese Säuren werden durch organische Anionen aus Früchten und Gemüsen oder Basenmischungen wie Citrat, Maleat oder Oxalat neutralisiert.

Lebensmittel mit basischer bzw. saurer Wirkung

Basische Wirkung	Saure Wirkung
▶ Früchte	▶ Eiweiß bzw. eiweißreiche Nahrungsmittel wie Fleisch, Wurst, Fisch, Käse, Milch, Eier, Hülsenfrüchte
▶ Gemüse	
▶ Kartoffeln	
	▶ Fette
	▶ Getreide

Wie und wo mißt man eine Übersäuerung?

pH-Wert des Blutes

Das Blut ist im Unterschied zum Urin wegen der Puffersysteme keinen starken pH-Schwankungen unterworfen. Der optimale pH-Wert des Blutes liegt bei 7,35–7,45, da in diesem Bereich das Gewebe am besten mit Sauerstoff versorgt wird. Bei pH-Werten über 7,45 steigt das Risiko für degenerative Erkrankungen.

pH-Wert des Urins

Der Säuregehalt des Urins schwankt in Abhängigkeit der Nahrung, Psyche, und der Tageszeit. Parallel zur Leberaktivität werden in der zweiten Nachthälfte in der Regel mehr Säuren ausgeschieden. Auch bei Kaliummangel finden wir niedrige pH-Werte im Urin. Die übliche Messung des Urin-pH mit Lackmuspapier oder Universal-Indikatorpapier erfaßt nur 1% der Säureausscheidungen. Die übrigen 99% der Säuren werden in bereits gebundener Form über die Nieren ausgeschieden und bleiben bei dieser Prüfmethode unberücksichtigt. Als normal werden Urin-pH-Werte zwischen 6,2–6,9 angesehen. Bei Werten zwischen 4,5–6,0 muß eine säureüberschüssige Ernährung bzw. eine Azidose vermutet werden. pH-Werte über 7,0 findet man häufig bei Vegetariern oder nach Gaben von Basenmischungen.

Folgen einer latenten Azidose

Die latente Azidose wird für viele chronische Stoffwechselstörungen und Zivilisationskrankheiten mitverantwortlich gemacht: Rheumatischer Formenkreis, chronische Müdigkeit, Konzentrationsstörungen, Neuralgien, chronische Bindehautentzündung, Allergien, Karies, brüchige Haare und Nägel, Tumorerkrankungen, Sodbrennen usw.

Wie kann der Körper Säuren loswerden?

Der gesunde Körper kann Säuren über den Urin, über den Stuhl, mit dem Schweiß sowie über die Atmung ausscheiden. Nicht ausgeschiedene Säuren werden im Bindegewebe und im Körper deponiert und entziehen Knochen, Knorpeln und Zähnen Mineralsalze. Die Übersäuerung führt zur Demineralisierung.

Therapie

● Akute, manifeste Übersäuerungszustände mit einem tiefen Blut-pH sind in der Praxis eher selten und werden mit Natriumbicarbonat-Infusionen behandelt.

● Bei latenter Azidose, also bei einem Übersäuerungszustand, bei dem noch nicht die gesamten basischen Pufferreserven im Blut verbraucht sind, werden ebenfalls Natriumbicarbonat (in der Regel zum Einnehmen), das doppelt so wirksame Natriumcarbonat sowie basische Salze wie Citrate, Laktate in Form von sogenannten Basenmischungen gegeben. Diätetische Maßnahmen während 2–3 Monaten, nämlich eine eiweiß-, fett- und getreidereduzierte Ernährung, wenig Kaffee, Alkohol und Zucker bilden einen weiteren wichtigen Eckpfeiler der Behandlungsstrategie. Gemüse, Obst und Kartoffeln werden bevorzugt. Nicht zu vergessen sind auch die Elektrolyte, Mineralstoffe und Spurenelemente. Insbesondere ist bei der lokalen Azidose an Kalium zu denken.

● Ferner sollen die durch die vorangegangene Demineralisation abgezogenen Mineralstoffe und Spurenelemente gezielt ersetzt werden. Eine Haar-Mineral- oder Vollblutanalyse informiert hier am besten über Art und Dosierungsbedarf der fehlenden Elemente.

● Ein wichtiges Ziel der Therapie ist erreicht, wenn es nach dem Frühstück und dem Mittagessen zu einem Anstieg des pH kommt.

Literatur

Collier, R. et al.: Der Säure-Basen-Haushalt. Sanum-Post 7 (1989) 18.

Elmau, H.: Der Säure-Basen-, Wasser- und Elektrolythaushalt. Erfahrungsheilkunde 2 (1992) 119.

Gerz, W.: Säure-Basen-Haushalt in der Praxis. Erfahrungsheilkunde 8 (1996) 467.

Jörgensen, H.H.: Säure-Basen-Diagnostik in der Praxis. Naturheilpraxis 5 (1984) 566.

Vasey, C.: Das Säure-Basen-Gleichgewicht. Midena-Verlag, Küttigen 1991.

Starker Alkoholkonsum

Den meisten Erwachsenen schadet gelegentliches, maßvolles Alkoholtrinken (ein oder zwei Gläser Bier oder Wein am Tag) kaum. Regelmäßiges, starkes Trinken hingegen stellt ein großes Gesundheitsrisiko dar. Das Risiko einer ernsten Erkrankung beginnt dort, wo sich ein Mensch mehr als drei Drinks am Tag gönnt (ein „Drink" entspricht etwa 3,5 dl Bier bzw. 1,5 dl Wein). Starkes Trinken verkürzt die Lebenserwartung im Durchschnitt um 10 bis 15 Jahre. Jeder Zehnte, der Alkohol trinkt, wird körperlich davon abhängig (Alkoholismus).

Ernährungsempfehlungen

Regelmäßiger Alkoholkonsum verursacht Reizungen und Entzündungen der Schleimhäute in Magen und Darm, die die Aufnahme von Vitaminen und Mineralien hemmen. Alkohol führt auch zu Reizungen der Bauchspeicheldrüse, wodurch die Bildung von Verdauungsenzymen und die Aufnahme von Nährstoffen aus Lebensmitteln beeinträchtigt wird. Zugleich werden zahlreiche Nährstoffe durch den Alkohol vermehrt über den Urin ausgeschieden. Die Leber ist besonders empfindlich auf Alkohol – mehr als drei Drinks am Tag führen zu Schwellungen der Leber und der Ansammlung von Fett in der Leber. Dies beeinträchtigt die Leberfunktion und mindert so die Fähigkeit des Körpers, Chemikalien, Medikamente und Schwermetalle aus Lebensmitteln, Wasser und Umwelt zu entgiften. Weil die Leber bei der Steuerung des Blutzuckers eine wichtige Rolle spielt, verursachen alkoholbedingte Leberschäden Hypoglykämie (niedrigen Blutzucker), die

zu Erschöpfungszuständen, Reizbarkeit und Konzentrationsschwierigkeiten führt (→ Seite 339). Alkohol verstärkt den Verlust vieler Mineralien, darunter Zink, Kalzium und Magnesium, mit dem Urin. Aufgrund dieser Auswirkungen sollten Menschen, die sich regelmäßig mehr als 3 Drinks pro Tag gönnen, sorgfältig auf eine gesunde Ernährung achten, die sie mit reichlich frischem Obst und Gemüse, Vollkorn, magerem Fleisch und fettarmen Milchprodukten versorgt. Die bestmögliche Ernährung, verbunden mit Nährstoff-Supplementen, ist außerordentlich wichtig.

Alkoholische Getränke enthalten sehr viele Kalorien: Ein gewöhnliches Glas Bier (etwa 3,5 dl) enthält 150 kcal., und 1,5 dl Wein enthalten 110 kcal. Es ist einfach, über den Alkohol viele Kalorien aufzunehmen. Ansonsten hat er kaum Nährwert; er liefert gewissermaßen „leere Kalorien". Wenn jemand drei bis vier Gläser Wein oder Bier am Tag trinkt, liefert der Alkohol 15–20% der Energiezufuhr in der Ernährung. Für Menschen, die ihr Gewicht halten oder abnehmen wollen, stellt eine Einschränkung des Alkoholkonsums eine gute Möglichkeit dar, Kalorien zu sparen.

Während der Schwangerschaft – insbesondere während der ersten drei Monate – Alkohol zu trinken, kann beim Säugling zu Geburtsfehlern und geistiger Zurückgebliebenheit führen. Niemand weiß, wieviel Alkohol während der Schwangerschaft unschädlich ist. Bereits ein bis zwei Drinks *pro Woche* können jedoch Schäden verursachen. Daher sollten Schwangere ganz auf Alkohol verzichten.

Nährstoffempfehlungen bei starkem Alkoholkonsum

Zur Vorsorge oder Behandlung bei alkoholbedingten Schäden

Nährstoff	Empfohlene Tagesdosis	Kommentare
Antioxidantien-Supplement (mit den Vitaminen A, C und E, Zink und Selen)	→ die Ausführungen über Antioxidantien und empfohlene Dosierungen auf Seite 173	Alkohol ist ein starkes Oxidans, das weitläufige Zellschäden und Fettperoxidation verursacht und viele altersbedingte degenerative Veränderungen beschleunigt.
Thiamin (Vitamin B_1)	25–75 mg	Die meisten Menschen, die viel trinken, leiden unter Thiaminmangel, der Gedächtnisstörungen, Stimmungsschwankungen, Aggressivität und Angstgefühle auslöst.
Vitamin C	1–2 g	Starkes Trinken führt zu Mangel an Vitamin C. Supplemente können (insbesondere in Verbindung mit Zink) den Körper bei der Entgiftung unterstützen.
Vitamin-B-Komplex	Hochdosiert; sollte mindestens je 25 mg Vitamin B_1, B_2, B_3 und B_6, und 0,4 bis 0,8 mg Folsäure und 25 μg Vitamin B_{12} enthalten.	Alkohol beeinträchtigt die Aufnahme und Aktivierung der B-Vitamine. Die meisten Menschen, die viel trinken, leiden unter Mangel an B-Vitaminen.
Magnesium	400 mg	Bei starken Trinkern ist Magnesiummangel weit verbreitet. Er kann Herz- und neuromuskuläre Probleme verursachen.
Zink	30–45 mg	Diejenigen Enzyme, die in der Hauptsache für die Entgiftung von Alkohol verantwortlich sind, sind von Zink abhängig. Daher beeinträchtigt Zinkmangel die Fähigkeit des Körpers, Alkohol abzubauen, was wiederum mögliche Schäden verstärkt.
Carnitin	1–2 g	Schützt die Leber vor alkoholbedingten Schäden und Fettansammlung.

Zur Verminderung von Alkoholgelüsten, Alkoholkonsum und Entzugserscheinungen

Nährstoff	Empfohlene Tagesdosis	Kommentare
Thiamin (Vitamin B_1)	100 mg	Vermindert Akoholgelüste und Alkoholkonsum.
Niacin/ Niacinamid	500 mg	Vermindert Alkoholgelüste und Entzugserscheinungen.
Glutamin	2–3 g	Vermindert Alkoholgelüste und -konsum. Dämpft darüber hinaus Entzugserscheinungen und verbessert das Wohlbefinden bei starken Trinkern, die ihren Alkoholkonsum drosseln oder aufhören zu trinken.
Taurin	2–4 g	Vermindert Alkoholgelüste und Entzugserscheinungen.
Gamma-Linolensäure (GLS)	In Form von 4–6 Kapseln Nachtkerzenöl (EPO)	Wirksam bei der Minderung von Alkoholgelüsten und Entzugserscheinungen bei starken Trinkern.

Literatur

Chen, M.F. et al.: Effect of ascorbic acid on plasma alcohol clearance. J. Am. Coll. Nutr. 9 (1990) 185.

Doll, R. et al.: Mortality in relation to consumption of alcohol: 13 years observations on male British doctors. BMJ 309 (1994) 911.

Fincle, L.P.: Experiments in treating alcoholics with glutamic acid and glutamine. Biochemical and Nutritional Aspects of Alcoholism. The University of Texas, Austin 1964.

Hepner, G.W., Roginsky, M.: Abnormal metabolism of vitamin D in patients with cirrhosis. Clin. Res. 23 (1975) 322.

McClain, C.J., Su, L.: Zinc deficiency in the alcoholic: A review. Alcoholism 7 (1983) 5.

Odeleye, O.E., Watson, R.R.: Alcohol-related Nutritional Derangements. In: *Watson, R.R., Watzl, B.* (Eds.): Nutrition and Alcohol. CRC Press, Boca Raton 1992.

Ravel, J.M. et al.: Reversal of alcohol toxicity by glutamine. J. Biol. Chem. 214 (1955) 497.

Sachan, D.S. et al.: Ameliorating effects of carnitine and its precursors on alcohol-induced fatty liver. Am. J. Clin. Nutr. 39 (1984) 738.

Salaspuro, M.: Nutrient intake and nutritional status in alcoholics. Alcohol. Alcoholism 28 (1993) 85.

Segarnick, D.J. et al.: Gamma-linolenic acid inhibits the development of the ethanol-induced fatty liver. Prostaglandins Leukotrienes Med. 17 (1985) 277.

Shaw, S., Lieber, C.S.: Nutrition and diet in alcoholism. In: *Shils, M.E., Young, V.R.* (Eds.): Modern Nutrition in Health and Disease. Lea & Febiger, Philadelphia 1994.

Seitz, H., Pöschl, G.: Review: Alcohol and gastrointestinal cancer; pathogenic mechanisms. Add. Biol. 2 (1997) 19.

Tanner, A.R. et al.: Depressed selenium and vitamin E levels in an alcoholic population: Possible relationship to hepatic injury through increased lipid peroxidation. Dig. Dis. Sci. 31 (1986) 1307.

Rauchen

Rauchen ist lebensgefährlich! Wenn Sie rauchen, verkürzen Sie Ihre Lebenserwartung um 10 bis 15 Jahre. Rauchen ist für ein Drittel aller Krebserkrankungen, tödlichen Herzinfarkte und Schlaganfälle verantwortlich. 35% aller 35jährigen, die nicht mit dem Rauchen aufhören, sterben an Erkrankungen, die als Folge des Rauchens auftreten. Zigarettenrauch enthält eine Menge krebserregender Stoffe, Kohlenmonoxid und andere Giftstoffe. Obwohl Rauchen in den meisten Ländern die wichtigste vermeidbare Todesursache darstellt, raucht weiterhin etwa jeder vierte Erwachsene in Europa. Viele Menschen sind zu Hause oder am Arbeitsplatz dem Rauch in ihrer Umgebung ausgesetzt.

Dieses sogenannte „Passivrauchen" stellt ein gefährliches Gesundheitsrisiko dar. Passivrauchen kann Asthma, Kopfschmerzen und viele andere Gesundheitsprobleme verursachen. Menschen, die ständig dem Rauch anderer ausgesetzt sind (weil sie beispielsweise mit einem Raucher oder einer Raucherin zusammen sind) leben mit einem um 50–60% höheren Krebsrisiko. Kinder sind besonders anfällig für Beschwerden, die sich aufgrund des Passivrauchens einstellen. Wer unfähig ist, mit dem Rauchen aufzuhören, oder wer durch regelmäßiges Passivrauchen gefährdet ist, kann durch das Befolgen folgender Richtlinien die Gefahren des Rauchens einschränken, jedoch nicht beseitigen.

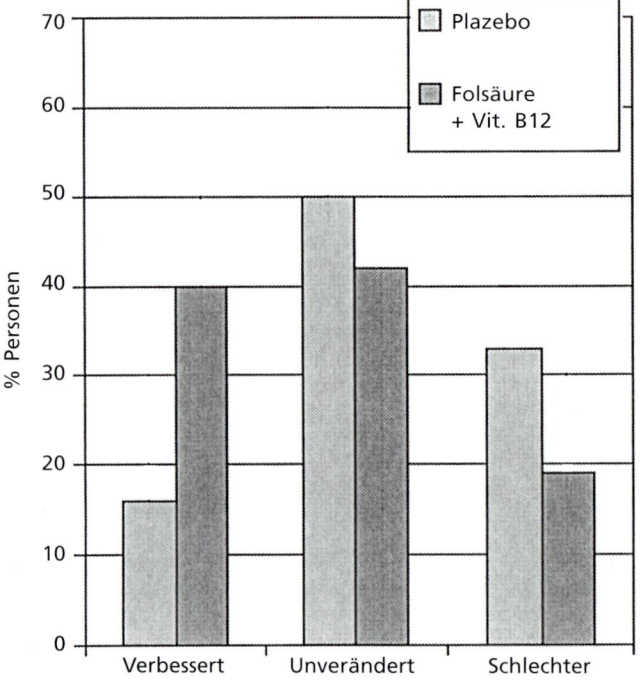

In einer Doppelblindstudie wurden 73 chronischen Rauchern, bei denen Metaplasie in einer oder mehreren Sputumproben festgestellt wurde, während 4 Monaten entweder 10 mg Folsäure und 0,5 mg Vitamin B12 oder Plazebo verabreicht. Ein direkter zytologischer Vergleich nach 4 Monaten zeigte bei der behandelten Gruppe eine signifikant höhere Reduktion der Zellanomalien.
Adapted from: Heimburger DC et al. JAMA 259 (1988) 1525.

Abb. 45: Verminderte Zellanomalien bei mit Vitamin B12 und Folsäure supplementierten Rauchern.

Nährstoffempfehlungen für RaucherInnen

Nährstoff	Empfohlene Tagesdosis	Kommentare
Antioxidantien-Supplement (mit reichlich Vitamin A, C und E, Zink und Selen)	(→ die Ausführungen über Antioxidantien und empfohlene Dosierung auf Seite 173)	Zigarettenrauch ist ein starkes Oxidans, das weitläufige Zellschäden und Fettperoxidation verursacht und viele altersbedingte Abnutzungserscheinungen an Haut, Lungen und anderen Organen beschleunigt.
Vitamin-B-Komplex	Hochdosiert; sollte mindestens 25 mg Vitamin B_6, 0,4–0,8 mg Folsäure und 25 µg Vitamin B_{12} enthalten.	RaucherInnen leiden oft unter Mangel an diesen B-Vitaminen, weil in ihrem Körper mehr davon abgebaut wird. Folsäure- und Vitamin-B_{12}-Supplemente können die Heftigkeit der Veränderungen, die als Vorboten von Krebs in den Lungen von RaucherInnen auftreten, mildern.
Vitamin C	2–3 g	RaucherInnen bauen ihre Körperreserven an Vitamin C sehr schnell ab. Vitamin C kann helfen, vor einem Ansteigen der Blutfettwerte und dem erhöhten Risiko von Blutgerinnseln bei RaucherInnen zu schützen.
Kalzium	600–800 mg	Rauchen beschleunigt den Verlust von Kalzium aus den Knochen, wodurch das Risiko von Osteoporose und Knochenbrüchen ansteigt.

Ernährungsempfehlungen

Rauchen erhöht die Blutfett- und Cholesterinwerte, die wichtige Risikofaktoren für Herzinfarkte und Schlaganfälle darstellen. RaucherInnen sollten also besonders genau darauf achten, daß sie nicht zuviel gesättigtes Fett tierischen Ursprungs (Fleisch, Milch, Eier) zu sich nehmen, damit sie ihre Blutfettwerte niedrig halten können. RaucherInnen verbrauchen ungeheuer viel Vitamin C (eine Schachtel Zigaretten raubt dem Körper etwa 300 mg), und der Vitamin-C-Bedarf zur Erhaltung der Körperreserven von RaucherInnen ist mehr als doppelt so hoch wie derjenige von NichtraucherInnen. Die durchschnittliche Vitamin-C-Zufuhr von RaucherInnen beträgt jedoch nur etwa 50 mg pro Tag, Vitamin-C-Mangel bei RaucherInnen trägt zu Zahnfleischbluten, verfrühter Hautalterung und erhöhten Blutfettwerten bei.

Darüber hinaus senkt Rauchen die im Körper verfügbaren Mengen an Beta-Carotin, Vitamin D, Folsäure und Vitamin B_{12}. Es beeinträchtigt die Umwandlung von Vitamin B_6 in seine aktive Form. Die schlechte Versorgung von RaucherInnen mit Vitamin C, Folsäure und Vitamin B_{12} erhöht deren ohnehin bereits hohes Lungenkrebsrisiko. Auch verstärkt das Rauchen den Verlust von Mineralien in den Knochen und erhöht so das Osteoporose-Risiko bei älteren Frauen (→ Abb. 45).

Grundsätzlich wiegen RaucherInnen weniger als NichtraucherInnen, obwohl sie gleich viel oder sogar mehr essen als diese. Rauchen erhöht den Grundumsatz (den Energieverbrauch des Körpers für Funktionen wie die Erhaltung der Körpertemperatur, des Blutdrucks, der Atmung usw.), und dies mag erklären, warum RaucherInnen schlanker sind als NichtraucherInnen. Wenn jemand mit dem Rauchen aufhört, beruhigt sich sein Stoffwechsel, viele ehemalige RaucherInnen essen auch mehr, und daher nehmen auch viele von ihnen zu. Die Angst vor Gewichtszunahme mag dazu beitragen, daß vor allem Frauen sich dagegen sträuben, mit dem Rauchen aufzuhören. Eine Person, die mit dem Rauchen aufhört, nimmt allerdings durchschnittlich nur zwei bis drei Kilo zu, und die Hälfte der ehemaligen RaucherInnen nehmen nur ein Kilo oder noch weniger zu. Das ist, gemessen an den riesigen Vorteilen, die das Aufhören für die Gesundheit mit sich bringt, z.B. der Halbierung des Herzinfarktrisikos, ein kleines Opfer. RaucherInnen, die versuchen, sich das Rauchen abzugewöhnen, sollten sorgfältig auf ihre Ernährung achten, damit sie ihr Gewicht halten können und nicht zunehmen.

Literatur

Anderson, R. et al.: Regulation by the antioxidants ascorbate, cysteine and dapsone of the increased extracellular and intracellular generation of reactive oxidants by activated phagocytes from cigarette smokers. Am. Rev. Resp. Dis. 135 (1987) 1027.

Antwerpen, V.L. van et al.: Vitamin E, pulmonary functions and phagocyte-mediated oxidative stress in smokers and nonsmokers. Free Rad. Biol. Med. 18 (1995) 935.

Heimburger, D.C. et al.: Improvement in bronchial squamous metaplasia in smokers treated with folate and B_{12}. JAMA 259 (1988) 1525.

Ness, A.R. et al.: Vitamin C status and respiratory function. Eur. J. Clin. Nutr. 50 (1996) 573.

Paiva, S.A.R. et al.: Assessment of vitamin A status in chronic obstructive pulmonary disease patients and healthy smokers. Am. J. Clin. Nutr. 64 (1996) 928.

Preston, A.M.: Cigarette smoking; nutritional implications. Prog. Food. Nutr. Sci. 15 (1991) 183.

Schectman, G.: Estimating ascorbic acid requirements for cigarette smokers. Ann. NY Acad. Sci. 686 (1993) 335.

Stryker, W.S.: The relation of diet, cigarette smoking and alcohol consumption to plasma beta-carotene and alpha-tocopherol levels. Am. J. Epidemiol. 127 (1988) 283.

Vermaak, W.J.H. et al.: Vitamin B_6 status and cigarette smoking. Am. J. Clin. Nutr. 51 (1990) 1058.

Metallvergiftungen

Giftige Metalle (*Blei, Cadmium, Quecksilber*) sind in der Natur in sehr geringen Mengen in der Erdkruste vorhanden. Die moderne Industrie hat diese Metalle (auch Aluminium) aus der Erde abgebaut, sie konzentriert und sie wieder über die ganze Umwelt verteilt. Unsere Nahrung, unser Wasser und unsere Luft sind mit diesen stark giftigen Metallen verschmutzt. Giftige Metalle neigen dazu, sich mit der Zeit im Körper anzusammeln – wenn sie einmal in den Körper gelangt sind, lagern sie sich in Knochen, Leber und Nieren ein, und sind sehr schwer auszuscheiden. Der durchschnittliche Städter von heute ist etwa 500–1000mal stärker mit Schwermetallen belastet als die Menschen vor dem Zeitalter der Industrialisierung. Bei Schwermetallen muß ein Unterschied zwischen der Belastung der städtischen und ländlichen Bevölkerung gemacht werden: Die Belastung mit Arsen ist in den Städten zwar nur halb so hoch wie auf dem Lande, dafür belaufen sich die Bleikonzentrationen auf das Doppelte, die Cadmiumbelastung sogar auf das Vierfache. Selbst bei geringfügiger Belastung tragen giftige Metalle zu vielen „modernen" Leiden bei, darunter Krebs, Bluthochdruck und Lernschwächen bei Kindern. In diesem Kapitel werden wir uns die Quellen und Auswirkungen von Schwermetallen und die möglichen Schutzmaßnahmen genauer ansehen.

Aluminium

Einleitung

Aluminium ist nach Sauerstoff und Silizium das dritthäufigste Element in der Erdkruste. Aluminium kann in den meisten Böden, in vielen Gesteinen, in der Luft und im Wasser gefunden werden. Trotz der Allgegenwart von Aluminiumverbindungen enthält unser Körper aufgrund wirksamer Resorptions-Barrieren bzw. Eliminations-Mechanismen in der Regel nur geringe Aluminiumspiegel. Der gesamte Aluminium-Pool wird beim Menschen mit 150–295 mg angenommen.

Quellen

Die zunehmende umweltbedingte Säurebelastung der Böden führt dazu, daß sich die Löslichkeitsverhältnisse der sonst stabilen Aluminiumstrukturen im Boden verändern und steigende Konzentrationen gelöster Aluminium-Kationen im Sicker- und Quellwasser gefunden werden können, welche dann in die Nahrungskette gelangen. Die durchschnittliche Aluminiumaufnahme mit der Nahrung beträgt ca. 25 mg pro Tag, wobei die Zubereitung bzw. Aufbewahrung der Speisen in Aluminium-Kochgeschirr oder Aluminium-Folie diese Menge um den Faktor 2–3 erhöhen kann. Expositionsprophylaxe ist die erste zutreffende Maßnahme. Die wichtigsten Aluminiumquellen sind:

● **Aluminum-Zufuhr** durch Nahrungsmittel

● **Aluminum-Kochgeschirr**. Aufbewahren oder Zubereitung von stark sauren (z.B. Tomaten, Rhabarber, Sauerkraut, Früchte, Kaffee, Essig, Zitronensaft) oder alkalischen Nahrungsmitteln (z.B. Knoblauch, Zwiebeln, Kartoffeln, rote Bete) in Aluminium-Kochgeschirr oder Alufolie.

● **Aluminumzusatz** in verschiedenen Nahrungsmitteln: Backpulver, Weißmehl (Aluminium wird verwendet, um das Mehl zu bleichen), Schmelzkäse, Scheiblettenkäse, sauer eingelegte Gemüsekonserven (z.B. Gurken, Mixed-Pickles), Antiklumpmittel in Kaffeeaufheller, Salz und Gewürzen.

- **Körperpflege** (Deodorants, Kosmetika, Zahnpasta) und *Medikamente* gegen Magenübersäuerung (Antacida), Durchfallmittel (Kaolin, Attapulgite, Bolus), gewisse Lipidsenker (Aluminiumclofibrat)

- **Industrie-Emissionen**: Aluminiumherstellung, Papierindustrie, Glas- und Porzellanherstellung, Textilindustrie (Risikogruppen: Arbeiter, Anwohner)

Folgen von chronischen Aluminiumbelastungen

Folgen können sein

- Alzheimersche Krankheit. Aluminum ist ein möglicher Umweltfaktor (es wirkt zusammen mit Erbfaktoren) bei der Entwicklung der Alzheimerschen Demenz. Viele Forschungsstudien haben bei der Autopsie von Alzheimer-Patienten Aluminium-Akkumulierungen im Gehirn gefunden.
- Anämie (Blutarmut). Aluminium wird im Plasma an Eisen-Transport-Proteine gebunden und besitzt auch dieselben Speicherproteine wie Eisen (Ferritin, Hämoglobin). Die mit Aluminium-Überbelastungen einhergehenden Anämien könnten durch eine Störung der Hämoglobinsynthese im Knochenmark bedingt sein.
- Arthritis
- Beeinträchtigter Knochenstoffwechsel (kann Knochenschwächen und Osteoporose hervorrufen)
- Beschwerden, die das Nervensystem betreffen: Gedächtnis- und Sprachstörungen, Antriebslosigkeit, Aggressivität
- Leber- und Nierenschädigung

Blei

Einleitung

Blei wurde mit der einsetzenden Industrialisierung zunehmend zur weltweiten Umweltgefahr. Messungen in den Schichten des Grönlandeises zeigten, daß bereits im Jahr 1965 die Bleikonzentration in der Atmosphäre 400mal so hoch war wie im Jahre 800 vor Christus. Entsprechend zeigten Analysen menschlicher Knochen, daß deren Bleigehalt heute in den Industrieländern mindestens 100mal höher ist als vor 1600 Jahren.

Nährstoffempfehlungen zur Entgiftung von Aluminium

Um den Körper von Aluminum zu befreien und eine Akkumulation zu verhindern (Langzeittherapie über mehrere Monate):		
Nährstoff	**tägliche Dosis**	**Bemerkungen**
Vitamin B$_6$	50–100 mg	Vitamin B$_6$ fördert die Ausscheidung von Aluminum.
Vitamin C	2 g	Breitspektrum-Antioxidans; ausscheidungsfördernd
Vitamin E und Selen	400 mg Vitamin E und 200 µg Selen	Vitamin E und Selen zeigen gegenüber der Aluminumtoxizität einen Schutzeffekt.
Zink	30–60 mg	Zink reduziert die toxische Wirkung von Aluminum sowie die oxidativen Zell-Schädigungen; fördert Ausscheidung.
Kalzium und Magnesium	800 mg Kalzium, 400 mg Magnesium	Bei ungenügender Kalzium- oder Magnesiumversorgung steigt die Aluminium-Resorption an.

Quellen

Obwohl in den letzten Jahren dank der Einführung von bleifreiem Benzin ein Trend zu niedrigeren täglichen Bleibelastungen festgestellt werden konnte, dominiert der Fahrzeugverkehr als Quelle der Bleiemissionen bei weitem. Bei der Verbrennung von bleihaltigem Kraftstoff oder von Kehricht aus Müllverbrennungsanlagen gelangen staub- und gasförmige Bleiverbindungen in die Luft. Das freigesetzte Blei führt zu weiträumigen, oberflächlichen Belastungen von Pflanzen durch bleihaltige Staubpartikel. Andere wichtige Wege des Eintrages von Blei in landwirtschaftliche Böden sind schwermetallhaltige Mineraldünger und Klärschlämme. Daten des deutschen Bundesgesundheitsamtes ergeben starke Bleibelastungen bei folgenden Lebensmitteln (nach abnehmender Belastung geordnet): Tomatenmark, Gemüse- und Obstkonserven, Fischkonserven, Innereien, Kondensmilch, Meeresfrüchte, Blattgemüse, Eier. Die erhöhten Bleikonzentrationen in Konserven stammen oft von Lötstellen in Weißblechdosen. Von der insgesamt aufgenommenen Menge Blei werden ca. 77% mit den Nahrungsmitteln, 14% mit dem Trinkwasser sowie 9% mit der Atemluft zugeführt. Expositions-Prophylaxe ist die erste zutreffende Maßnahme. Die Hauptquellen für Bleiverschmutzung sind:

● **Autoabgase**

● **Lebensmittel**, die in der Nähe von Städten, Industrie oder stark befahrenen Straßen angebaut werden. Bei Obst und Gemüse kann ein Großteil der Belastung durch Waschen und Schälen entfernt werden.

● **Milch und Milchprodukte** von Tieren, die auf bleiverseuchten Weiden grasen

● **Bleirohre**. Ursache der erhöhten Bleikonzentration im Trinkwasser sind in erster Linie Hausanschlußleitungen oder Hausinstallationen aus Blei oder verzinkte Stahlrohre, die vor allem in Altbauten anzutreffen sind. Schätzungen zufolge soll es allein in Deutschland weit über eine halbe Million solcher Leitungen aus Blei geben. Etwa 10% der Bevölkerung dürften demzufolge Trinkwasser aus solchen Leitungen beziehen.

● **Konservendosen** (bei einigen Dosen wird Blei zum Versiegeln verwendet)

● **Außenfarben** (viele ältere Farben enthalten sehr viel Blei)

● **Industrieabgase**, die bei der Verbrennung von Kohle entstehen

● Unsorgfältig glasiertes oder bemaltes **Geschirr** aus Ton oder Glas

● **Autobatterien**, **Schrott**, bestimmte **Haarfärbemittel**, **Tinten**

● **Zigarettenrauch**

Folgen von chronischen Bleibelastungen

Lernschwächen, verminderte Intelligenz und Hyperaktivität bei Kindern (Bleibelastung während der Schwangerschaft kann beim Baby zu bleibenden geistigen Schäden führen). Blei wird von Kindern in höherem Maße resorbiert und zurückbehalten als von Erwachsenen. Die Resorptionsrate beträgt bei Kindern 50%, bei Erwachsenen etwa 10%.

Folgen können sein

▶ Appetitmangel, Bauchkrämpfe, Durchfall
▶ Bluthochdruck
▶ Depressionen, Erschöpfungszustände, Reizbarkeit
▶ Erhöhtes Krebsrisiko
▶ Gelenkschmerzen
▶ Herzerkrankungen
▶ Immunschwäche
▶ Kopfschmerzen
▶ Schlaflosigkeit

Nährstoffempfehlungen zur Entgiftung von Blei

Um den Körper von Blei zu befreien und eine Akkumulation zu verhindern (Langzeittherapie über mehrere Monate):		
Nährstoff	**tägliche Dosis**	**Bemerkungen**
Zink	30–60 mg	Zink als essentieller Bestandteil verschiedener Enzymsysteme scheint mit Blei um diverse Bindungsstellen kompetitiv zu kämpfen.
Kalzium	0,5–1,0 g	Kalzium und Phosphor behindern die intestinale Blei-Resorption. Eine verminderte Kalziumversorgung bzw. Kalziumeinnahme kann zu einer verstärkten Anfälligkeit für Blei-Intoxikationen führen.
Vitamin C	2 g	Breitspektrum-Antioxidans; fördert Ausscheidung
schwefelhaltige Aminosäuren (z.B. Cystein)	0,5–1,0 g	Die Zufuhr schwefelhaltiger Aminosäuren erhöht die Mobilisation von Blei aus dem Körper.
Vitamin E	100–400 mg	Vitamin-E-Mangel erhöht die Anfälligkeit gegenüber den toxischen Wirkungen von Blei. Vitamin E kann die Akkumulation von Blei im Bindegewebe und somit dessen Zell-Toxizität vermindern.

Cadmium

Einleitung

Cadmium ist eines der bedeutendsten toxischen Elemente in unserer Umwelt. Cadmium wird als reines Metall vor allem als Nebenprodukt bei der Zinkherstellung gewonnen. Der weltweite Verbrauch an Cadmium stieg von 100 Tonnen/Jahr um 1910 auf 15.000 Tonnen im Jahre 1970. Cadmium wird weit verbreitet als Farbpigment, als Korrosionsschutz, beim Galvanisieren und in Trockenbatterien eingesetzt. Nach dem Gebrauch werden die cadmiumhaltigen Konsumgüter zu Abfällen. Cadmium wird bei der Abfallverbrennung aus Farben, Legierungen und PVC-Kunststoffen, wo Cadmium als Hitze- und Verfärbungs-Stabilisator Verwendung findet, freigesetzt. Cadmium gelangt auf verschiedensten Wegen in unsere Böden: Kehrichtverbrennung, Kompostverwertung, Klärschlamm. Steigende Cadmium-Konzentrationen unserer Böden führen aber auch automatisch zu Akkumulationen in Pflanzen, Tieren und Menschen. Gemäß der Weltgesundheitorganisation (WHO) beträgt die für den Menschen noch duldbare Menge 0,4 bis 0,5 mg Cadmium pro Woche. Gemäß neuesten Erhebungen sollen 60% der deutschen Bevölkerung diese Zufuhrmenge bereits überschritten haben.

Quellen

In erster Linie Nahrung und Zigarettenrauch, dann Getränke, Trinkwasser und Luft stellen für den Menschen die stärkste Cadmiumbelastung dar. Getreideprodukte und Kartoffeln sind die wichtigsten Cadmiumquellen in unserer Nahrung. Das Verhältnis der Antagonisten Cadmium und Zink in einem Nahrungsmittel wird zur Beurteilung des

Cadmium-Risikos herangezogen. Die industrielle Verarbeitung bewirkt ein verändertes Zink/Cadmium-Verhältnis im Getreide. Im Weizen und im Reis kommt Cadmium vor allem in der inneren Schicht des Kornes vor, Zink und Kalzium vor allem im Keim und in der äußeren Samenschale. Beim Mahlen werden daher Zink und Kalzium entfernt und das Zink/Cadmium-Verhältnis ungünstig beeinflußt. Expositionsprophylaxe ist die erste zutreffende Maßnahme.

Die Hauptquellen für Cadmium sind:

● **Zigarettenrauch**. Zigaretten enthalten hohe Cadmium-Konzentrationen, etwa 20 µg pro Zigarette. Die Cadmiumbelastung beträgt bei Rauchern etwa das Fünffache.

● **Bestimmte Nahrungsmittel**: Instant-Kaffee, Konservendosen, Gelatine, einige Cola-Getränke, Nieren von Tieren, die mit cadmiumhaltiger Wurmkur behandelt worden sind; auch große Fische, Austern und Muscheln aus verseuchten Gewässern

Nährstoffempfehlungen zur Entgiftung von Cadmium

Um den Körper von Cadmium zu befreien und eine Akkumulation zu verhindern (Langzeittherapie über mehrere Monate):

Nährstoff	tägliche Dosis	Bemerkungen
Zink	30–60 mg	Die Resorption von Cadmium aus dem Intestinaltrakt wird durch Zink behindert. Eine erhöhte Cadmiumzufuhr bewirkt im Körper eine Umverteilung von Zink. Die Krankheitsbilder einer chronischen Cadmium-Intoxikation sind daher oft mit denen eines Zinkmangelzustandes identisch.
Kalzium	0,5 –1,0 g	Cadmium stört die intestinale Resorption von Kalzium. Umgekehrt ist Kalzium in der Lage, einen Schutzeffekt gegenüber der Cadmium-Toxizität auszuüben. Bei Kalziummangel kann sowohl eine erhöhte Cadmium-Resorption als auch eine erhöhte Cadmium-Retention beobachtet werden.
Selen	100–200 µg	Selen zeigt gegenüber der Cadmium-Toxizität einen Schutzeffekt.
schwefelhaltige Aminosäuren (Cystein, Methionin)	0,5–1,0 g	Eine Modifikation der Cadmium-Toxizität konnte mittels schwefelhaltigen Aminosäuren erzielt werden. Verbesserung der Cadmium-Mobilisation aus dem Körper.
Eisen	Multimineral-Präparat mit 10–15 mg Eisen	Cadmium wird auch bei Eisenmangel verstärkt in den Körper aufgenommen. Umgekehrt bewirkt eine Cadmium-Vergiftung Eisenmangel, was eine Anämie (Blutarmut) zur Folge haben kann.
Vitamin C	2–3 g	Vitamin C wirkt bei Cadmium-Überbelastungen günstig. Dabei wird vermutet, daß die wegen des Vitamin C verbesserte Eisen-Resorption eine Rolle spielt. Vitamin C kann mit dem Schwermetall zudem eine Hydroxylierungs-Reaktion eingehen und somit dessen Wasserlöslichkeit und Ausscheidungsrate erhöhen.

- **Schutzbeläge** (Rostschutzmittel) auf Metalleimern, Dosen, Eisfächer im Kühlschrank, Wassertanks

- **Insektizide**

- **Sanitäranlagen**

- **Farbstoffe** (insbesondere Rot- und Gelbtöne)

Folgen von chronischen Cadmiumbelastungen

Folgen können sein

▶ Anämie (Blutarmut)
▶ Bluthochdruck
▶ Erhöhtes Krebsrisiko (Lunge, Harnwege, Prostata)
▶ Fertilitätsstörungen, Wachstumsstörungen
▶ Gelenkentzündungen, Knochenstörungen, Osteoporose
▶ Haarausfall, trockene, schuppige Haut
▶ Herzkrankheiten, Herzrhythmusstörungen
▶ Hyperaktivität, Lernschwächen
▶ Immunschwäche, Infektanfälligkeit
▶ Lungenschädigungen: Lungenemphysem, Lungenfibrose, chronische Bronchitis, Kurzatmigkeit
▶ Nierenschädigungen, Nierensteine
▶ Zinkmangelerscheinungen

Quecksilber

Einleitung

Die chronische, schleichende Intoxikation unseres Körpers mit Quecksilber ist aus zwei Gründen in den Mittelpunkt des Interesses gerückt: Einerseits gelangen trotz großen Anstrengungen nach wie vor riesige Mengen dieses Schwermetalls in die Luft, in Böden, in das Grundwasser und somit mitten in die Nahrungskette. Andererseits gibt es die Kontroverse um die Schädlichkeit bzw. Unbedenklichkeit von Amalgam-Plomben.

Quellen

Es ist seit langem bekannt, daß Quecksilber-Verbindungen bereits in niedrigen Konzentrationen toxisch sind. Aufsehenerregende Unglücksfälle ereigneten sich in der japanischen Stadt Minimata im Jahre 1956, als Alkyl-Quecksilber-Verbindungen über Industrie-Abwässer ins Meer geleitet wurden. Der Verzehr der Fische und Meeresfrüchte führte bei der Bevölkerung zu schweren neurologischen Störungen sowie auch zu geistigen Behinderungen der neugeborenen Kinder. Industrie-Emissionen und Mülldeponien bewirken, daß ansehnliche Konzentrationen an Quecksilber in den Böden und Sedimenten sowie in den Gewässern vorliegen. Durch mikrobiologische Vorgänge in der Natur wird das Quecksilber in die fettlösliche Form (Methylquecksilber) umgewandelt, welches über die Nahrungskette – der Verzehr von Fischen fällt dabei besonders ins Gewicht – in unseren Körper gelangt. Zielorgane sind in erster Linie die Nerven. Sowohl durch die in der Mundhöhle (Zahnstein, Speichel) vorhandenen Streptokokken als auch durch Bakterien und Gärung im Verdauungskanal können Quecksilber-Ionen auch in unserem Körper in das hochtoxische Methylquecksilber umgewandelt werden. Expositions-Prophylaxe ist die erste zutreffende Maßnahme. Die Hauptquellen von Quecksilber sind:

- **Nahrungsmittel**. Große Fische, Austern und Muscheln aus verseuchten Gewässern (sie neigen dazu, Quecksilber anzusammeln), auch Getreide, Kartoffeln, Meeresfrüchte, Pilze

- **Pestizide und Fungizide** (Getreide, Wiesen, Bäume)

● **Industrieabfall**: Chlorherstellung, Druckerschwärze, Müllverbrennungsanlagen, Neonröhren-, Papier-, Tinte- und Spiegel-Herstellung, Barometer- und Thermometer-Herstellung, zerbrochene Barometer und Thermometer

● **Gebrauchsgegenstände**: Batterien, Desinfektionsmittel, Porzellanmalfarben, Konservierungsmittel (Augentropfen, Kontaktlinsenflüssigkeiten, Nasentropfen), Kosmetika, Medikamente

● **Zahnfüllungen aus Amalgam** (→ unten)

Amalgam-Zahnfüllungen: Ursache von Quecksilber-Vergiftungen?

Die Diskussion über gesundheitliche Risiken von Amalgam-Füllungen (diese Füllungen enthalten Quecksilber in unterschiedlichem Mischverhältnis zusammen mit Silber, Zinn und Kupfer) wird seit Jahren mit großen Emotionen geführt. Während die zahnärztlichen Vereinigungen nach wie vor behaupten, daß „schädliche Auswirkungen des Quecksilbers mit Ausnahme seltener Fälle von Quecksilber-Überempfindlichkeit wissenschaftlich nicht nachgewiesen sind", häufen sich viele wissenschaftliche Berichte, wonach Zusammenhänge zwischen dem Tragen von Amalgam-Plomben und entsprechenden Intoxikationserscheinungen klar ersichtlich sind. Immer mehr Forscher und Zahnärzte sind der Meinung, daß Amalgam-Füllungen eine der Hauptursachen chronischer Quecksilber-Vergiftungen sind. Als Konsequenz davon hat Schweden als erstes europäisches Land beschlossen, das Legen von Amalgam-Füllungen zu verbieten.

Kleine Mengen Quecksilber können aus Amalgam-Füllungen freigesetzt werden und sich im ganzen Körper verbreiten. Personen, die heiße oder saure Speisen bevorzugen, starke Kauer (Kaugummikauen kann die Quecksilberdampf-Konzentrationen im Mund um das 15fache erhöhen), Fluorzahnpasten-Benützer (Fluor vermag Quecksilber vermehrt aus den Füllungen zu lösen!) sind besonders gefährdet. Zahlreiche Studien zeigen, daß mehr als 90% der Patienten mit Amalgam-Füllungen oder auch kürzlich enfernten Füllungen eine signifikant erhöhte Quecksilber-Ausscheidung im Urin hatten, davon litt 1% unter sehr starken Vergiftungen.

Zahnärzte und insbesondere ihre Helferinnen haben ein sehr hohes Risiko von Quecksilber-Belastungen. Messungen bei Zahnärzten und Personen, die berufsmäßig mit Quecksilber in Berührung kamen, ergaben deutlich erhöhte Quecksilber-Konzentrationen im Gehirn. Da Quecksilberdämpfe via Nasenschleimhaut direkt zum Gehirn transportiert werden können, ist es in Zahnarztpraxen wichtig, stets für eine gute Lüftung des Behandlungsraumes zu sorgen und mit den modernsten Apparaturen zu arbeiten, um die Schwermetall-Emissionen für Personal und Patienten möglichst gering zu halten. Die in der Mundhöhle entstehenden Quecksilberdämpfe können ebenfalls auf direktem Wege ins Gehirn gelangen. Dieser Transportweg mag ein Grund dafür sein, daß viele Patienten bereits bei Gewebekonzentrationen (z.B. Haaranalyse), die sich noch im „tolerierbaren" Bereich befinden, Quecksilber-Vergiftungssymptome zeigen können.

Folgen von chronischen Quecksilberbelastungen

Folgen können sein

▶ Atemschwierigkeiten
▶ Bei Schwangerschaft: geistige Zurückgebliebenheit des Kindes, Geburtsfehler

- Erhöhtes Krebsrisiko
- Gehirnschäden, geistige Beeinträchtigung, Konzentrationsschwäche, Kopfschmerzen
- Hautausschlag (Dermatitis, Ekzeme)
- Immunschwäche und Infektanfälligkeit
- Müdigkeit, Schlaflosigkeit
- Nervenschäden, die an Multiple Sklerose erinnern, Tremor
- Netzhautentzündungen, Augentrockenheit, Sehstörungen, Gehörschwäche
- Zinkmangelsymptome

Nährstoffempfehlungen zur Entgiftung von Quecksilber

Um den Körper von Quecksilber zu befreien und Akkumulation zu verhindern (Langzeittherapie über mehrere Monate):

Nährstoff	tägliche Dosis	Bemerkungen
Selen	200 µg	Die toxische Wirkung des Quecksilbers sowie die oxidativen Schädigungen (Verminderung der Glutathion-Peroxidase-Aktivität) können durch Selen verhindert werden. Bei Trägern von Amalgam-Füllungen scheint eine selenhaltige Lutsch- oder Kautablette für eine direkte lokale Wirkung in der Mundhöhle sinnvoll. Sowohl Selenhefe als auch Natriumselenit-Präparate sind für den Einsatz geeignet.
Zink	60 mg	Zink modifiziert die Quecksilber-Toxizität und erhöht dessen Ausscheidung.
Vitamin C	2 g	Vitamin C ist in der Lage, die Ausscheidung von Quecksilber zu fördern.
Vitamin E	400 mg	Vitamin E kann die neurotoxischen Wirkungen von Quecksilber vermindern.
Schwefelhaltige Aminosäuren (z.B. Cystein, Methionin)	0,5–1,0 g	Quecksilber besitzt eine hohe Affinität zu schwefelhaltigen Aminosäuren wie Methionin oder Cystein. Die Zufuhr schwefelhaltiger Aminosäuren erhöht die Mobilisation von Schwermetallen aus den Depots. Schwefel-Gruppen mit schwermetallbindenden Eigenschaften finden sich übrigens auch im Kohl, Knoblauch, Zwiebeln und Hülsenfrüchten.

Zusammenfassung: Orthomolekulares Konzept für die Behandlung und Prävention von chronischen Belastungen mit toxischen Metallen

Expositionsprophylaxe

Meiden Sie den Kontakt mit giftigen Metallen zuhause und bei der Arbeit. Meiden Sie besonders Zigarettenrauch (auch „passives Rauchen" in Cafés, Restaurants und am Arbeitsplatz), Abgase und Gegenden, in der die Luft stark verschmutzt ist. Die Belastung durch Rohre in Sanitäranlagen kann auf ein Mindestmaß vermindert werden, indem neue Rohre verlegt werden, wenn die alten verrostet sind oder Blei bzw. galvanisierte, stark cadmiumhaltige Beläge enthalten. „Weiches" Wasser laugt wesentlich mehr Schwermetalle aus den Rohren aus als „hartes" Wasser. Ein weiterer Vorteil des harten Wassers besteht darin, daß es mehr Kalzium und Magnesium enthält. Wasserfilter von guter Qualität können die Schwermetallbelastung durch Trinkwasser auf ein Mindestmaß beschränken. Das Wasser aus dem Heißwasserhahn sollten Sie nicht trinken oder zum Kochen verwenden (heißes Wasser laugt mehr Schwermetalle aus den Rohren aus).

Ausscheidung

Obwohl Chelat-Therapien (die Bindung und Ausscheidung von Metallen mit Komplexbildnern wie EDTA, Penicillamin usw.) zur Behandlung von Schwermetallvergiftungen eingesetzt werden können, müssen deren unerwünschte Nebenwirkungen, nämlich die erhöhte Ausscheidung von lebenswichtigen Spurenelementen und Mineralstoffen wie Zink, Selen und Kalzium, berücksichtigt werden. Im Unterschied zu Chelat-Therapien wird bei der orthomolekularen Therapie von Metallvergiftungen die Ausscheidung der Schwermetalle schonend und selektiv, *ohne* die Elimination der körpereigenen Mineralstoffe und Spurenelemente, vorgenommen. Mit dem orthomolekularen Konzept werden die Mineralstoffe und Spurenelemente nicht ausgeschwemmt, sondern ins *Gleichgewicht* gebracht.

Literatur

Baghurst, P.A. et al.: Environmental lead exposure and children's intelligence at the age of seven years. N. Engl. J. Med. 327 (1992) 1279.

Cooke, K., Gould, M.: The health effects of aluminum: a review. J. R. Soc. Health 111 (1991) 163.

Cuvin-Aralar, M.L., Furness, R.W.: Mercury and selenium interaction: a review. Ecotoxicol Environ. Safety 21 (1991) 348.

Daunderer, M.: Handbuch der Umweltgifte. Ecomed-Verlag, Landsberg 1990.

Daunderer, M.: Besserung von Nerven- und Immunschäden nach Amalgamsanierung. Dtsch. Z. Biolog. Zahnmed. 6 (1990) 152.

Dhawan, M. et al.: Preventive and therapeutic role of vitamin E in chronic plumbism. Biomed. Environ. Sci. 2 (1989) 335.

Doll, R.: Review: Alzheimer's disease and environmental aluminum. Age Ageing 22 (1993) 138.

Ehle, A.L., McKee, D.C.: Neuropsychological effect of lead in occupationally exposed workers: a critical review. Crit. Rev. Toxicol. 20 (1990) 237.

Exley, C. et al.: Aluminum toxicokinetics. J. Toxicol. Environ. Health 48 (1996) 569.

Flora, S.J.S., Tandon, S.K.: Adjuvants for therapeutic chelating drugs in lead intoxication. Trace Elem. Electrol. 12 (1995) 131.

Folinsbee, L.J.: Human health effects of air pollution. Environ. Health Perspect. 100 (1993) 45.

Moon, J.: The role of vitamin D in toxic metal absorption: a review. J. Am. Coll. Nutr. 13 (1994) 559.

Nakagawa, H., Nishijo. M.: Environmental cadmium exposure, hypertension and cardiovascular risk. J. Cardiovasc. Risk. 3 (1996) 11.

Needleman, H.L.: Preventing childhood lead poisoning. Prev. Med. 23 (1994) 634.

Pleva, J.: Dental mercury: a public health hazard. Rev. Environ. Health 10 (1994) 1.

Ratcliffe, H.E. et al.: Human exposure to mercury: a critical assessment of the evidence of adverse health effects. J. Toxicol. Environ. Health 49 (1996) 221.

Robards, K., Worsfold, P.: Cadmium: toxicology and analysis: A review. Analyst 116 (1991) 549.

Schiwara, H.W. et al.: Bestimmung von Kupfer, Quecksilber, Methylquecksilber, Zinn, Methylzinn und Silber in Körpermaterial von Amalgamträgern. Klin. Lab. 38 (1992) 391.

Schurgast, H.: Zink – ein Schlüsselelement. Schweiz. Zschr. Ganzheitsmed. 2 (1990) 85.

Singh, B. et al.: Impact of lead pollution on the status of the other trace elements in blood and alterations in hepatic functions. Biol. Trace Elem. Res. 40 (1994) 21.

Staessen, J.A. et al.: Hypertension caused by low level lead exposure: myth or fact? J. Cardiovasc. Risk 1 (1994) 87.

Störtebecker, P.: Zahnamalgambedingte Quecksilbervergiftung durch direkten Nase-Hirn-Transport. Lancet (Deutsche Ausgabe) 3. Sept. (1989)

Stoz, F. et al.: Is a generalized amalgam ban justified? Studies of mothers and their newborn infants. Z. Geburtshilfe Perinatol. 199 (1995) 35.

Weiss, S.T. et al.: The relationship of blood lead to blood pressure in a longitudinal study of working men. Am. J. Epidemiol. 123 (1986) 800.

Sport

Ernährungsempfehlungen

In Verbindung mit dem richtigen Training kann eine optimale Ernährung Menschen helfen, ihre persönliche Bestform zu erreichen. Regelmäßiges Training erhöht den Bedarf an Energie, Proteinen und Mikronährstoffen ganz erheblich.

Der Energiebedarf beim Sport kann unterschiedlich hoch ausfallen und richtet sich nach der Intensität und der Dauer der sportlichen Betätigung und nach dem Gewicht des oder der Sporttreibenden: Je anstrengender die Sportart und je schwerer das Individuum, desto mehr Kalorien werden verbrannt. Beispielsweise würde eine Person, die 60 kg wiegt, etwa 750 kcal pro Stunde verbrennen, wenn sie in einem mäßigen Tempo (15 km pro Stunde) läuft. Jemand, der 90 kg wiegt, würde dagegen in derselben Zeit über 1.200 kcal verbrennen.

Was ist der ideale Brennstoff für Sport? Der Körper greift beim Sport vor allem auf Fett und Kohlenhydrate zurück. Die Hauptquelle für Brennstoff ist Fett – je nach der Intensität der Übung werden zwischen 25 und 90% der verbrannten Kalorien aus Fett bezogen. Fett ist besonders beim Ausdauersport (z.B. Radfahren oder Marathonlaufen) eine wichtige Energiequelle. Marathonläufer beziehen über 75% der Energie, die sie benötigen, aus dem Stoffwechsel von Fett. Wenn die Übungen intensiver werden, wird Zucker (Glukose), der in den Muskeln gelagert wird, als Energiequelle immer wichtiger. Sprinter verbrennen bei kurzen, intensiven Anstrengungen hauptsächlich Glukose aus ihren Muskeln. Allerdings sind die Glukosereserven des Körpers begrenzt (sie enthalten nur etwa 1.200 kcal) und liefern, wenn sie allein in Anspruch genommen werden, nur für kurze Zeit (60–90 Minuten) Energie.

Daher wird die Energie für die meisten Sportarten (Tennis, Fußball usw.) sowohl aus Fett als auch aus Kohlenhydraten bezogen. Weil die Glukosereserven nicht lange vorhalten, werden sie beim Ausdauersport aufgebraucht, lange bevor die Fettreserven erschöpft sind. Wenn die Glukosereserven leer sind und der Körper auf Fettverbrennung „umsteigen" muß, ermüden die Muskeln und der Sportler oder die Sportlerin fühlt sich plötzlich erschöpft und ihm/ihr wird schwindlig. Gut trainierte Sportler können ihre Glukosereserven schützen, indem sie beim Sport mehr Energie aus Fett beziehen.

Auch die Ernährung hat großen Einfluß darauf, wieviel Glukose in den Muskeln gelagert werden kann. Kohlenhydratreiche Diäten regen die Muskeln dazu an, mehr Glukose einzulagern und können dadurch die Ausdauer erhöhen. Sportler und Sportlerinnen, die während der Trainingszeit 60–70% ihres Energiebedarfs mit Kohlenhydraten decken, sind eher in der Lage, in ihren Muskeln umfangreiche Glukosedepots anzulegen, als Sportler, die 40% ihres Kalorienbedarfs mit Kohlenhydraten decken (der übliche Anteil an Kohlenhydraten in einer normalen Ernährung beträgt etwa 45%). Studien an Sportlern haben erwiesen, daß die Ausdauer durch eine kohlenhydratreiche Ernährung bedeutend besser gefördert wird als durch eine Ernährung, die reich an Fett oder Protein ist.

Daher sollten bei Sporttreibenden 60–70% der gesamten Kalorienzufuhr aus Kohlenhydraten bestehen. Bei den meisten Sportlern und Sportlerinnen entspricht das etwa 500–600 g Kohlenhydraten am Tag. Dabei sollte das Hauptgewicht auf komplexe Kohlenhydrate gelegt werden, weil sie größere Mengen von denjenigen Nährstoffen liefern, die Sportler und Sportlerinnen benötigen (sie sind reicher an B-Vitaminen, Mineralien, Protein und Nahrungsfasern), als einfache Kohlenhydrate. Nur 20–30% des gesamten Kalorienbedarfs sollten mit Fett gedeckt werden. Man sollte nicht versuchen, zwecks Energiegewinnung Fett zu verzehren und einzulagern. Die Fettreserven des Körpers enthalten – sogar bei sehr schlanken Sportlern und Sportlerinnen – ohnehin wesentlich mehr Fett, als beim Training und bei Wettkampfen gebraucht wird. Weil jedes Kilogramm Fett etwa 9.000 kcal enthält, verfügt beispielsweise ein Athlet, der 70 kg wiegt, bei nur 15% Körperfett über mehr als 90.000 Kilokalorien in Form von Fettdepots.

Während einiger Stunden nach einem anstrengenden Trainingsprogramm „hungern" die Muskelzellen nach Glukose. Sportler sollten innerhalb von zwei Stunden nach dem Training drei bis vier Gläser Fruchtsaft trinken oder etwa fünf Scheiben Vollkornbrot essen. Diese Kohlenhydrate werden schnell und wirksam die erschöpften Reserven auffrischen und die Erholung vom Training beschleunigen.

Kohlenhydrate „laden"

Eine gute Möglichkeit, im Rahmen der Vorbereitung auf einen wichtigen Wettkampf die Glukosereserven auszubauen, besteht darin, Kohlenhydrate zu „laden" (Schweden-Diät). Eine Woche vor dem Wettkampf unterzieht sich der Sportler oder die Sportlerin einem harten Training (1–2 Tage), wobei er oder sie versucht, die Glukosedepots in den Muskeln völlig zu erschöpfen. Darauf folgen 3 Tage leichtes bis mäßig anstrengendes Training und eine Diät, die darauf angelegt ist, die Glukosereserven möglichst *nicht* aufzufrischen – also eine, die sehr wenig Kohlenhydrate liefert, und stattdessen mehr Fett und Protein enthält. In den 3 Tagen vor dem Wettkampf schließlich hört der Sporttreibende auf zu trainieren und hält sich an eine Diät, die sehr viele Kohlenhydrate enthält. Diese Vorgehensweise führt dazu, daß sich die Glukosereserven auf das Drei- bis Vierfache ihres normalen Fassungsvermögens vergrößern. Dies kann die Ausdauer für sportliche Leistungen, die länger als 90 Minuten dauern, erhöhen; bei kürzeren Anstrengungen jedoch ist es nicht sonderlich sinnvoll.

Die Mahlzeit vor dem Wettkampf bzw. Training

Es ist durchaus ein gewisser Spielraum für die persönlichen Vorlieben der Sporttreibenden gegeben, solange sich die Mahlzeit vor dem Wettkampf/Training hauptsächlich aus leicht verdaulichen Kohlenhydraten zusammensetzt und wenig Fett und Protein enthält. Fette und proteinlastige Nahrungsmittel verlangsamen die Entleerung des Magens und sollten daher kurz vor einem Wettkampf gemieden werden – sich mit vollem Magen sportlich zu betätigen kann Magenschmerzen und Übelkeit hervorrufen. Wieviel Kohlenhydrate soll man essen? Etwa 2–4 g pro Kilogramm Körpergewicht sollten dem Körper drei bis vier Stunden vor dem Training/Wettkampf zugeführt werden. Flüssige Mahlzeiten (zum Beispiel Mixgetränke aus Früchten, Fruchtsaft und fettarmer Milch) können innerhalb einer kürzeren Frist vor dem Wettkampf getrunken werden, weil sie den Magen schneller verlassen als feste Nahrung.

Flüssigkeitszufuhr

Wasser ist für Sportler und Sportlerinnen bei Wettkämpfen und beim Training unentbehrlich. Arbeitende Muskeln erzeugen Wärme, und weil der Körper versucht, zu kühlen, indem er schwitzt, geht Wasser verloren. Ein 75 kg schwerer Athlet verliert bei einem schweißtreibenden Trainingsprogramm 1,5 bis 3 kg Wasser, je nach Temperatur und Luftfeuchtigkeit.

Übermäßiger Wasserverlust (Dehydration) beeinträchtigt den Körper in seiner Fähigkeit, Sauerstoff und Nährstoffe in Umlauf zu bringen, was sich wiederum auf die sportliche Leistung niederschlägt. Wenn auch nur 1–2 % der gesamten Körperflüssigkeit verlorengehen, geben Durchhaltevermögen und Kraft der Muskeln sehr schnell nach – das entspricht einem Schweißverlust von 1 kg bei einer Person, die 55 kg wiegt, bzw. einem Schweißverlust von 1,5 kg bei einer Person, die 80 kg auf die Waage bringt. Noch größere Wasserverluste (5–7% des Körpergewichts) können Muskelkrämpfe, Überhitzung/hitzebedingte Erschöpfung und Kreislaufkollaps nach sich ziehen. Ein Durstgefühl stellt sich oft erst bei fortgeschrittenem Wasserverlust ein, weshalb es wichtig ist, sich bewußt darum zu bemühen, vor, während und nach sportlicher Betätigung reichlich Flüssigkeit zu trinken.

Schweiß enthält Spuren von Elektrolyten, im besonderen Natrium und Chlorid, aber auch Mineralstoffe und Vitamine (z.B. Zink und Vitamin C). Obwohl der Körper geringe Mengen davon ausschwitzt, steigt, weil dem Körper im Vergleich mehr Wasser verlorengeht, beim Schwitzen die Konzentration dieser Stoffe in den Körperflüssigkeiten an.

Daher ist es viel wichtiger, nach dem Training die verlorene Flüssigkeit zu ersetzen als die verlorenen Elektrolyte zu ersetzen. Weil nur kleine Mengen an Elektrolyten ausgeschwitzt werden, hat starkes Schwitzen während längeren Zeitspannen von 2-3 Stunden keinen erkennbaren Einfluß auf die Elektrolyt-Konzentrationen im Körper. Nur bei sehr langen Ausdauerleistungen sind Elektrolytverluste beim Schwitzen von Bedeutung. Eine einzige Mahlzeit nach dem Training ersetzt die Elektrolyte, die bei einem mäßig anstrengenden Training verlorengehen, ohne weiteres.

Um den Wasserbedarf zu ermitteln, kann der/die Sporttreibende sich nach dem Training auf die Waage stellen: Falls sich das Körpergewicht beim Training um mehr als 2 % verringert hat, war die Versorgung mit Flüssigkeiten vermutlich ungenügend. Als Faustregel gilt, daß für jedes halbe Kilo Körpergewicht, das beim Training verlorengegangen ist, mindestens zwei große Gläser kalte Flüssigkeit getrunken werden sollten. Kaltes Wasser eignet sich gut als Getränk beim Training, das nicht länger als eine Stunde dauert. Kalte Flüssigkeiten werden schneller aufgenommen als warme. Gehaltvolle Flüssigkeiten (wie unverdünnter Fruchtsaft) verlassen den Magen nicht so schnell wie wäßrige Flüssigkeiten. Wer anstelle von Wasser Fruchtsaft, Süßgetränke oder gehaltvolle Sport-Durstlöscher verwendet, sollte diese mit zwei bis drei Teilen Wasser verdünnen, denn dadurch werden sie schneller aufgenommen. Falls das Training über 60 Minuten dauert, kann verdünnter Fruchtsaft oder ein Sport-Durstlöscher von Vorteil sein, denn diese Getränke liefern Glukose und damit Energie für die verausgabten Muskeln und erhöhen so die Ausdauer.

Protein beim Bodybuilding

Bodybuilder erreichen ihren Muskelzuwachs durch intensives Training – und nicht durch den Verzehr von Unmengen Protein. Gewichtheber jedoch, die hart trainieren, benötigen etwa 1,5 g Protein pro kg Körpergewicht/Tag (das wären 105 g für einen 70 kg schweren Gewichtheber); also etwa doppelt soviel wie Menschen, die keinen Sport treiben (→ Abb. 46).

Nährstoffempfehlungen

Weil bei der Energiegewinnung im Körper bestimmte Vitamine (wie Thiamin, Riboflavin, Niacin und Pantothensäure) und Mineralien (Eisen, Magnesium) unerläßlich sind, haben Sportler und Sportlerinnen während des Trainings einen höheren Bedarf an diesen Nährstoffen. Einem bestimmten Mineral sollten die Sporttreibenden besondere Aufmerksamkeit schenken: dem Eisen. Schlechte Eisenreserven sind unter hart trainierenden Personen weit verbreitet: fast die Hälfte aller Läuferinnen verfügt über zuwenig Eisenreserven, und etwa 10% der männlichen Athleten leiden unter Eisenmangel. Eisen-Supplemente können die Leistungen von Sportlern und Sportlerinnen, die unter Eisenmangel leiden, bedeutend verbessern.

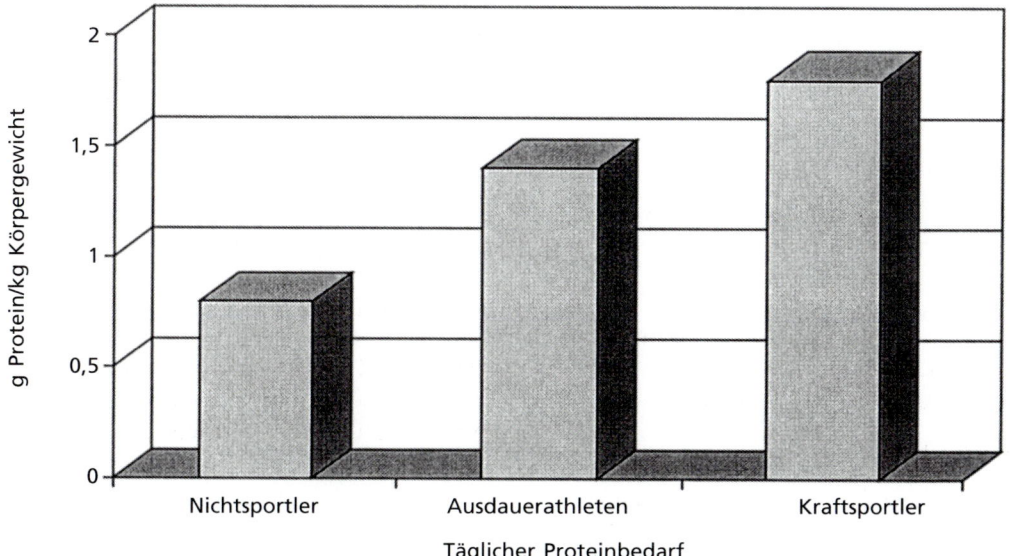

Abb. 46: Sportler benötigen mehr Protein.
Die verliegenden Daten zeigen, dass der tägliche Proteinbedarf von regelmässigen Ausdauersportlern 1,2-1,4 g Protein/kg Körpergewicht, derjenige von Kraftsportlern 1,7-1,8 g/kg Körpergewicht beträgt. Dies entspricht einem Mehrbedarf von 150-175% bzw. 210-225% gegenüber der aktuellen Empfehlung der Deutschen Gesellschaft für Ernährung (DGE) für Nichtsportler.
Lemon PR. Nutr Rev 54 (1996)

Nährstoffempfehlungen für BodybuilderInnen

Nährstoff	Empfohlene Tagesdosis	Kommentare
Vitamin B₆	25 mg	Wird für den Stoffwechsel von Aminosäuren und für die Bildung von Protein benötigt.
Zink	60 mg	Wird für den Stoffwechsel von Aminosäuren und für die Bildung von Protein benötigt.
Arginin	2–4 g	Kann in Verbindung mit Training mit Gewichten die Muskelmasse vergrößern.
Hochwertiges Protein-Supplement	Niedermolekulares Protein (→ Seite 219) 30–50 g	Liefert alle essentiellen Aminosäuren in einem günstigen Gleichgewicht für die Bildung neuer Muskeln.

Nährstoffempfehlungen für SportlerInnen

Nährstoff	Empfohlene Tagesdosis	Kommentare
Vitamin-B-Komplex	Hochdosiert, sollte mindestens je 25 mg Thiamin, Riboflavin, Niacin, Vitamin B₆, und Pantothensäure enthalten	Unterstützt den optimalen Energiestoffwechsel und die Verbrennung von Kohlenhydraten und Fetten.
Vitamin C	1 g	Verbessert die Fähigkeit der Muskeln, Fett zwecks Energiegewinnung zu verbrennen.
Kalzium und Magnesium (z.B. Dolomit)	800 mg 400 mg	Wird für eine optimale Muskelfunktion benötigt; kann Krämpfe in ermüdeten Muskeln verhindern. Magnesiummangel kann in gewissen Fällen die Ausdauerleistung beeinträchtigen.
Multimineral-Präparat	Ausgewogene Zusammenstellung, die Eisen, Zink und Chrom enthält	Mangel an Eisen, Zink oder Chrom kann die sportliche Leistung beeinträchtigen.
Coenzym Q10	120 mg	Verbessert die Energiebereitstellung in Muskelzellen.
L-Carnitin	1–3 g	Verbessert die Verbrennung von Fett zwecks Energiegewinnung in den arbeitenden Muskeln.

Literatur

Armstrong, L.A., Maresh, C.M.: Vitamin and mineral supplements as nutritional aids to exercise performance and health. Nutr. Rev. 54 (1996) 149.

Beek, E. van der: Vitamin supplementation and physical exercise performance. In: *Williams, C., Devlin, J.T.* (Eds.): Food, Nutrition and Sports Performance. E & FN, London 1992.

Berg, A., König, D., Keul, J.: Sport and Ernährung. Akt. Ernähr. Med. 21 (1996) 315.

Blomstrand, E. et al.: Effect of branched chain amino acid and carbohydrate supplementation on the exercise induced change in plasma and muscle concentration of amino acids in human subjects. Acta Physiol. Scand 153 (1995) 87.

Clarkson, P.: Minerals: exercise performance and supplementation in athletes. In: *Williams, C., Devlin, J.T.* (Eds.): Food, Nutrition and Sports Performance. E & FN Spon, London 1992.

Gerster, H.: The role of vitamin C in athletic performance. J. Am. Coll. Nutr. 8 (1989) 636.

Hunding, A. et al.: Runners anemia and iron deficiency. Acta Medica Scandinavica 209 (1981) 315.

Ivy, J.L. et al.: Muscle glycogen synthesis after exercise: Effect of time of carbohydrate ingestion. J. Appl. Physiol. 64 (1988) 1480.

Kanter, M.M.: Free radicals, exercise and antioxidant supplementation. Int. J. Sport Nutr. 4 (1994) 205.

Lemon, P.W.R.: Is increased dietary protein necessary or beneficial for individuals with a physically active lifestyle? Nutr. Rev. 54 (1996) 169.

Lukaski, H.C. et al.: Chromium supplementation and resistance training: effects on body composition, strength and trace element status of men. Am. J. Clin. Nutr. 63 (1996) 954.

MacLean, D.A. et al.: Branched chain amino acids augment ammonia metabolism while attenuating protein breakdown during exercise. Am. J. Physiol. 267 (1994) E1010.

Marconi, C. et al.: Effects of L-carnitine on the aerobic and anaerobic performance of endurance athletes. Eur. J. Appl. Physiol. 54 (1985) 131.

Nickerson, H.J. et al.: Causes of iron deficiency in adolescent athletes. J. Pediatr. 114 (1989) 657.

Probart, C.K. et al.: Diet and athletic performance. Med. Clin. North Amer. 77 (1993) 757.

Simon-Schnass, I., Pabst, H.: Influence of vitamin E on physical performance. Int. J. Vit. Nutr. Res. 58 (1988) 49.

Sobal, J., Marquart, L.F.: Vitamin/mineral supplement use among athletes: a review of the literature. Int. J. Sport Nutr. 4 (1994) 320.

Weight, L.M. et al.: Vitamin and mineral supplementation: Effect on running performance of trained athletes. Am. J. Clin. Nutr. 47 (1988) 192.

Anhang

Anhang I:
Abkürzungen, Maßeinheiten und Gewichte

Liste der Abkürzungen

AI	Adequate Intake	GLS	Gamma-Linolensäure
AIDS	Acquired Immunodeficiency Syndrome	GTF	Glukosetoleranz- Faktor
BCAAs	Branched-chain amino acids	HDL	High-density lipoprotein
DGE	Deutsche Gesellschaft für Ernährung	HIV	Human immunodeficiency virus
DHA	Docosahexaensäure	IE	Internationale Einheiten
DMG	Dimethylglycin	kcal	Kilokalorie
DNS	Desoxyribonucleinsäure	LDL	Low-density lipoprotein
EFS	Essentielle Fettsäuren	PA	Phenylalanin
EL	Eßlöffel	PMS	Prämenstruelles Syndrom
EPO	Evening Primrose Oil (Nachtkerzenöl)	PABA	Paraaminobenzoesäure
EPA	Eicosapentaensäure	PLP	Pyridoxal-5-Phosphat
ETD	Empfohlene Tagesdosis, Bundesamt für Gesundheit, Schweiz	RA	Rheumatoide Arthritis
		RDA	Recommended Daily Allowance, USA
FBD	Fibrocystic breast disease	SAM	S-Adenosyl-Methionin
GABS	Gamma-Aminobuttersäure	SOD	Superoxiddismutase

Metrische Einheiten und Abkürzungen

1 Kilogramm (kg) = 1.000 Gramm (g)
1 Gramm = 1.000 Milligramm (mg)
1 Milligramm = 1.000 Microgramm (µg)
1 Microgramm = 1.000 Nanogramm (ng)
1 Nanogramm = 1.000 Picogramm (pg)

Hohlmaße

Bezeichnungen in Kochrezepten	Metrische Maße
1 Teelöffel (Teel.)	5 Milliliter (ml)
1 Eßlöffel (Eßl.) = (3 Teel.)	15 ml
2 Eßl. (1/8 Tasse)	30 ml
1/2 Tasse	120 ml
1 Tasse (16 Eßl.)	240 ml

Umwandlung von Größen-Einheiten in der Ernährung

1 µg Vitamin A (Retinol)	=	3,33 Internationale Einheiten (IE) Vitamin A
	=	6 µg Beta-Carotin
	=	12 µg andere Carotinoide
	=	1 Retinol-Äquivalent (RE)
1 µg Vitamin D (Cholecalciferol)	=	40 Internationale Einheiten (IE) Vitamin D
1 mg d-α-Tocopherol	=	1 α-Tocopherol-Äquivalent (TE)
1 mg Niacin	=	1 Niacin-Äquivalent (NE)
	=	60 mg Tryptophan
4,18 Kilojoule (kJ)	=	1 Kilokalorie (kcal)

Anhang II
Nährstoff-Supplemente: Die bevorzugten Formen und Einnahmezeiten

Nährstoff	Bevorzugte Formen	Einnahmezeiten
Vitamine		
Beta-Carotin	**Beta-Carotin** aus natürlichen Quellen (z.B. Meeralgen) (Mischung aus cis- und trans-Carotine) ist besser als die synthetische Form (nur 9-cis-Beta-Carotin).	Während einer Mahlzeit.
Biotin	Als **Biotin.**	Während einer Mahlzeit. Vorzugsweise auf mehrere Einzeldosen über den Tag verteilt.
Folsäure	Als **Folsäure**	Während einer Mahlzeit. Vorzugsweise auf mehrere Einzeldosen über den Tag verteilt.
Pantothen-säure	Als **Kalziumpantothenat** oder **Panthenol**.	Während einer Mahlzeit. Vorzugsweise auf mehrere Einzeldosen über den Tag verteilt.
Vitamin A	**Retinolester**, z.B. Retinolpalmitat	Während einer Mahlzeit.
Vitamin B₁ (Thiamin)	**Thiaminhydrochlorid**. Bei einigen älteren oder chronisch kranken Personen kann eine intramuskuläre Injektion günstiger sein.	Während oder zwischen einer Mahlzeit. Vorzugsweise auf mehrere Einzeldosen über den Tag verteilt.
Vitamin B₂ (Riboflavin)	Als **Riboflavin**. Bei einigen älteren oder chronisch kranken Personen kann eine intramuskuläre Injektion günstiger sein.	Während oder zwischen einer Mahlzeit. Vorzugsweise auf mehrere Einzeldosen über den Tag verteilt.
Vitamin B₃ (Niacin)	Als **Niacinamid** oder **Nikotinsäure**. Bei einigen älteren oder chronisch kranken Personen kann eine intramuskuläre Injektion günstiger sein.	Niacinamid während oder zwischen den Mahlzeiten. Sehr hohe Nicotinsäure-Dosen sollten während der Mahlzeiten genommen werden, um die möglichen Nebenwirkungen (Flush) zu reduzieren.
Vitamin B₆	Als **Pyridoxinhydrochlorid**. Besser als Pyridoxal-5-phosphat (PLP), da es die Zellmembranen und die Blut-Hirn-Schranke rascher durchquert. PLP ist bei denjenigen Personen vorzuziehen, die Pyridoxin nicht zu PLP umwandeln können (bei starkem Zink- und Magnesiummangel oder bei Lebererkrankungen).	Während einer Mahlzeit. Vorzugsweise auf mehrere Einzeldosen über den Tag verteilt.
Vitamin B₁₂	Als **Hydroxocobalamin** oder **Adenosylcobalamin**. Bei vielen älteren Personen und bei solchen mit gastrointestinalen Krankheiten (atrophische Gastritis, Morbus Crohn usw.) kann eine intramuskuläre Injektion günstiger sein.	Während einer Mahlzeit. Vorzugsweise auf mehrere Einzeldosen über den Tag verteilt.

Nährstoff	Bevorzugte Formen	Einnahmezeiten
Vitamin C	Als **Ascorbinsäure, Kalzium**- oder **Natriumascorbat**. Arzneiformen mit einem Retardeffekt sind günstig. Die Resorption wird bei Kombination mit Bioflavonoiden (sog. Vitamin-C-Komplex) verbessert.	Während einer Mahlzeit. Vorzugsweise auf mehrere Einzeldosen über den Tag verteilt.
Vitamin D	**Vitamin D$_3$** (Cholecalciferol). Supplemente mit Vitamin D$_2$ (Ergocalciferol) sind zu vermeiden.	Während einer Mahlzeit.
Vitamin E	**Vitamin E** aus natürlichen Quellen (*d*-alpha-Tocopherol) ist besser bioverfügbar als die synthetische Form (*dl*-alpha-Tocopherol), die nicht orthomolekular ist.	Während einer Mahlzeit.
Vitamin K	**Als Vitamin K$_1$** (Phyllochinon)	Während einer Mahlzeit.
Mineralstoffe und Spurenelemente		
Chrom	Es sollten nur **organische Chromverbindungen (Chromhefe, Chrom-GTF, Chromaspartat, -picolinat, -nicotinat** usw.) verwendet werden und kein anorganisches Chrom, wie z.B. Chrom(III)-chlorid, das lediglich eine Bioverfügbarkeit von etwa 1% aufweist.	Wenn möglich, unabhängig der Mahlzeiten. Vorzugsweise auf mehrere Einzeldosen über den Tag verteilt.
Eisen	Zweiwertiges Eisen ist dem dreiwertigen Eisen vorzuziehen. **Eisenfumarat, -gluconat, -chelat** sind bezüglich Bioverfügbarkeit bevorzugte Verbindungen.	Eisen wird besser resorbiert, wenn es unabhängig der Mahlzeiten genommen wird. Gastrointestinale Beschwerden (Magenschmerzen, Übelkeit) sind dann allerdings häufiger. Treten diese auf, dann Einnahme während der Mahlzeiten. Vorzugsweise auf mehrere Einzeldosen über den Tag verteilt. Die gemeinsame Einnahme mit Vitamin C verbessert deutlich die Eisenresorption.
Fluor	Als **Natriumfluorid**.	Vor dem Schlafengehen, unabhängig der Mahlzeiten.
Jod	Aus **Kelp** (Meeralgen) oder als Kaliumiodid.	Während der Mahlzeiten. Vorzugsweise auf mehrere Einzeldosen über den Tag verteilt.
Kalium	**Kaliumcitrat** ist Kaliumchlorid (Magenverträglichkeit) vorzuziehen.	Während einer Mahlzeit. Vorzugsweise auf mehrere Einzeldosen über den Tag verteilt.
Kalzium	Als **Kalziumgluconat, -aspartat, -citrat, -chelat** usw. Bei diesen Verbindungen ist die Bioverfügbarkeit in der Regel besser als bei anorganischen Verbindungen wie Kalziumcarbonat, -phosphat oder -sulfat, insbesondere bei ungenügender Magensäurebildung (ältere Personen).	Während einer Mahlzeit. Vorzugsweise auf mehrere Einzeldosen über den Tag verteilt.

Nährstoff	Bevorzugte Formen	Einnahmezeiten
Kupfer	Kupfersulfat ist die meistverwendete Kupferverbindung, obwohl organische Kupferverbindungen wie **Kupferorotat, -chelat** usw. zu bevorzugen sind.	Wenn möglich, unabhängig der Mahlzeiten. Vorzugsweise auf mehrere Einzeldosen über den Tag verteilt.
Magnesium	Organische Verbindungen wie **Magnesiumorotat, -aspartat, -gluconat** oder **Magnesiumchelat**.	Während einer Mahlzeit. Vorzugsweise auf mehrere Einzeldosen über den Tag verteilt.
Mangan	Organische (z.B. **Mangangluconat**) oder **chelatierte** Manganverbindungen sind besser resorbierbar als Mangansulfat.	Während der Mahlzeiten. Vorzugsweise auf mehrere Einzeldosen über den Tag verteilt.
Molybdän	Am häufigsten als **Natriummolybdat** verwendet.	Während der Mahlzeiten. Vorzugsweise auf mehrere Einzeldosen über den Tag verteilt.
Selen	Organische Verbindungen wie **Selenomethionin, Selenocystein, Selenhefe** und **Selenaspartat** sind der meistverwendeten anorganischen Verbindung, Natrium selenit, vorzuziehen.	Während der Mahlzeiten. Vorzugsweise auf mehrere Einzeldosen über den Tag verteilt.
Zink	Zink in Form von **Zinkchelat, -orotat, -glukonat, -Proteinhydrolysat** besitzt eine höhere Bioverfügbarkeit als Zinksulfat.	Wenn möglich, unabhängig der Mahlzeiten einnehmen. Vor allem anorganische Zinkverbindungen wie Zinksulfat sollten *nach* den Mahlzeiten genommen werden, da sie sonst häufiger zu leichter Übelkeit führen können. Vorzugs weise auf mehrere Einzeldosen über den Tag verteilt.

Essentielle Fettsäuren

Omega-3-Fettsäuren	Als **Fischölkapseln (EPA-Kapseln)**; diese sollten Vitamin E als Oxidationsschutz enthalten.	Während der Mahlzeiten. Vorzugsweise auf mehrere Einzeldosen über den Tag verteilt.
Omega-6-Fettsäuren	Wegen des optimaleren Fettsäurespektrums werden **Nachtkerzenölkapseln (EPO)** als Supplement bevorzugt. Dies obwohl Borretschöl den höheren Anteil an Gamma-Linolensäure (GLS) besitzt. Die empfindlichen Fettsäuren sollten stets Vitamin E als Oxidationsschutz enthalten.	Während der Mahlzeiten. Vorzugsweise auf mehrere Einzeldosen über den Tag verteilt.

Literatur

Biesalski, H.K. et al.: Ernährungsmedizin. Georg Thieme Verlag, Stuttgart 1995.

Shils, M.E., Olson, J.A., Shike, M.: Modern Nutrition in Health and Disease. Lea & Febiger, Philadelphia/PA 1994.

Werbach, M.R.: Foundations of Nutritional Medicine. Third Line Press, Tarzana/CA 1997.

Anhang III
Medikament-Nährstoff-Interaktionen

Medikament	Nährstoffe	Bemerkung zur Interaktion
Adrenocorticotrope Hormone (ACTH)	Kalium	Erhöhte renale K-Ausscheidung.
	Vitamin B$_6$	Erhöhte renale Vitamin-B$_6$-Ausscheidung.
Adriamycin	Coenzym Q10	Erhöhter Coenzym-Q10-Bedarf.
Alkohol/Alkohol-haltige Pharmaka	Vitamin A, D, E, K und alle B-Vitamine	Verminderte Vitamin-Resorption plus Beeinträchtigung des Vitamin-Stoffwechsels.
	Magnesium	Erhöhte renale Mg-Ausscheidung.
	Zink	Verminderte Zn-Resorption und erhöhte renale Zn-Ausscheidung.
Allopurinol	Eisen	Kann Einlagerung von überschüssigem Eisen in der Leber verursachen.
Aminoglykoside (z.B. Gentamycin®)	Kalium, Magnesium, Kalzium, Zink	Erhöhte renale K-, Mg-, Ca-, Zn-Ausscheidung.
	Vitamin K, Biotin	Hemmung der endogenen (Darmbakterien) Vitamin-Bildung.
Aminopterin	Folsäure	Metabolischer Antagonismus.
Antidepressiva (z.B. Amitriptylin®, Imipramin®)	Natrium	Erhöhte renale Na-Ausscheidung.
	Riboflavin (Vitamin B$_2$)	Metabolischer Antagonismus.
Amphotericin B	Kalium, Magnesium	Erhöhte renale K- und Mg- Ausscheidung.
Anabolika	Kalium	Erhöhte renale K-Ausscheidung.
Androgene	Kalzium	Verminderte renale Ca-Ausscheidung kann erhöhten Kalzium-Blutwert verursachen.
Antazida (z.B. Aluminum- oder Magnesium-Hydroxide)	Vitamin-B-Komplex, Cholin,Vitamin A, C, Kalzium, Phosphor, Eisen, Zink, Fluor	Verminderte Resorption.
Antibiotika (Breitspektrum)	Vitamin K, Biotin	Hemmung der endogenen (Darmbakterien) Vitamin-Bildung.
Antidiabetika, orale	Nikotinsäure	Hohe Dosen von Nikotinsäure können der Wirkung eines oralen hypoglykämischen Medikaments entgegenwirken.

Medikament	Nährstoffe	Bemerkung zur Interaktion
Antikoagulantien (z.B. Coumarin)	Vitamin K	Wirkt der Vitamin-K-Aktivität entgegen; hohe Dosen von Vitamin K vermindern die blutverdünnende Wirkung von Coumarin.
	Vitamin E, C	Hohe Dosen von Vitamin C oder E können die blutverdünnende Wirkung von Coumarin vervielfachen.
Atropin	Eisen	Verminderte Produktion von Magensäure; verminderte Eisen-Resorption.
Azathioprin	Vitamin B_6	Erhöhte renale Vitamin-B_6-Ausscheidung.
	Folsäure	Metabolischer Antagonismus.
Barbiturate (z.B. Phenobarbital)	Biotin, Vitamin B_6 und B_{12}, Riboflavin (Vitamin B_2), Folsäure	Behindert Vitamin-Metabolismus und senkt Serum-Spiegel.
	Kalzium	Verminderte Ca-Resorption.
	Vitamin D, K	Erhöhter Abbau von 25-O-H Vitamin D und Vitamin K; erhöhte Gallenausscheidung von Vitamin D.
	Vitamin C	Erhöhte Vitamin-C-Ausscheidung.
	Biotin	Gesenkter Plasma-Spiegel.
	Kalium	Erhöhte renale K-Ausscheidung.
	Folsäure	Hohe Dosen von Folsäure können der Anti-Epilepsie-Wirkung von Phenobarbital entgegenwirken.
Beta-Blocker	Niacin	Hohe Dosen Niacin können blutdrucksenkende Wirkungen von Beta-Blockern verstärken.
Biguanide (Metformin)	Vitamin B_{12}, Folsäure	Verminderte Vitamin-B_{12}-Resorption und verminderter Folsäure- und Vitamin-B_{12}-Spiegel im Blut.
Butyrophenone (Haloperidol®)	Niacin, Mangan	Beeinträchtigter Vitamin-Metabolismus.
Calcitonin	Vitamin C	Erhöhter Vitamin-C-Bedarf.
	Magnesium	Verminderte renale Mg-Ausscheidung.
	Kalzium	Verminderte Freisetzung von Kalzium aus Knochenmasse.
Carbamazin	Biotin, Folsäure, Vitamin B_{12}	Erhöhter Vitamin-Bedarf.
Carbenoxolon	Kalium	Erhöhte renale K-Ausscheidung.
Carbutamid	Kalium	Erhöhte renale K-Ausscheidung.
Catechingerbstoffe	Thiamin (Vitamin B_1)	Verminderte Thiamin-Resorption.
Chinidin	Vitamin K	Senkt den Vitamin-K-Status.
Chinin	Folsäure	Stört den Folsäure-Status im Körper.
	Kalium	Erhöhte renale K-Ausscheidung.

Medikament	Nährstoffe	Bemerkung zur Interaktion
Chlorambucil	Vitamin B_6	Erhöhte renale Vitamin-B_6-Ausscheidung.
Chloramphenicol	Vitamin B_{12}	Verminderte Vitamin-B_{12}-Resorption.
	Folsäure	Erhöhter Folsäure-Bedarf.
	Vitamin K, Biotin	Hemmung der endogenen (Darmbakterien) Vitamin-Bildung.
	Vitamin B_6	Erhöhte renale Vitamin-B_6-Ausscheidung.
Chlorpromazin	Riboflavin (Vitamin B_2)	Erhöhte renale Ausscheidung, metabolischer Antagonismus.
Chlorpropamid	Natrium	Erhöhte renale Na-Ausscheidung.
Cimetidin	Vitamin B_{12}, Eisen	Verminderte Vitamin-B_{12}-Resorption, verminderte Fe-Resorption.
cis-Platin	Kalium, Magnesium	Erhöhte renale K- und Mg- Ausscheidung.
Clofibrat	Vitamin B_{12}, Carotin, Eisen	Verminderte Vitamin/Mineralstoff-Resorption.
Colchicin	Vitamin A, D, E, K, B_{12} und Beta-Carotin	Verminderte Vitamin-Resorption.
	Magnesium	Erhöhte renale Mg-Ausscheidung.
Colestipol	Kalzium	Erhöhte renale Ca-Ausscheidung.
	Vitamin A, E	Gesenkter Vitamin-A- und -E-Spiegel im Blutplasma.
Colestyramin	Vitamin A, D, E, K, B_{12} und Beta-Carotin, Folsäure, Eisen	Verminderte Vitamin/Mineralstoff-Resorption.
Corticosteroide	Vitamin C	Erhöhte Vitamin-C-Oxidation; erhöhte renale Vitamin-C-Ausscheidung.
	Vitamin B_6	Erhöhte renale Vitamin-B_6-Ausscheidung.
	Folsäure	Verschlechterter Folsäure-Status.
	Vitamin D	Erhöhter Vitamin-D-Bedarf.
	Kalzium, Phosphor	Verminderte Ca- und P-Resorption und erhöhte renale Ca- und P-Ausscheidung.
	Magnesium, Kalium, Zink	Erhöhte renale Mineralstoff-Ausscheidung.
Cyclophosphamid	Vitamin B_6	Erhöhte renale Ausscheidung.
Cycloserin	Folsäure, Vitamin B_{12}	Metabolischer Antagonismus.
	Vitamin B_6	Verschlechterung des Vitamin-B_6-Metabolismus, erhöhte renale Vitamin-B_6-Ausscheidung.

Medikament	Nährstoffe	Bemerkung zur Interaktion
Diazoxid	Natrium	Verminderte renale Na-Ausscheidung, führt zu Na-Übersättigung.
Digitalisderivate	Kalium, Magnesium	Erhöhte renale K- und Mg-Ausscheidung.
Dimercaprol	Zink, Kupfer	Erhöhte renale Mineralstoff-Ausscheidung.
DMSO (Dimethyl-sulfoxid)	Zink, Kupfer	Erhöhte renale Zn- und Cu-Ausscheidung.
kaliumschonende Diuretika, (z.B. Triamteren®)	Kalium	Verminderte renale K-Ausscheidung.
	Magnesium	Verminderte renale Mg-Ausscheidung.
	Folsäure	Metabolischer Antagonismus.
Schlingendiuretika (z.B. Lasix®)	Kalium, Natrium, Magnesium	Erhöhte renale K-, Na- und Mg-Ausscheidung.
Doxorubicin	Vitamin E	Erhöhte Vitamin-E-Oxidation.
EDTA (Ethylendiamin-tetraacetat)	Eisen	Verminderte Fe-Resorption.
	Zink	Erhöhte renale Zn-Ausscheidung.
Ethosuximid	Vitamin D	Gesenkter 25-OH-Vitamin-D-Spiegel im Blutserum.
Fasern (z.B. Metamucil®)	Beta-Carotin, Ribo-flavin (Vitamin B_2), Zink, Eisen, Kupfer, Mangan	Verminderte Resorption.
5-Fluorouracil	Thiamin (Vitamin B_1)	Verminderte Thiamin-Resorption.
Glutethimid	Vitamin D	Erhöhter Vitamin-D-Bedarf.
Guanethidin	Niacin	Niacin verstärkt die blutdrucksenkende Wirkung von Guanethidin.
Guanidin	Vitamin B_{12}	Verminderte Vitamin-B_{12}-Resorption.
H$_2$-Blocker (z.B. Ranitidin®)	Proteingebundenes Vitamin-B_{12}	Verminderte Vitamin-B_{12}-Resorption.
	Eisen	Verminderte Fe-Resorption.
Hydralazin	Folsäure	Metabolischer Antagonismus.
	Vitamin B_6	Erhöhte renale Vitamin-B_6-Ausscheidung.
Indomethacin	Vitamin C	Gesenkter Vitamin-C-Spiegel im Blutplasma und in den Leukozyten.
	Aminosäuren	Verminderte Aminosäuren-Resorption.
Insulin	Chrom	Chrom-Supplemente können den Insulin-Bedarf bei Diabetikern senken.

Medikament	Nährstoffe	Bemerkung zur Interaktion
Isoniazid	Vitamin D	Beeinträchtigung der Umwandlung von Vitamin D in seine aktive Form.
	Vitamin B_6	Metabolischer Antagonismus, erhöhte renale Vitamin-B_6-Ausscheidung.
	Folsäure	Erhöhter Folsäure-Bedarf.
	Niacin	Leert die Pyridoxin-Speicher, die zur Umwandlung von Tryptophan zu Niacin gebraucht werden; kann Niacin-Speicher vermindern sowie Pellagra (Niacin-Mangel-Krankheit) verursachen.
	Zink	Erhöhte Zn-Ausscheidung.
Kaliumchlorid	Vitamin B_{12}	Verminderte Vitamin-B_{12}-Resorption.
Kaolin	Riboflavin (Vitamin B_2)	Verminderte Riboflavin-Resorption.
Ketoconazol	Magnesium	Wenn gemeinsam verabreicht, können die Magnesium-Supplemente die Resorption von Ketoconazol vermindern.
Kontrazeptiva, orale (Östrogen-Progesteron-Kombinationen)	Vitamin C	Erhöhte Vitamin-C-Oxidation, gesenkter Vitamin-C-Spiegel in Plasma und Leukozyten.
	Vitamin B_6, Riboflavin (Vitamin B_2)	Beeinträchtigter Vitamin-Metabolismus.
	Folsäure	Gestörte Folsäure-Utilisation.
	Kalzium	Kann Ca-Resorption erhöhen.
	Mangan, Zink	Senkt Mn- und Zn-Spiegel im Blut.
	Carotinoide	Vermehrte Umwandlung zu Vitamin A.
	Tryptophan	Vermehrte Umwandlung zu Niacin.
	Vitamin A, Eisen, Kupfer	Erhöhter Blut-Spiegel.
Laxantien	Vitamin A, D, E, K und Beta-Carotin	Verminderte Vitamin-Resorption.
Levodopa	Vitamin B_6	Verminderte Wirkung von Levodopa, wenn hohe Dosen von Vitamin B_6 verabreicht werden.
	Pantothensäure	Verminderte Wirkung von Levodopa, wenn hohe Dosen von Pantothensäure verabreicht werden.
Lithium	Magnesium	Erhöhter Magnesium-Blutwert.
	Kalium	Erhöhter Kalium-Blutwert.
	Jod	Beeinträchtigt den Jod-Metabolismus in der Schilddrüse.

Medikament	Nährstoffe	Bemerkung zur Interaktion
Mercaptopurin	Pantothensäure	Metabolischer Antagonismus.
	Zink	Erhöhter Zink-Bedarf.
Methotrexat	Folsäure, Riboflavin (Vitamin B_2)	Metabolischer Antagonismus.
	Vitamin B_{12}, Folsäure, Fettsäuren	Verminderte Vitamin- und Fett-Resorption.
	Zink	Erhöhter Zink-Bedarf.
Mineralöl (Laxantien)	Vitamin A, D, E, K und Beta-Carotin	Verminderte Vitamin-Resorption.
Moxalactam und andere Breitspektrum-Cephalosporine	Vitamin K	Metabolischer Antagonismus.
Muskelrelaxantien	Thiamin (Vitamin B_1)	Muskelrelaxantien-Wirkungsverstärkung.
Narkotika	Kalium	Erhöhte renale K-Ausscheidung.
Natriumnitroprussid	Vitamin B_{12}	Erhöhte renale Vitamin-B_{12}-Ausscheidung.
Neomycin	Vitamin A, D, E, K, B_{12}, Beta-Carotin, Natrium, Kalium, Kalzium, Eisen, Aminosäuren, Fette	Verminderte Vitamin-, Mineral-, Aminosäuren- und Fettsäuren-Resorption.
	Vitamin K, Biotin	Hemmung der endogenen (Darmbakterien) Vitamin-Bildung.
	Magnesium	Erhöhte renale Mg-Ausscheidung.
Neuroleptika	Thiamin (Vitamin B_1)	Verminderte Thiamin-Resorption und erhöhte Thiamin-Ausscheidung.
Nitrofurantoin	Folsäure	Verminderte Folsäure-Resorption.
Omeprazol	Vitamin B_{12}	Verminderte Vitamin-B_{12}-Resorption.
Östrogen	Vitamin D	Erhöhte Bildung von 1,25 $(OH)_2$-Vitamin D.
	Kalzium	Erhöhte Ca-Resorption und verminderte renale Ca-Ausscheidung.
	Vitamin B_6	Beeinträchtigung des Vitamin-B_6-Metabolismus und Utilisation.
p-Aminosalicylsäure	Vitamin B_{12}, Folsäure, Eisen	Verminderte Vitamin- und Eisen-Resorption.
	Kalium	Erhöhte renale K-Ausscheidung.
Pargylin	Niacin	Niacin in Verbindung mit Pargylin kann den Blutdruck erheblich senken.

Medikament	Nährstoffe	Bemerkung zur Interaktion
Paraffinöl	Vitamin A, D, E , K und Beta-Carotin	Verminderte Vitamin-Resorption.
Penicillamin	Vitamin B_6	Kompetitive Hemmung, erhöhte renale Vitamin-B_6-Ausscheidung.
	Kupfer, Zink	Komplexbindung und erhöhte renale Zn- und Cu-Ausscheidung.
Pentamidin	Folsäure	Metabolischer Antagonismus.
Phenothiazin	Riboflavin (Vitamin B_2)	Beeinträchtigter Riboflavin-Metabolismus und erhöhte renale Ausscheidung.
Phenylbutazon	Kalium	Erhöhte renale K-Ausscheidung.
	Folsäure	Beeinträchtigte Folsäure-Utilisation.
Phenytoin	Folsäure	Verminderte Folsäure-Resorption und kompetetive Hemmung; hohe Dosen von Folsäure können den krampflösenden Effekt von Phenytoin umkehren.
	Vitamin B_{12}	Gesenkter Vitamin-B_{12}-Serumspiegel.
	Magnesium	Gesenkter Mg-Serumspiegel.
	Vitamin D, K	Vermehrter Abbau von 25-OH-Vitamin D und Vitamin K.
	Vitamin B_6	Hohe Dosen von Vitamin-B_6-Supplementen können den Katabolismus von Phenytoin erhöhen.
	Kalzium	Verminderte Ca-Resorption.
	Zink	Erhöhter Bedarf.
	Kupfer	Erhöhter Cu-Spiegel im Serum.
Primidon	Folsäure	Enzyminduktion und verminderte Folsäure-Resorption; hohe Dosen von Folsäure können die krampflösende Wirkung von Primidon umkehren.
	Vitamin B_6 und B_{12}	Gesenkte Vitamin-Serumspiegel.
	Vitamin D, K	Erhöhter Abbau und erhöhte Ausscheidung.
	Kalzium	Verminderte Kalzium-Resorption.
Probenecid	Riboflavin (Vitamin B_2), Aminosäuren	Verminderte Riboflavin- und Aminosäure-Resorption.
	Kalzium, Magnesium, Natrium, Kalium	Erhöhte renale Ausscheidung.
Pyrimethamin (Antimalaria-Mittel)	Folsäure, Vitamin B_{12}	Pyrimethamin ist ein Antagonist von Folsäure und Vitamin B_{12}; Folsäure-Supplemente stören die Wirkung von Pyrimethamin.

Medikament	Nährstoffe	Bemerkung zur Interaktion
Rifampicin	Vitamin D	Mikrosomaler Abbau in der Leber zusammen mit erhöhtem Abbau von 25-OH-Vitamin D.
	Kalzium	Verminderte Ca-Resorption aufgrund von verminderter Aktivität des Vitamin D.
Salazosulfapyridin	Folsäure	Verminderte Resorption, metabolischer Antagonismus.
Salicylate (Acetylsalicylsäure)	Vitamin A, B_6	Verlängerter Vitamin-Abbau im Serum.
	Vitamin C	Verminderte Vitamin-C-Resorption, verminderte Vitamin-C-Aufnahme in Leukozyten und gesenkter Vitamin-C-Spiegel im Blutplasma und -plättchen; erhöhte renale Vitamin-C-Ausscheidung.
	Vitamin K	Wirkungshemmung.
	Eisen	Versteckte Magen-Darm-Blutungen erhöhen den Eisenverlust.
	Folsäure	Gesenkter Folsäure-Spiegel im Serum.
Stickstoffoxid (Lachgas)	Vitamin B_{12}	Erhöhte Vitamin-B_{12}-Oxidation und erhöhter Katabolismus.
Sulfonamide	Folsäure	Metabolischer Antagonismus und verminderte Folsäure-Resorption.
Tannin (Tee)	Thiamin (Vitamin B_1), Eisen	Verminderte Thiamin-Resorption, verminderte Eisen-Resorption.
Tetracyclin	Vitamin C	Metabolischer Antagonismus und erhöhte renale Vitamin-C-Ausscheidung.
	Magnesium, Zink, Kalzium, Eisen	Tetracyclin bildet schwerresorbierbares Chelat mit diesen Mineralstoffen: bewirkt verminderte Mineralstoff-Resorption und senkt die Resorption von Tetracyclin.
	Zink	Erhöhte renale Zink-Ausscheidung.
	Vitamin K, Biotin	Hemmung der endogenen (Darmbakterien) Vitamin-Bildung.
	Riboflavin (Vitamin B_2), Vitamin C, Aminosäuren	Erhöhte renale Vitamin- und Aminosäuren-Ausscheidung.
Theophyllin	Vitamin B_6	Metabolischer Antagonismus.
Thiazid-Diuretika	Vitamin-B-Komplex, Vitamin C	Erhöhte renale Vitamin-Ausscheidung.
	Kalium, Natrium, Magnesium, Zink	Erhöhte renale Mineral-Ausscheidung.
	Kalzium	Verminderte renale Ca-Ausscheidung kann erhöhten Kalzium-Blutwert verursachen.

Medikament	Nährstoffe	Bemerkung zur Interaktion
Thyroxin	Riboflavin (Vitamin B₂)	Verminderte Riboflavin-Resorption wegen beschleunigter Darmpassage.
	Vitamin E	Metabolischer Antagonismus.
Tolazamid	Thiamin (Vitamin B₁)	Erhöhter Thiamin-Verbrauch.
Trimethoprim	Folsäure	Metabolischer Antagonismus und verminderte Folsäure-Resorption.
Valproinsäure	Kupfer, Zink, Selen	Verminderter Mineralstoff-Spiegel im Serum.

Literatur

ADA: Handbook on Drug and Nutrient Interactions. American Dietetic Association, Chicago 1994.

Knapp, H.: Nutrient-drug interactions. In: *Ziegler, E.E., Filer, L.F.* (Eds.): Present Knowledge in Nutrition. ILSI Press, Washington/DC 1996.

Roe, D.A.: Diet, nutrition and drug reactions. In: *Shils, M.E., Olson, J.A., Shike, M.* (Eds.): Modern Nutrition in Health and Disease. Lea & Febiger, Philadelphia/PA 1994.

Thomas, J.A.: Drug-nutrient interactions. Nutr. Rev. 53 (1995) 271.

Werbach, M.R.: Foundations of Nutritional Medicine. Third Line Press, Tarzana/CA 1997.

Anhang IV
Nährstoff-Nährstoff-Interaktionen

Mineralstoffe und Spurenelemente

Nährstoff	Nährstoff-Interaktion	Bemerkung zur Interaktion
Chrom		
	Eisen	Eisen-Mangel fördert Chrom-Resorption. Wenn Blut-Transferrin mit Eisen gesättigt ist, werden Transport und Retention von Chrom vermindert.
	Kalziumkarbonat	Vermindert Chrom-Resorption.
	Oxalat	Fördert Chrom-Resorption.
	Saccharose	Erhöht renale Chrom-Ausscheidung.
Eisen		
	Kaffee und Tee	Vermindert Eisen-Resorption.
	Kalzium	Ca-Supplemente, besonders wenn sie zum Essen eingenommen werden, vermindern die Resorption von Eisen.
	Kobalt	Kann Eisen-Resorption vermindern.
	Kupfer	Kann Eisen-Resorption vermindern. Kupfer-Mangel stört die Utilisation von Körpereisen.
	Mangan	Vermindert Eisen-Resorption.
	Milch	Kann Eisen-Resorption vermindern.
	Phenole (in Tee, Kaffee, bestimmten Getreiden)	Vermindern die Resorption von Eisen.
	Phytate (z.B. Getreidekleie)	Vermindern Eisen-Resorption.
	Tierische Proteine	Fördert Eisen-Resorption.
	Vitamin A	Vitamin-A-Mangel stört die Bereitstellung und die Utilisation von Eisen im Körper.
	Vitamin B_2 (Riboflavin)	Riboflavin-Mangel kann Eisen-Resorption vermindern und Retention von Eisen senken.
	Vitamin B_6	Vitamin-B_6-Mangel senkt den Eisen-Status.
	Vitamin C	Bei häufiger Utilisation fördert Vitamin C die Resorption von Eisen. Außerdem kehrt es die hemmende Wirkung von Phenolen und Phytaten auf die Eisen-Resorption um. Es unterstützt die Utilisation von Eisen im Gewebe.

Nährstoff	Nährstoff-Interaktion	Bemerkung zur Interaktion
	Vitamin E	Vermindert Eisen-Resorption.
	Zink	Vermindert Eisen-Resorption.
Fluor		
	Kalzium	Vermindert Fluor-Resorption.
	Magnesium	Vermindert Fluor-Resorption.
Kalium		
	Koffein	Erhöht renale K-Elimination.
	Magnesium	Mg-Mangel kann einen hartnäckigen Kalium-Mangel verursachen.
Kalzium		
	Bor	Ernährung mit geringer Bor-Zufuhr vermindert den Blutplasmaspiegel von ionisiertem Kalzium.
	Fasern	Verminderte Ca-Resorption.
	Fette	Wenn Fett schlecht resorbiert wird, ist die Kalzium-Resorption vermindert, da Kalzium vom nicht resorbierten Fett im Darm gebunden wird.
	Koffein	Erhöhte renale Ca- Ausscheidung.
	Laktose	Kann die Ca-Resorption fördern, besonders bei Säuglingen.
	Magnesium	Chronischer Mg-Mangel senkt die Kalziumspiegel im Blut.
	Natrium	Erhöhte renale Ca-Ausscheidung.
	Oxalate (z.B. Spinat)	Verminderte Ca-Resorption.
	Phosphor	Hohe Zufuhr von Phosphor erhöht die renale Ausscheidung von Kalzium.
	Phytate (z.B. Getreidekleie)	Verminderte Ca-Resorption.
	Protein	Hohe Zufuhr von Protein erhöht die renale Ausscheidung von Kalzium.
	Saccharose (Kristallzucker)	Erhöhte renale Ca-Ausscheidung.
	Vitamin B_6	Vitamin-B_6-Mangel kann Kalzium-Resorption vermindern und/oder Retention von Kalzium senken.
	Vitamin D	Fördert Kalzium-Resorption und Freisetzung von Kalzium aus dem Knochengerüst; vermindert renale Ca-Ausscheidung.
	Zink	Hohe tägliche Zufuhr vermindert Ca-Resorption, wenn Kalzium-Zufuhr niedrig ist.

Nährstoff	Nährstoff-Interaktion	Bemerkung zur Interaktion
Kupfer		
	Eigelb	Vermindert Cu-Resorption.
	Eisen	Vermindert Cu-Resorption.
	Molybdän	Erhöht renale Cu-Ausscheidung.
	Phytate (z.B. Getreidekleie)	Vermindert Cu-Resorption und erhöht Cu-Umsatz und -Ausscheidung.
	Vitamin B_6	Vitamin-B_6-Mangel vermindert Cu-Resorption.
	Vitamin C	Hohe Dosen von Vitamin-C-Supplementen vermindern Kupfer-Resorption und vermindern den Coeruloplasmin-Spiegel. Vitamin C kann die Utilisation von Kupfer im Gewebe anregen.
	Zink	Hohe Dosen von Zink-Supplementen können Cu-Resorption vermindern.
Magnesium		
	Eisen	Vermindert Mg-Resorption.
	Fette	Wenn Fett schlecht resorbiert wird, ist die Magnesium-Resorption vermindert, da Magnesium vom nicht resorbierten Fett im Darm gebunden wird.
	Kalium	Erhöht Mg-Resorption.
	Kalzium	Hohe Kalziumdosen können Mg-Resorption vermindern. Erhöhter Kalzium-Blutwert erhöht renale Magnesium-Ausscheidung, während Hypokalzämie renale Mg-Ausscheidung vermindert.
	Koffein	Erhöht renale Mg-Ausscheidung.
	Mangan	Vermindert Mg-Resorption.
	Phosphor	Vermindert Mg-Resorption.
	Vitamin B_6	Erhöht den intrazellularen Magnesium-Spiegel und die Utilisation von Magnesium.
	Vitamin D	Erhöht Mg-Resorption.
	Vitamin E	Vitamin-E-Mangel kann Mg-Spiegel im Gewebe senken.
	Zink	Hohe Dosen von Zink-Supplementen können Mg-Resorption vermindern.
Mangan		
	Kalzium	Vermindert Mn-Resorption.
	Kupfer	Vermindert Mn-Resorption.
	Phosphat	Vermindert Mn-Resorption.
	Eisen (in pflanzlichen Nahrungsmitteln)	Vermindert Mn-Resorption und behindert die Utilisation von Mn.
	Zink	Erhöht die Mn-Aufnahme im Plasma.

463

Nährstoff	Nährstoff-Interaktion	Bemerkung zur Interaktion
Molybdän		
	Kupfer	Überschüssiges Kupfer kann den Metabolismus stören und den Molybdän-Status senken.
Selen		
	Vitamin C	Vitamin-C-Mangel vermindert Metabolismus und Utilisation von Se-Speichern im Körper. Vitamin C kann mit anorganischem Selen im Darm reagieren und die Resorption von (anorganischem) Se vermindern.
	Vitamin E	Vitamin-E-Mangel erhöht den Bedarf an Selen im Gewebe.
Zink		
	Cystein	Fördert Zn-Resorption.
	Eisen	Wenn das Eisen-Präparat ein Verhältnis von Eisen zu Zink von > 2:1 besitzt, ist die Zn-Resorption vermindert.
	Kalzium	Kalzium kann die Zn-Resorption vermindern.
	Kupfer	Vermindert Zn-Resorption und erhöht renale Zn-Ausscheidung.
	Phytate (z.B. Getreidekleie)	Vermindert Zn-Resorption.
	Vitamin A	Fördert Zn-Resorption.
	Vitamin B_2 (Riboflavin)	Fördert Zn-Resorption.
	Vitamin B_6	Fördert Zn-Resorption; Vitamin-B_6-Mangel vermindert Zn-Spiegel im Plasma.
	Vitamin E	Vitamin-E-Mangel vermindert Zn-Spiegel im Plasma und kann die Auswirkungen eines Zink-Mangels verschärfen.

Vitamine

Nährstoff	Nährstoff-Interaktion	Bemerkung zur Interaktion
Beta-Carotin		
	Fette	Fördert Resorption von Beta-Carotin
	Vitamin E	Synergistische-Wirkung mit Beta-Carotin
Folsäure		
	Vitamin B_{12}	Vitamin-B_{12}-Mangel verursacht Störungen im Folsäure-Metabolismus und einen funktionellen Folsäure-Mangel.

Nährstoff	Nährstoff-Interaktion	Bemerkung zur Interaktion
	Vitamin C	Hält die Folsäure-Speicher im Körper aufrecht, indem es Folsäure in der reduzierten Form erhält und die renale Folsäure-Ausscheidung vermindert.
Vitamin A		
	Vitamin E	Ausreichende Versorgung mit Vitamin E fördert Resorption, Einlagerung und Utilisation von Vitamin A. Vitamin E kann auch die toxische Wirkung von hohen Vitamin A-Dosen vermindern.
	Zink	Zink-Mangel stört Metabolismus und Utilisation.
Vitamin B$_1$ (Thiamin)		
	Folsäure	Folsäure-Mangel vermindert Resorption von Thiamin.
	Magnesium	Magnesium-Mangel stört die Umwandlung von Thiamin zu Thiamin-Pyrophosphat (aktive Form).
	Polyphenole (z.B. in Tee und Kaffee)	Deaktivierung von Thiamin im Darm.
	Vitamin C	Schützt Thiamin vor Deaktivierung durch Polyphenole im Darm.
Vitamin B$_2$ (Riboflavin)		
	Niacin (Vitamin B$_3$)	Niacin-Mangel stört die Umwandlung von Riboflavin zu aktiven Formen.
Vitamin B$_3$ (Niacin)		
	Leucin	Hohe Dosen können Niacin-Metabolismus stören.
	Riboflavin (Vitamin B$_2$)	Essentieller Co-Faktor bei der Biosynthese von Niacin aus Tryptophan; Riboflavin-Mangel stört die Niacin-Bildung.
	Tryptophan	Vorläuferprodukt in der Niacin-Biosynthese.
	Vitamin B$_6$	Essentieller Co-Faktor bei der Biosynthese von Niacin aus Tryptophan; Vitamin-B$_6$-Mangel stört die Niacin-Biosynthese.
Vitamin B$_6$		
	Niacin (Vitamin B$_3$)	Niacin-Mangel stört die Umwandlung von Vitamin B$_6$ zu aktiven Formen.
	Riboflavin (Vitamin B$_2$)	Riboflavin-Mangel stört die Umwandlung von Vitamin B$_6$ zu aktiven Formen.
	Vitamin C	Vitamin-C-Mangel erhöht renale Vitamin-B$_6$-Ausscheidung.

Nährstoff	Nährstoff-Interaktion	Bemerkung zur Interaktion
Vitamin B$_{12}$		
	Kaliumchlorid	Ausgedehnte Einnahme von Kaliumchlorid-Tabletten vermindert Resorption von Vitamin B$_{12}$.
	Vitamin B$_6$	Vitamin-B$_6$-Mangel vermindert Resorption von Vitamin B$_{12}$.
Vitamin C		
	Bioflavonoide	Hohe Dosen von Bioflavonoiden fördern Resorption und Retention.
	Eisen	Oxidiert und deaktiviert Vitamin C.
	Kupfer	Oxidiert und deaktiviert Vitamin C.
	Vitamin B$_6$	Vitamin-B$_6$-Mangel senkt Vitamin-C-Blutspiegel.
Vitamin D		
	Bor	Borarme Ernährung senkt den Vitamin-D-Spiegel im Blut.
	Kalzium	Ca-Mangel stimuliert Aufbau von aktiven Formen von Vitamin D und kann zu Vitamin-D-Mangel führen.
	Magnesium	Mg-Mangel stört Vitamin-D-Einfluß auf das Knochengerüst.
	Phosphor	Hohe Zufuhr von Phosphor behindert Vitamin-D-Aktivierung.
	Vitamin E	Vitamin E-Mangel behindert Vitamin-D-Aktivierung.
Vitamin E		
	Eisen	Dreiwertiges (III) Eisen oxidiert und deaktiviert Vitamin E im Darm, wenn es häufig verabreicht wird.
	Mehrfach ungesättigte Fettsäuren	Erhöhte Zufuhr von mehrfach ungesättigten Fettsäuren erhöht den Bedarf an Vitamin E.
	Selen	Schlechter Selen-Status erhöht den Bedarf an Vitamin E.
	Vitamin C	Vitamin C reduziert oxidiertes Tocopherol wieder zu aktivem Tocopherol, wobei die Vitamin-E-Speicher erhalten bleiben.
	Zink	Zink-Mangel senkt Vitamin-E-Spiegel im Blut.
Vitamin K		
	Kalzium	Hohe Ca-Dosen oder ein Verhältnis von Nahrungskalzium zu Phosphor von > 2:1 kann den Vitamin-K-Status verschlechtern.
	Vitamin A	Hohe Vitamin-A-Dosen vermindern Vitamin-K-Resorption.
	Vitamin E	Hohe Dosen können Vitamin-K-Resorption vermindern und Vitamin-K-Funktion beeinträchtigen.

Literatur

Biesalski, H.K. et. al. (Eds.): Vitamine. Georg Thieme Verlag, Stuttgart 1997.

Mertz, W. (Ed.): Trace Elements in Human and Animal Nutrition, 5. Aufl. Academic Press, New York 1986.

Shils, M.E., Olson, J.A., Shike, M. (Eds.): Modern Nutrition in Health and Disease. Lea & Febiger, Philadelphia/PA 1994.

Werbach, M.R.: Foundations of Nutritional Medicine. Third Line Press, Tarzana/CA 1997.

Anhang V
Labordiagnostik zur Nährstoff-Status-Bestimmung

Vitamine

Biotin	
Biotin im Serum	Werte von **< 0,5 nmol/l** können einen Mangel anzeigen.
Renale Biotin-Ausscheidung	Normalwerte reichen von **20–50** µg **pro Tag.**
Folsäure	
Hypersegmentations-Index von Neutrophilen-Zellkernen	Das Verhältnis von Neutrophilen mit ≥ 5 Lappen zu ≤ 4-lappigen von **> 30%** zeigt einen Mangel an. (Kann auch durch einen Vitamin-B$_{12}$-Mangel verursacht sein und ist während einer Schwangerschaft nicht verläßlich.)
Folsäure im Serum	Normalwerte betragen **5–16 ng/ml** und lassen auf eine kurz zurückliegende Zufuhr über die Nahrung schließen.
Folsäure in den Erythrozyten	Werte von **< 160 ng/ml** deuten auf einen Mangel an Folsäure im Gesamtkörperspeicher hin.
Pantothensäure	
Pantothensäure im Vollblut	Werte von **< 4** µmol/l können einen Mangel anzeigen.
Renale Pantothensäure-Ausscheidung	Ausscheidungsmengen von **< 1 mg pro Tag** können einen Mangel anzeigen.
Vitamin A	
Plasma-Beta-Carotin	Normalwerte betragen **0,3–0,6** µmol/l.
Plasma-Retinol	Werte **< 30** µg/dl zeigen einen Mangel an. Der Plasma-Retinol-Spiegel wird auf Kosten des in der Leber gespeicherten Vitamin A aufrechterhalten. Deshalb beginnt der Plasma-Retinol-Spiegel erst dann zu sinken, wenn ein starker bzw. chronischer Vitamin-A-Mangel besteht.
Vitamin B$_1$ (Thiamin)	
Aktivitätsmessung der Transketolase von roten Blutkörperchen (ETKA) und ihre Stimulation nach der Beigabe von Thiamin Pyrophosphatase (TTP)	Ein Mangel wird durch niedrige ETKA-Werte (**< 5 Einheiten/mmol** Hämoglobin) und durch einen **> 16%** Anstieg nach der Beigabe von TTP angezeigt.
Thiamin im Vollblut	Werte **< 70 nmol/l** zeigen einen Mangel an.

Vitamin B₂ (Riboflavin)

Messung der Glutathion-reduktase (ein riboflavinabhängiges Enzym) in den roten Blutkörperchen und seine Stimulation nach Beigabe von Flavinadenindinukleotid (FAD)	Ein verläßlicher Status-Indikator, ausgedrückt im Verhältnis zur Aktivität: **> 1,2** zeigt einen Mangel an.
Renale Riboflavin-Ausscheidung	Eine Elimination von **< 120** µg **pro Tag** zeigt einen Mangel an.
Riboflavin im Vollblut	Werte **< 200 nmol/l** zeigen einen Mangel an.
Riboflavin in roten Blutkörperchen	Werte unter **10** µg/dl zeigen einen Mangel an.

Vitamin B₃ (Niacin)

Niacin im Vollblut	Eine weniger verläßliche Meßmethode für den Status. **Werte < 30** µmol/l können einen Mangel anzeigen.
Nicotinamid-adenin-nukleotid (NAD) in den roten Blutkörperchen	Ein verläßlicher Status-Indikator. Ein Verhältnis von RBC NAD zu RBC Nicotinamid-nukleotid-phosphat (NADP) von **< 1,0** kann einen Mangel anzeigen (RBC = rote Blutkörperchen).
Renale Ausscheidung von 1-N-Methyl-nicotinamid (NMN) und 2-N-Pyridon (2-N-P)	Ausscheidung dieser Haupt-Stoffwechselprodukte von Niacin läßt auf den Niacin-Status schließen. Ein Mangel liegt vor bei Ausscheidungsmengen von **< 0,8 mg NMN pro Tag** und/oder **< 1,0 mg 2-N-P pro Tag.**

Vitamin B₆

Alanin-transaminase-Index in roten Blutkörperchen	Aktivität dieses PLP-abhängigen Enzyms wird vor und nach der Beigabe von PLP gemessen; ein Verhältnis **> 1,25** zeigt einen Mangel an.
Gesamtvitamin-B₆-Spiegel im Plasma	**< 40 nmol/l** zeigen einen Mangel an.
Plasma Pyridoxal-5-phosphat (PLP)	**< 30 nmol/l** zeigen einen Mangel an.
Renale 4-Pyridoxinsäure-Ausscheidung	Das Haupt-Stoffwechselprodukt im Urin; **< 3,0** µmol **pro Tag** zeigen einen Mangel an.
Tryptophan-Aufnahme-Test	Da die Katabolisierung von Tryptophan von PLP-abhängig ist, wird eine Dosis von 2 g Tryptophan oral verabreicht und die renale Xanthenurensäure (XA) wird gemessen; XA-Ausscheidungswerte von **> 65** µmol zeigen einen Mangel an.

Vitamin B₁₂

Hypersegmentations-Index der Neutrophilen-Zellkerne	Das Verhältnis von Neutrophilen mit ≥ 5 Lappen zu < 4-lappigen von **> 30%** zeigt einen Mangel an. (Kann auch durch einen Vitamin-B₁₂-Mangel verursacht sein und ist während einer Schwangerschaft nicht verläßlich.)

Renale Methylmalon-säure	Ein verläßlicher Status-Index; Werte **> 5** μg**/mg** Kreatinin lassen auf einen Mangel schließen.
Vitamin-B$_{12}$-Serumspiegel	Werte unter **200 pg/ml** zeigen einen Mangel an. Werte können jedoch normal bleiben, auch wenn eine Anämie oder neurologische Symptome aufgrund eines Vitamin-B$_{12}$-Mangels vorliegen.

Vitamin C

Ascorbinsäure-Aufnahme-Test	Ascorbinsäure im Urin wird gemessen, nachdem eine orale Dosis von 0,5–2 g über 4 Tage verabreicht wurde; eine Ausscheidung von **< 60%** der Dosis zeigt eine völlige Entleerung der Ascorbinsäure-Speicher im Gewebe an.
Ascorbinsäure-Spiegel in mononuklearen Leukozyten	Werte von **< 25** μg**/10^8** Zellen zeigen einen Mangel an.
Ascorbinsäure-Spiegel in weißen Blutkörper-chen	Werte von **< 20** μg**/10^8** Zellen (buffy coat) zeigen einen Mangel an.
Plasma-Ascorbinsäure	Werte von **< 0,4 mg/dl** zeigen einen Mangel an.
Renale Ascorbinsäure-Ausscheidung	Ein wenig verläßlicher Status-Index, außer bei ernsten Mangel-zuständen, Ausscheidung von **< 10 mg pro Tag** deutet auf einen ernsten Mangel hin.

Vitamin D

Plasma-25-(OH) Vitamin D	Normalwerte betragen **10–60 ng/ml**; widerspiegeln Körperspeicher
Plasma-1-25 (OH)2 Vitamin D	Normalwerte betragen **16–60 pg/ml**; messen die aktuelle bio-logische Aktivität des Vitamins

Vitamin E

Gesamtplasma-Vitamin E und das Verhältnis von Vitamin E zu den Gesamtfetten im Serum	Werte **< 0,5 mg/dl** zeigen einen Mangel an. Der Plasma-Vitamin-E-Spiegel hängt allerdings vom Gesamtserum-Triglycerid-Spiegel ab. Um den Vitamin-E-Status zu messen, errechnet man das Verhältnis von Vitamin E zu den Gesamtfetten im Serum. (Ein Verhältnis **< 0,8 mg/g** zeigt einen Mangel an.)
Plasma-Tocopherol Isomere	Normalerweise liegen > 90% des Gesamtvitamin E in Form von Alpha-Tocopherol vor. Alpha-Tocopherol-Spiegel von **< 12** μmol/l zeigen gewöhnlich einen Mangel an.

Vitamin K

Plasma-Vitamin K	Normale Werte sind **0,2–1,0 ng/ml**
Wirkungszeit für Prothrombin und/oder Gerinnungsfaktoren (X, IX, VII und Protein C)	Da Vitamin K eine zentrale Rolle bei der Blutgerinnung spielt, wird sein Status mit Hilfe der Gerinnungszeiten gemessen. Normalwerte für die Gerinnungsfaktoren sind 100% oder 1,0 Einheiten/ml. Mangel an Vitamin K wirkt sich durch Verlängerung der Wirkungs-zeit von Prothrombin und Funktionsverminderung der Vitamin-K-abhängigen Gerinnungsfaktoren aus. Normale Wirkungszeit für Prothrombin beträgt **11–14 Sekunden**.

Mineralstoffe und Spurenelemente

Chrom	
Chrom im Haar	Wenn die Messung sehr sorgfältig ausgeführt wird, kann dies ein guter Status-Indikator für Chrom sein. Normalwerte liegen bei **0,05–0,3** µg/**g** Haar.
Renale Chrom-Ausscheidung	Harnspiegel hat einen geringen Wert für die Bestimmung des Chrom-Status, da die Werte sehr klein sind und Chrom-Supplementierung oft nicht gemessen werden kann. Urinwerte können allerdings eine Chrom-Überversorgung anzeigen. Normalwerte betragen ungefähr **0,2** µg **pro Tag.**
Serum-Chrom-Spiegel	Relativ unzuverläßlicher Indikator für Gewebespeicher; **< 0,14 mg/l** können einen Chrom-Mangel anzeigen.

Eisen	
Eisen-Messungen im Knochenmark	Eine Biopsie mißt Körperspeicher exakt.
Serum-Eisen-Spiegel	Serumwerte sind wenig verläßliche Status-Indikatoren, da sie nur sinken, wenn die Eisen-Speicher völlig geleert sind. Normalwerte betragen **40–150** µg/**dl.**
Serum-Ferritin-Spiegel	Guter Indikator für Körperspeicher. Normalwerte bei Männern betragen **15–200** µg/**dl**, bei Frauen **12–150** µg/**dl.**
Transferrin-Eisensättigung	**< 16 %** der möglichen Bindungspositionen sind bei Eisenmangel gesättigt.

Fluor	
Fluor-Spiegel im Vollblut	Normalwerte sind **0,1–0,25 mg/l.**
Plasma-Fluor-Spiegel	Normalwerte liegen bei **4–14** µg/**l.**
Renale Fluor-Ausscheidung	Normalwerte betragen **0,3–1,5 mg pro Tag.**

Jod	
Gesamt-Thyroxin (T_4) im Serum	Ein Mangel senkt den Serumspiegel: Normalwerte betragen **4–11** µg/**dl.**
Jod-Spiegel im Vollblut	Normalwerte betragen **100–160** µg/**l.**
Schilddrüsenstimulierende Hormone im Serum	Mangel läßt den Serumspiegel steigen: 2 µE/ml ist ein durchschnittlich normaler Wert und ein Wert von **> 10** µE/**ml** kann einen Mangel anzeigen.
24-Std. renale Jod-Ausscheidung	Verläßlicher Indikator für Überversorgung oder Mangel. Ausscheidungswerte von **< 100** µg **pro Tag** zeigen einen leichten Mangel an; **< 25** µg **pro Tag** lassen auf einen schweren Mangel schließen.

Kalium	
Kalium-Spiegel in den roten Blutkörperchen	Indikator für Kalium-Speicher im Gewebe: Normalwerte betragen rund **100 mmol/l RBC.**

Renale Kalium-Ausscheidung	Normalwerte betragen **75–100 mmol pro Tag** und sind von der Zufuhr über die Nahrung abhängig.
Serum-Kalium-Spiegel	Normalwerte liegen bei **3,5–5,2 mEq/l**.

Kalzium

Ionisiertes (ungebundenes) Kalzium im Serum	Niedrige Werte zeigen eine negative Kalzium-Balance an (Normalwerte sind **1,17–1,29 mmol/l**). Die Werte können jedoch auch bei einer negativen Balance normal sein.
Kalzium im Haar	Normalwerte betragen **250–1.600** µg/**g** (ppm).
Kalzium im Serum	Ein schlechter Status-Indikator, da < 1% der Kalzium-Speicher im Serum zu finden sind und der Serum-Spiegel unter strenger physiologischer Kontrolle steht. Normalwerte betragen **8,5–10,5 mg/dl (2,2–2,6 mmol/l)**.
Renale Kalzium-Ausscheidung	Normale Werte sind ca. 200–300 mg pro Tag bei Männern, 150–250 mg pro Tag bei Frauen. Werte von **< 150 mg pro Tag** können einen Ernährungsmangel anzeigen.

Kupfer

Kupfer im Haar	Obwohl die Werte gut mit dem Gewebespiegel korrelieren, gibt es viele Möglichkeiten einer Verschmutzung aus der Umwelt, so daß der Kupfer-Spiegel trotz schweren Kupfer-Mangels normal sein kann. Normalwerte liegen bei **8–20** µg/**g** Haar.
Plasma-Coeruloplasmin	> 90% des Kupfers im Blut ist an Coeruloplasmin gebunden (Normalwerte sind **180–400 mg/dl**). Serum-Kupfer und Coeruloplasminwerte können zwar einen Kupfer-Mangel anzeigen, aber Coeruloplasmin ist ein Protein für Akutphasen und deshalb können Coeruloplasmin und Serum-Kupfer unter verschiedensten Bedingungen erhöht sein und unabhängig von den Kupfer-Speichern im Körper variieren.
Serum-Kupfer-Spiegel	Normalwerte betragen **10–24,6** µg/**dl**.
Superoxiddismutase in den roten Blutkörperchen	Werte sind ein guter Indikator für den Kupfer-Status, wobei die Normalwerte bei **0,47 ± 0,067 mg/g** liegen.

Magnesium

Magnesium im Haar	Normalwerte betragen **20–100** µg/**g** (ppm).
Magnesium-Serum-Spiegel	Ein wenig verläßlicher Indikator für Körperspeicher; die Werte fallen erst, wenn der Mangel schon im fortgeschrittenen Stadium ist. Normalwerte liegen bei **0,65–0,88 mmol/l**.
Magnesium-Spiegel in den weißen Blutkörperchen	Spiegel kann die Situation im Gewebe anzeigen. Normalwerte liegen bei **3,0 ± 0,04 fmol/Zelle**.
Renale Magnesium-Ausscheidung	Eine verläßliche Methode zur Statusmessung. Ausscheidungsmenge von **< 25 mg pro Tag** zeigt einen Mangel an.
Serum-Spiegel von ionisiertem Magnesium	Verläßlicher als der Serum-Spiegel, da das ionisierte Magnesium im Blut nicht durch Zustände beeinflußt wird, die das Serumprotein verändern. Normalwerte betragen **0,5–0,66 mmol/l**.

472

Mangan

Mangan im Haar	Graues Haar hat niedrigere Konzentration. Normalwerte betragen **0,1–0,5** µg/g.
Serum-Mangan	Ein wertvoller Status-Indikator; Normalwerte liegen bei **0,02–0,04 mg/l.**

Molybdän

Molybdän im Haar	Normalwerte betragen **0,03–0,3** µg/g.
Molybdän im Vollblut	Normalwerte liegen bei **20–70** µg/l.

Natrium

Renale Natrium-Ausscheidung	Normalwerte betragen **130–260 mEq pro Tag**, abhängig von der Zufuhr durch die Nahrung.
Serum-Natrium-Spiegel	Normalwerte liegen bei **135–145 mEq/l**.

Phosphor

Phosphor im Serum	Ein schlechter Status-Indikator, da nur 1% des Phosphors im Körper im Serum enthalten ist und dieses unter strenger physiologischer Kontrolle steht. Normalwerte betragen **2,0–4,3 mg/dl**.
Renale Phosphor-Ausscheidung	Werte spiegeln unter normalen Bedingungen die Aufnahme von Phosphor aus der Nahrung wieder. Normale Werte betragen **0,8–2,0 g pro Tag**.

Selen

Glutathionperoxidase-Spiegel im Blut	Verläßlicher Status-Index. Aktivität **< 30 E/g Hgb** kann einen Mangel anzeigen.
Plasma-Selen-Spiegel	Index für kurzfristige Zufuhr aus der Nahrung. Normalwerte liegen bei **80–150** µg/l.
Selen-Spiegel im Haar	Index für Körperspeicher, kann aber durch selenhaltige Shampoos beeinflußt worden sein. Normalwerte betragen **0,5–1,2** µg/g.
Selen-Spiegel im Vollblut	Nur bei extremem Mangel oder Vergiftung. Normalwerte in Mitteleuropa betragen **80–130** µg/l; in Nordamerika 100–250 µg/l.

Zink

Plasma-Zink-Spiegel	Spiegel sinkt bei geringen bis schweren Mangelzuständen. Normalwerte liegen bei **0,6–2,4 mg/l**. Bei Infektionen und/oder Streß kann Zink vom Plasma in die Leber transportiert werden und den Serum-Spiegel senken, ohne daß die Körperspeicher verändert werden.
Zink-Spiegel im Haar	Normalwerte betragen **135–245** µg/g Haar.
Zink-Toleranz-Test	Nach der Messung des basalen Zink-Spiegels wird eine orale Dosis von 50 mg Zink verabreicht. 120 Minuten später wird der Plasma-Zink-Spiegel erneut gemessen; ein **2–3facher** Anstieg des Plasma-Zink-Spiegels zeigt einen Mangel an.

Toxische Metalle

Aluminum

Aluminium im Haar	Haaranalyse ist ein verläßliches Mittel Gewebespiegel zu messen. Werte > **8** µg/g können erhöhte Gewebekonzentration anzeigen.

Arsen

Arsen im Haar	Haaranalyse ist ein verläßliches Mittel Gewebespiegel zu messen. Werte von > **0,2** µg/g können erhöhte Konzentration im Gewebe anzeigen.
Renale Arsen-Ausscheidung	Ausscheidungswerte von > **100** µg **pro Tag** zeigen an, daß der Körper kürzlich toxischen Arsen-Mengen ausgesetzt war.

Blei

Blei im Haar	Haaranalyse ist ein verläßliches Mittel, Gewebekonzentrationen zu messen. Werte von > **3,0** µg/g können erhöhte Gewebespiegel anzeigen.
Blei im Vollblut	Obwohl der Blutspiegel ein relativ unzuverlässiger Index für chronische Belastung ist (der größte Teil wird im Knochengerüst eingelagert), zeigen Werte von > **200** µg/l erhöhte Gewebespiegel und Vergiftungen an.

Kadmium

Kadmium im Haar	Haaranalyse ist ein verläßliches Mittel, um Gewebespiegel zu messen und ist dem Blut-Spiegel-Index bei Langzeitbelastungen vorzuziehen. Werte von > **0,4** µg/g Haar können anzeigen, daß die Konzentration im Gewebe erhöht ist.

Nickel

Nickel im Haar	Normalwerte liegen bei **0,05–0,6** µg/g.
Nickel im Plasma	Normalwerte liegen bei **200–260** µg/l.
Nickel in roten Blutkörperchen	Normalwerte betragen **155–405** µg/l.
Renale Nickel-Ausscheidung	Normalwerte sind ungefähr 44 nmol/Tag. Werte von > **100** µg/l zeigen eine erhöhte Belastung des Körpers an.

Quecksilber

Quecksilber im Blut	Der Blutspiegel mißt kürzliche Belastung mit Methyl-Quecksilber, aber keine Belastung mit anorganischem Quecksilber.
Quecksilber im Haar	Haaranalyse ist ein verläßliches Mittel, Gewebespiegel zu messen. Werte von > **1,2** µg/g können erhöhte Gewebekonzentration anzeigen.
Renale Quecksilber-Ausscheidung	Renale Ausscheidungswerte sind ein guter Index für die Gesamtbelastung des Körpers. Werte von > **1,5** µg **pro Tag** zeigen eine erhöhte Gewebekonzentration an. Der standardisierte DMPS-Test ermöglicht gute Rückschlüsse auf chronische Quecksilber-Belastungszustände.

Fette

Essentielle Fettsäuren	
Verhältnis von Trien (n-9) zu Tetraenen(n-6)	Ein verläßlicher Indikator eines Mangels an essentiellen Fettsäuren ist ein Verhältnis von Trien zu Tetraen von **> 0,1**.

Antioxidantien-Status

Haupt-Antioxidantien und antioxidative Enzym	
Glutathionperoxidase-Spiegel im Vollblut	Aktivität **< 30 E/g Hgb** kann einen Mangel anzeigen.
Plasma-Ascorbinsäure	Werte von **< 0,4 mg/dl** zeigen einen Mangel an.
Plasma-Beta-Carotin	Normalwerte betragen **0,3–0,6** µmol/l.
Plasma-Coenzym Q10 (Ubichinon-10)	Normalwerte betragen **0,4–1,0** µmol/l.
Plasma-Selen	Normalwerte betragen **80–150** µg/l.
Plasma-Vitamin E	Werte von **< 0,5 mg/dl** zeigen einen Mangel an. Der Plasma-Vitamin E-Spiegel hängt jedoch vom Serum-Gesamtfett-Spiegel ab (→ weiter oben).
Superoxiddismutase in den roten Blutkörperchen	Normalwerte betragen **0,47 ± 0,067 mg/g**.

Literatur

Fidanza, F. (Ed.): Nutritional Status Assessment. Chapman & Hall, London 1991.

Friedrich, W.: Vitamins. Walter de Gruyter, Berlin 1988.

Shils, M., Olson, J.A., Shike, M. (Eds.): Modern Nutrition in Health and Disease. Lea & Febiger, Philadelphia/PA 1994.

Sies, H. et al.: Antioxidant functions of vitamins. Ann. N.Y. Acad. Sci. 669 (1992) 7-20.

Werbach, M.R.: Foundations of Nutritional Medicine. Third Line Press, Tarzana/CA 1997.

World Health Organization: Trace Elements in Human Nutrition and Health. WHO, Genf 1996.

Anhang VI
Lebensmittelzusatzstoffe

Bezeichnung (in Klammer: Kennziffer)	Bemerkungen
Antioxidantien	
Ascorbinsäure (E 300)	Vitamin C.
-Derivate (E 301–304)	Erzeugten im Tierversuch z.T. Blasenkrebs.
Butylhydroxyanisol (BHA) (E 320); Butylhydroxytoluol (BHT) (E 321)	Können Allergien auslösen; krebsfördernde Wirkung wird diskutiert; im Tierversuch wurden Störungen der Immunabwehr beobachtet.
Propylgallat (E 310), Octylgallat, Dodecylgallat (E 311–312)	Allergene, beeinträchtigen die Immunabwehr; E 310 kann bei Säuglingen die lebensbedrohende Blausucht hervorrufen.
Tocopherole (E 306)	Kann bei Überdosierung zu Thrombosen und Fertilitätsstörungen führen.
-Derivate (E 307–309)	Vitamin E.
Emulgatoren	
Derivate von Fettsäuren (E 470–475)	Können allergen wirken und z.T. Darmerkrankungen hervorrufen.
Lezithine (E 322)	Natürlich, unbedenklich.
Farbstoffe	
Aluminium (E 173)	Eventuell an der Entstehung der Alzheimer-Krankheit mitbeteiligt.
Amaranth (E 123)	Starkes Allergen, reduzierte im Tierversuch die Immunabwehr.
Anthocyane (E 163)	Natürlicher Farbstoff, unbedenklich.
Azorubin (E 122)	Im Tierversuch wurden zahlreiche Nebenwirkungen beobachtet.
Betanin (E 162)	Natürlicher Farbstoff, unbedenklich.
Brillantsäure grün (E 142)	Relativ harmlos.
Brillantschwarz BN (E 151)	Hemmt Aktivität der Verdauungsenzyme.
Canthaxanthin (E 161 g)	Laut Bundesgesundheitsamt „riskanter Wirkstoff", kann Kristallablagerungen im Auge bewirken.
Carbo medicinalis vegetabilis (E 153)	Bei sachgerechter Herstellung harmlos.
Carotinoide (E 160 a–f)	Natürliche Farbstoffe, unbedenklich.
Chinolingelb (E 104)	Chemisch nahe verwandt mit „Solvent Yellow 13" (in Rauchbomben, Nebelkerzen).

Bezeichnung (in Klammer: Kennziffer)	Bemerkungen
Chlorophylle a, b (E 140)	Natürlicher Farbstoff, harmlos.
Cochenille (E 120)	Carmin, chemisch nahe mit einer Antikrebsdroge verwandt; besitzt selber eine schwache Antikrebswirkung und Nebenwirkungen der Antikrebsdroge.
Cochenillerot (E 124)	Relativ schwaches Allergen.
Curcumin (E 100)	Natürlicher Farbstoff, harmlos.
Eisenglukonat (E 579)	Über Nebenwirkungen wenig bekannt.
Eisenoxide, -hydroxide (E 172)	Über Nebenwirkungen wenig bekannt.
Erythrosin (E 127)	Verursachte im Tierversuch Störungen der Neuronenfunktion; steht in Verdacht, die Schilddrüsenfunktion zu stören.
Gelborange 8 (E 110)	Löst manchmal Allergien aus, relativ harmlos.
Gold (E 175)	In den verwendeten Mengen harmlos.
Indigotin I (E 132)	Relativ harmlos, Krebsverdacht ist nicht bestätigt worden.
Kalziumkarbonat (E 170)	Harmlos.
Kupferkomplexe der Chlorophylle (E 141)	Risiko bei Patienten mit Wilson-Syndrom.
Lactoflavin (E 101)	Natürlicher Bestandteil vieler Lebensmittel.
Patentblau V (E 131)	Relativ harmlos, Krebsverdacht ist nicht bestätigt worden.
Rubinpigment BK (E 180)	Über Nebenwirkungen wenig bekannt.
Silber (E 174)	In den verwendeten Mengen harmlos.
Tartrazin (E 102)	Starkes Allergen; in vielen europäischen Staaten nur eingeschränkt zu verwenden oder sogar verboten.
Titandioxid (E 171)	Über Nebenwirkungen wenig bekannt.
Xanthophylle (E 161 a–f)	Natürliche Farbstoffe, unbedenklich.
Zuckercouleur (E 150)	Beim Erhitzen kann bedenkliches Methylimidazol entstehen.
Geschmacksverstärker	
Glutaminsäure (E 620) -Derivate (E 621–625)	Kann „China-Restaurant-Syndrom" auslösen (Kopfschmerzen, Nackensteife), im Tierversuch Fertilitätsstörungen, Lernschwierigkeiten.
Guanylate (E 627–628, E 631–632)	Im Tierversuch harmlos, beim Menschen verstärkte Bildung von Harnsäure (Gicht).
Konservierungsmittel	
Ameisensäure, -Derivate (E 236–238)	In den verwendeten Dosen harmlos.

Bezeichnung (in Klammer: Kennziffer)	Bemerkungen
Benzoesäure, -Derivate (E 210–213)	Relativ starke Allergene.
Biphenyl, Phenole (E 230–233)	Förderten im Tierversuch Blasenkrebs, werden zur äußerlichen Behandlung von Zitrusfrüchten verwendet.
Natamycin (-)	Antibiotikum, Gefahr der Resistenzentwicklung.
Parahydroxybenzoe-säureethylester-Derivate (E 214–219)	Starke Allergene; wirken außerdem gefäßerweiternd, im Tierversuch betäubend, krampfauslösend und in hohen Dosen wachstumshemmend.
Propionsäure, -Derivate (E 280–283)	In Spuren natürlicher Bestandteil von Lebensmitteln; im Tierversuch wurde Krebs beobachtet; Bedenklichkeit für den Menschen nicht endgültig.
Schwefeldioxid, Sulfite (E 220–227)	Kopfschmerzen und Übelkeit als Nebenwirkungen, wahrscheinlich auch an der Entstehung des Pseudokrupp beteiligt; können bei empfindlichen Personen Asthmaanfälle auslösen.
Sorbinsäure, -Derivate (E 200–203)	Unbedenklich.
Konservierungs- und Farbstoffe	
Natriumnitrit (E 250) Natriumnitrat (E 251) Kaliumnitrat (E 252)	Nitrate können zu Nitriten umgewandelt werden und dann im Magen unter bestimmten Bedingungen mit anderen Bestandteilen der Lebensmittel zu krebserregenden Nitrosaminen reagieren.
Säureregulatoren	
Ammonium (E 527)	Als freies Ammoniak starkes Zellgift, sonst unbedenklich.
Ammoniumcarbonat (E 503)	Hirschhornsalz, in Backwaren unbedenklich, bei direktem Genuß Gefahr durch freies Ammoniak (starkes Zellgift).
Ammoniumchlorid (E 510)	Salmiak, z.T. schwere Nebenwirkungen im Tierversuch und beim Menschen.
Gluconsäure (E 674) -Derivate (E 675, E 678)	In den verwendeten Mengen unbedenklich.
Kaliumcarbonat (E 501)	Pottasche, unbedenklich bei normaler Dosierung.
Kaliumchlorid (E 508)	In den verwendeten Mengen unbedenklich.
Kaliumhydroxid, Kalilauge (E 525)	Unbedenklich in den verwendeten Mengen.
Kalziumchlorid (E 509)	In den verwendeten Mengen unbedenklich.
Kalziumhydroxid (E 526)	Gelöschter Kalk, unbedenklich in den verwendeten Mengen.
Kalziumoxid (E 529)	In den verwendeten Mengen unbedenklich.
Kalziumsulfat (E 516)	Gips, unbedenklich in den verwendeten Mengen.

Bezeichnung (in Klammer: Kennziffer)	Bemerkungen
Magnesiumcarbonat (E 504)	Unbedenklich bei normaler Dosierung.
Magnesiumoxid (E 530)	In den verwendeten Mengen unbedenklich.
Natriumcarbonat (E 500)	Soda, Natron, für Erwachsene harmlos.
Natriumhydroxid, Natronlauge (E 524)	Unbedenklich in den verwendeten Mengen.
Natriumsulfat (E 514)	Glaubersalz, starkes Abführmittel.
Salzsäure (E 507)	Unbedenklich bei normaler Dosierung.
Schwefelsäure (E 513)	In den verwendeten Mengen unbedenklich.
Säuerungsmittel	
Apfelsäure (E 296) -Derivate (E 350–352)	Synthetische D-Form kann zu Nebenwirkungen führen.
Essigsäure (E 260) -Derivate (E 261–263)	Unbedenklich.
Fumarsäure (E 297)	Natürliche Verbindung, unbedenklich.
Milchsäure (E 270) -Derivate (E 325–327)	Bei D-Form kann es bei Kleinkindern zu Azidose kommen.
Orthophosphorsäure (E 338) -Derivate (E 339–341, E 343, E 450, E 540, E 543–544)	Umstrittene Verbindungen, können Resorptionseigenschaften des Darmes verändern, den Kalzium-Stoffwechsel stören; oft mit Arsen, Cadmium und Fluor verunreinigt.
Weinsäure (E 334), -Derivate (E 335–337, E 353–354)	Nur als L-Form erlaubt, harmlos.
Zitronensäure (E 330) -Derivate (E 331–333)	Kann in höherer Dosierung die Resorptionseigenschaften des Darmes für Schwermetalle und Radionuklide verändern.
Süßstoffe	
Cyclamat	Kann in Cyclohexamin (Insektizid) umgewandelt werden; im Tierversuch Fertilitätsstörungen.
Saccharin	Kann zusammen mit bestimmten Medikamenten oder Umweltgiften zu Blasenschäden führen.
Verdickungsmittel	
Agar-Agar (E 406)	Nebenwirkungen nicht endgültig geklärt.
Alginsäure (E 400) -Derivate (E 401–404)	Beeinträchtigung der Proteinverdauung und der Resorption von Spurenelementen.
Carragen (Carrageenan) (E 407)	Im Tierversuch wurden Geschwüre im Darm und Störungen des Immunsystemes beobachtet.

Bezeichnung (in Klammer: Kennziffer)	Bemerkungen
Cellulose (E 460)	Unbedenklich.
Guarkernmehl (E 412)	Enthält u.a. Blausäure, Fluoressigsäure, toxische Globuline, Trypsininhibitoren.
Gummi arabicum (E 414)	Löst gelegentlich Allergien aus, schädigte im Tierversuch das Herz.
Johannisbrotkernmehl (E 410)	Senkt Cholesterinspiegel; bewährtes Abführmittel.
Traganth (E 413)	Kann bei Dauergenuß Leberfunktion beeinträchtigen.
Xanthan (E 415)	Von Xanthomonas (Stäbchen-Bakterium) produzierter Gummi.
Zuckerersatz, Weichmacher für Süßwaren	
Cystein (E 920)	Unbedenklich.
Cystin (E 921)	Unbedenklich.
Kaliumhexacyanoferrat (E 536)	Unbedenklich.
Natriumhexacyanoferrat (E 535)	Unbedenklich.
Sorbit (E 420)	Bei höherer Dosierung Durchfälle.

Anhang VII
Orthomolekulare Produkte

Orthomolekulare Produkte sind in Apotheken erhältlich.

Für Fachleute sind weiterführende Informationen im Schweizer Arzneimittelkompendium verfügbar. Für produktbezogene weitere Informationen wenden Sie sich an Ihren Arzt oder Apotheker.

Lieferantennachweis für orthomolekulare Produkte durch:

Stiftung zur internationalen Förderung der orthomolekularen Medizin,
Fluhstraße 28, CH-8640 Rapperswil,
Tel./Fax +41-55-210 72 91,
Email: om-stiftung@bluewin.ch

Anhang VIII
Weiterführende Literatur

Bücher

Bayer, W., Schmidt, K.: Vitamine in Prävention und Therapie. Hippokrates-Verlag, Stuttgart 1991.

Bertelsmann-Stiftung: Mineralstoffe und Spurenelemente. Verlag Bertelsmann-Stiftung, Gütersloh 1992.

Blaurock-Busch, E.: Orthomolekulartherapie in der Praxis. Natura Med Verlag, Neckarsulm 1995.

Braverman, E.: The Healing Nutrients Within. Keats Publishing, New Canaan 1997.

Davies, S., Stewart, A.: Nutritional Medicine. Pan Books, London 1987.

Dietl, H., Ohlenschläger, G.: Handbuch der Orthomolekularen Medizin. Karl F. Haug Verlag, Heidelberg 1995.

Hawkins, D., Pauling, L.: Orthomolecular Psychiatry. WH Freeman, San Francisco 1973.

Hoffer, A.: Orthomolecular Medicine for Physicians. Keats Publishing, New Canaan 1989.

Pfeiffer, C.C.: Nährstoff-Therapie bei psychischen Störungen. Karl F. Haug Verlag, Heidelberg 1993.

Pfeiffer, C.C., Gonthier, P.: Equilibre Psychobiologique & Oligoaliments. Equilibres Aujourd'hui, Flers, Frankreich 1988.

Rilling, S.: Kompendium der Mineralstoffe und Spurenelemente. Haug-Verlag, Heidelberg 1993.

Shils, M.E., Olson, J.A., Shike, M.: Modern Nutrition in Health and Disease. Lea & Febiger, Philadelphia 1994.

Schriftenreihe „Orthomolekulare Medizin": Stiftung zur Internationalen Förderung der Orthomolekularen Medizin, Postfach, CH-8640 Rapperswil.

Werbach, M.R.: Nutritional Influences on Illness. Third Line Press, Tarzana, California 1993.

Werbach, M.R.: Foundations of Nutritional Medicine. Third Line Press, Tarzana, California 1997.

Wiedemann, M.: Der Gesundheit auf der Spur. Ariston-Verlag, Genf 1989.

Zimmermann, M.: Burgersteins Mikronährstoffe in der Medizin. Karl F. Haug Verlag, Heidelberg 1999

Zeitschriften

Journal für Orthomolekulare Medizin. Reglin-Verlag, Köln.

Vitamine, Mineralstoffe, Spurenelemente: in Medizin, Ernährung und Umwelt. Hippokrates-Verlag, Stuttgart.

Aktuelle Ernährungsmedizin. Georg-Thieme-Verlag, Stuttgart/New York.

Journal of Nutritional & Environmental Medicine. Carfax Publishing, Abingdon, Oxfordshire.

Nutrition Reviews. ILSI Press, Washington D.C.

The Journal of Applied Nutrition. International Academy of Nutrition and Preventive Medicine, Lincoln, Nebraska, USA.

The International Journal for Vitamin and Nutrition Research. Hans Huber Verlag, Bern.

The American Journal of Clinical Nutrition. The American Society for Clinical Nutrition, Bethesda, Maryland, USA.

Nährstoffe Aktuell. Stiftung zur internationalen Förderung der orthomolekularen Medizin, Rapperswil, Schweiz.

Sachverzeichnis

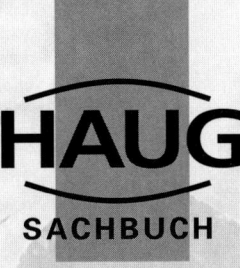
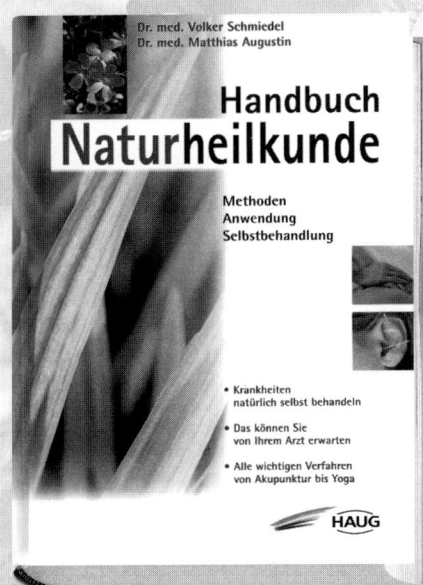
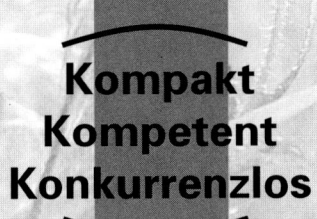

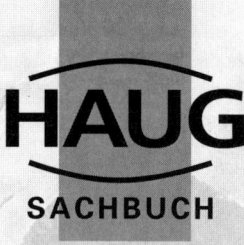
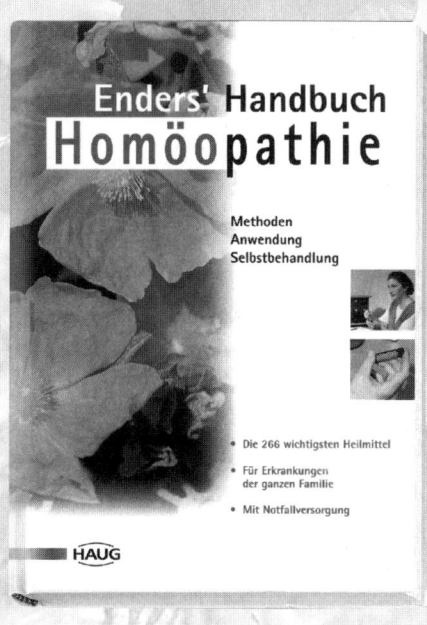
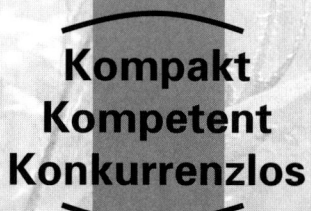

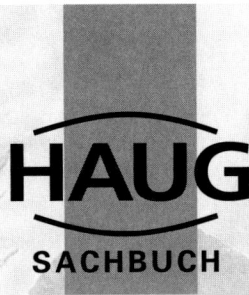
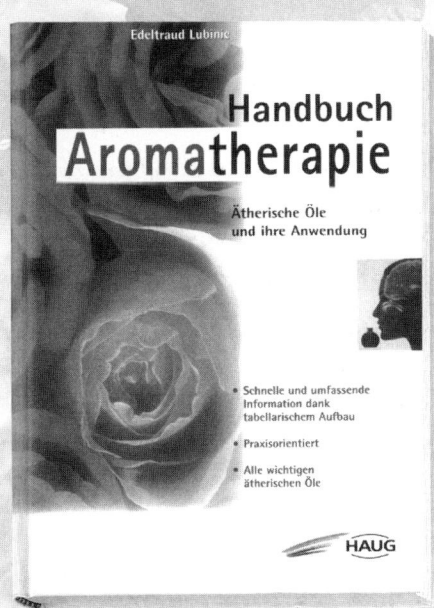
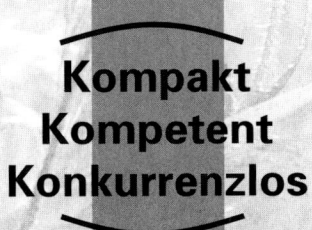